W0378325

Schubert

Fachkunde für Zahnarzthelferinnen

Libromed

Wichtiger Hinweis: Die Zahnheilkunde entwickelt sich ständig dynamisch weiter. Wissenschaftliche Forschung und praktische Erfahrung erweitern unser Wissen und führen dabei insbesondere in den Bereichen der Diagnostik und Therapie zu neuen Erkenntnissen.

Autor und Verlag haben besondere Mühe darauf verwandt, daß die Angaben in diesem Buch genau dem **Wissensstand bei Fertigstellung des Werkes** entsprechen. Dennoch ist jeder Benutzer aufgefordert, bei der praktischen Anwendung sorgfältig gesetzliche Bestimmungen, Gebrauchsanweisungen und Beipackzettel zu prüfen, um in eigener Verantwortung festzustellen, ob die dort gegebenen Anweisungen bzw. Empfehlungen gegenüber den Angaben in diesem Buch abweichen.

Als Beitrag zum **Umweltschutz** wurde dieses Buch auf **chlorfrei gebleichtem Papier** gedruckt.

Für den Gebrauch an Schulen
© 1991 Libromed GmbH, Duisburg
Alle Rechte vorbehalten.

2. Auflage
Druck 5 4 3 2 / 94 93 92 91
Alle Drucke einer Auflage können im Unterricht parallel verwendet werden.

Gebrauchsnamen, Handelsnamen, Warenbezeichnungen usw.
können gesetzlich geschützt sein,
ohne daß dies im Buch gekennzeichnet wurde.

Titelgestaltung: Ira Krausen und Karl Joliet
Satz: Fotosatzstudio Rademacher, Mülheim (Ruhr)
Druck: Karl Plitt — Graphischer Betrieb und Verlag, Oberhausen

Vertrieb: Libromed GmbH
In den Peschen 18
4100 Duisburg 14
Tel.: 02065/21076

Vorwort

Duisburg, im März 1990

Ein jeder sollte sich bemühen, diese Welt ein kleines bißchen besser zu machen!
(aus „Der kleine Lord")

Mit Beschluß der Kultusministerkonferenz vom 2. März 1989 wurde der Rahmenlehrplan für den Ausbildungsberuf der Zahnarzthelferin neu festgelegt. Er trat zusammen mit der Ausbildungsverordnung zum 1. August 1989 in Kraft und ist somit ab Schuljahr 1989/90 für den Unterricht in den Fachklassen für Zahnarzthelferinnen verbindlich.

Bisher gab es noch kein Fachkundebuch für Zahnarzthelferinnen, das komplett nach den aktuellen Lehrplänen neu geschrieben wurde. Diese Lücke wird mit dem neuen Fachkundebuch aus dem Libromed-Verlag geschlossen.

Das Buch baut auf dem Rahmenlehrplan der Kultusministerkonferenz auf. Lehrpläne der Länder sind so weit wie möglich berücksichtigt worden. Als Lehr- und Nachschlagewerk deckt dieses Fachkundebuch alle im Bundesrahmenplan vorgesehenen Inhalte der zahnmedizinischen Fachkunde ab. Die angehende Zahnarzthelferin erhält mit diesem Buch ein solides fachliches Grundwissen. Zentrale zahnmedizinische Themenbereiche werden zusätzlich besonders ausführlich behandelt. Der sorgfältig formulierte Text wird dabei durch eine Vielzahl von Schaubildern, Tabellen, Übersichten und stichwortartige Hervorhebungen ergänzt. Das Faktenwissen wird dadurch in knapper und präziser Form hervorgehoben.

Als modernes, didaktisch durchdachtes Buch erscheint dieses Werk auch mit einem künstlerischen Anspruch. Fast alle hier veröffentlichten Zeichnungen sind speziell für dieses Buch angefertigt worden. Für den großartigen künstlerischen Einsatz möchte ich dazu Dr. Thomas Carus, Andrea Heinemann, Karl Joliet, cand. biol. Ira Krausen und Dr. Dr. Karlpeter Müller danken. Sie haben mit großer Geduld und viel Liebe zum Detail meine zeichnerischen Vorstellungen verwirklicht und sich dabei oft selbst übertroffen.

Für wertvolle Hilfen und Anregungen danke ich herzlich Dr. Thomas Andersch, Dr. Dr. Kristian Bieniek, Prof. Dr. Dr. Heinz G. Bull, Günter Kloßok, Gabriele Koenen, Dr. Barbara Konerding, Dr. Dr. Karlpeter Müller, Dr. Matthias Ollwig, Dr. Björn Tittel und cand. med. Julia Wanke. Einen herzlichen Dank möchte ich auch an die Herren Rademacher, Schuler, Frauenrath, Joliet und Plitt für die großartige technische Realisation dieses Buches richten. Es hat Spaß gemacht, mit diesem engagierten Team zu arbeiten.

Den größten Dank schulde ich jedoch meiner Familie. Ohne ihre ausdauernde Geduld und Unterstützung wäre dieses Unternehmen nicht zustande gekommen!

An die Leser möchte ich die herzliche Bitte richten, sich bei Fragen, Unstimmigkeiten oder Kritik (egal, ob positiv oder negativ) direkt an den Verlag zu wenden. Jede Frage wird beantwortet! Verlag und Autor sind sehr an einem konstruktiven Dialog mit der Leserschaft interessiert.

Beachten Sie bitte auch die folgende Seite, auf der die Gliederung dieses Buches nach dem Bundesrahmenplan dargestellt ist!

Viel Spaß mit diesem Buch!
Erfolg bei Ausbildung und Beruf
wünscht Ihnen

Ihr
Dr. Fred Schubert

Vorwort zur 2. Auflage

Im Juli 1990 erschien die 1. Auflage dieses Buches. Innerhalb kürzester Zeit hat es eine bundesweite Verbreitung erfahren, wobei es insgesamt außergewöhnlich positiv beurteilt wurde. Für die überwältigende Resonanz möchte ich mich an dieser Stelle herzlich bedanken.

Die 2. Auflage erscheint in einem geänderten, meines Erachtens deutlich verbesserten Layout. Weiterhin wurden einige Texte und Zeichnungen im allgemeinmedizinischen Teil geändert.

Für die Neufassung der Texte im allgemeinmedizinischen Teil danke ich herzlich meinem Bruder, Herrn Dr. med. Bernd Schubert, der selbst über eine langjährige Lehrerfahrung an berufsbildenden Schulen verfügt. Die neuen Zeichnungen wurden in der bekannten, überragenden künstlerischen Qualität durch Frau Ira Krausen angefertigt.

Duisburg, 1991

Dr. Fred Schubert
Zahnarzt und Arzt für Mund-
Kiefer-Gesichtschirurgie

Gliederung des Buches nach dem Rahmenlehrplan der Kultusministerkonferenz vom 2. März 1989

– Ausbildungsberuf Zahnarzthelfer/Zahnarzthelferin –

Die Kapitel 1–4 enthalten das Stoffgebiet für die **Zwischenprüfung** nach der Zahnarzthelfer-Ausbildungsverordnung vom 19. Jan. 1989.

[1]) Teile von Kapitel 5 (Pathologie) und 6 (Präventive Zahnheilkunde) gehören nach dem Rahmenlehrplan zum Stoffgebiet des 3. Ausbildungsjahres. Es handelt sich dabei um die Parodontalerkrankungen, Mundschleimhauterkrankungen sowie Zahn- und Kieferanomalien.

[2]) Die Materialien und speziellen Instrumente für Diagnostik und Therapie werden in den entsprechenden Kapiteln 7–14 beschrieben und mit Hinweisen zur Anwendung erläutert.

Inhaltsverzeichnis

Verordnung über die Berufsausbildung zum Zahnarzthelfer/zur Zahnarzthelferin (Zahnarzthelfer-Ausbildungsverordnung – ZahnarztHAusbV)*)

Vom 19. Januar 1989

Auf Grund des § 25 des Berufsbildungsgesetzes vom 14. August 1969 (BGBl. I S. 1112), der zuletzt durch § 24 Nr. 1 des Gesetzes vom 24. August 1976 (BGBl. I S. 2525) geändert worden ist, wird im Einvernehmen mit dem Bundesminister für Bildung und Wissenschaft verordnet:

§ 1
Staatliche Anerkennung des Ausbildungsberufes

Der Ausbildungsberuf Zahnarzthelfer/Zahnarzthelferin wird staatlich anerkannt.

§ 2
Ausbildungsdauer

Die Ausbildung dauert drei Jahre.

§ 3
Berufsfeldbreite Grundbildung

Die Ausbildung im ersten Ausbildungsjahr vermittelt eine berufsfeldbreite Grundbildung, wenn die betriebliche Ausbildung nach dieser Verordnung und die Ausbildung in der Berufsschule nach den landesrechtlichen Vorschriften über das Berufsgrundbildungsjahr erfolgen.

§ 4
Ausbildungsberufsbild

Gegenstand der Berufsbildung sind mindestens die folgenden Fertigkeiten und Kenntnisse:

1. Kenntnisse über das Gesundheitswesen und die Zahnarztpraxis,
2. Arbeitsschutz, Umweltschutz und rationelle Energieverwendung,
3. Maßnahmen der Arbeits- und Praxishygiene,
4. Anwenden und Pflegen medizinischer Geräte und Instrumente der Zahnarztpraxis,
5. Anwenden von Röntgenstrahlen in der Zahnarztpraxis,
6. Betreuen von Patienten in der Zahnarztpraxis,
7. Hilfeleistungen bei Zwischenfällen,
8. Ausführen begleitender Maßnahmen bei der Behandlung unter Anleitung und Aufsicht des Zahnarztes,
9. Durchführen von Arbeiten im Zahnarztlabor,
10. Umgehen mit Arznei- und Heilmitteln,
11. Anwenden von medizinischen Fachausdrücken und Grundkenntnissen über Krankheiten,
12. Anatomie, Physiologie und Pathologie,
13. Durchführen von Prophylaxe-Maßnahmen,
14. Organisieren der Praxisabläufe einschließlich Textverarbeitung,
15. Durchführen des Abrechnungswesens,
16. Durchführen von Verwaltungsarbeiten,
17. Umgehen mit Bestimmungen der Sozialgesetzgebung.

§ 5
Ausbildungsrahmenplan

Die Fertigkeiten und Kenntnisse nach § 4 sollen nach der in der Anlage für die berufliche Grundbildung und für die berufliche Fachbildung enthaltenen Anleitung zur sachlichen und zeitlichen Gliederung der Berufsausbildung (Ausbildungsrahmenplan) vermittelt werden. Eine von dem Ausbildungsrahmenplan innerhalb der beruflichen Fachbildung abweichende sachliche und zeitliche Gliederung des Ausbildungsinhaltes ist insbesondere zulässig, soweit betriebspraktische Besonderheiten die Abweichung erfordern.

§ 6
Ausbildungsplan

Der Ausbildende hat unter Zugrundelegung des Ausbildungsrahmenplanes für den Auszubildenden einen Ausbildungsplan zu erstellen.

§ 7
Berichtsheft

Der Auszubildende hat ein Berichtsheft in Form eines Ausbildungsnachweises zu führen. Ihm ist Gelegenheit zu geben, das Berichtsheft während der Ausbildungszeit zu führen. Der Ausbildende hat das Berichtsheft regelmäßig durchzusehen.

§ 8
Zwischenprüfung

(1) Zur Ermittlung des Ausbildungsstandes ist eine Zwischenprüfung durchzuführen. Sie soll vor dem Ende des zweiten Ausbildungsjahres stattfinden.

*) Diese Rechtsverordnung ist eine Ausbildungsordnung im Sinne des § 25 des Berufsbildungsgesetzes. Die Ausbildungsordnung und der damit abgestimmte, von der Ständigen Konferenz der Kultusminister der Länder in der Bundesrepublik Deutschland beschlossene Rahmenlehrplan für die Berufsschule werden demnächst als Beilage zum Bundesanzeiger veröffentlicht.

(2) Die Zwischenprüfung erstreckt sich auf die in der Anlage für das erste Ausbildungsjahr und die unter den laufenden Nummern 2, 3, 10, 12 und 13 für das zweite Ausbildungsjahr aufgeführten Fertigkeiten und Kenntnisse sowie den im Berufsschulunterricht entsprechend den Rahmenlehrplänen zu vermittelnden Lehrstoff, soweit er für die Berufsausbildung wesentlich ist.

(3) Die Zwischenprüfung ist schriftlich anhand praxisbezogener Fälle oder Aufgaben in insgesamt höchstens 120 Minuten in den folgenden Prüfungsgebieten durchzuführen:

1. Gesundheitswesen,
2. Hygiene,
3. Geräte und Instrumente,
4. Anatomie, Physiologie,
5. Praxisorganisation,
6. Grundlagen der Sozialgesetzgebung und des Abrechnungswesens.

Die Prüfungsdauer kann insbesondere unterschritten werden, soweit die schriftliche Prüfung in programmierter Form durchgeführt wird.

§ 9

Abschlußprüfung

(1) Die Abschlußprüfung erstreckt sich auf die in der Anlage aufgeführten Fertigkeiten und Kenntnisse sowie auf den im Berufsschulunterricht vermittelten Lehrstoff, soweit er für die Berufsausbildung wesentlich ist.

(2) Die Prüfung ist in den Prüfungsfächern Fachbereich Zahnmedizin, Abrechnungswesen und Verwaltung sowie Wirtschafts- und Sozialkunde schriftlich und im Prüfungsfach Praktische Übungen mündlich durchzuführen.

(3) Für die schriftliche Prüfung kommen Fragen und Aufgaben insbesondere aus folgenden Gebieten in Betracht:

1. im Prüfungsfach Fachbereich Zahnmedizin:
   a) Hygiene, Arbeits- und Umweltschutz,
   b) Materialien,
   c) Arznei- und Heilmittel,
   d) Anatomie, Physiologie, Pathologie,
   e) Prophylaxe,
   f) Röntgen- und Strahlenschutz;
2. im Prüfungsfach Abrechnungswesen und Verwaltung:
   a) Behandlungsausweis,
   b) Heil- und Kostenplan,
   c) Privatliquidation,
   d) Rechnungswesen und Zahlungsverkehr,
   e) Praxisorganisation,
   f) Grundkenntnisse von fachbezogenen Rechtsvorschriften;
3. im Prüfungsfach Wirtschafts- und Sozialkunde:
   allgemeine wirtschaftliche und gesellschaftliche Zusammenhänge der Berufs- und Arbeitswelt.

Die Fragen und Aufgaben sollen vorwiegend praxisbezogene Fälle berücksichtigen.

(4) Im Prüfungsfach Praktische Übungen soll der Prüfling bei der Bearbeitung praktischer Vorgänge zeigen, daß er technische, medizinische und verwaltungsmäßige Zusammenhänge einer Zahnarztpraxis versteht und praktische Aufgaben lösen kann. Es kommen Fragen und Aufgaben insbesondere aus folgenden Gebieten in Betracht:

a) Patientenbetreuung,
b) Behandlungsablauf und Instrumenteneinsatz,
c) Desinfektion, Sterilisation,
d) Anwendung und Pflege medizinischer Geräte,
e) Prophylaxemaßnahmen,
f) Abwickeln von Verwaltungsarbeiten einschließlich Textverarbeitung,
g) Kenntnisse im Strahlenschutz im Sinne der Röntgenverordnung.

(5) Für die schriftliche Prüfung ist von folgenden zeitlichen Höchstwerten auszugehen:

1. im Prüfungsfach Fachbereich Zahnmedizin — 150 Minuten,
2. im Prüfungsfach Abrechnungswesen und Verwaltung — 150 Minuten,
3. im Prüfungsfach Wirtschafts- und Sozialkunde — 45 Minuten.

Die Prüfungsdauer kann insbesondere unterschritten werden, soweit die schriftliche Prüfung in programmierter Form durchgeführt wird.

(6) Die Prüfung im Prüfungsfach Praktische Übungen soll für den einzelnen Prüfling nicht länger als 45 Minuten dauern.

(7) Die schriftliche Prüfung ist auf Antrag des Prüflings oder nach Ermessen des Prüfungsausschusses in einzelnen Fächern durch eine mündliche Prüfung zu ergänzen, wenn dies für das Bestehen der Prüfung den Ausschlag geben kann. Schriftliche und mündliche Prüfung haben das gleiche Gewicht.

(8) Bei der Ermittlung des Gesamtergebnisses haben die Prüfungsfächer das gleiche Gewicht.

(9) Zum Bestehen der Abschlußprüfung müssen im Gesamtergebnis und im Durchschnitt der Prüfungsergebnisse für die Prüfungsfächer Fachbereich Zahnmedizin sowie Abrechnungswesen und Verwaltung mindestens ausreichende Leistungen erbracht werden. Werden die Prüfungsleistungen in mindestens einem Prüfungsfach mit ungenügend oder in mindestens drei Prüfungsfächern mit mangelhaft bewertet, so ist die Prüfung nicht bestanden.

§ 10

Aufhebung von Vorschriften

Die bisher festgelegten Berufsbilder, Berufsbildungspläne und Prüfungsanforderungen für die Lehrberufe, Anlernberufe und vergleichbar geregelten Ausbildungsberufe, die in dieser Verordnung geregelt sind, insbesondere für die Ausbildungsberufe Zahnarzthelferin und zahnärztliche Helferin, sind vorbehaltlich des § 11 nicht mehr anzuwenden.

§ 11

Übergangsregelungen

Auf Berufsausbildungsverhältnisse, die bei Inkrafttreten dieser Verordnung bestehen, sind die bisherigen Vorschriften weiter anzuwenden, es sei denn, die Vertragsparteien vereinbaren die Anwendung der Vorschriften dieser Verordnung.

§ 12

Berlin-Klausel

Diese Verordnung gilt nach § 14 des Dritten Überleitungsgesetzes in Verbindung mit § 112 des Berufsbildungsgesetzes auch im Land Berlin.

§ 13

Inkrafttreten

Diese Verordnung tritt am 1. August 1989 in Kraft.

Bonn, den 19. Januar 1989

Der Bundesminister
für Jugend, Familie, Frauen und Gesundheit
Ursula Lehr

Abkürzungen

In diesem Buch werden folgende Abkürzungen für anatomische Begriffe verwendet:

A.	= Arteria	– Schlagader
M.	= Musculus	– Muskel
N.	= Nervus	– Nerv
V.	= Vena	– Vene

Um die Mehrzahl anzugeben, wird der entsprechende Buchstabe zweimal geschrieben, z. B.:

Mm.	= Musculi	– Muskeln
Nn.	= Nervi	– Nerven

1.1 Aufbau des Gesundheitswesens

Das Gesundheitswesen ist aus einer Vielzahl von Einrichtungen zur Vorbeugung, Erkennung und Behandlung von Gesundheitsstörungen aufgebaut. Man kann dabei grundsätzlich 3 Arbeitsbereiche unterscheiden.

Gesundheitswesen
- ambulante Versorgung
- stationäre Versorgung
- öffentlicher Gesundheitsdienst

In seinem Aufbau ist das Gesundheitswesen in das **Gesamtsystem der sozialen Sicherung** eingeordnet. Dieses weitgefächerte System bietet unter anderem eine Absicherung im Fall von Krankheit, Alter, Arbeitslosigkeit und Arbeitsunfällen. Grundlage ist dabei die **gesetzliche Sozialversicherung,** die sich aus 4 verschiedenen Versicherungsarten zusammensetzt:
- Krankenversicherung
- Rentenversicherung
- Arbeitslosenversicherung
- Unfallversicherung.

Ambulante Versorgung

Die ambulante Versorgung der Bevölkerung wird vor allem durch niedergelassene Ärzte und Zahnärzte sichergestellt.
Für die **ärztliche Versorgung** haben die Hausärzte eine zentrale Bedeutung. Sie werden bei ihrer Arbeit durch Ärzte mit Gebietsbezeichnungen ergänzt und unterstützt, wie z. B. Augenärzte oder Frauenärzte.
Die **zahnärztliche Versorgung** ist deutlich weniger untergliedert als die ärztliche Versorgung. Man unterscheidet jedoch auch hier Zahnärzte mit Gebietsbezeichnungen, wie z. B. Kieferorthopädie oder Oralchirurgie.

Stationäre Versorgung

Krankenhäuser sind Einrichtungen, in denen Gesundheitsstörungen unter stationären Bedingungen diagnostiziert und therapiert werden. Die zu versorgenden Patienten können dabei dort untergebracht und verpflegt werden.
Grundsätzlich unterscheidet man **Krankenhäuser der Regelversorgung, Schwerpunktkrankenhäuser** und **Sonderkrankenhäuser,** wie z. B. Rehabilitationskliniken oder psychiatrische Krankenhäuser.

Öffentlicher Gesundheitsdienst

Der öffentliche Gesundheitsdienst ist ein Oberbegriff für alle Gesundheitsbehörden, die für die Überwachung der gesetzlichen Gesundheitsvorschriften und die Sicherung der Gesundheit der Bevölkerung zuständig sind.
Man unterscheidet folgende Aufgabengebiete:
- **Aufsichtswesen:** Überwachung der Gesundheitseinrichtungen, Aufsicht über die medizinischen Berufe, Kontrolle des Verkehrs mit Arzneimitteln
- **Gutachtertätigkeit:** Forschung und Gutachten auf dem Gebiet der öffentlichen Gesundheitspflege, Erstellung amtsärztlicher Zeugnisse
- **Überwachung und Förderung der allgemeinen Orts- und Umwelthygiene** einschließlich des Verkehrs mit Lebensmitteln
- **Verhütung und Bekämpfung übertragbarer Krankheiten:** Organisation und Durchführung öffentlicher Impftermine, Seuchenbekämpfung, Dokumentation und Statistik
- **Gesundheitshilfe:** Gesundheitshilfe für Mutter und Kind, Hilfe bei psychischen Erkrankungen, Fürsorge für Tuberkulosekranke, Geschlechtskranke, körperlich Behinderte, Suchtkranke
- **Gesundheitserziehung.**

Auf **Bundesebene** ist das **Bundesministerium für Gesundheit** die oberste Gesundheitsbehörde. Diesem Ministerium sind unter anderem das Bundesgesundheitsamt in Berlin und die Bundeszentrale für gesundheitliche Aufklärung in Köln nachgeordnet.

Auf **Landesebene** wird der öffentliche Gesundheitsdienst von der Gesundheitsabteilung des jeweiligen Innenministeriums oder vom Ministerium für Arbeit, Soziales und Gesundheit geleitet.

In **jedem Kreis** und in **jeder kreisfreien Stadt** nimmt ein **Gesundheitsamt** unter Leitung eines Amtsarztes die Aufgaben des öffentlichen Gesundheitsdienstes wahr.

Auf internationaler Ebene bearbeitet die **Weltgesundheitsorganisation** (**W**orld **H**ealth **O**rganization = **WHO**) Fragen des Gesundheitswesens. Sie ist eine Organisation der Vereinten Nationen (UNO) mit Sitz in Genf. Ihre Tätigkeit erstreckt sich auf die internationale Koordination der Bekämpfung von Volkskrankheiten und Seuchenkatastrophen, Standardisierung von Heilmitteln, Durchführung internationaler Gesundheitsprogramme und gesundheitliche Hilfe in den Entwicklungsländern.

1.2 Berufe des Gesundheitswesens

1.2.1 Zahnarzt

Aufgabe des Zahnarztes ist die Vorbeugung, Erkennung und Behandlung von Zahn-, Mund- und Kieferkrankheiten. Hauptarbeitsgebiete sind:

- Diagnostik im Zahn-, Mund- und Kieferbereich
- Präventive Zahnheilkunde (Vorbeugende Zahnheilkunde)
- Konservierende Zahnheilkunde (Zahnerhaltungskunde)
- Zahnärztliche Chirurgie
- Parodontologie (Erkennung und Behandlung von Erkrankungen des Zahnhalteapparates)
- Prothetik (Zahnersatzkunde)
- Kieferorthopädie.

Abb. 1.1: Die zahnärztliche Ausbildung (Die Zahlen 1—10 geben die Studienhalbjahre = Semester an)

Jahre	Semester	
1	1	
	2	Naturwissenschaftliche Vorprüfung (Vorphysikum)
2	3	
	4	
3	5	Zahnärztliche Vorprüfung (Physikum)
	6	
4	7	
	8	
5	9	
	10	Zahnärztliche Prüfung (Staatsexamen)

Ausbildung

Die zahnärztliche Ausbildung erfolgt in der Bundesrepublik Deutschland an einer wissenschaftlichen Hochschule mit einer Studiendauer von mindestens 5 Jahren.

Die ersten $2\frac{1}{2}$ Jahre sind dem Studium des gesunden Menschen, der naturwissenschaftlichen Grundlagen sowie einer Einführung in Werkstoffkunde, zahntechnisches Arbeiten und Zahnersatzkunde gewidmet. Bereits nach einem Jahr erfolgt während dieser Zeit eine Prüfung in den naturwissenschaftlichen Fächern **(Vorphysikum).** Zum Abschluß der ersten $2\frac{1}{2}$ Jahre wird eine **zahnärztliche Vorprüfung (Physikum)** durchgeführt.

Nach bestandenem Physikum folgt die $2\frac{1}{2}$jährige theoretische und praktische Ausbildung in der Zahnheilkunde und den dazugehörigen medizinischen Fächern. Das Studium wird mit der **zahnärztlichen Prüfung (Staatsexamen)** abgeschlossen.

Erst nach bestandener zahnärztlicher Prüfung wird vom zuständigen Regierungspräsidenten die **Approbation** (approbatio lat. — Zustimmung, Anerkennung) als Zahnarzt erteilt, die zur Ausübung des zahnärztlichen Berufes berechtigt.

Um den von der Universität verliehenen Doktortitel (Dr. med. dent. = doctor medicinae dentariae) führen zu dürfen, muß der Zahnarzt eine wissenschaftliche Arbeit selbst erstellt haben. Studium und Approbation allein reichen zum Führen des Titels nicht aus. Die Erlangung des Doktorgrades wird als **Promotion** (promotio lat. — Beförderung) bezeichnet.

Fort- und Weiterbildung

Nach der Approbation streben die meisten Zahnärzte zunächst die kassenzahnärztliche Zulassung an, um sich anschließend in freier Praxis niederzulassen. Die kassenzahnärztliche Vorbereitungszeit beträgt für deutsche Zahnärzte 2 Jahre.
Jeder Zahnarzt, der seinen Beruf ausübt, ist gesetzlich zur ständigen beruflichen **Fortbildung** verpflichtet, um seine Kenntnisse dem jeweiligen Stand der zahnärztlichen Wissenschaft anzupassen.
Neben dieser allgemeinen Fortbildungspflicht besteht auch die Möglichkeit zur **Weiterbildung** in bestimmten Fachgebieten der Zahnheilkunde. Die Weiterbildung erfolgt im Rahmen der Berufstätigkeit bei hierzu ermächtigten Zahnärzten und dauert im allgemeinen 3 Jahre. Am Ende der Weiterbildungszeit erhält der Zahnarzt nach bestandener Prüfung von der Zahnärztekammer eine **Gebietsbezeichnung** für das erlernte Fach.

Man unterscheidet folgende Gebietsbezeichnungen:
- Kieferorthopädie
- Oralchirurgie
- Parodontologie
- Öffentliches Gesundheitswesen.

Die Gebietsbezeichnungen können zum Teil nicht bei allen Zahnärztekammern erlangt werden. In Kammerbereichen, die die jeweilige Gebietsbezeichnung nicht vergeben, dürfen sie auch nicht geführt werden.

Berufsorganisation

Es ist grundsätzlich zwischen der Zahnärztekammer als Standesvertretung aller Zahnärzte und der Kassenzahnärztlichen Vereinigung (KZV) zu unterscheiden, in der nur Kassenzahnärzte Mitglied sind. Beide Institutionen sind Körperschaften des öffentlichen Rechts, in denen jeder Zahnarzt bzw. Kassenzahnarzt Pflichtmitglied ist. Die Zahnärzte sind dabei auf Bezirks-, Landes- und Bundesebene organisiert.

Die **Zahnärztekammern** nehmen folgende Aufgaben wahr:
- Wahrung der Interessen der Zahnärzteschaft nach außen
- Erstellung einer Berufsordnung
- Überwachung der Einhaltung der zahnärztlichen Berufspflichten der Kammerangehörigen
- Schiedsstelle für Streitigkeiten zwischen Patient und Zahnarzt und auch zwischen Zahnärzten
- Gutachterstelle
- Förderung der zahnärztlichen Fortbildung
- Regelung der zahnärztlichen Weiterbildung
- Qualitätssicherung bei Röntgeneinrichtungen
- Sicherung der Zahnarzthelferinnenausbildung einschließlich Röntgenfachkunde und Fortbildung der Zahnarzthelferinnen
- Erfassung von Arzneimittelrisiken
- Entwicklung von Konzepten zur Hygiene und Abfallentsorgung in der Zahnarztpraxis (z. B. Hygieneplan)
- Unterhalt eines zahnärztlichen Versorgungswerkes.

Die **Kassenzahnärztliche Vereinigung (KZV)** erfüllt folgende Aufgaben:
- Sicherung der zahnärztlichen Versorgung der sozialversicherten Bevölkerung
- Überwachung der kassenzahnärztlichen Pflichten
- Begutachtung und Prüfung von Behandlungen kassenversicherter Patienten
- Überprüfung der eingehenden Abrechnungsunterlagen auf rechnerische oder sachliche Fehler
- Auszahlung der Honorare an die Kassenzahnärzte für die über Krankenscheine abgerechneten Behandlungsleistungen
- Bedarfsplanung zur zahnärztlichen Versorgung der Bevölkerung
- Zulassung der Zahnärzte zur kassenzahnärztlichen Tätigkeit.

Abb. 1.2: Aufbau der Zahnärztekammern und Kassenzahnärztlichen Vereinigungen

Bundesebene	
Bundesverband der Deutschen Zahnärzte e.V. (BDZ)	Kassenzahnärztliche Bundesvereinigung (KZBV)
↕	
Landesebene	
Zahnärztekammern der Länder	Kassenzahnärztliche Vereinigungen der Länder
↕	
Bezirks- und Kreisebene	
Bezirks- u. Kreiszahnärztekammern	Verwaltungsstellen der Kassenzahnärztlichen Vereinigung

1.2.2 Arzt, Tierarzt, Apotheker

Arzt

Aufgabe des Arztes ist die Vorbeugung, Erkennung und Behandlung von Krankheiten, Leiden und Körperschäden des Menschen.

Die Ausbildung besteht aus einem 6jährigen Hochschulstudium, wobei das letzte Jahr als praktische Ausbildung in Universitäts- oder Lehrkrankenhäusern vorgeschrieben ist. Anschließend folgt eine 2jährige Ausbildungsphase als **Arzt im Praktikum (AiP).** Erst danach erhält der Mediziner seine **Approbation,** die eine eigenverantwortliche Ausübung des Berufs erlaubt. Durch wissenschaftliche Arbeit kann der Titel Dr. med. (doctor medicinae) erlangt werden.

Die meisten Ärzte streben eine **Weiterbildung** an, die im allgemeinen 4–6 Jahre dauert und zu einem vorgeschriebenen Teil im Krankenhaus erfolgen muß. Nach erfolgreich abgeschlossener Weiterbildung erhält der Arzt eine **Gebietsbezeichnung** (früher: Facharzt) für das erlernte Fach. Mit dieser Gebietsbezeichnung kann sich der Arzt entweder in eigener Praxis niederlassen, er kann jedoch auch weiter am Krankenhaus tätig sein.

Neben den Gebietsbezeichnungen gibt es noch weitere **Teilgebietsbezeichnungen** und **Zusatzbezeichnungen.** Unabhängig hiervon kann sich jeder approbierte Arzt auch als **praktischer Arzt** niederlassen. Für die Erteilung der kassenärztlichen Zulassung ist eine 18monatige Vorbereitungszeit erforderlich.

Besondere Bedeutung für den Zahnarzt hat der **Arzt für Mund-Kiefer-Gesichtschirurgie.** Dieser Facharzt hat sowohl ein abgeschlossenes Medizinstudium als auch Zahnmedizinstudium! Zusätzlich hat er eine 4jährige Facharztausbildung absolviert, in der er die Chirurgie des Mund-Kiefer-Gesichtsbereiches erlernt hat.

Neben der zahnärztlichen Chirurgie gehört zu seinem Aufgabenbereich auch die Behandlung von Verletzungen, Tumoren, Fehl- und Mißbildungen sowie Entzündungen im Mund-Kiefer-Gesichtsbereich. Seine weiteren Aufgabengebiete sind die kieferorthopädischen Operationen, Kiefergelenkoperationen, Eingriffe zur Verbesserung des Prothesenlagers (präprothetische Chirurgie) sowie Eingriffe der plastischen und Wiederherstellungschirurgie im Mund-Kiefer-Gesichtsbereich. Mit diesem Fachwissen kann er die Lücke zwischen Zahnmedizin und Allgemeinmedizin schließen und sowohl Zahnärzte als auch Ärzte auf diesem schwierigen Fachgebiet beraten.

Tierarzt

Die Tiermedizin (Veterinärmedizin) befaßt sich mit der Vorbeugung, Erkennung und Behandlung von Krankheiten der Tiere. Dabei geht es auch um den Schutz des Menschen vor Gefahren durch Tierkrankheiten.

Das Studium der Tiermedizin dauert 5 Jahre. Nach bestandener Prüfung wird die Approbation zum Tierarzt erteilt. Durch wissenschaftliche Arbeit kann der Titel Dr. med. vet. (doctor medicinae veterinariae) erlangt werden.

Apotheker

Der Apotheker (Pharmazeut; pharmakon gr. – Arzneimittel) hat die Aufgabe, Arzneimittel herzustellen, abzugeben sowie auf ihre einwandfreie Beschaffenheit zu untersuchen.

Das Studium des Apothekers dauert 4 Jahre mit einer anschließend 1jährigen praktischen Ausbildung. Nach bestandener Prüfung wird die Approbation zum Apotheker erteilt. Durch wissenschaftliche Arbeit kann der Titel Dr. rer. nat. (doctor rerum naturalium) erlangt werden.

1.2.3 Helferinnenberufe

Für Zahnärzte, Ärzte, Tierärzte und Apotheker gibt es jeweils einen entsprechenden Helferinnenberuf:
- Zahnarzthelfer(in)
- Arzthelfer(in)
- Tierarzthelfer(in)
- Apothekenhelfer(in).

Ausbildung Die Ausbildung erfolgt auf der Grundlage des Berufsbildungsgesetzes parallel (dual) in der Ausbildungspraxis bzw. -apotheke und der Berufsschule. Für jeden Helferinnenberuf gibt es eine eigene Ausbildungsverordnung, die den Ausbildungsgang einschließlich der Prüfungen regelt. Für Zahnarzthelferinnen gilt die am Anfang des Buches abgedruckte Ausbildungsverordnung vom 19.01.89.

Der Berufsschulunterricht für Zahnarzthelferinnen erfolgt nach dem Rahmenlehrplan der Kultusministerkonferenz vom 02. 03. 89 sowie Lehrplänen der Länder, die mit der Ausbildungsordnung abgestimmt sind.

Aufgaben Die Tätigkeiten der Zahnarzthelferinnen sind vielgestaltig. Zu ihren Arbeitsbereichen gehören:
- **Hilfeleistung bei der Gesundheitsberatung des Patienten**
  - Hilfeleistung bei der Gesundheitsaufklärung, insbesondere zur Vorbeugung von Karies und Erkrankungen des Zahnhalteapparates
  - Hilfeleistung bei der Unterweisung und Beratung von Patienten zur Mundhygiene, Handhabung von Zahnersatz und kieferorthopädischen Geräten sowie zum Verhalten nach zahnärztlichen Maßnahmen und Eingriffen
- **Hilfeleistung bei der psychologischen Betreuung des Patienten**
  - Hilfeleistung insbesondere bei der Behandlung von Kindern und Behinderten
- **Hilfeleistung bei der Behandlungstätigkeit des Zahnarztes**
  - Hilfeleistung bei Diagnose und Therapie, insbesondere Befundaufnahme nach Diktat, Patientenlagerung, Absaugtechnik, Instrumentieren und Materialverwaltung, Pflege des Instrumentariums
  - Hilfeleistung bei der Herstellung von Röntgenaufnahmen unter besonderer Berücksichtigung des Strahlenschutzes
  - Hilfeleistung bei hygienischen Maßnahmen in der Zahnarztpraxis, Verrichtung von Arbeiten nach einem Hygieneplan
- **Hilfeleistung bei Notfällen in der Zahnarztpraxis**
- **Hilfeleistung im Zahnarztlabor**
  - Hilfeleistung insbesondere bei der Herstellung von Modellen sowie Hilfsmitteln zur Abformung und Bißnahme
- **Hilfeleistung bei der Praxisführung**
  - Karteiführung, Abrechnung mit Krankenkassen, Privatliquidation, Buchführung, Terminplanung und -überwachung, Zusammenarbeit mit zahntechnischem Labor und Dentalhandel, Schriftverkehr, Textverarbeitung, Materialverwaltung.

Neben den verschiedenen Büro- und Verwaltungstätigkeiten ist die Assistenz am Behandlungsstuhl ein wichtiges Aufgabengebiet. Bei allen Arbeiten sollte stets ein freundlicher Umgang mit den Patienten im Vordergrund stehen. Es sollte stets daran gedacht werden, daß viele Menschen mit Angst zum Zahnarzt kommen und daher besonders dankbar für jede Freundlichkeit und Hilfsbereitschaft sind. Die Zahnarzthelferin muß stets bedenken, daß auch sie wie der Zahnarzt der **Schweigepflicht** unterliegt (§ 203 des Strafgesetzbuches). Sie hat die Pflicht,

Verschwiegenheit über alles zu wahren, was ihr bei der Ausübung ihres Berufes bekannt wird. Schon die Tatsache des Zahnarztbesuches fällt unter die Schweigepflicht. Die Verschwiegenheit ist die Grundlage für das Vertrauen zwischen Patient und Zahnarzt!

Fort- und Weiterbildung Die 3jährige Ausbildung zur Zahnarzthelferin ist nur die Grundlage für die Berufsausübung. Um mit ihren Kenntnissen auf dem jeweils aktuellen Stand der zahnärztlichen Behandlung und Praxisführung zu bleiben, muß sich auch die Zahnarzthelferin ständig fort- und weiterbilden. Dazu bieten insbesondere die Zahnärztekammern neben anderen Instituten verschiedene Möglichkeiten an.
Nach bestandener Prüfung als Zahnarzthelferin und anschließend mindestens 2jähriger Tätigkeit als Zahnarzthelferin kann man sich zur **Zahnmedizinischen Fachhelferin (ZMF)** fortbilden. Die Fortbildung zur Zahnmedizinischen Fachhelferin umfaßt mindestens 800 Stunden einschließlich Prüfung. Dabei werden die für eine qualifizierte Hilfeleistung erforderlichen Kenntnisse und Fertigkeiten vermittelt und vertieft. Fortbildungsordnungen sind vom Bundesverband der Deutschen Zahnärzte (BDZ) sowie den Zahnärztekammern von Baden-Württemberg, Bayern, Hamburg, Hessen, Niedersachsen, Nordrhein und Rheinland-Pfalz herausgegeben worden.
Die Bayerische Zahnärztekammer hat weiterhin noch eine Weiterbildungsordnung für **Zahnmedizinische Verwaltungshelferinnen (ZMV)** herausgegeben. Voraussetzung für die Weiterbildung zur Zahnmedizinischen Verwaltungshelferin ist der Nachweis einer mindestens 2jährigen praktischen Tätigkeit als Zahnarzthelferin nach bestandener Abschlußprüfung sowie die Ablegung eines Eignungstestes. Die Weiterbildung dauert ein halbes Schuljahr mit Abschlußprüfung. Der Schwerpunkt der Weiterbildung liegt bei der Verwaltungsarbeit in der zahnärztlichen Praxis.

Berufsorganisationen Die Zahnarzthelferinnen sind zusammen mit den Arzt- und Tierarzthelferinnen in einem gemeinsamen Berufsverband organisiert:

Berufsverband der Arzt-, Zahnarzt- und Tierarzthelferinnen
Bissenkamp 12–16, 4600 Dortmund 1

Der Berufsverband ist in einzelne Landesverbände und Bezirksstellen untergliedert. Er bietet eine Vielzahl von Fortbildungsmöglichkeiten an, richtet Kongresse für Zahnarzthelferinnen aus, berät seine Mitglieder in Fragen des Arbeits- und Sozialrechtes und ist Vertragspartner bei den Tarifverhandlungen.
Weitere Partner bei den Tarifverhandlungen der Zahnarzthelferinnen sind:

- Verband der Weiblichen Arbeitnehmer (VWA)
  Konstantinstr. 33, 5300 Bonn 2
- Deutsche Angestellten-Gewerkschaft (DAG)
  Karl-Muck-Platz 1, 2000 Hamburg 1.

1.2.4 Pflegeberufe

Krankenschwester/-pfleger Aufgabe dieser Berufsgruppe ist die Pflege und medizinische Betreuung von Patienten unter ärztlicher Aufsicht und Anordnung. Die Arbeit erfolgt vor allem in Krankenhäusern, Sanatorien, Pflegeheimen und Sozialstationen.
Die Ausbildung dauert 3 Jahre und schließt mit einer staatlichen Prüfung ab. Es bestehen Weiterbildungsmöglichkeiten zu Fachkrankenschwestern bzw. -pflegern in den Arbeitsbereichen Anästhesie, Intensivpflege, OP, Hygiene, Psychiatrie, Gemeindepflege, Pflegedienstleitung und Pflegedienstunterricht.

Kinderkrankenschwester/ -pfleger Dieser Beruf wurde für die speziellen Belange der Pflege und Betreuung von Kindern geschaffen. Die Ausbildung entspricht in ihrem Aufbau der für Krankenschwestern/-pfleger, wobei die besonderen Probleme der Kinderkrankenpflege im Vordergrund stehen.

Krankenpflegehelfer(in) Aufgabe der Krankenpflegehelfer(in) ist die Hilfe bei der Versorgung der Patienten. Dazu gehören Kenntnisse und Fertigkeiten für die Krankenpflege und die damit verbundenen Assistenzaufgaben. Die Ausbildung dauert 1 Jahr und schließt mit einer staatlichen Prüfung ab.

1.2.5 Diagnostisch-technische Berufe

Die technischen Assistenzberufe in der Medizin werden unter dem Begriff der **Medizinisch-Technischen Assistenten (MTA)** zusammengefaßt. Man unterscheidet dabei zwischen Laboratoriums- und Radiologieassistenten. Die Ausbildung dauert 2 Jahre und schließt mit einer staatlichen Prüfung ab.
Aufgaben der Medizinisch-Technischen Assistenten:

Medizinisch-Technische Laboratoriumsassistenten Hilfeleistung bei Zell- und Gewebeuntersuchungen sowie bei Arbeiten auf dem Gebiet der klinischen Chemie, der Hämatologie (Bluntuntersuchungen) und Mikrobiologie (siehe Kap. 3.2).

Medizinisch-Technische Radiologieassistenten Hilfeleistung bei der Röntgendiagnostik, Strahlentherapie und Nuklearmedizin (Arbeit mit radioaktiven Stoffen)

Pharmazeutisch-Technische Assistenten (PTA) Hilfeleistung bei der Herstellung, Prüfung und Abgabe von Arzneimitteln

1.2.6 Therapeutisch-rehabilitative Berufe

Im folgenden Text werden kurz die Tätigkeitsbereiche der einzelnen Berufe erläutert.

Masseur und medizinischer Bademeister Durchführung von Massagen und Bäderbehandlungen nach ärztlicher Anordnung. Dabei werden z. B. Behandlungen im Rahmen der Chirurgie und Orthopädie sowie unterstützende Anwendungen bei inneren Erkrankungen durchgeführt.

Krankengymnasten Durchführung von aktiven und passiven Bewegungsübungen: z. B. Übungsbehandlungen nach Verletzungen, bei Haltungsfehlern, Versteifungen oder bei spastischen Lähmungen, Mobilisation bettlägeriger Patienten, Schwangerschafts- und Wochenbettgymnastik.

Beschäftigungs- und Arbeitstherapeuten Mobilisierung und Aktivierung von Patienten durch ausgewählte handwerkliche, gestalterische oder geistige Tätigkeiten, um ihr Befinden zu bessern und ihre soziale Anpassung zu fördern.

Logopäden Diagnostik, Therapie und Beratung bei Stimm-, Sprech-, Sprach- und Hörstörungen (meist in Zusammenarbeit mit einem HNO-Arzt)

Orthoptisten Förderung der Koordination beider Augen durch spezielle Übungen (insbesondere zur Schielbehandlung) nach augenärztlicher Anweisung.

Diätassistenten Aufstellung und Durchführung von Diätplänen sowie Diätberatung nach ärztlicher Anordnung

1.2.7 Hebamme, Rettungssanitäter, Heilpraktiker

Hebamme Aufgaben der Hebamme sind die Schwangerenbetreuung, Geburtsvorbereitung und -hilfe sowie die Versorgung der Wöchnerin und des Neugeborenen. Der Beruf steht auch Männern unter der Bezeichnung des Entbindungspflegers offen. Die Ausbildung dauert 3 Jahre.

Rettungssanitäter Zu den Aufgaben der Rettungssanitäter gehört die Unterstützung des Notarztes, die selbständige Einleitung lebensrettender Maßnahmen bis zum Eintreffen des Arztes und der Transport des Patienten in ein Krankenhaus. Die Ausbildung ist bislang noch nicht bundeseinheitlich geregelt.

Heilpraktiker Der Begriff Heilpraktiker ist eine Berufsbezeichnung für Personen, die die Heilkunde ohne Approbation mit staatlicher Erlaubnis ausüben.
Es gibt keinen staatlich festgelegten Ausbildungsgang zum Heilpraktiker. Grundsätzlich darf sich jeder als Heilpraktiker betätigen, der das 25. Lebensjahr vollendet hat, einen Hauptschulabschluß besitzt und der durch eine vom Gesundheitsamt vorgenommene Überprüfung nachgewiesen hat, daß die Ausübung der Heilkunde durch ihn keine Gefahr für die Volksgesundheit bedeutet.
Heilpraktiker haben nur eine beschränkte Heilerlaubnis. So dürfen sie z. B. keine meldepflichtigen Krankheiten behandeln, keine verschreibungspflichtigen Arzneimittel verordnen und keine Zahnheilkunde ausüben.

1.3 Ausstattung und Arbeitsabläufe in der Zahnarztpraxis

Zwischen den einzelnen Zahnarztpraxen gibt es erhebliche Unterschiede in Bezug auf Größe, Ausstattung und Personal.
Folgende Berufe können in der Zahnarztpraxis vertreten sein:

Zahnarzt (ZA)
Zahnarzthelferin (ZH)
Zahnarzthelferin in Ausbildung (ZHA)
Zahnmedizinische Fachhelferin (ZMF)
Zahnmedizinische Verwaltungshelferin (ZMV)
Zahntechnikermeister (ZTM)
Zahntechniker (ZT)
Praxissekretärin
Verwaltungshilfe
Laborhilfe
Reinigungshilfe.

Es wird wohl kaum eine Praxis geben, in der alle oben genannten Berufe vorkommen. In den meisten Praxen arbeitet ein Zahnarzt mit mehreren Zahnarzthelferinnen und einer Reinigungshilfe.

Praxisräume

Anmeldung Durch den Eingangs- und Anmeldebereich wird der erste Eindruck eines Patienten von der Zahnarztpraxis wesentlich bestimmt. Dieser Bereich sollte daher nicht allein funktionell, sondern auch freundlich gestaltet sein. Dazu gehört auch eine gute Belüftung, um praxistypische Gerüche vom Empfang fernzuhalten.
Im Anmeldebereich werden in erster Linie Verwaltungsaufgeben durchgeführt, wie sie z.B. bei der Terminplanung, Karteiführung und Postbearbeitung anfallen. Entsprechend müssen hier Schreibflächen, Ablagefächer und Möglichkeiten zur Datenspeicherung vorhanden sein. In der Praxis hat sich dabei eine Gestaltung in Form eines Tresens bewährt, um den Patienten- und Personalbereich voneinander zu trennen.

Wartezimmer Das Wartezimmer sollte so gestaltet sein, daß sich der Patient hier gut auf seine Behandlung vorbereiten kann. Dazu gehört eine entsprechend freundliche Gestaltung mit möglichst beruhigenden Ausstattungselementen, wie Blumen oder Bildern. Für Kinder ist die Einrichtung einer Spielecke sinnvoll, um auch ihnen das Warten zu erleichtern.

Behandlungszimmer Das Behandlungszimmer soll so eingerichtet sein, daß Zahnarzt und Helferin durch Anordnung und technische Ausrüstung gute Arbeitsbedingungen haben und der Patient durch die Behandlung möglichst wenig belastet wird. Dazu müssen die Instrumente und Hilfsmittel gut erreichbar und alle Bedienungselemente problemlos zu handhaben sein.
Besonderes Augenmerk ist auf die hygienisch einwandfreie Ausgestaltung des Arbeitsplatzes zu legen, damit alle Behandlungselemente leicht zu reinigen und desinfizieren sind.

Röntgenbereich Der Röntgenbereich kann in einem eigenen Raum mit zusätzlicher Dunkelkammer untergebracht sein, er kann jedoch auch in das Behandlungszimmer integriert sein, falls lediglich ein Dentalröntgengerät vorhanden ist. Wichtig ist in beiden Fällen, daß alle zum Strahlenschutz erforderlichen Maßnahmen beim Röntgen eingehalten werden (siehe Kap. 14.4).

Hygienebereich Zunehmende Bedeutung hat heutzutage der Hygienebereich. Um die Übertragung von Infektionskrankheiten zu vermeiden, werden hier die Instrumente desinfiziert, gereinigt und — falls erforderlich — sterilisiert. Daneben erfolgt in diesem Bereich auch die Instrumentenpflege und -wartung. In einem Hygieneplan werden die einzelnen hygienischen Maßnahmen festgelegt (siehe Kap. 3.3.7).

Praxislabor Ein Praxislabor ist sinnvoll, um zumindest Modelle sowie Hilfsmittel zur Abformung und Bißnahme herstellen zu können. Bei entsprechender Einrichtung und personeller Besetzung können hier auch weitergehende zahntechnische Arbeiten durchgeführt werden. Teilweise arbeiten in Praxislabors auch Zahntechniker.

Sozialraum Für das Personal muß ab einer bestimmten Zahl von Beschäftigten ein Sozialraum zur Verfügung gestellt werden.

Toiletten Die Berufsgenossenschaft schreibt vor, daß den Beschäftigten gesonderte, für Patienten nicht zugängliche Toiletten zur Verfügung stehen.

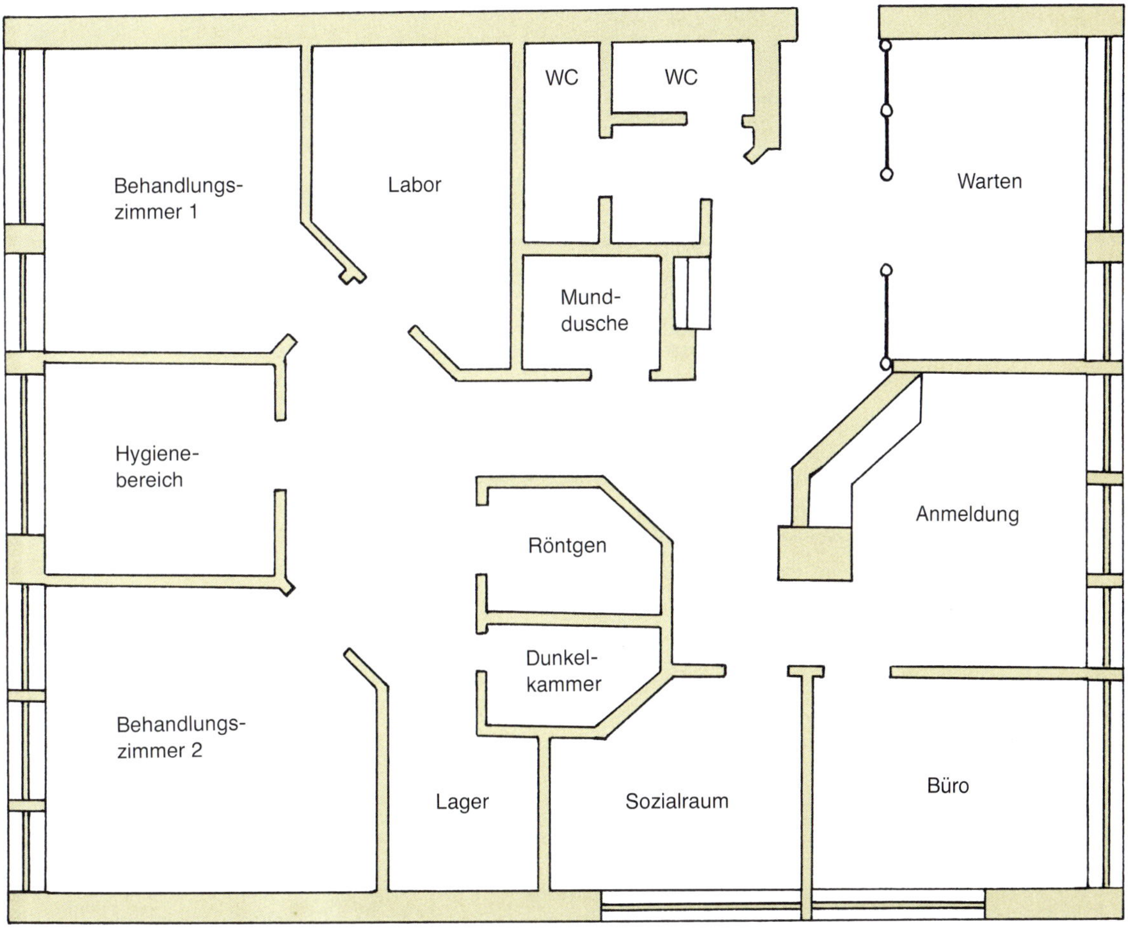

Abb. 1.3: Beispiel für den Grundriß einer Zahnarztpraxis

2 Geräte und Instrumente

2.1 Chemische Grundlagen

Die **Chemie** befaßt sich mit den Eigenschaften, der Zusammensetzung und der Umwandlung der Stoffe und ihrer Verbindungen.

Physikalische und chemische Eigenschaften von Stoffen

Die **physikalischen Eigenschaften** eines Stoffes können ohne Stoffumwandlung untersucht werden, wie z. B. Gewicht, Dichte, Schmelzpunkt, Siedepunkt oder Härte. Bei **physikalischen Vorgängen** wird nur die äußere Form oder der Zustand eines Stoffes verändert, z. B. beim Verformen, Zerkleinern, Mischen, Schmelzen oder Verdampfen. Die beteiligten Stoffe mit ihren charakteristischen Eigenschaften bleiben dabei erhalten.

Die **chemischen Eigenschaften** eines Stoffes beziehen sich auf sein Verhalten bei einer Stoffumwandlung, wie z. B. beim Verbrennen, bei einer Verbindung mit anderen Stoffen oder bei seinem Verhalten gegenüber Säuren und Basen. Bei **chemischen Vorgängen** bzw. **chemischen Reaktionen** entstehen neue Stoffe.

Elemente, Verbindungen und Gemenge

Elemente sind reine Stoffe, die chemisch nicht mehr in andere Stoffe zerlegt werden können. Sie können jedoch durch chemische Reaktionen zu **Verbindungen** zusammengesetzt werden. Ein einfaches Beispiel hierfür ist die chemische Verbindung Wasser aus den Elementen Wasserstoff und Sauerstoff.

Der Aufbau einer Verbindung wird als **Synthese,** die Zerlegung einer Verbindung als **Analyse** bezeichnet.

Die einzelnen Elemente und Verbindungen sind reine Stoffe mit jeweils völlig einheitlichen Eigenschaften. Im Gegensatz dazu bestehen **Gemenge** aus mehreren reinen Stoffen. Sie haben somit Mischeigenschaften. Ein **homogenes Gemenge** erscheint dem Auge dabei als einheitlicher Stoff (z. B. Zuckerwasser), während **heterogene Gemenge** sichtbar aus mindestens zwei Stoffen bestehen.

Typische Beispiele für homogene Gemenge sind Gasgemische, Lösungen und Legierungen. Bei den **Lösungen** ist ein Stoff (z. B. Zucker) gleichmäßig in einem Lösungsmittel (z. B. Wasser) verteilt. **Legierungen** sind dagegen Gemenge aus zwei oder mehr Metallen, wobei auch Nichtmetalle beteiligt sein können.

Die Legierungen werden im allgemeinen durch Zusammenschmelzen der verschiedenen Bestandteile gewonnen. Eine Sonderform stellen die **Amalgame** dar. Dies sind Legierungen des Quecksilbers mit anderen Metallen. Da Quecksilber bei Zimmertemperatur flüssig ist, kann Amalgam in der Zahnarztpraxis durch einfaches Vermischen hergestellt werden.

Säuren, Basen und Salze

Säuren bestehen aus dem chemischen Element **Wasserstoff** und einem **Säurerest.** Der Säurerest kann z. B. ein Nichtmetalloxid oder ein Element aus der chemischen Gruppe der Halogene (Chlor, Fluor, Brom, Jod) sein.

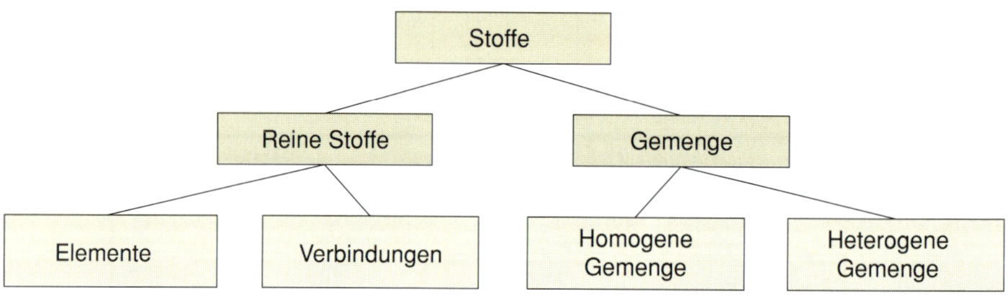

Beispiele:

HCl	Salzsäure
H_2SO_4	Schwefelsäure
H_2CO_3	Kohlensäure
H_3PO_4	Phosphorsäure

Säuren lösen sich gut in Wasser, wobei positiv geladene Wasserstoffteilchen (sogenannte Wasserstoffionen H^+) und negativ geladene Säurerestionen freigegeben werden. Die Wasserstoffionen H^+ sind für die charakteristischen Eigenschaften der Säuren verantwortlich. Säuren schmecken sauer, wirken ätzend, leiten elektrischen Strom und lösen unedle Metalle.

Liegen viele freie Wasserstoffionen vor, so spricht man von einer starken Säure, bei nur wenigen freien Wasserstoffionen entsprechend von einer schwachen Säure.

Basen sind chemische Verbindungen, die mit Säuren Salze bilden können. Sie sind somit für die Säuren Grundlage (gr. basis) zur Salzbildung.

Basen sind im allgemeinen Verbindungen von **Metallen** (z. B. Natrium, Kalium, Kalzium) mit einer **Hydroxidgruppe (OH^-).** Ihre Lösungen in Wasser werden als **Laugen** bezeichnet.

Beispiele:

NaOH	Natronlauge
KOH	Kalilauge
$Ca(OH)_2$	Kalziumhydroxid

In Wasser zerfallen die Basen in positive Metallionen und negative Hydroxidionen (OH^-). Die Hydroxidionen sind für die typischen Eigenschaften der Laugen verantwortlich. Sie fühlen sich schmierig an, schmecken seifig, wirken ätzend und leiten elektrischen Strom.

Die Stärke einer Base hängt von der Zahl der freien Hydroxidgruppen ab.

Salze bestehen aus einem **Metall** und einem **Säurerest.** Sie können als Reaktionsprodukt bei der Mischung einer Säure mit einer Base (Lauge) entstehen. Die Reaktion wird als **Neutralisation** bezeichnet, da die entstehende Lösung weder sauer noch basisch reagiert.

Beispiel einer Neutralisation:

NaOH	+	HCl	→	NaCl	+	H_2O
Natronlauge		Salzsäure		Natriumchlorid (Kochsalz)		Wasser

Salze liegen meist in Form von Kristallen vor. In Wasser lassen sie sich im allgemeinen gut lösen.

pH-Wert

Der pH-Wert ist ein Maß für die saure oder alkalische (= basische) Reaktion einer Lösung. Liegen gleichviel H^+- und OH^--Ionen vor, so ist die Lösung neutral und hat den pH-Wert 7. Saure Lösungen haben einen pH-Wert unter 7, basische Lösungen über 7. Der pH-Bereich geht von 0—14.

Der pH-Wert einer Lösung kann mit Hilfe von **Indikatoren** (indicare lat. — anzeigen) bestimmt werden. Als einfache Methode für die Praxis eignet sich dazu sogenanntes Indikatorpapier, das seine Farbe in Abhängigkeit vom pH-Wert ändert. Der pH-Wert kann dann mit Hilfe einer Farbvergleichsskala bestimmt werden.

Abb. 2.1:
Die pH-Skala

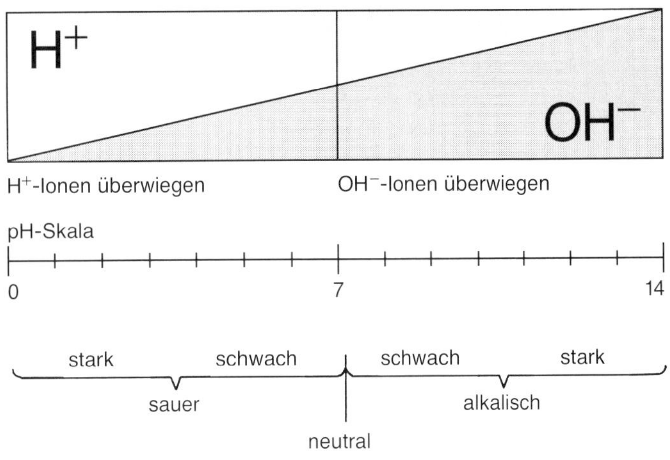

2.2 Physikalische Grundlagen

Die **Physik** erfaßt die Grundgesetze der Natur und stellt sie mathematisch dar.

2.2.1 Physikalische Größen und Maßeinheiten

Die physikalischen Naturgesetze beschreiben meist Beziehungen zwischen einzelnen physikalischen Größen. Man unterscheidet **7 Basisgrößen,** von denen alle übrigen Größen abgeleitet werden können.

Die Basisgrößen sind:
- Länge
- Masse
- Zeit
- elektrische Stromstärke
- Temperatur
- Lichtstärke
- Stoffmenge.

Jede physikalische Größe ist das **Produkt aus einem Zahlenwert und einer Maßeinheit.**

Der Ausdruck Länge = 5 Meter
l = 5 m

beschreibt also, daß die gemessene Länge das 5fache eines Meters ist.

Um die einzelnen physikalischen Größen international einheitlich zu messen, wurde 1954 das Système International d'Unités (SI) vereinbart. Es legt für die 7 Basisgrößen die entsprechenden Basiseinheiten sowie eine Fülle davon abgeleiteter Einheiten fest.

SI-Basiseinheiten

Basisgröße	Basiseinheit	Zeichen
Länge	Meter	m
Masse	Kilogramm	kg
Zeit	Sekunde	s
elektrische Stromstärke	Ampere	A
Temperatur	Kelvin	K
Lichtstärke	Candela	cd
Stoffmenge	Mol	mol

Im Anhang des Buches sind alle SI-Basiseinheiten sowie eine Auswahl davon abgeleiteter Einheiten mit Umrechnungsbeispielen angegeben.

2.2.2 Wichtige Gesetzmäßigkeiten der Optik

Spektrum der elektromagnetischen Wellen

Das sichtbare Licht stellt nur einen kleinen Ausschnitt aus dem Spektrum der elektromagnetischen Wellen dar. Dazu gehören neben den Lichtwellen unter anderem auch die Radiowellen, Mikrowellen, Infrarotwellen, Ultraviolettwellen sowie die Wellen der Röntgen- und Gammastrahlung.

Die elektromagnetischen Wellen breiten sich im Vakuum mit **Lichtgeschwindigkeit** (ca. 300 000 km/s) aus. Wenn die Wellen ein Medium durchdringen (z. B. Glas oder Wasser), so wird ihnen jedoch ein Widerstand entgegengesetzt, der ihre Ausbreitungsgeschwindigkeit herabsetzt. Die verschiedenen elektromagnetischen Wellen werden dabei durch die einzelnen Medien unterschiedlich abgebremst.

Die elektromagnetischen Wellen unterscheiden sich in ihrer **Frequenz** (= Zahl der Schwingungen pro Sekunde) und ihrer **Wellenlänge.** Dabei besteht zwischen der Frequenz einer Welle und ihrer Wellenlänge folgende Beziehung:

$$\text{Lichtgeschwindigkeit} = \text{Frequenz} \cdot \text{Wellenlänge}$$

Da die Lichtgeschwindigkeit im Vakuum konstant ist, ergibt auch das Produkt von Frequenz und Wellenlänge im Vakuum stets den gleichen Betrag. Elektromagnetische Wellen mit hoher Frequenz haben entsprechend eine geringe Wellenlänge (z. B. Röntgenstrahlen), während Wellen mit niedriger Frequenz große Wellenlängen haben (z. B. Radiowellen).

Das sichtbare Licht hat Wellenlängen zwischen ca. 400 nm (violettes Licht) und 750 nm (rotes Licht).

Geometrische Optik

Ausbreitung des Lichts Licht breitet sich geradlinig aus. Hinter einem Hindernis entsteht daher ein Schatten. Bei mehreren Lichtquellen oder einer flächenhaften Lichtquelle kann man dabei einen **Kernschatten** und **Halbschatten** unterscheiden.

Reflexion Lichtstrahlen werden durch einen Spiegel reflektiert. Dabei gilt das **Reflexionsgesetz:**

Einfallswinkel α = Ausfallswinkel β

Beide Strahlen und das Lot liegen in einer Ebene.

Brechung Licht breitet sich in verschiedenen Medien (z. B. Luft, Glas, Wasser) mit unterschiedlicher Geschwindigkeit aus. Beim Übergang eines Lichtstrahls von einem Medium (z. B. Luft) in ein zweites Medium (z. B. Wasser) ändert sich mit der Ausbreitungsgeschwindigkeit auch die Ausbreitungsrichtung. Der Strahl wird gebrochen.
Es gilt das **Brechungsgesetz:**
Das Verhältnis der Sinuswerte von Einfallswinkel α und Ausfallswinkel β ist gleich dem Verhältnis der Lichtgeschwindigkeiten c in den betreffenden Medien. Dieses Verhältnis ist stets gleich.

$$\frac{\sin\alpha}{\sin\beta} = \frac{c_1}{c_2} = \text{const.}$$

Beide Strahlen und das Lot liegen in einer Ebene.

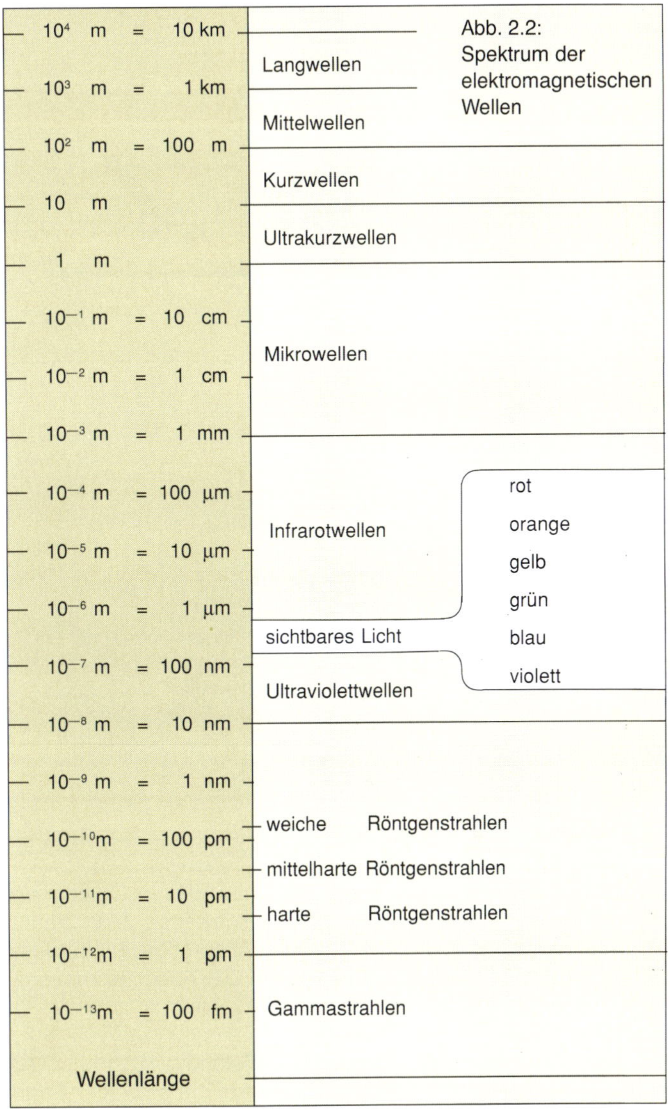

Abb. 2.2: Spektrum der elektromagnetischen Wellen

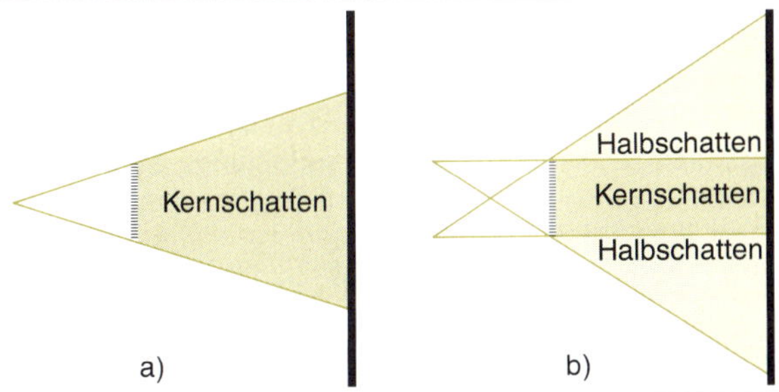

Abb. 2.3: Kernschatten und Halbschatten
a) Kernschatten bei 1 Lichtquelle
b) Kern- und Halbschatten bei 2 Lichtquellen

Abb. 2.4:
Reflexion eines Lichtstrahls

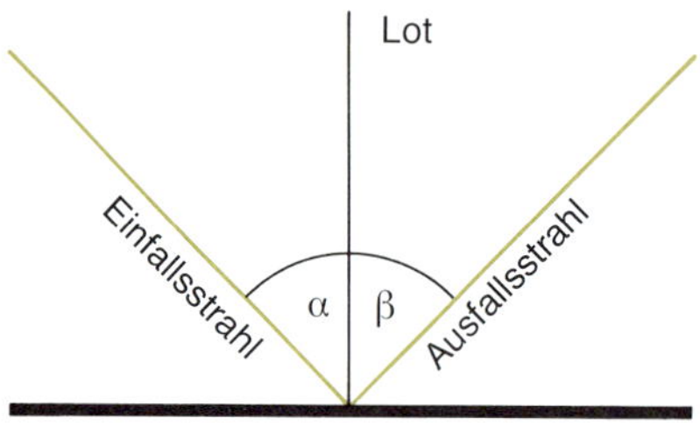

Abb. 2.5:
Brechung eines Lichtstrahls

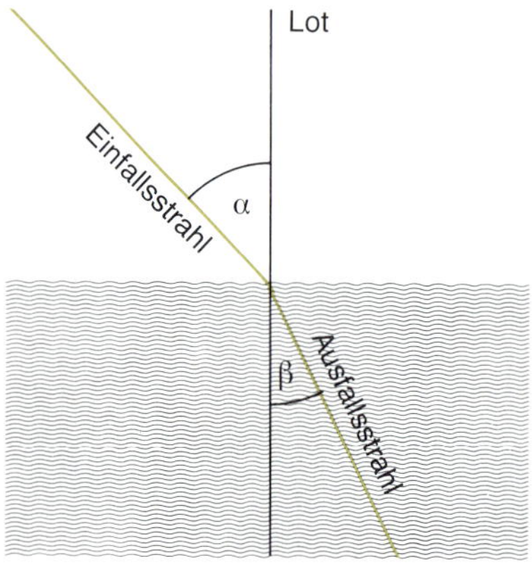

Absorption Licht wird beim Durchgang durch Materie geschwächt. Man nennt diesen Vorgang Absorption (absorbere lat. – aufsaugen). Die Absorption nimmt mit der Dicke und Dichte des durchstrahlten Mediums zu.
Wird das Licht vollständig absorbiert, so erscheint der betreffende Gegenstand schwarz. Wird das Licht dagegen gleichmäßig nur zu einem geringen Teil absorbiert, so erscheint der Gegenstand weiß bzw. farblos.
Wenn ein Körper jedoch vor allem Licht einer bestimmten Wellenlänge (und damit einer bestimmten Farbe) absorbiert, so erscheint er in der von ihm reflektierten bzw. durchgelassenen Farbe. Die Farbe eines Körpers hängt somit von seinem Absorptionsverhalten und der Zusammensetzung des auffallenden Lichtes ab.

2.2.3 Grundlagen der Elektrizitätslehre

Elektrische Ladung und elektrischer Strom

Die fundamentale Bedeutung der Elektrizität fällt bei flüchtiger Betrachtung der Naturerscheinungen nicht auf. Ein **Blitz** zeigt uns jedoch in beeindruckender Weise, welche Kräfte in der Elektrizität stecken.
Kleinere, ganz ähnliche elektrische Vorgänge kann man beobachten, wenn man bei trockener Luft über einen Teppichboden läuft oder ein synthetisches Kleidungsstück anzieht. Wir registrieren ein „Elektrisieren" und können im abgedunkelten Raum teilweise sogar recht deutliche Funken – also kleine Blitze – erkennen.
Schon im Altertum kannten die Griechen einen Effekt, der dem gesamten Fachgebiet der Elektrizitätslehre später seinen Namen geben sollte. Reibt man nämlich **Bernstein** (gr. elektron) an einem Tuch, so geht von diesem vorher neutralem Stoff eine elektrische Wirkung aus. Sie äußert sich darin, daß der Bernstein nun kleine Wollfasern oder Papierstücke anziehen kann.
Die Fortschritte der Physik haben gezeigt, daß nicht nur in einzelnen Stoffen wie Bernstein, sondern **in allen Stoffen elektrische Vorgänge** ablaufen!
Die neutralen, ungeladenen Stoffe besitzen 2 Arten von Elektrizität, die sich im ausgeglichenen Zustand gegenseitig aufheben und dadurch nicht nach außen in Erscheinung treten. Erst durch eine Störung des Gleichgewichts werden elektrische Vorgänge nach außen erkennbar.
Man muß die beiden Elektrizitätsarten **(Ladungen)** also erst voneinander trennen. Eine solche **Ladungstrennung** kann durch Reibung, aber auch auf chemischem Weg oder mit Hilfe von Magnetfeldern erfolgen. Da die Natur stets einen Ausgleich der Ladungen anstrebt, kann es nun zum Fließen von Elektrizität – einem **elektrischen Strom** – kommen, bis die Ladungstrennung wieder aufgehoben ist.

Um zu unterscheiden, ob ein Gegenstand von der einen oder anderen Art von Elektrizität geladen ist, spricht man von **positiven** oder **negativen Ladungen.** Diese Ladungen werden bei elektrischen Vorgängen nicht erzeugt, sondern nur voneinander getrennt! Ein positiv aufgeladener Körper hat einen Mangel an negativen Ladungen, ein negativ aufgeladener Körper einen Überschuß an negativen Ladungen.
Beim Reiben von Bernstein wird negative Ladung heruntergerieben, so daß er selbst positiv aufgeladen wird. Diese positive Ladung übt eine anziehende Wirkung auf die negativen Ladungen von z. B. Wolle oder Papier aus.
Jedes **Atom** enthält im Regelfall positive und negative Ladungen. Die positiv geladenen Atomteilchen **(Protonen)** sind gemeinsam mit neutralen Teilchen **(Neutronen)** fest im Atomkern verankert, während die negativ geladenen Teilchen **(Elektronen)** diesen Kern umkreisen.
Bei einem positiv geladenen Atom fehlen entsprechend Elektronen, während ein negativ geladenes Atom einen Elektronenüberschuß hat.

Bei einem **Isolator** sind die Elektronen nur schwer vom Atomkern zu lösen. In **Metallen** stehen dagegen leicht bewegliche Leitungselektronen zur Verfügung. Sie ermöglichen einen elektrischen Stromfluß, wenn 2 entgegengesetzt geladene Körper mit einem Metalldraht verbunden werden. Während des Stromflusses wird der Draht dabei erwärmt.
Der elektrische Strom übt verschiedene **Wirkungen** aus, die technisch genutzt werden können:

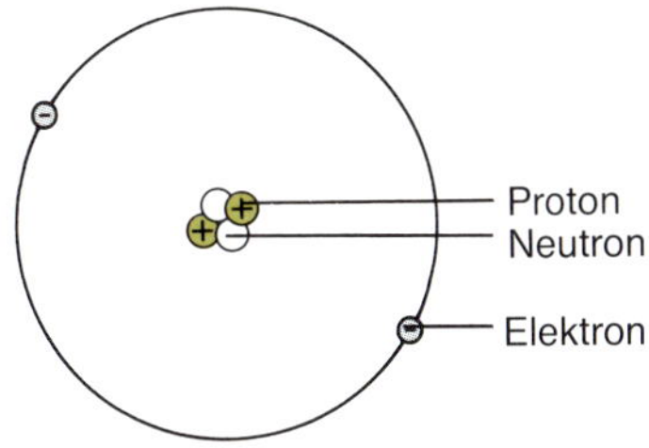

Abb. 2.6:
Aufbau eines Atoms

— Wärmewirkung
— chemische Wirkung
— magnetische Wirkung.

Elektrische Leiter und Isolatoren	
Leiter	Metalle, Kohle, Säuren, Basen, Salzlösungen und unter besonderen Umständen auch Luft und andere Gase.
Isolatoren	Bernstein, Glas, Gummi, Keramik, die meisten Kunststoffe (z. B. Plexiglas), Öl, und normalerweise auch Luft und andere Gase

Einfacher Stromkreis

Das Fließen elektrischer Ladungen wird als elektrischer Strom bezeichnet. Die fließenden Ladungen versuchen dabei, einen bestehenden Ladungsunterschied auszugleichen. Dieser Ladungsunterschied liegt in der Praxis zwischen den beiden Polen jeder Steckdose vor.
Die beiden Pole werden als **Minuspol (Kathode)** und **Pluspol (Anode)** bezeichnet. Am Minuspol besteht ein Elektronenüberschuß, am Pluspol ein Elektronenmangel. Die Elektronen fließen vom Elektronenüberschuß zum -mangel, also vom

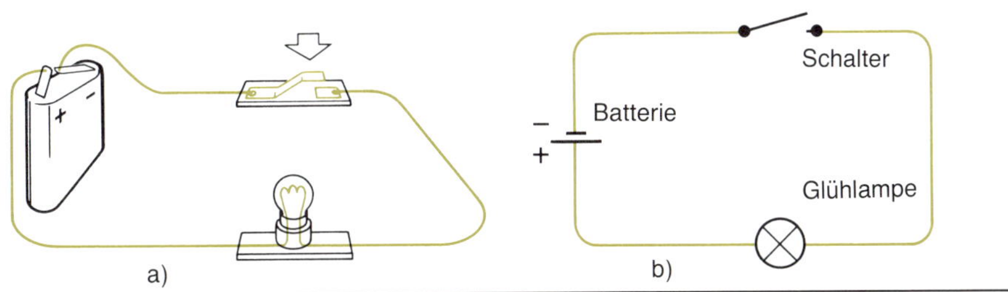

Abb. 2.7:
Einfacher Stromkreis mit Glühlampe und Schalter
a) Schematischer Versuchsaufbau
b) Schaltschema des Stromkreises

Minuspol zum Pluspol. Vor Kenntnis dieser Verhältnisse war die **technische Stromrichtung** jedoch bereits vom Plus- zum Minuspol festgelegt worden!
Bleibt die Stromrichtung konstant, so spricht man von **Gleichstrom,** ändert sie sich dagegen periodisch, so liegt ein **Wechselstrom** vor.
Ein einfacher Stromkreis ist in Abb. 2.7 dargestellt. Als Stromquelle dient eine Batterie. Ihre beiden Pole sind mit Leitungsdraht über einen Schalter und eine Lampe miteinander verbunden.
Strom fließt nur, wenn der Stromkreis geschlossen ist. Die Glühlampe leuchtet dann. Sobald der Schalter geöffnet wird, fließt kein Strom mehr und die Glühlampe erlischt.

Stromstärke, Spannung, elektrischer Widerstand, elektrische Leistung

Die **Stromstärke** ist eine Basisgröße des Internationalen Einheitensystems und wird in Ampere (A) gemessen. Sie ist ein Maß für die je Sekunde durch einen Leiter fließende Ladungsmenge.

1 Ampere (A) = 1000 Milliampere (mA)

Die **Spannung** ist die Ursache für den elektrischen Strom. Sie herrscht zwischen den Polen einer Stromquelle und wird durch den Ladungsunterschied der Pole hervorgerufen. Die Spannung wird in Volt (V) gemessen.

1 Volt (V) = 1000 Millivolt (mV)
1 Kilovolt (kV) = 1000 Volt (V)

Gebräuchliche Spannungen	
Zelle eines	
Nickel-Cadmium-Akkus	1,24 V
Bleiakkus (Auto)	2 V
Lichtanlage im Auto	6...12 V
Lichtnetz	110...220 V
Röhrenspannung bei	
Dentalröntgengeräten	50...70 kV
Hochspannungsleitungen	bis 380 kV

Der elektrische Strom fließt nicht ungehindert durch den Stromkreis. Vielmehr wird ihm ein **elektrischer Widerstand** entgegengesetzt.
Zwischen Stromstärke, Spannung und elektrischem Widerstand gilt folgende Beziehung:

$$\textbf{Widerstand} = \frac{\textbf{Spannung}}{\textbf{Stromstärke}}$$

(Ohmsches Gesetz)

Der elektrische Widerstand wird in Ohm (Ω) gemessen.

$$\textbf{1 Ohm } (\Omega) = \frac{\textbf{1 Volt (V)}}{\textbf{1 Ampere (A)}}$$

Die elektrische Leistung läßt sich leicht aus Spannung und Stromstärke errechnen.
Es gilt:

Leistung = Spannung · Stromstärke

Die elektrische Leistung wird in Watt (W) gemessen.
1 Watt (W) = 1 Volt (V) · 1 Ampere (A)
1 Kilowatt (kW) = 1000 Watt (W)

Gefahren des elektrischen Stromes

Wir haben kein Sinnesorgan für Elektrizität. Daher können wir es einem Draht oder einem Gerät nicht vorher anmerken, ob eine Berührung gefährlich ist.

Nicht isolierte Teile einer elektrischen Leitung dürfen nicht berührt werden. Bevor man an elektrischen Leitungen arbeitet, muß man sich überzeugen, daß der Strom abgeschaltet ist.

Besonders häufig kommt es auf nassem Boden zu Stromunfällen, da der Strom durch die Feuchtigkeit weitergeleitet werden kann. Vorsicht daher mit elektrischem Strom im Badezimmer!
Elektrischer Strom bewirkt am Körper des Verletzten Verbrennungen und führt zu einem Zusammenziehen der Muskulatur. Dadurch kann die Herztätigkeit aussetzen.
Die wichtigste Maßnahme bei Stromunfällen ist das Abschalten des elektrischen Stromes im Unfallbereich. Wird dies versäumt, so begibt sich der Helfer selbst

ebenfalls in Gefahr. Die allgemeinen Richtlinien zur Ersten Hilfe sind in Kapitel 13 beschrieben.

2.3 Geräte in der Zahnarztpraxis

Geräte am zahnärztlichen Behandlungsplatz

Basiskonzepte Für den zahnärztlichen Behandlungsplatz wurden 4 Basiskonzepte entwickelt, bei denen die Ausrüstung jeweils auf die Arbeitsweise abgestimmt ist. Die Arbeitsplätze sind dabei ergonomisch gestaltet, um möglichst günstige Arbeitsbedingungen zu schaffen.

Die **Ergonomie** strebt eine Anpassung der Arbeitsbedingungen an den Menschen auf wissenschaftlicher Grundlage an.

Bei jedem Basiskonzept sind Arbeitshaltung, Arbeitsposition von Zahnarzt und Zahnarzthelferin, Lagerung des Patienten sowie die Greifwege von Zahnarzt und Helferin durchdacht. Die Numerierung der Basiskonzepte richtet sich dabei nach der Position des Zahnarztelementes.

Basiskonzept 1: Zahnarztelement befindet sich rechts vom Patientenstuhl
Basiskonzept 2: Zahnarztelement ist hinter dem Patientenstuhl
Basiskonzept 3: Zahnarztelement ist links, schwenkbar über dem Patienten
Basiskonzept 4: Zahnarztelement ist im Oberteil des Patientenstuhls eingebaut.

Die Positionen der Helferinelemente werden entsprechend wie bei den Zahnarztelementen bezeichnet.

Position 1: Helferinelement befindet sich links vom Patientenstuhl
Position 2: Helferinelement ist hinter dem Patientenstuhl
Position 3: Helferinelement ist links, schwenkbar über dem Patienten
Position 4: Helferinelement ist im Oberteil des Patientenstuhls eingebaut.

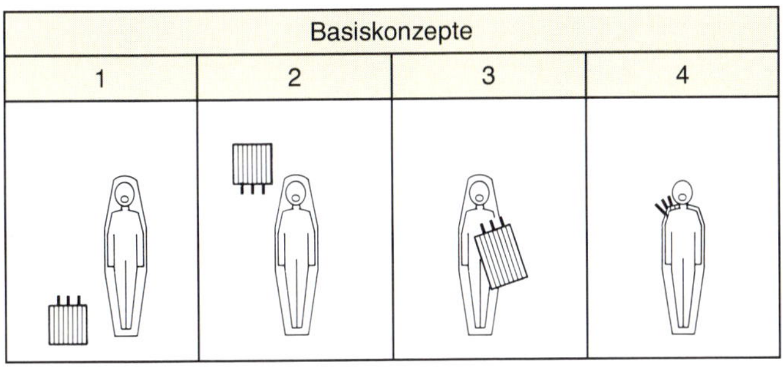

Abb. 2.8: Position der Zahnarztelemente bei den 4 Basiskonzepten

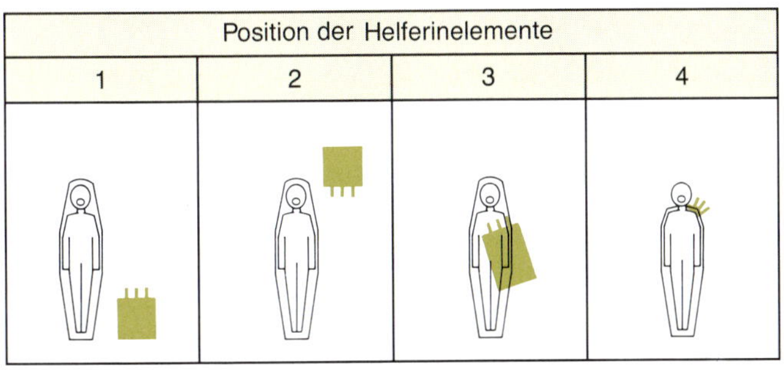

Abb. 2.9: Position der Helferinelemente

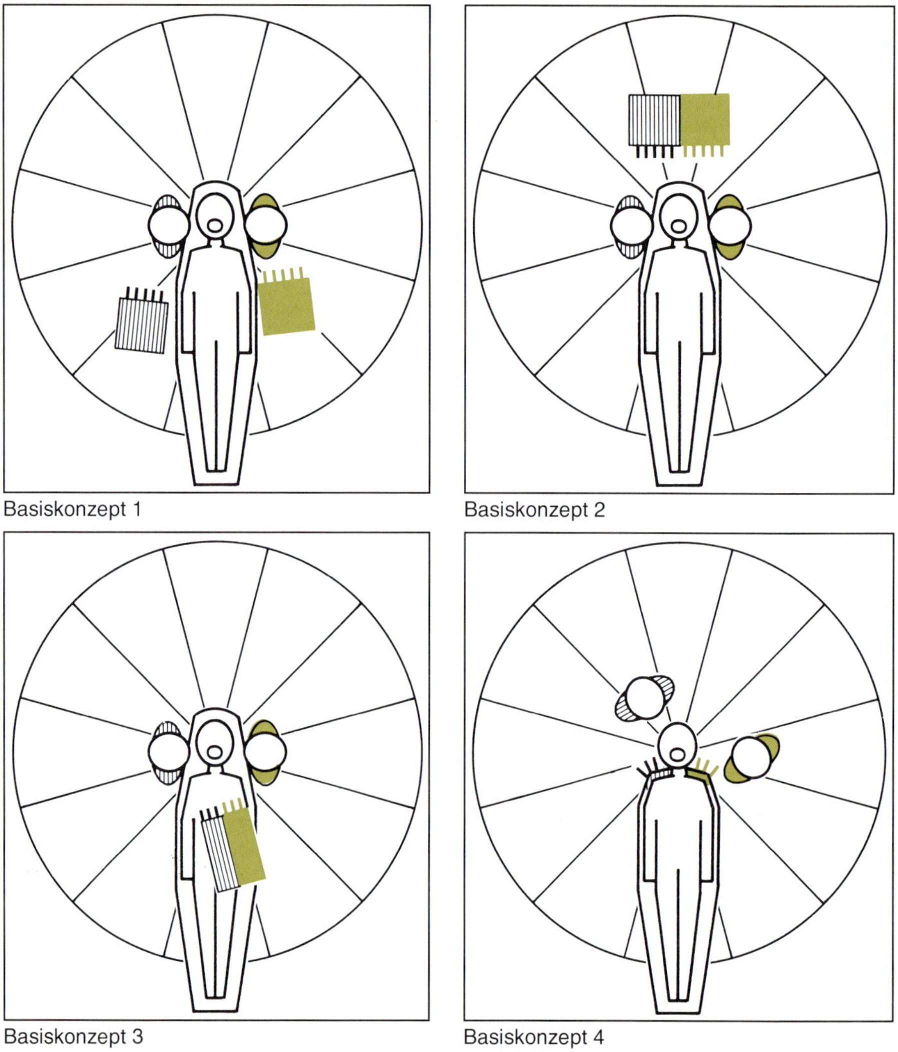

Abb. 2.10: Die 4 Basiskonzepte mit jeweils entsprechenden Positionen der Helferinelemente

Zahnarztelement

Helferinelement

Die 4 Basiskonzepte sind auf der Grundlage von 2 unterschiedlichen Arbeitsorientierungen entwickelt worden:

- der technisch-rationellen Orientierung
- der psychologisch-rationellen Orientierung.

Das Basiskonzept 3 ist mit möglichst kurzen Greifwegen auf kleinem Raum vorwiegend technisch-rationell orientiert. Die dadurch dem Patienten deutlich vor Augen geführte Technik kann jedoch psychologisch ungünstig sein.

Das Basiskonzept 2 ist dagegen vor allem psychologisch-rationell orientiert. Die Technik befindet sich dabei hinter dem Patienten und ist so seinem Blickfeld entzogen. Der Nachteil von längeren Greifwegen wird hier aus psychologischen Gründen bewußt in Kauf genommen.

Ausrüstung des Behandlungsplatzes Der Behandlungsplatz muß hygienisch einwandfrei gestaltet sein. Dazu gehören vor allem glatte, fugenlose Flächen mit strapazierfähigen Oberflächen, die

problemlos desinfiziert werden können, ohne daß es zu Verfärbungen oder anderen Materialschäden kommt.
Das **Zahnarztelement** kann folgende Ausrüstung enthalten:
- Mehrfunktionsspritze für Wasser und Luft
- Turbine
- 1—2 Mikromotoren
- Ultraschall zur Zahnreinigung
- Elektrochirurgiegerät.

Das **Helferinelement** enthält zweckmäßigerweise folgende Ausrüstung:
- Mehrfunktionsspritze für Wasser und Luft
- Absaugschlauch
- Speichelsaugerschlauch.

Die Handhabung der verschiedenen Arbeitsgeräte des Helferinelementes muß sorgfältig eingeübt werden. Dabei ist vor allem auf eine systematische Absaugtechnik zu achten (siehe Kap. 7).

Der **Schwebetisch** ist eine gemeinsame Ablagefläche für Zahnarzt und Helferin. Er sollte gut beweglich sein und Platz für 1—2 Trays haben. Ein **Tray** (engl. Tablett, Schale) ist ein vorbereitetes Tablett mit den für einen bestimmten Arbeitsgang erforderlichen Instrumenten.
Zusätzlich kann am Schwebetisch noch ein kleiner Röntgenfilmbetrachter angebracht sein.
Die **Schränke** im Behandlungsraum müssen innen und außen leicht zu desinfizieren und zu reinigen sein. Dazu müssen sie entsprechend belastbar sein und dürfen keine Schmutznischen haben.
Die Schubläden sollen staubdicht sein und leichtgängige Schubladeführungen haben. Die Instrumente muß man aus den Schubläden herausnehmen können, ohne die benachbarten Instrumente zu berühren.

Abb. 2.11: Zahnärztlicher Behandlungsplatz von der Seite

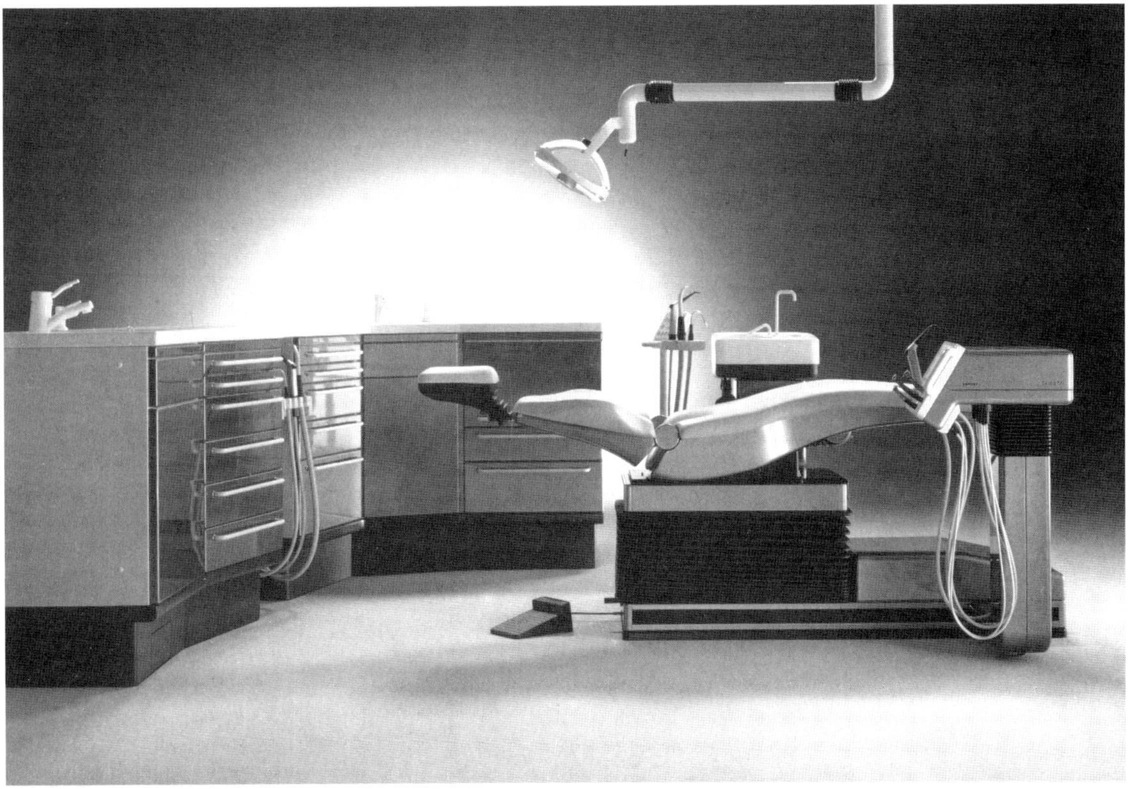

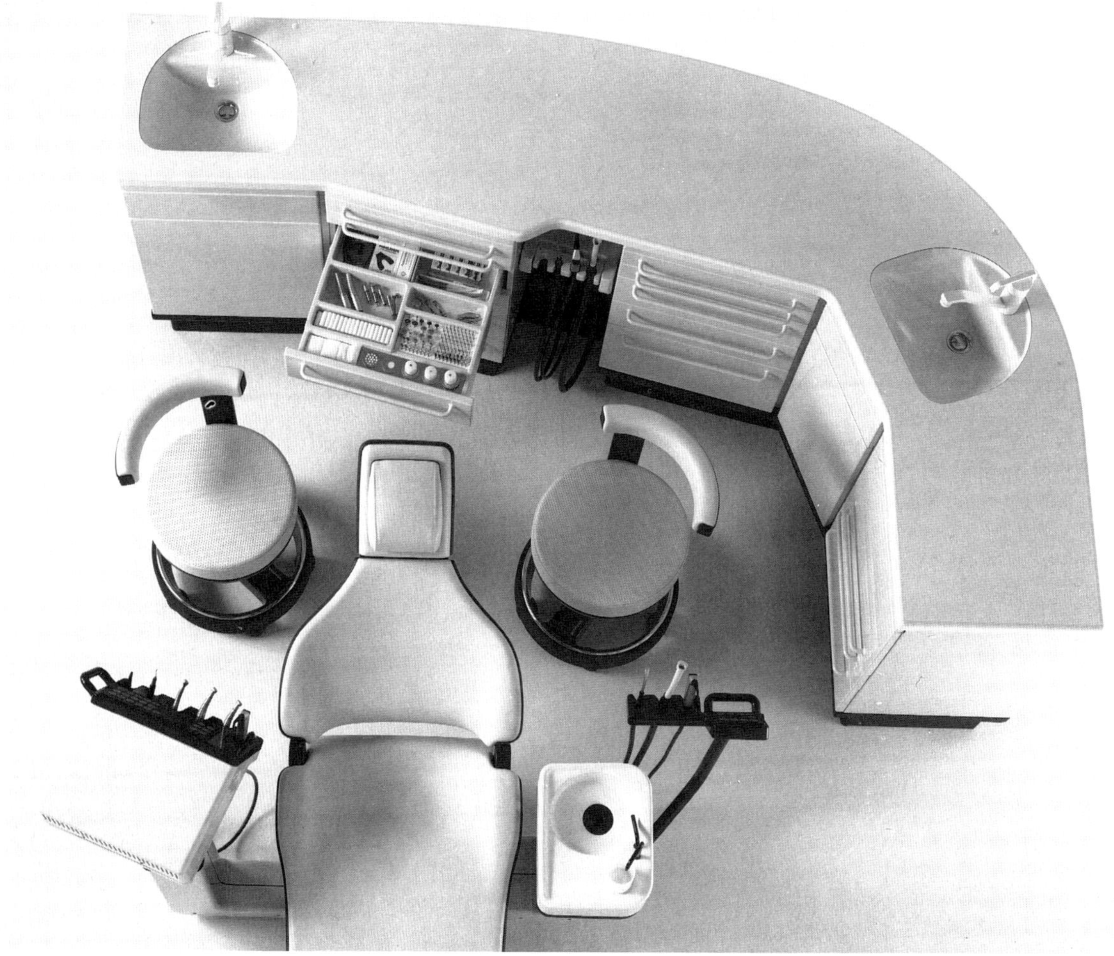

Abb. 2.12: Zahnärztlicher Behandlungsplatz von oben

Im Aufbau unterscheidet man eine Zahnarztseite rechts vom Patienten und Helferinseite links vom Patienten. Die Ausstattung richtet sich dabei im einzelnen nach der jeweiligen Arbeitstechnik.

Zur Verarbeitung der Füllungswerkstoffe steht ein Amalgammischgerät und Lichtpolymerisationsgerät (siehe Kap. 8) entweder auf oder in einem Schrank. Zusätzlich kann noch ein Gerät zum Anmischen von Abformmaterialien vorhanden sein.

Die **Behandlungsleuchte** erhellt das Arbeitsfeld. Das Licht sollte seitlich von oben einfallen, darf jedoch nicht zu sehr von der Seite kommen, da sonst ein unerwünschter Schatten durch Zahnarzt oder Helferin entsteht. Zusätzlich zur Behandlungsleuchte sollten Raumleuchten installiert sein, die das Behandlungszimmer möglichst gleichmäßig ausleuchten.

Handwaschplatz Die Berufsgenossenschaft schreibt vor, daß ein Handwaschplatz fließendes warmes und kaltes Wasser, Direktspender mit hautschonenden Waschmitteln und Händedesinfektionsmitteln sowie geeignete Hautpflegemittel und Handtücher zum einmaligen Gebrauch hat.

Die im Haushalt üblichen Seifenstücke und Handtücher zum mehrmaligen Gebrauch gehören nicht an einen Händewaschplatz im Behandlungs-, Untersuchungs- oder Hygienebereich. Um das Wasser nicht mit verschmutzten Händen anstellen zu müssen, empfiehlt sich z. B. ein Fußkontakt. Der Einbau von Mischbatterien ist zweckmäßig.

Geräte im Röntgenbereich

Dentalröntgengeräte können im Behandlungsraum integriert sein. Dieser Arbeitsplatz ist dann jedoch blockiert, wenn eine Röntgenaufnahme gemacht wird. Ein eigener Röntgenraum ist daher zweckmäßig. Dort kann auch ein Röntgengerät für Panoramaschichtaufnahmen (OPG) stehen.
Im Röntgenbereich müssen die Vorschriften zum Strahlenschutz beachtet werden. Dazu ist die Kenntnis der Röntgenverordnung erforderlich (siehe Kap. 14).

Geräte im Hygienebereich zur Instrumentenwartung

Die benutzten Instrumente werden im Hygienebereich entsorgt. Dort werden sie desinfiziert, gereinigt, gepflegt und anschließend sterilisiert. Der Weg vom Behandlungsbereich zum Hygienebereich sollte dabei möglichst kurz sein. Die einzelnen Schritte der Instrumentenwartung sind im Kapitel 3.3.4–3.3.7 beschrieben.
Die Instrumentendesinfektion kann auf chemischem Weg in einer entsprechenden Instrumentenwanne oder mit Hilfe von Heißwasser in einem Thermodesinfektor erfolgen. Der Thermodesinfektor hat den Vorteil, daß er gleichzeitig desinfiziert und reinigt (siehe 3.3.4).
Bei der anschließenden Instrumentenreinigung sind unbedingt feste, flüssigkeitsdichte Handschuhe zu tragen. Die darauf folgende Sterilisation kann in einem Dampfsterilisator (Autoklav) oder einem Heißluftsterilisator erfolgen (siehe 3.3.5).

Geräte im Laborbereich

In der Zahnarztpraxis sollte zumindest ein kleiner Laborbereich eingerichtet sein, um einfache zahntechnische Arbeiten durchführen zu können. So können im

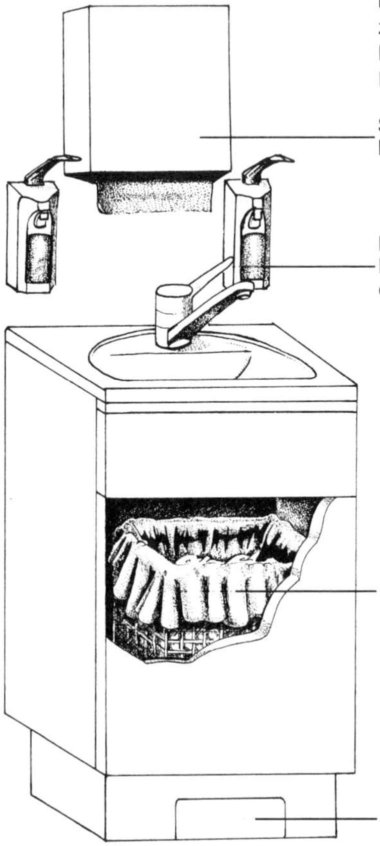

Abb. 2.13: Handwaschplatz im zahnmedizinischen Funktionsbereich mit Fußkontakt

Spender für Einmalhandtücher

Direktspender für Handdesinfektionsmittel oder Handwaschmittel

Behälter für benutzte Handtücher

Fußkontakt zur Betätigung des Wasserhahnes

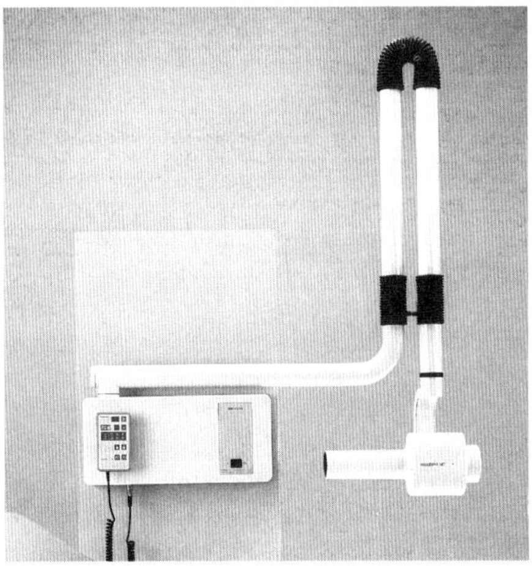

Abb. 2.14: Dentalröntgengerät

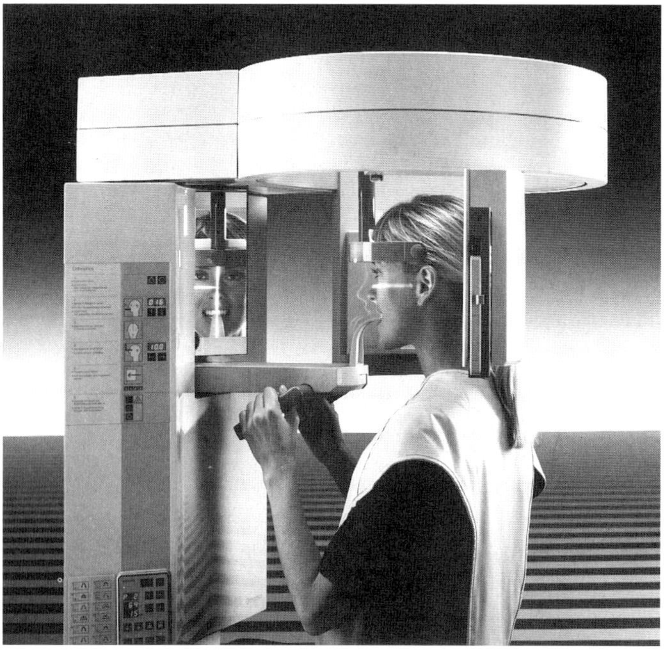

Abb. 2.15: Röntgengerät für Panoramaschichtaufnahmen (Orthopantomograph)

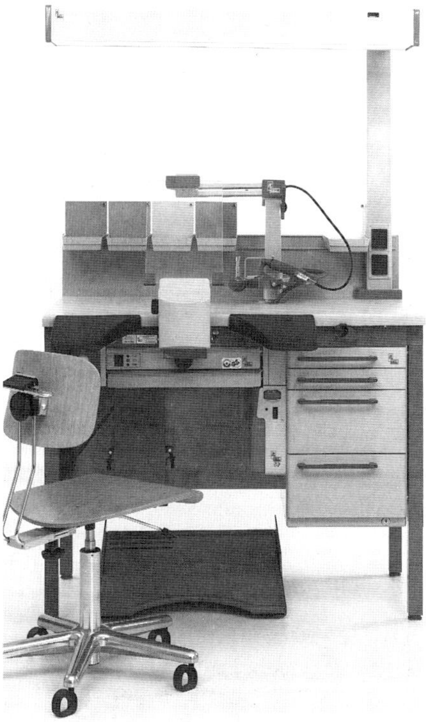

Abb. 2.16: Zahntechnischer Arbeitsplatz mit Technikmotor, Gasanschluß, Druckluftanschluß und Absauganlage

Praxislabor z. B. Abdrücke ausgegossen und Situationsmodelle sowie individuelle Abdrucklöffel hergestellt werden.
Der Arbeitsumfang im Laborbereich ist von Praxis zu Praxis sehr unterschiedlich. Ist ein Zahntechniker angestellt, so können teilweise sogar recht umfangreiche zahntechnische Arbeiten bei entsprechender Ausrüstung und Qualifikation im Praxislabor fertiggestellt werden.
Zur Mindestausstattung gehört ein Arbeitstisch mit schlag- und feuerfester Arbeitsplatte, mit Sitzplatz, Schubläden und genügend Schrankraum.
An einem zahntechnischen Arbeitsplatz ist eine Technikbohrmaschine mit Absaugvorrichtung, ein Brenner (Gas oder Spiritus) sowie eine Druckluftdüse zum Säubern vorhanden.
Zur Gipsverarbeitung ist ein Gipstrimmer mit Wasserzufluß und ein Abfluß in ein Becken mit Gipsfanganlage erforderlich.
Zum Desinfizieren von Abdrücken und Prothesen muß ein Bottich mit einer chemischen Desinfektionslösung vorhanden sein. Das Ausgießen der Abdrücke erleichtert man sich mit einem Rüttelgerät.
Zur Prothesenreinigung kann zusätzlich noch ein Ultraschallgerät vorhanden sein.
Um die zahntechnischen Werkstücke polieren zu können, ist weiterhin noch ein Polierplatz mit Poliermotor erforderlich.

Geräte zur zentralen Versorgung

In jeder Zahnarztpraxis ist ein Saugmotor für die Absauganlage und ein Kompressor für die Druckluftanlage erforderlich. Die Geräte müssen entsprechend leistungsfähig sein, damit stets genügend Saugluft und Druckluft zur Verfügung steht.
Bei der Druckluft ist darauf zu achten, daß sie trocken, ölfrei, hygienisch einwandfrei sowie geruchs- und geschmacksneutral ist. Gerade für Kunststoffüllungen ist ölfreie und trockene Luft wichtig, da bereits ein feiner Ölfilm und geringe Feuchtigkeit die Haftung des Kunststoffs an der Zahnhartsubstanz verhindern.

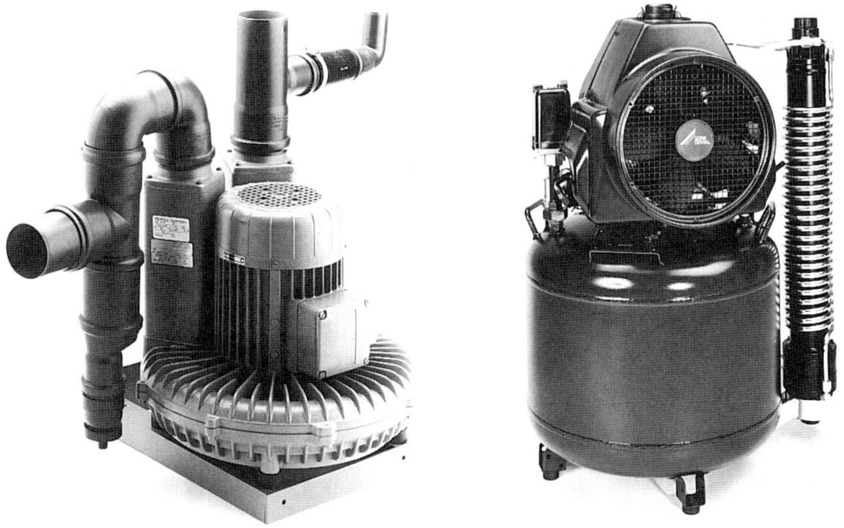

Abb. 2.17: Saugmaschine für die Absauganlage (links) und Kompressor für die Druckluftanlage (rechts)

2.4 Verhaltensregeln und Sicherheitsmaßnahmen in der Zahnarztpraxis

2.4.1 Unfallverhütungsvorschriften

Für das Gesundheitswesen gelten die Unfallverhütungsvorschriften der Berufsgenossenschaft für Gesundheitsdienst und Wohlfahrtspflege (BGW). Besondere Bedeutung für die Zahnarztpraxis haben die Unfallverhütungsvorschriften „Allgemeine Vorschriften“ (VBG 1) und „Gesundheitsdienst“ (VBG 103). Diese Vorschriften kann man direkt beziehen bei der Berufsgenossenschaft für Gesundheitsdienst und Wohlfahrtspflege, Schäferkampsallee 24, 2000 Hamburg 6.
Die Unfallverhütungsvorschriften sind in der Praxis an geeigneter Stelle auszulegen, damit die Beschäftigten Einblick nehmen können. Die Beschäftigten sind weiterhin über die bei ihren Tätigkeiten auftretenden Gefahren sowie über die Maßnahmen zu ihrer Abwendung vor der Beschäftigung und danach in angemessenen Zeitabständen, mindestens jedoch einmal jährlich, zu unterweisen (§ 7 UVV „Allgemeine Vorschriften“).

In der Unfallverhütungsvorschrift VBG 103 wird die Zahnarztpraxis stets als Unternehmen und der Zahnarzt, der die Praxis führt, als Unternehmer bezeichnet. Im folgenden werden die für die Zahnarztpraxis wichtigsten Paragraphen der Unfallverhütungsvorschrift VBG 103 in Kurzform aufgeführt.

Geltungsbereich

§ 1 Die Unfallverhütungsvorschrift VBG 103 gilt unter anderem für Unternehmer und Teile von Unternehmen, in denen Menschen ambulant oder stationär untersucht, behandelt oder gepflegt werden. Somit gilt diese Vorschrift auch für Zahnarztpraxen.

Beschäftigungsvoraussetzungen

§ 2 Der Unternehmer darf die in § 1 genannten Tätigkeiten nur Personen übertragen, die eine abgeschlossene Ausbildung in Berufen des Gesundheitswesens haben oder von einer fachlich geeigneten Person unterwiesen sind und beaufsichtigt werden. Fachlich geeignet sind neben Ärzten, Krankenschwestern und anderen Berufsgruppen auch Arzt- und Zahnarzthelferinnen.

Arbeitsmedizinische Vorsorgeuntersuchungen

§ 2a Der Unternehmer darf mit Tätigkeiten, die in § 1 genannt sind, nur Personen beschäftigen, deren Gesundheitszustand durch arbeitsmedizinische Vorsorgeuntersuchungen (**Erstuntersuchung** vor Aufnahme der Beschäftigung und **Nachuntersuchung** während dieser Beschäftigung) überwacht wird.

Behandlungsgeräte

§ 3 Der Unternehmer darf mit der Bedienung von medizinischen Geräten, die bei ihrer Anwendung zu einer Gefährdung von Beschäftigten oder Patienten führen können, nur Personen beschäftigen, die in der Bedienung des jeweiligen Gerätes unterwiesen und über die dabei möglichen Gefahren und deren Abwendung ausreichend unterrichtet sind (siehe auch **Medizingeräteverordnung**). Die Betriebsanleitungen für die Geräte müssen jederzeit von den Beschäftigten eingesehen werden können.

Immunisierung (Schutzimpfung)

§ 4 Der Unternehmer hat sicherzustellen, daß die Beschäftigten über die für sie in Frage kommenden Maßnahmen zur Immunisierung bei Aufnahme der Tätigkeit und bei gegebener Veranlassung unterrichtet werden.
Da die Beschäftigten in der Zahnarztpraxis überdurchschnittlich gefährdet sind, an einer Hepatitis-B-Infektion zu erkranken, müssen sie daher über die Möglichkeit einer **aktiven Schutzimpfung gegen Hepatitis B** unterrichtet werden. Diese freiwillige Impfung schützt mit großer Sicherheit vor einer solchen Infektion. Den Beschäftigten ist die Schutzimpfung kostenlos zu ermöglichen (siehe auch 5.3.4: Virushepatitis).

Übertragbare Krankheiten

§ 5 Der Unternehmer hat dafür zu sorgen, daß im Arbeitsbereich aufgetretene übertragbare Krankheiten, die für die Beschäftigten schwerwiegende Folgen haben können, unverzüglich dem Arzt mitgeteilt werden, der die arbeitsmedizinischen Vorsorgeuntersuchungen durchführt. Bereits bei Verdacht auf eine schwerwiegende übertragbare Krankheit ist der Kontakt zum Erkrankten auf möglichst wenige Beschäftigte zu beschränken.

Händedesinfektion

§ 6 Den Beschäftigten sind leicht erreichbare Händewaschplätze mit fließendem warmem und kaltem Wasser, Direktspendern mit hautschonenden Waschmitteln und Händedesinfektionsmitteln sowie geeignete Hautpflegemittel und Handtücher zum einmaligen Gebrauch zur Verfügung zu stellen (siehe Abb. 2.13).

Schutzkleidung

§ 7 Der Unternehmer hat den Beschäftigten geeignete Schutzkleidung in ausreichender Stückzahl zur Verfügung zu stellen, wenn die Kleidung oder Berufskleidung mit Krankheitskeimen verschmutzt werden kann.
Zur Schutzkleidung gehören auch Handschuhe sowie ein Gesichts- oder Kopfschutz. Einzelheiten sind in Kapitel 3.3.3 beschrieben.

Pipettieren

§ 8 Flüssigkeiten dürfen nicht mit dem Mund pipettiert werden. Dieser Paragraph hat für die Zahnarztpraxis in der Regel keine Bedeutung.

Hygieneplan

§ 9 Der Unternehmer hat für die einzelnen Arbeitsbereiche entsprechend der Infektionsgefährdung Maßnahmen zur Desinfektion, Reinigung und Sterilisation sowie zur Ver- und Entsorgung schriftlich festzulegen und ihre Durchführung zu überwachen (siehe 3.3.7).

Reinigung von Arbeitsbereichen

§ 10 Der Unternehmer hat dafür zu sorgen, daß in Arbeitsbereichen, in denen die in § 1 genannten Tätigkeiten durchgeführt werden, staubbindende Reinigungsverfahren angewendet werden. Ist im Einzelfall die Anwendung staubbindender Reinigungsverfahren nicht möglich, muß vor der Reinigung desinfiziert werden.

Reinigung von Instrumenten und Laborgeräten

§ 11 Benutzte Instrumente und Laborgeräte müssen vor einer Reinigung desinfiziert werden, sofern bei der Reinigung die Gefahr von Verletzungen besteht.

Oberflächen von Geräten

§ 12 Oberflächen von Geräten und Geräteteilen, die nicht nur einmal eingesetzt werden, müssen desinfizierbar sein.

Abfall

§ 13 Spitze, scharfe und zerbrechliche Gegenstände aus Arbeitsbereichen, in denen Tätigkeiten nach § 1 durchgeführt werden, dürfen nur sicher umschlossen in den Abfall gegeben werden. Die betreffenden Gegenstände müssen daher in geschlossenen Behältern entsorgt werden, deren Wände nicht von Spitzen durchstochen werden können.

Arzneimittel und Hilfsstoffe der Medizin

§ 17 Der Unternehmer hat dafür zu sorgen, daß gesundheitsschädigende Einwirkungen von Arzneimitteln, Hilfsstoffen der Medizin und Desinfektionsmitteln auf die Beschäftigten verhindert werden.
Arzneimittel und Desinfektionsmittel, die zu Gesundheitsschäden führen können, dürfen nicht mit der Haut der Beschäftigten in Kontakt kommen. **Amalgam** darf entsprechend nicht mit der ungeschützten Hand zubereitet und geformt werden. Quecksilber- und Amalgamreste müssen unter Luftabschluß gehalten werden.

2.4.2 Medizingeräteverordnung

Seit dem 01. 01. 86 dürfen medizinisch-technische Geräte, die bei der Untersuchung oder Behandlung von Menschen verwendet werden, nur nach den Bestimmungen der **Medizingeräteverordnung (MedGV)** vom 14. 01. 85 aufgestellt und betrieben werden.

Einteilung der medizinisch-technischen Geräte

Medizinisch-technische Geräte werden in folgende Gruppen eingeteilt:

Gruppe 1
Energetisch, d. h. mit Hilfe einer Energiequelle, betriebene medizinisch-technische Geräte, zu denen in der Zahnarztpraxis im Regelfall lediglich Hochfrequenz-Chirurgiegeräte (siehe Kap. 9) und elektrische Geräte zur Überprüfung der Vitalität der Zähne gehören.

Gruppe 2
Diese Gruppe hat keine Bedeutung für die Zahnarztpraxis. Zu ihr gehören implantierbare Herzschrittmacher und sonstige energetisch betriebene Implantate.

Gruppe 3
Energetisch betriebene medizinisch-technische Geräte, die nicht zur Gruppe 1 oder 2 gehören (z. B. Behandlungsstuhl, Röntgengeräte, Bestrahlungsgeräte, Sterilisatoren).

Gruppe 4
Alle sonstigen medizinisch-technischen Geräte (z. B. handbetriebene Blutdruckmeßgeräte).

Allgemeine Anforderungen

Die Medizingeräteverordnung legt Verpflichtungen für Hersteller und Anwender der medizinisch-technischen Geräte fest. Große Bedeutung kommt dabei der Aus- und Weiterbildung am Gerät zu. Medizinisch-technische Geräte dürfen nur sachgerecht von entsprechend fachkundigem Personal betrieben werden. Vor der Anwendung eines Gerätes hat man sich von der Funktionssicherheit und dem ordnungsgemäßen Zustand des Gerätes zu überzeugen.

Bestandsverzeichnis

Für alle in der Zahnarztpraxis betriebenen medizinisch-technischen Geräte der Gruppen 1 und 3 muß ein Bestandsverzeichnis geführt werden.
In das Bestandsverzeichnis sind für jedes einzelne Gerät folgende Angaben einzutragen:
- Name oder Firma des Herstellers
- Typ, Fabriknummer und Anschaffungsjahr
- Gerätegruppe (Gruppe 1 oder 3)
- Standort in der Zahnarztpraxis.

Der zuständigen Behörde ist auf Verlangen jederzeit Einsicht in das Bestandsverzeichnis zu gewähren.

Gerätebuch

Für medizinisch-technische Geräte der Gruppe 1 ist zusätzlich ein Gerätebuch zu führen. Anstelle eines Buches kann auch eine andere Dokumentation (z. B. in Lose-Blatt-Form) gewählt werden, wenn sie die für das Gerätebuch geltenden Anforderungen in gleicher Weise erfüllt.
In das Gerätebuch sind einzutragen:
- Zeitpunkt der Funktionsprüfung vor der ersten Inbetriebnahme des Gerätes
- Zeitpunkt der Einweisungen und Namen der eingewiesenen Personen
- Zeitpunkt der nach Vorschrift durchgeführten sicherheitstechnischen Kontrollen und von Instandhaltungsmaßnahmen. Die Person oder Firma, die die Maßnahme durchgeführt hat, ist zu notieren.
- Zeitpunkt, Art und Folgen von Funktionsstörungen.

Ein Abdruck der Bauartzulassungsbescheinigung ist beim Gerätebuch aufzubewahren. Gebrauchsanweisungen und Gerätebücher für Geräte der Gruppe 1 sind so aufzubewahren, daß sie den anwendenden Personen jederzeit zugänglich sind. Der zuständigen Behörde ist auf Verlangen Einsicht in die Gerätebücher zu gewähren.

Unfall- und Schadensanzeige

Funktionsausfälle oder Störungen an Geräten der Gruppen 1 und 3, die zu einem Personenschaden geführt haben, müssen der zuständigen Behörde angezeigt werden. Die Behörde kann eine Untersuchung durch einen Sachverständigen verlangen.

2.4.3 Brandschutz

Vorbeugende Maßnahme zur Brandverhütung

Die Brandgefahr ist in einer Zahnarztpraxis im allgemeinen nicht deutlich größer als in einer Wohnung. Einige Geräte, Apparate und Materialien können jedoch zu einer besonderen Gefährdung führen. Die Zahnarzthelferin muß daher einige Regeln kennen und beachten:
- Vorsicht beim Umgang mit offenem Feuer. Nie eine offene Flamme unbeaufsichtigt lassen.
- Kein offenes Feuer in der Nähe brennbarer Flüssigkeiten (z. B. Alkohol, Benzin) und Gase verwenden. Eine besondere Gefährdung besteht beim Versprühen alkoholischer Desinfektionsmittel, da der Sprühnebel entzündet werden kann.
- Alle brennbaren festen, flüssigen und gasförmigen Stoffe müssen von Zündquellen entfernt gehalten werden. Zündquellen sind:
  - offene Flammen
  - glimmende Stoffe (Aschenbecher)
  - heiße Oberflächen (z. B. Infrarotstrahler, Heizgeräte)
  - elektrische Kontaktfunken (z. B. bei Schaltern, Elektromotoren).
- Spraydosen nicht in der Nähe von Wärmequellen lagern, da sie bei Überhitzung explodieren können. Der Inhalt von Spraydosen kann brennbar sein.
- Laufende Elektrogeräte (wie z. B. Heizsonnen, Elektroöfen) nicht unbeaufsichtigt lassen, wenn von ihrer Konstruktion her keine Gewähr dafür geboten wird, daß keine Brandgefahr entstehen kann.

– Flure und Treppen müssen als Flucht- und Rettungswege stets freigehalten werden.

Verhaltensregeln im Brandfall

Kommt es in der Zahnarztpraxis zu einem Brand, so ist besonnenes Verhalten wichtig.
Es gelten folgende Regeln:

- **Ruhe bewahren**
- **Gefahr beurteilen**
  - Größe des Brandes?
  - Explosionsgefahr?
  - Personen gefährdet?
  - Gefährliche Substanzen in der Nähe des Brandes?
- **Maßnahmen ergreifen**
  - Personen in Sicherheit bringen
  - Ausbreitung des Brandes verhindern und Feuerwehr benachrichtigen
  - Strom und Gas abstellen
  - Fenster und Türen geschlossen halten, damit Zugluft vermieden wird
  - Fahrstühle nicht benutzen, da sie steckenbleiben und so zur Falle werden können
  - Gasflaschen und Gefäße mit leicht brennbaren Flüssigkeiten aus der Nähe des Brandherdes entfernen, wenn keine Gefahr für Leben und Gesundheit besteht.

Für die **Benutzung eines Feuerlöschers** gilt:

- Feuerlöscher erst am Brandherd in Betrieb nehmen.
- Brand aus ca. 3 m Entfernung löschen. Nicht in den Rauch oder die Flammen spritzen, sondern nur auf den brennenden Stoff.
- Löschen von unten nach oben und von außen nach innen, nicht umgekehrt.
- Feuer möglichst von mehreren Seiten und mit mehreren Löschern angreifen.

Beim Eintreffen der Feuerwehr müssen dem Einsatzleiter kurze, präzise Angaben gemacht werden über gefährdete Personen, Lage und Zugang zur Brandstelle, Ausdehnung des Brandes und gefährliche Stoffe am Brandherd.

2.4.4 Abfallentsorgung

Allgemeiner Praxisabfall

Von Abfällen aus der Zahnarztpraxis gehen bei sachgemäßer Handhabung keine größeren Gefahren aus als von ordnungsgemäß beseitigtem Hausmüll.
Der allgemeine Praxisabfall wird am besten in **Einwegbehältern** gesammelt, die verschließbar, geruchsdicht, feuchtigkeitsbeständig und transportfest sind. Spitze, scharfe und zerbrechliche Gegenstände dürfen nur sicher umschlossen in den Abfall gegeben werden (Unfallverhütungsvorschrift VBG 103). Sicher umschlossen im Sinne dieser Bestimmung sind diese Gegenstände, wenn sie sich in geschlossenen Behältern befinden, deren Wände von Spitzen nicht durchstochen werden können.

Röntgenabfälle

Verbrauchte Röntgenflüssigkeiten müssen fachgerecht entsorgt werden. Sie dürfen auf keinen Fall in den Ausguß geschüttet werden.

Fixierlösungen unterliegen aufgrund ihres Silbergehalts dem **Abfallbeseitigungsgesetz (AbfG).** Sie werden daher in Kanistern gesammelt, die von entsprechenden Entsorgungsunternehmen zur Verfügung gestellt werden. Diese Unternehmen müssen eine gültige Einsammlungs- und Beförderungsgenehmigung haben. Für die abgegebene Abfallmenge muß man sich eine Bescheinigung geben lassen, die als Nachweis aufzubewahren ist.

Entwicklerlösungen unterliegen nicht dem Abfallbeseitigungsgesetz, müssen aber ebenfalls ordnungsgemäß entsorgt werden. Es ist empfehlenswert, sie wie Fixierlösungen zu sammeln und zu entsorgen. Über Art und Menge der abgegebenen Fixierlösungen sollte man sich entsprechende Belege geben lassen. Für eine fachgerechte Entsorgung ist bei der Anschaffung eines neuen Entwicklungsgerätes auf eine getrennte Ableitung von Entwickler- und Fixierlösung zu achten.

Bleifolien kommen teilweise in Zahnröntgenfilmen vor. Sie sollten in speziellen Behältern gesammelt und durch Entsorgungsunternehmen oder Altmaterialienhändler entsorgt werden.
Alte Röntgenfilme, die nach 10 Jahren nicht mehr aufbewahrt werden müssen, unterliegen aufgrund ihres Silbergehalts ebenfalls dem Abfallbeseitigungsgesetz. Sie müssen daher entsprechenden Entsorgungsunternehmen übergeben werden, wobei die Filme zum Datenschutz zerkleinert werden müssen. Es reicht aus, sich vom entsorgenden Unternehmen gegenzeichnen zu lassen, daß eine Zerkleinerung erfolgen muß.

Amalgamabfälle

Amalgamabfälle müssen aufgrund ihres Silber- und Quecksilbergehaltes durch entsprechende Unternehmen fachgerecht entsorgt werden. In der Praxis müssen Amalgam- und Quecksilberreste generell unter Luftabschluß aufbewahrt werden (§ 17 UVV VBG 103).
Um die Belastung des Abwassers mit Amalgam zu verringern, ist seit 01. 01. 90 ein **Amalgamabscheider** für alle Zahnarztpraxen vorgeschrieben. Der Amalgamanteil des Abwassers aus den Behandlungsplätzen ist dadurch um 95 % zu verringern. Der Amalgamabscheider ist regelmäßig entsprechend der Zulassung zu warten und zu entleeren. Über diese Wartung ist regelmäßig Buch und Nachweis zu führen.
Mindestens alle 5 Jahre muß der Abscheider auf seinen ordnungsgemäßen Zustand überprüft werden. Das abgeschiedene Amalgam ist in einem dazu geeigneten Behälter aufzufangen und durch entsprechende Unternehmen fachgerecht zu entsorgen. Auch hier gilt, daß entsprechende Belege der Entsorgungsunternehmen aufbewahrt werden müssen.

Chemische Desinfektionsmittel

Chemische Desinfektionsmittel sollen nicht konzentriert ins Abwasser geschüttet werden. Die Entsorgung erfolgt vielmehr entsprechend den Herstellerangaben, wobei insbesondere auf eine ausreichende Verdünnung geachtet werden muß, wenn die Desinfektionsmittel ins Abwasser geschüttet werden.
Die thermische Desinfektion bietet gegenüber der chemischen Desinfektion von Instrumenten den Vorteil, daß sie die Umwelt weniger belastet. Die Thermodesinfektion ist daher aus Umweltschutzgründen gegenüber der chemischen Instrumentendesinfektion zu bevorzugen (siehe auch 3.3.4: Instrumentendesinfektion).

Altmedikamente

Arzneimittel mit abgelaufenem Verfallsdatum sind Sondermüll! Sie gehören daher keinesfalls in den normalen Abfall oder in den Ausguß.
Zur Entsorgung kann das zuständige Stadtreinigungsamt befragt werden. Für die Praxis hat sich auch bewährt, die verfallenen Arzneimittel der beliefernden Apotheke zur Vernichtung zurückzugeben.

2.5 Grundinstrumentarium

Rationelles Arbeiten setzt die Benutzung jeweils geeigneter Instrumente voraus. Dabei ist darauf zu achten, daß sich die Instrumente in einwandfreiem Zustand befinden. Zerkratzte Spiegel, verbogene Sonden und stumpfe Bohrer sind daher auszusortieren. Alle Instrumente müssen entsprechend der Sorgfaltspflicht nach Benutzung desinfiziert, gereinigt und sterilisiert werden.
Im Rahmen dieses Kapitels wird lediglich das Grundinstrumentarium zur Untersuchung dargestellt. Die speziellen Instrumente zur Diagnostik und Therapie werden in den entsprechenden Fachkapiteln 7—12 vorgestellt.

Untersuchungsinstrumentarium

Spiegel Instrument zur Beurteilung von nicht direkt einsehbaren Stellen und zur indirekten Beleuchtung. Weiterhin können mit einem Spiegel auch Weichteile abgehalten werden.

Sonde Mit einer Sonde werden die Zahnhartsubstanzen untersucht. Dadurch kann Karies bereits in einem frühen Stadium festgestellt werden. Weiterhin kann mit einer Sonde auch der Randschluß von Füllungen und Kronen überprüft werden. Eine Hakensonde dient zur Untersuchung der rückwärtigen Zahnflächen in den Zahnzwischenräumen (Interdentalräumen).

Pinzette Sie dient zum Greifen und Festhalten der verschiedenen Hilfsmittel.

Neben der üblichen zahnärztlichen Pinzette unterscheidet man unter anderem noch anatomische und chirurgische Pinzetten.

- Anatomische Pinzetten sind stumpf und haben am Arbeitsende feine Rillen.
- Chirurgische Pinzetten sind scharf und haben am Arbeitsende kleine Haken, die beim Zusammendrücken zahnartig ineinander greifen.

Anatomische und chirurgische Pinzetten gehören nicht zum üblichen Untersuchungsinstrumentarium.

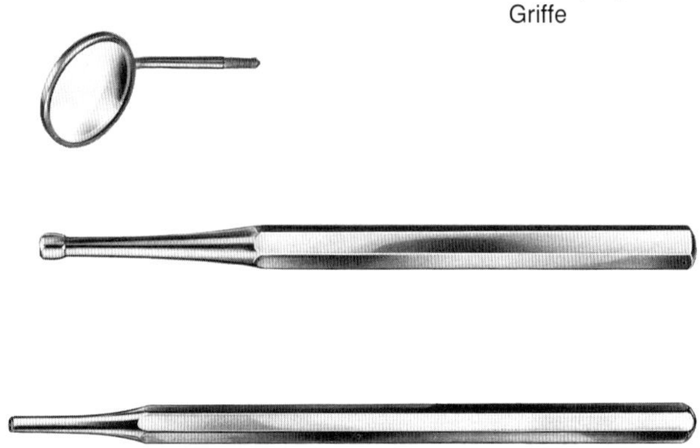

Abb. 2.18: Mundspiegel und Griffe

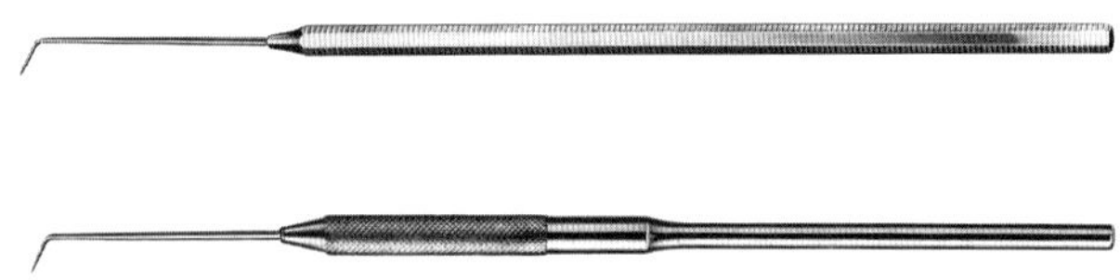

Abb. 2.19: Zahnsonden

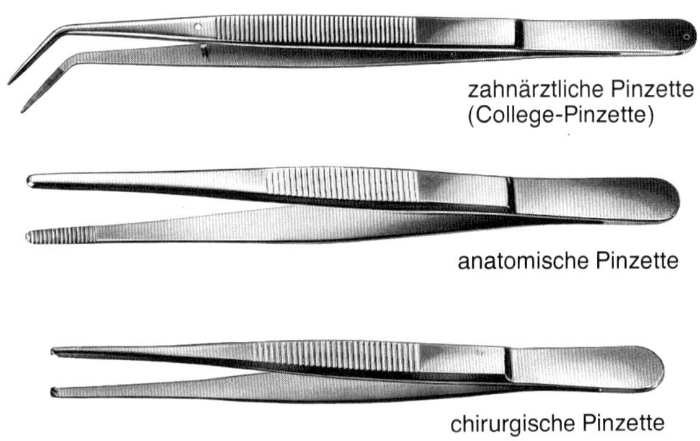

Abb. 2.20: Pinzetten

Dappengläser und Kappengläser

Dies sind kleine Glasbehälter zum Bereitstellen von z. B. verdünnter Wasserstoffperoxid-Lösung (3 %ig H_2O_2) oder Alkohol.

Wasserstoffperoxid (H_2O_2) hat eine desinfizierende Wirkung. Da es in Kontakt mit Wundflächen aufschäumt, hat es dabei auch einen mechanischen Reinigungseffekt.

Alkohol wirkt ebenfalls desinfizierend, zusätzlich entfettend und durch seine schnelle Verdunstung kühlend und austrocknend.

Watterollen und Wattepellets Sie dienen zum relativen Trockenlegen. Wattepellets sind kleine Wattekügelchen (pellet engl. — Kügelchen).

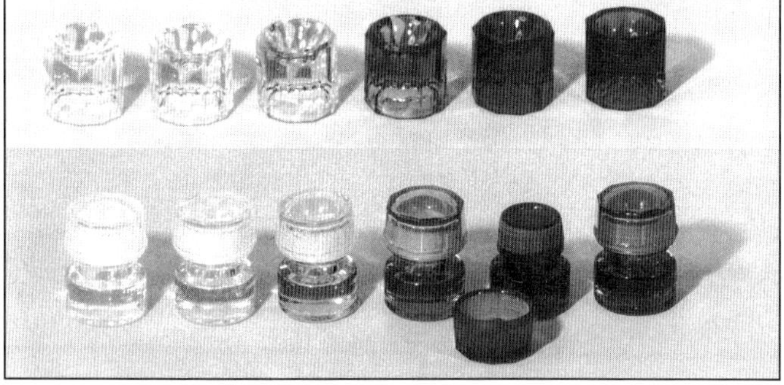

Abb. 2.21:
Dappengläser und Kappengläser

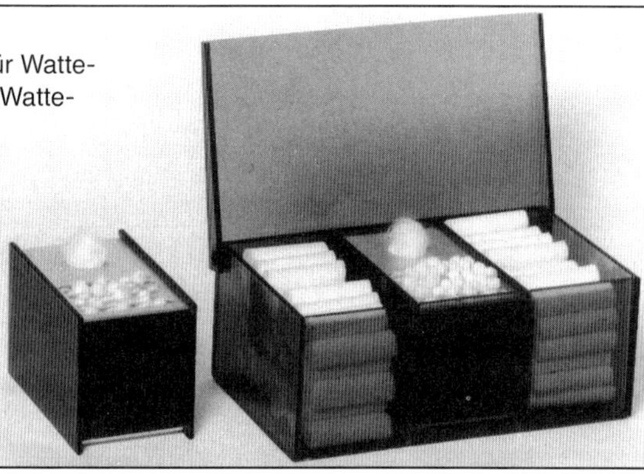

Abb. 2.22:
Behälter für Watterollen und Wattepellets

Tray-System

Man kann den Instrumenteneinsatz vereinfachen, indem die jeweils für einen bestimmten Arbeitsablauf benötigten Instrumente in einem Tray (tray engl. — Tablett, Schale) zusammengestellt werden. Ein Tray kann als Tablett offen oder als Kassette geschlossen sein.

Ein gut organisiertes Tray-System spart Zeit und erleichtert die Arbeit, da die verschiedenen Instrumente für eine bestimmte Arbeitsaufgabe nicht einzeln aus Schränken oder Schubläden hervorgeholt werden müssen, sondern stets vollständig auf dem Tray vorhanden sind. Nach Benutzung verbleiben alle Instrumente im Tray und werden gemeinsam desinfiziert, gereinigt und sterilisiert. Der Hygieneablauf wird dadurch erleichtert.

Im einzelnen unterscheidet man:

- **Basis-Trays** mit Grundinstrumentarium
- **Set-Trays** mit Instrumenten für einen bestimmten Arbeitsvorgang
- **Sammel-Trays** mit gleichartigen Instrumenten für einen bestimmten Vorgang (z. B. Zahnzangen). Die Instrumente müssen dabei mit einer sterilen Instrumentenzange nach Bedarf aus dem Tray entnommen werden.

Abb. 2.23:
Tray-System

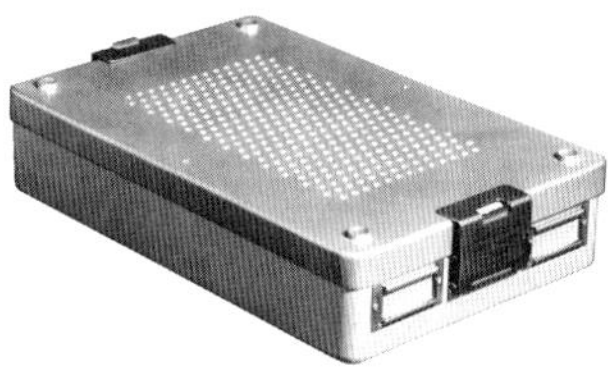

Geschlossener Behälter für ein Tray

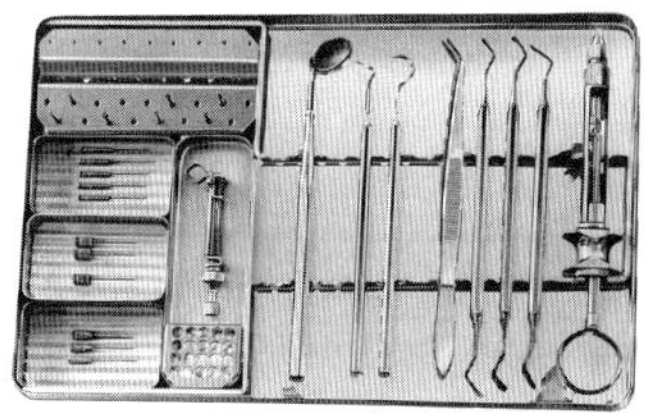

Tray für konservierende Behandlung

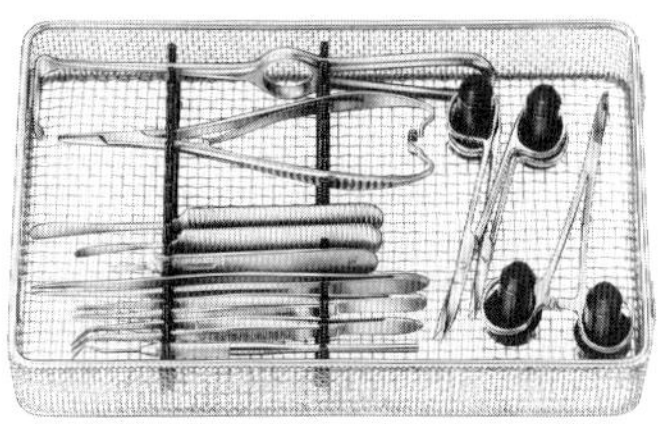

Tray für chirurgische Behandlung

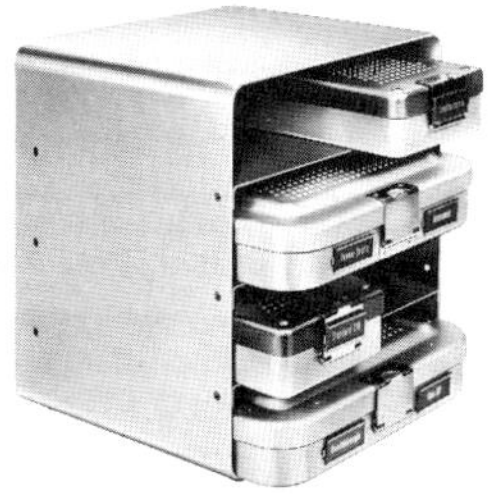

Lagerung von Trays

3 Hygiene

3.1 Gesundheit

3.1.1 Grundbegriffe

Gesundheit ist nach der Definition der Weltgesundheitsorganisation (WHO) der Zustand völligen körperlichen, geistigen, seelischen und sozialen Wohlbefindens.

Gesundheit ist demnach ein komplexer Begriff. Nicht nur körperliche Fitness, sondern auch geistiges Wohlbefinden, seelisches Gleichgewicht und intakte soziale Beziehungen haben große Bedeutung für die Gesundheit. Viele körperliche Krankheitssymptome haben sogar ihre Ursache im seelischen oder sozialen Bereich.
Unter **Krankheit** versteht man eine Störung der normalen Lebensvorgänge durch einen krankmachenden Reiz und die Reaktion des Körpers darauf. Bestimmte Symptome können die Krankheit dabei kennzeichnen.

Hygiene (hygieinos gr. – gesund) ist die Lehre von der Erhaltung und Förderung der Gesundheit.

Die Hygiene beschäftigt sich vor allem mit der **Vorbeugung** von Krankheiten. Dazu gehören auch die wichtigen Teilgebiete der Umwelt-, Sozial- und Psychohygiene.
Die **Umwelthygiene** befaßt sich mit den Einflüssen der Umwelt auf die Gesundheit des Menschen, wie z. B. Wasser, Boden, Luft, Nahrung, Kleidung und Wohnung. Sie steht dabei in engem Zusammenhang mit dem Umweltschutz, da nicht nur der Mensch vor der Umwelt, sondern auch die Umwelt vor dem Menschen geschützt werden muß.
Themen der Umwelthygiene sind unter anderem die Festlegung von Grenzwerten für Schadstoffe und Lärm, Verbot von gesundheitsgefährdenden Stoffen (z. B. Asbest), umweltschonende Beseitigung von Abfall und Abwasser, Förderung der Wiederverwendung von Rohstoffen, Kennzeichnung der umweltfreundlichen Produkten und allgemeine Aufklärung zur Schaffung eines Umweltbewußtseins.
Die **Sozialhygiene** (socialitas lat. – Gemeinschaft, Geselligkeit) beschäftigt sich mit den Einflüssen gesellschaftlicher Beziehungen auf die Gesundheit des einzelnen. Soziale Probleme sind als Ursachen von Krankheiten nicht zu unterschätzen!
Die **Psychohygiene** (psyche gr. – Seele) dient der Pflege der geistig-seelischen Gesundheit. Zu ihren Aufgaben gehört die Förderung der persönlichen Entfaltung des einzelnen und die Vorbeugung von seelischen Störungen.

3.1.2 Grundsätze der Prävention (Vorbeugung)

Unter **Prävention** versteht man vorbeugende Maßnahmen zur Verhinderung von Krankheiten. Gleichbedeutend wird auch der Begriff **Prophylaxe** verwendet.

Eine wichtige Voraussetzung zur Vorbeugung von Krankheiten ist eine **gesunde Lebensweise**, bei der gesundheitsschädigende Einflüsse vermieden werden. Dabei ist besonders auf sogenannte **Risikofaktoren** zu achten. Dies sind gesundheitsgefährdende Faktoren, die statistisch gesichert mit einem erhöhten Risiko für eine bestimmte Krankheit verbunden sind. So sind z. B. Bluthochdruck, erhöhte Blutfettwerte, Zuckerkrankheit, Rauchen, Übergewicht, Bewegungsmangel und Streß Risikofaktoren für chroni-

Abb. 3.1: Risikofaktoren für chronische Herz-Kreislauf-Krankheiten

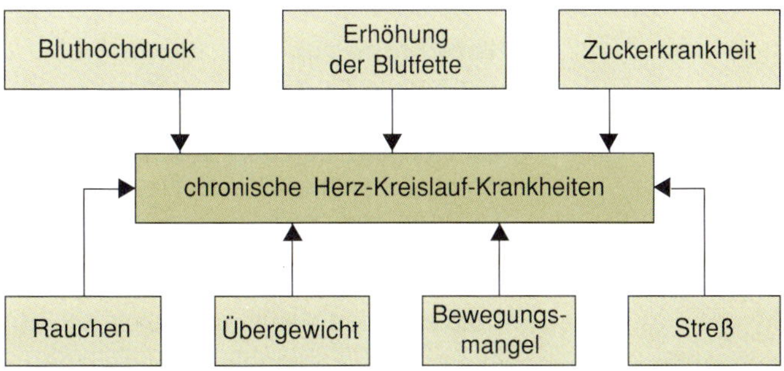

sche Herz-Kreislauf-Erkrankungen. Ein Grundsatz der **Vorsorgemedizin (Präventivmedizin)** ist daher eine ausgeglichene Lebensweise mit vollwertiger Ernährung und regelmäßiger sportlicher Betätigung.

Weitere Maßnahmen zur Prävention sind:
- **Vorsorgeuntersuchungen** zur Krankheitsvorbeugung
- **Früherkennungsuntersuchungen** zum frühzeitigen Erkennen von Krankheiten
- **Schutzimpfungen** zur Vorbeugung von Infektionskrankheiten.

3.1.3 Vorsorgeuntersuchungen

Mutterschaftsvorsorge

Zur systematischen Mutterschaftsvorsorge (= Schwangerenvorsorge) wird eine regelmäßige ärztliche Beratung der Schwangeren und Überwachung der Schwangerschaft empfohlen und von den Krankenkassen bezahlt. Abweichungen vom normalen Schwangerschaftsverlauf können dadurch frühzeitig erkannt und Behandlungsmaßnahmen eingeleitet werden.
Man unterscheidet eine **Erstuntersuchung** zu Beginn der Schwangerschaft und nachfolgende **Kontrolluntersuchungen.** Bei jeder Untersuchung wird eine Reihe von Mindestmaßnahmen durchgeführt, die in Abhängigkeit vom Gesundheitszustand durch weitere Untersuchungen ergänzt werden können. Zur Dokumentation werden die Untersuchungsergebnisse in einen **Mutterpaß** eingetragen.

Arbeitsmedizinische Vorsorge

Arbeitsmedizinische Vorsorgeuntersuchungen dienen der Gesunderhaltung der Beschäftigten. Durch sie sollen arbeitsbedingte gesundheitliche Beeinträchtigungen frühzeitig erkannt und vermieden werden.
Die Berufsgenossenschaft für Gesundheitsdienst und Wohlfahrtspflege (BGW) hat im Gesundheitswesen arbeitsmedizinische Vorsorgeuntersuchungen unter anderem für alle Unternehmen vorgeschrieben, in denen Menschen ambulant oder stationär untersucht, behandelt oder verpflegt werden.
Zur arbeitsmedizinischen Vorsorge gehören eine **Erstuntersuchung** vor Aufnahme der Beschäftigung und **Nachuntersuchungen** während der Beschäftigung. Der Umfang der Untersuchungen richtet sich nach der Gefährdung durch die Arbeit unter besonderer Berücksichtigung der Einwirkung von Krankheitserregern.

Die arbeitsmedizinischen Vorsorgeuntersuchungen sind von der Berufsgenossenschaft für Gesundheitsdienst und Wohlfahrtspflege (Anschrift: Schäferkampsallee 24, 2000 Hamburg 6) in den Unfallverhütungsvorschriften (UVV) „Allgemeine Vorschriften" (VBG 1) und „Gesundheitsdienst" (VBG 103) festgelegt worden.

Vorsorgeuntersuchungen nach dem Jugendarbeitsschutzgesetz

Das Jugendarbeitsschutzgesetz (JArbSchG) dient dem Schutz der Kinder und Jugendlichen vor gesundheitlichen und sittlichen Gefahren. Es beinhaltet unter anderem:
- Beschäftigungsverbot für Kinder und Jugendliche unter 15 Jahren mit einigen genau beschriebenen Ausnahmen
- Regelungen zur Arbeitszeit und Freizeit
- Beschäftigungsverbote und -beschränkungen
- Pflichten der Arbeitgeber
- gesundheitliche Betreuung.

Erstuntersuchung Ein Jugendlicher, der in das Berufsleben eintritt, darf nur beschäftigt werden, wenn er innerhalb der letzten 14 Monate von einem Arzt untersucht worden ist (Erstuntersuchung) und dem Arbeitgeber eine von diesem Arzt ausgestellte Bescheinigung vorliegt.

Erste Nachuntersuchung Ein Jahr nach Aufnahme der ersten Beschäftigung hat sich der Arbeitgeber die Bescheinigung eines Arztes darüber vorlegen zu lassen, daß der Jugendliche nachuntersucht worden ist.

Weitere Nachuntersuchungen

Nach Ablauf jedes weiteren Jahres nach der ersten Nachuntersuchung kann sich der Jugendliche erneut nachuntersuchen lassen.

Die ärztlichen Untersuchungen erstrecken sich auf den Gesundheits- und Entwicklungsstand und die körperliche Beschaffenheit, die Nachuntersuchungen außerdem auf die Auswirkungen der Beschäftigung auf Gesundheit und Entwicklung des Jugendlichen.

3.1.4 Früherkennungs-untersuchungen

Gesundheitsuntersuchung

Die Versicherten haben vom 36. Lebensjahr an jedes zweite Jahr Anspruch auf eine ärztliche Gesundheitsuntersuchung. Sie dient der Früherkennung von häufig auftretenden Krankheiten, wie Herz-Kreislauf-Erkrankungen, Nierenerkrankungen und Diabetes mellitus (Zuckerkrankheit).

Zur Gesundheitsuntersuchung gehören folgende Leistungen:
- Erhebung der **Anamnese** (Krankenvorgeschichte) mit Erfassung von Risikofaktoren
- **körperliche Untersuchung**
- **Laboruntersuchungen**
- **Elektrokardiogramm (EKG),** falls erforderlich
- **Beratung** des Patienten mit Hinweisen zur Vermeidung von Risikofaktoren
- **Einleitung einer weitergehenden Diagnostik** bei Vorliegen einer Erkrankung oder Verdacht auf eine Erkrankung.

Kinderfrüherkennungs-untersuchungen

Zur Früherkennung von Krankheiten, die eine normale körperliche oder geistige Entwicklung des Kindes gefährden, werden routinemäßig Untersuchungen bis zur Vollendung des 6. Lebensjahres durchgeführt. Insgesamt sind 9 Früherkennungsuntersuchungen vorgesehen (kurz: U1 – U9). Zur Dokumentation werden alle Befunde in ein **Kinderuntersuchungsheft** eingetragen.

Krebsfrüherkennungs-untersuchungen

Krebs ist eine allgemeine Bezeichnung für bösartige Gewebsneubildungen (siehe 5.2.3). Kennzeichen von Krebs sind ein rasches, ungeordnetes Wachstum, zerstörendes Eindringen in Nachbargewebe und Absiedelung von Tochtergeschwülsten, sogenannten **Metastasen.**

Die Heilungsaussichten hängen entscheidend von einer möglichst frühzeitigen Erkennung der Erkrankung ab. Aufgrund der besonderen Gefährdung haben daher versicherte **Frauen** ab dem 20. Lebensjahr Anspruch auf eine jährliche Untersuchung zur Krebsfrüherkennung, **Männer** ab dem 45. Lebensjahr.

Mögliche Anzeichen für eine Krebserkrankung

- nicht heilende Wunden und Geschwüre
- Pigmentveränderungen und auffallende Verdickungen der Haut (auch an bereits bestehenden Muttermalen)
- auffällige Knoten insbesondere im Bereich der Brust und der Lymphknoten
- anhaltende Magen-, Darm- und Schluckbeschwerden
- ungewollter Gewichtsverlust
- anhaltende Heiserkeit und hartnäckiger Husten, insbesondere mit blutigem Auswurf
- andauernde Beschwerden beim Wasserlassen
- ungewöhnliche Absonderungen aus Körperöffnungen, insbesondere aus der Scheide

3.1.5 Schutzimpfungen

Viele Infektionskrankheiten (z. B. Masern, Mumps) hinterlassen beim Patienten nach seiner Genesung einen langanhaltenden Schutz vor einem erneuten Auftreten der Erkrankung. Man nennt dies eine **Immunität** (immunitas lat. – frei sein) gegenüber dem betreffenden Krankheitserreger.

Eine Immunität kann auch künstlich durch eine **Schutzimpfung (Immunisierung)** erzeugt werden. Dadurch kann einer Erkrankung vorgebeugt oder der Verlauf zumindest deutlich gemildert werden.

Immunität – Widerstandsfähigkeit gegen Erreger ansteckender Krankheiten oder Giftstoffe

Schutzimpfung – künstliche Erzeugung einer Immunität (wird auch als **Immunisierung** bezeichnet)

Schutzimpfungen werden im Kindesalter nach einem festgelegten Impfplan durchgeführt. Im Erwachsenenalter erfolgen Schutzimpfungen vor allem bei erhöhter persönlicher Gefährdung. So wird den Beschäftigten im Gesundheitswesen eine freiwillige Schutzimpfung gegen Hepatitis B dringend angeraten (siehe 5.3.4: Virushepatitis).

Man unterscheidet 3 Arten von Schutzimpfungen:

- aktive Schutzimpfung
- passive Schutzimpfung
- Simultanimpfung

Aktive Schutzimpfung

Bei der aktiven Schutzimpfung verwendet man als Impfstoff abgetötete Krankheitserreger, abgeschwächte Krankheitserreger oder Gifte (Toxine) in einer unschädlichen Form (Toxoid). Der Körper des Geimpften wird durch diesen Impfstoff zur Bildung von Abwehrstoffen angeregt, sogenannten **Antikörpern** (siehe 4.9.5). Diese Antikörper bilden einen langandauernden Schutz vor den Krankheitserregern bzw. Giften und führen somit zu einer **Immunität** des Patienten.

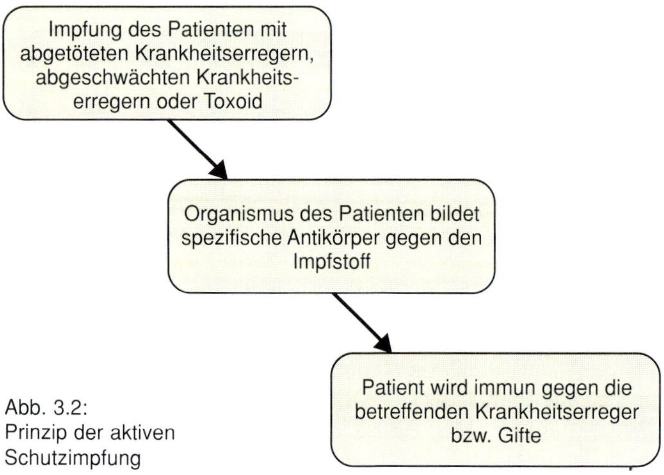

Abb. 3.2: Prinzip der aktiven Schutzimpfung

Da der Organismus des Patienten bei der aktiven Schutzimpfung einige Zeit zur Bildung der Antikörper benötigt, besteht im allgemeinen erst nach einigen Wochen ein wirksamer Schutz. Viele Impfungen müssen sogar mehrmals wiederholt werden, bevor sie wirksam vor einer Erkrankung schützen. Sie werden daher nach einem festen Impfschema verabreicht. Man nennt dies eine **Grundimmunisierung** (siehe auch S. 164). Wenn der Impfschutz nachläßt, so werden nach einiger Zeit **Auffrischungsimpfungen** durchgeführt.

Passive Schutzimpfung

Bei der passiven Schutzimpfung muß der Organismus nicht selbst (aktiv) die Antikörper bilden. Statt dessen werden ihm körperfremde **Antikörper von außen** zugeführt, so daß innerhalb weniger Stunden ein Impfschutz besteht. Da die Antikörper jedoch nur begrenzt wirksam sind, läßt dieser Impfschutz bereits nach wenigen Wochen wieder nach.

Simultanimpfung

Bei einer Simultanimpfung wird gleichzeitig (simultan) eine **aktive und passive Schutzimpfung** durchgeführt. Man verbindet damit die Vorteile der aktiven Impfung (lang anhaltende Wirkung) mit der passiven Impfung (schnell einsetzender Schutz).
Eine Simultanimpfung ist z. B. häufig bei verletzten Personen zur Vorbeugung von **Wundstarrkrampf (Tetanus)** erforderlich, wenn bei ihnen kein ausreichender Tetanusschutz besteht.

3.1.6 Persönliche Hygiene

Persönliche Hygiene ist wichtig, um die Gesundheit zu erhalten, Erkrankungen vorzubeugen und das Wohlbefinden zu fördern. Hygiene ist dabei mehr als nur die Reinigung des Körpers. Körperlicher und geistiger Ausgleich zum Berufsleben, geeignete Kleidung, Meidung von Genußgiften und regelmäßige Bewegung gehören genauso zur persönlichen Hygiene wie die tägliche Körperpflege. Die persönliche Hygiene ist dabei eine wichtige Voraussetzung für eine optimale Hygiene am Arbeitsplatz.

Körperreinigung

Die tägliche Körperreinigung ist eine Grundvoraussetzung für die persönliche Hygiene. Man verwendet dazu – wie allseits bekannt – vor allem **Wasser und Seife.** Mit der Seife werden die Verschmutzungen von der Haut abgelöst, damit sie anschließend mit dem Wasser abgespült werden können. Es ist dabei sinnvoller, sich unter fließendem als in stehendem Wasser zu waschen, damit sich der gelöste Schmutz nicht erneut auf der gereinigten Haut absetzen kann.

Bei übermäßigem Gebrauch von Seife kann jedoch der natürliche Schutz der Haut zerstört werden. Die Hautoberfläche weist nämlich einen leicht sauren pH-Wert auf, der einen **Säureschutz der Haut** vor Krankheitserregern darstellt. Steigt der pH-Wert durch übermäßigem Gebrauch von Seife an, so wird die Haut rauh und anfällig für Erkrankungen. Zur Reinigung sollten daher nur pH-neutrale Mittel verwendet werden, die den natürlichen Schutz der Haut nicht zerstören.
Selbstverständlich müssen die Hände nach jedem Aufsuchen der Toilette gewaschen werden, da sich auf ihnen Bakterien befinden können. Jedes Familienmitglied muß dazu eigene Handtücher und Waschlappen haben.

Finger- und Zehennägel werden häufig vernachlässigt. Bakterien können sich jedoch besonders gut unter den Nägeln vermehren und so zu Infektionen führen. Bei dem Gebrauch von Nagelbürsten ist darauf zu achten, daß man keine zu harten Borsten verwendet, damit Nagelfalzverletzungen vermieden werden. Es können sonst Eintrittspforten für Krankheitserreger entstehen.

Fußnägel dürfen erst dann rundgeschnitten werden, wenn sie vollständig aus dem Nagelbett herausgewachsen sind. Die Nägel können sonst in die Haut einwachsen und so zu Nagelbettentzündungen führen.
Der **Genitalbereich** sollte mindestens einmal am Tag mit warmem Wasser und Seife gewaschen werden.
Ein besonderes Problem sind für viele Jugendliche die Pickel und Mitesser bei **Akne.** Betroffene sollten besonders gründlich bei der Hautreinigung sein, da mangelnde Sauberkeit die Akne verschlimmert. In schweren Fällen ist selbstverständlich ein Arzt aufzusuchen.

Bekleidung

Eine bequeme Kleidung ist wichtig für das persönliche Wohlbefinden. Sie darf weder die Atmung behindern, noch die Bewegungsfreiheit einschränken. Durch ihre isolierende Wirkung soll die Bekleidung vor übermäßigen Wärmeverlusten schützen. Dabei muß sie jedoch auch luftdurchlässig sein, damit Feuchtigkeit abgegeben werden kann und eine Wärmestauung verhindert wird.
Günstige Bekleidungsstoffe sind vor allem Wolle und Baumwolle. Kunstfasern haben den Nachteil, daß sie eine feuchte Kammer bilden können und damit gute Wachstumsbedingungen für Bakterien schaffen.

Arbeit und Freizeit

Die körperliche und geistige Leistungsfähigkeit unterliegt deutlichen Schwankungen im Tagesablauf.
Morgens ist die Leistungsfähigkeit gegen 09.00 Uhr am höchsten. Anschließend fällt sie bis ca. 14.00 Uhr ab, worauf ein zweites Leistungshoch am Nachmittag

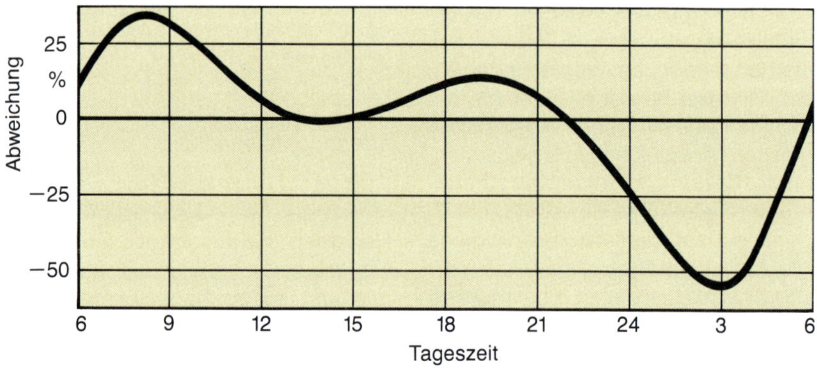

Abb. 3.3: Abhängigkeit der mittleren Leistungsbereitschaft von der Tageszeit: Durch den Kurvenverlauf wird die prozentuale Abweichung vom Tagesdurchschnitt angegeben.

folgt. Gegen 19.00 Uhr abends läßt die Leistungsfähigkeit wieder nach und ist gegen 03.00 Uhr morgens am niedrigsten.

Bei der **Arbeitszeitgestaltung** sollten die Schwankungen der Leistungsfähigkeit im Tagesablauf berücksichtigt werden. Der Hauptanteil der Arbeit sollte daher in den Vormittagsstunden liegen. Anschließend sollte nach einer Mittagspause ein zweiter Arbeitszeitraum mit geringerer Belastung folgen.

Zur Erhaltung der Leistungs- und Konzentrationsfähigkeit sind während der Arbeitszeit **kurze Pausen** von jeweils ca. 5 Minuten Dauer sinnvoll. Durch 5minütige Pausen wird der Arbeitsrhythmus im allgemeinen weniger gestört, als durch Pausen von 15 Minuten Dauer.

Neben einer vernünftigen Arbeitsgestaltung ist zur Erhaltung der Gesundheit auch ein ausgewogenes **Freizeit- und Urlaubsverhalten** wichtig. So kann Bewegungsmangel während der täglichen Arbeit durch Sport in der Freizeit ausgeglichen werden. Dies darf jedoch nicht zu hektischer Freizeitbelastung führen.

Kurative Medizin – auf Heilung ausgerichtete Medizin

Rehabilitation – medizinische, berufliche und soziale Maßnahmen zur Wiedereingliederung eines Patienten in das Berufs- und Privatleben

Ein einzelner längerer Urlaub ist weiterhin zur Erholung besser als mehrere Kurzurlaube. Gerade intensiv genutzte verlängerte Wochenenden können zu Überanstrengungen führen.

3.1.7 Wiedererlangung der Gesundheit

Alle medizinischen Maßnahmen zur Heilung eines erkrankten Patienten werden unter dem Begriff der **kurativen Medizin** zusammengefaßt (curare lat. – pflegen, heilen).

Die kurative Medizin strebt die medizinische Wiederherstellung sowie berufliche und soziale Wiedereingliederung eines Patienten an. Man bezeichnet dies auch als **Rehabilitation** des Patienten (re- lat. – wieder, zurück; habilis lat. – passend, tauglich).

3.2 Medizinische Mikrobiologie

3.2.1 Grundbegriffe

Mikrobiologie (mikros gr. – klein; bios gr. – Leben) ist die Lehre von den Kleinlebewesen (Mikroorganismen).

Die **Mikroorganismen** werden eingeteilt in:

- Bakterien
- Viren
- Pilze
- Protozoen (tierische Einzeller)

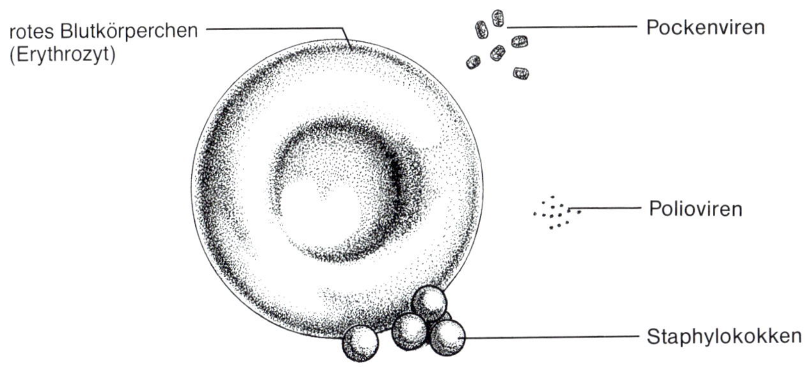

Abb. 3.4:
Größe verschiedener Mikroorganismen im Vergleich zu einem roten Blutkörperchen

Mikroorganismen (Einzahl: Mikroorganismus) werden auch als Mikroben bezeichnet. Sie sind im allgemeinen erst unter dem Mikroskop sichtbar, Viren sogar erst unter dem Elektronenmikroskop.

In der Natur sind die Mikroorganismen weit verbreitet. So sind zum Beispiel Bakterien beim Menschen sowohl auf der äußeren Haut als auch auf den Schleimhäuten im Bereich der Mundhöhle und des Dickdarms nachweisbar. Die Bakterien des Dickdarms haben sogar besondere Bedeutung für die Verdauung und bilden das für die Blutgerinnung wichtige Vitamin K (siehe S. 128). Ein derartiges Zusammenleben verschiedener Lebewesen (hier: Mensch und Bakterien) wird als **Symbiose** bezeichnet. Lebewesen, die dagegen auf Kosten eines anderen Organismus leben, nennt man **Parasiten** (parasitos gr. - Schmarotzer, Mitesser).

Grundsätzlich unterscheidet man zwischen **pathogenen** (krankmachenden) und **apathogenen** (nicht krankmachenden) Mikroorganismen.

Die pathogenen Mikroorganismen sind die Erreger von **Infektionskrankheiten** (siehe 5.3.4). Dazu gehören neben den Bakterien, Viren, Pilzen und Protozoen auch mehrzellige tierische Lebewesen, wie z. B. die Saug-, Band- und Fadenwürmer.

pathogen	– krankmachend
apathogen	– nicht krankmachend

3.2.2 Bakterien

Bakterien sind einzellige Mikroorganismen, die sich durch Zellteilung vermehren. Sie haben einen eigenen Stoffwechsel und sind auf Nährböden züchtbar.

Aufbau Bakterien sind von einer Zellmembran und einer starren Zellwand umgeben. Während die Zellmembran große Bedeutung für den Bakterienstoffwechsel hat, verleiht die Zellwand dem Bakterium seine Form und Stabilität. Zusätzlich haben einige Bakterien noch eine schützende Kapsel.

Das Erbmaterial liegt bei Bakterien im Gegensatz zu pflanzlichen oder tierischen Zellen nicht in einem Zellkern, sondern ohne Abgrenzung kettenförmig in der Zelle vor.

Viele Bakterien können sich aktiv mit Hilfe von kleinen Fortsätzen (Geißeln) fortbewegen. Einzelne Bakterienarten können widerstandsfähige Dauerformen gegen

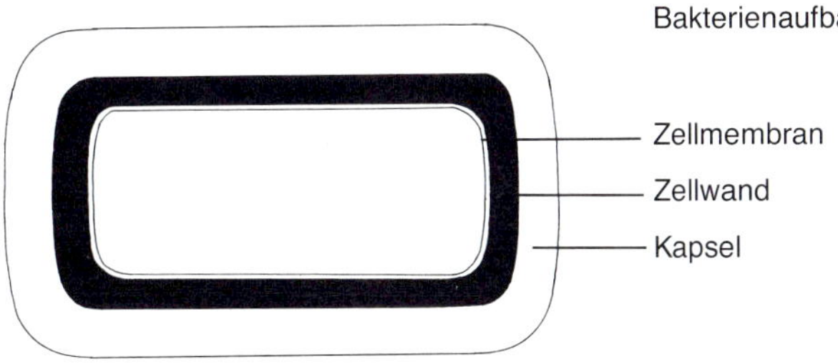

Abb. 3.5:
Bakterienaufbau

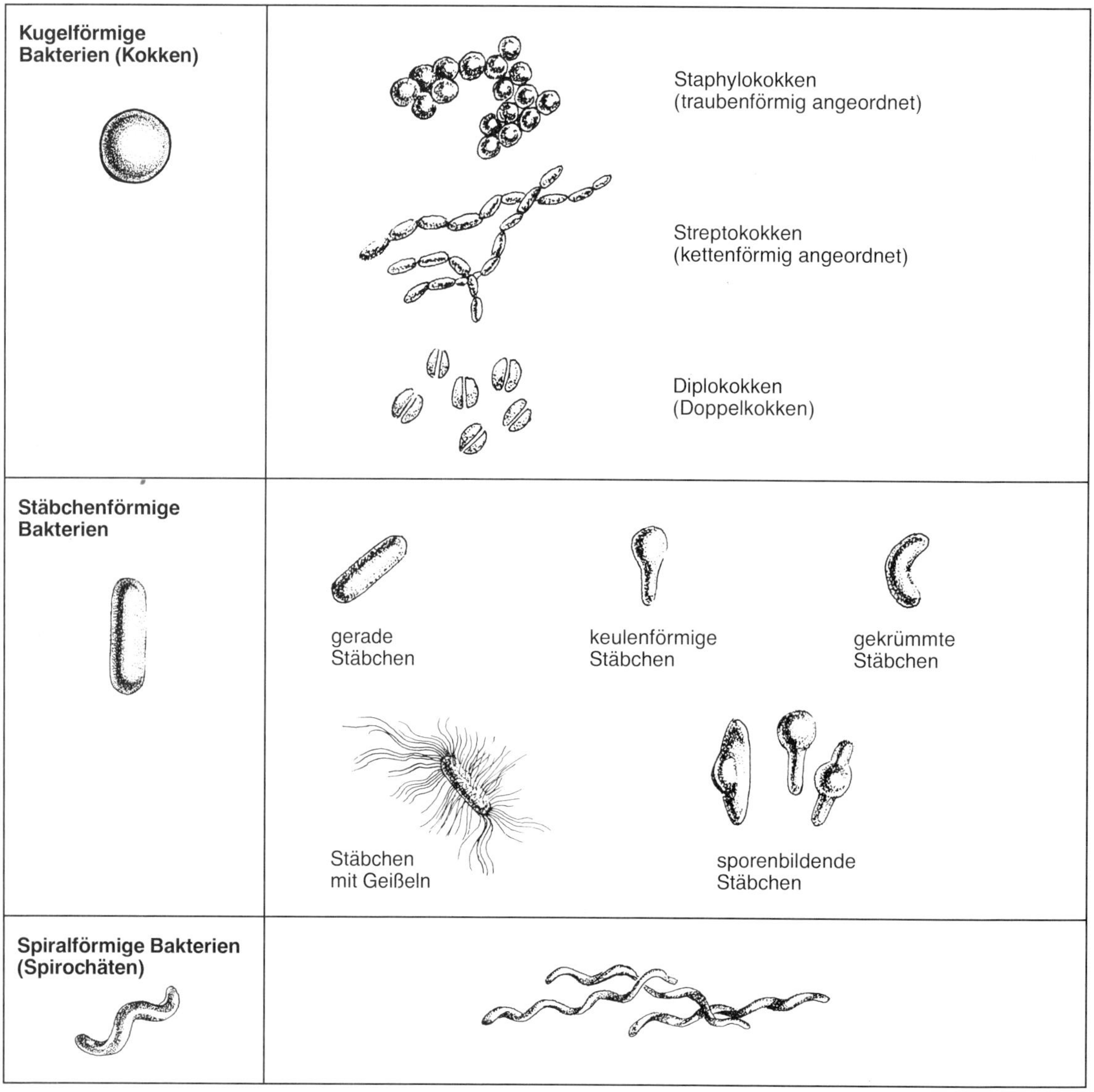

Abb. 3.6: Übersicht der verschiedenen Bakterienformen

ungünstige Umweltbedingungen (z. B. Kälte, Hitze, Austrocknung) bilden, sogenannte **Sporen.** Sie sind dann nur sehr schwer durch Desinfektionsmaßnahmen angreifbar.

Einteilung Bakterien werden nach Größe und Form, Beweglichkeit, Stoffwechseleigenschaften, Verhalten beim Anfärben mit Farbstoffen und Wachstumsverhalten auf künstlichen Nährböden eingeteilt.

Nach der **Form** unterscheidet man:

- kugelförmige Bakterien (Kokken)
- stäbchenförmige Bakterien
- spiralförmige Bakterien (Spirochäten).

Nach dem **Verhalten gegenüber Sauerstoff** unterscheidet man:

- **aerobe Bakterien** (aer gr. – Luft), die Sauerstoff zum Leben benötigen
- **anaerobe Bakterien,** die ohne Sauerstoff leben.

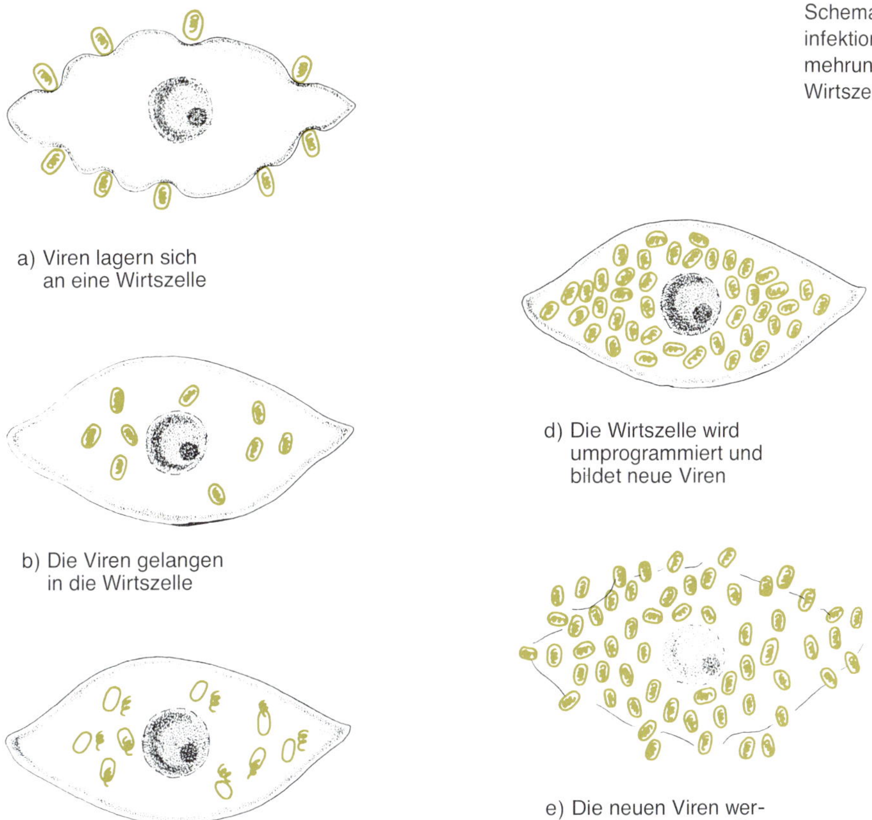

Abb. 3.7: Schema der Virusinfektion und -vermehrung in einer Wirtszelle.

a) Viren lagern sich an eine Wirtszelle

b) Die Viren gelangen in die Wirtszelle

c) Das Erbmaterial der Viren wird freigesetzt

d) Die Wirtszelle wird umprogrammiert und bildet neue Viren

e) Die neuen Viren werden freigesetzt, während die Wirtszelle zugrunde geht

3.2.3 Viren

Viren (Einzahl: das Virus) haben keine Zellstruktur, sondern bestehen lediglich aus einem Eiweißmantel (Kapsid), Nukleinsäuren und gegebenenfalls einer Hülle. Die Nukleinsäuren enthalten dabei die Erbinformationen.

Viren können sich nur mit Hilfe von lebenden Zellen vermehren. Sie dringen dazu mit ihren Nukleinsäuren in die Zellen ein und verändern den normalen Zellstoffwechsel so, daß er neue Viren bildet. Viren nennt man daher auch **Zellparasiten.** Die betroffenen Zellen werden als **Wirtszellen** bezeichnet. Sie gehen infolge der Virusinfektion in der Regel zugrunde.

3.2.4 Pilze

Pilze (Fungi) haben wie die Pflanzen eine starre Zellwand, einen Zellkern und sind bewegungsunfähig. Im Gegensatz zu den Pflanzen sind sie jedoch nicht zur Photosynthese fähig, d. h. sie können Licht nicht zum Aufbau energiereicher Verbindungen verwerten.

Pilze sind ungefähr 10mal größer als Bakterien. Es gibt insgesamt weit über 120 000 verschiedene Pilzarten, von denen nur ca. 100 Arten beim Menschen Krankheiten hervorrufen. Pilzinfektionen deuten häufig auf eine Abwehrschwäche des Patienten hin.

3.2.5 Protozoen

Protozoen (Einzahl: das Protozoon) sind tierische Einzeller mit einem deutlich abgrenzbaren Zellkern. Durch Protozoen werden vor allem tropische Krankheiten wie die **Malaria** verursacht. Zur Gruppe der Protozoen gehört jedoch auch der Erreger der **Toxoplasmose,** einer Infektionskrankheit, die in der Schwangerschaft zu einer Tot- oder Mißgeburt führen kann.

3.3 Maßnahmen gegen Infektionen in der Praxis

Bei einer **Infektion** (inficere lat. — hineintun, anstecken) dringen Mikroorganismen (Bakterien, Viren, Pilze, Protozoen) bei Mensch, Tier oder Pflanze ein und vermehren sich dort. Zur Infektionsverhütung muß man die Infektionsquellen und -wege aufspüren und durch geeignete Maßnahmen ausschalten.

3.3.1 Infektionsquellen

In der Zahnarztpraxis gibt es eine Fülle von Infektionsquellen. Da sind zunächst alle Personen zu nennen, wobei nicht nur die Patienten, sondern auch das gesamte Praxisteam in Betracht kommen. Von den Personen und ihrer Kleidung können Krankheitskeime auf die Geräte und Instrumente und letztlich auch auf die Fußböden und Wände übergehen.

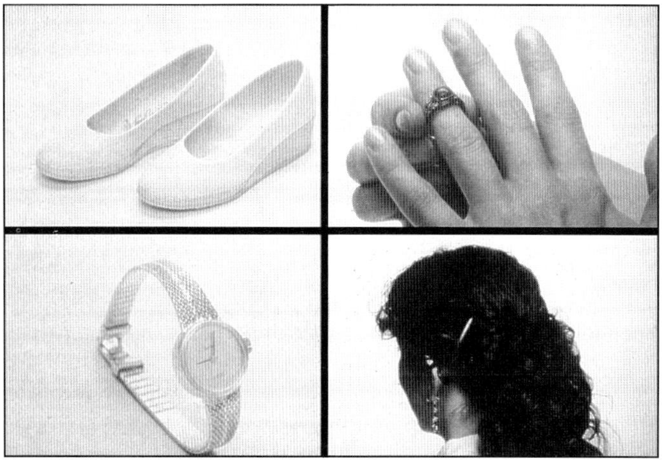

Abb. 3.8: In der Zahnarztpraxis werden Ringe, Uhren und Armbänder abgelegt, lange Haare zusammengebunden und Praxiskleidung sowie Praxisschuhe angezogen.

Personen Bei den Personen sind vor allem die Hände und die Ausatemluft eine wichtige Infektionsquelle. Dabei können z. B. die Hände des Zahnarztes oder der Zahnarzthelferin sogar Infektionen von einem Patienten zum nächsten Patienten übertragen (siehe Abb. 3.10). Daher ist vor bzw. nach jeder Behandlung eine sorgfältige Händedesinfektion erforderlich.

Kleidung Krankheitserreger können sich nicht nur auf der Haut, sondern auch auf der Kleidung befinden. Insbesondere lange Ärmel werden leicht mit Keimen verschmutzt, wenn sie über unsaubere Flächen streichen. Der unbekleidete Unterarm ist dagegen aus hygienischen Gründen günstiger, da er weniger berührt und einfacher gereinigt und desinfiziert werden kann.

Blut und Eiter Blut und Eiter sind die Körperflüssigkeiten mit dem größten Infektionsrisiko. Direkter Kontakt mit Blut und Eiter ist daher stets zu vermeiden!

Geräte und Instrumente Selbstverständlich stellen auch verschmutzte Geräte und Instrumente Infektionsquellen in der Praxis dar. Sie müssen daher nach Benutzung desinfiziert, gereinigt und — falls erforderlich — sterilisiert werden.

Fußböden und Wände Insbesondere die Ecken und Fugen stellen Infektionsquellen dar, da sie schlechter als glatte Flächen zu reinigen und desinfizieren sind.

Abfälle Benutzte Einmalartikel wie Handschuhe, Masken, Tupfer oder Watterollen sowie Materialreste können zusammen mit dem normalen Hausmüll entsorgt werden. Scharfkantige oder spitze Gegenstände wie Einmalkanülen oder Skalpelle dürfen zur Ausschaltung von Verletzungsgefahren jedoch nur sicher umschlossen in den Abfall gegeben werden (siehe 2.4.4).

3.3.2 Infektionswege

Man unterscheidet grundsätzlich 4 mögliche Infektionswege:

Tröpfcheninfektion Infektion durch kleine, erregerhaltige Tröpf-

	chen, die von Infizierten beim Husten oder Niesen ausgestoßen werden
Schmierinfektion	Übertragung von Krankheitserregern durch Verschmieren von keimbeladenem Material (z. B. Eiter).
Wasser- und Nahrungsmittelinfektion	Übertragung von Krankheitserregern durch Wasser bzw. Nahrungsmittel
Perkutane Infektion	Übertragung von Krankheitserregern durch die Haut (perkutan) durch Injektionen oder Bisse bzw. Stiche von Tieren (per lat. – durch; cutis lat. – Haut)

In der Praxis spielen als mögliche Infektionsüberträger vor allem der Zahnarzt, die Zahnarzthelferinnen, das Instrumentarium und die Einrichtung sowie das Aerosol (Sprühnebel) im Behandlungsbereich eine Rolle.

3.3.3 Schutzkleidung

Die Berufsgenossenschaft für Gesundheitsdienst und Wohlfahrtspflege hat in der Unfallverhütungsvorschrift VBG 103 § 7 festgelegt, daß der Unternehmer (in der Praxis ist dies der Zahnarzt) den Beschäftigten geeignete Schutzkleidung in ausreichender Stückzahl zur Verfügung stellen muß, wenn die Kleidung mit Krankheitskeimen verschmutzt werden kann.

Den Beschäftigten müssen zusätzlich zur Verfügung gestellt werden:

- dünnwandige und flüssigkeitsdichte Handschuhe, wenn die Hände mit Blut, Ausscheidungen, Eiter oder hautschädigenden Stoffen in Berührung kommen können.
- feste, flüssigkeitsdichte Handschuhe zum Desinfizieren und Reinigen benutzter Instrumente, Geräte und von Flächen.
- Gesichts- oder Kopfschutz (Mundschutz, Schutzbrille), wenn mit Verspritzen oder Versprühen infektiöser Stoffe zu rechnen ist und technische Maßnahmen keine ausreichende Abschirmung bewirken.

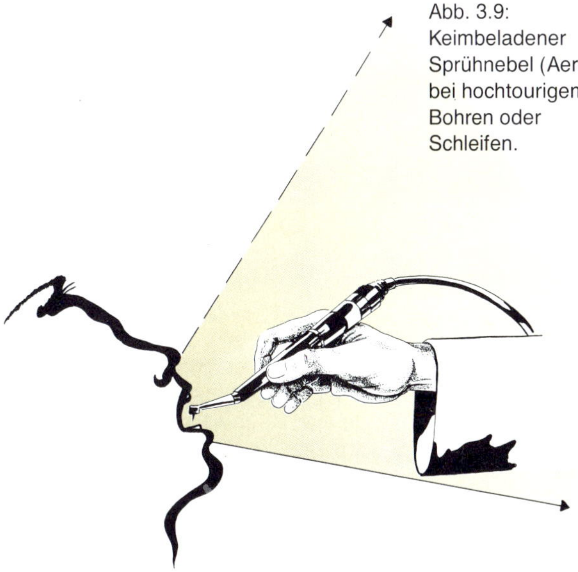

Abb. 3.9: Keimbeladener Sprühnebel (Aerosol) bei hochtourigem Bohren oder Schleifen.

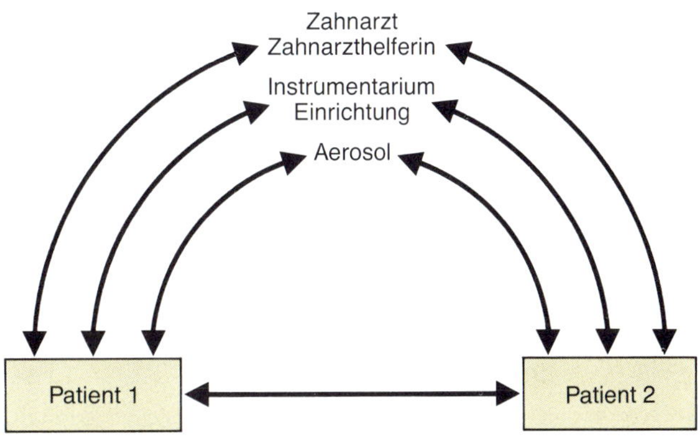

Abb. 3.10: Mögliche Übertragungswege in der Zahnarztpraxis

Der Unternehmer (Zahnarzt) hat für die Desinfektion, Reinigung und Instandhaltung der Schutzkleidung zu sorgen und

die getrennte Aufbewahrung der getragenen Schutzkleidung und der anderen Kleidung zu ermöglichen. Ein Haken für die Schutzkleidung außerhalb des Schrankes für die persönliche Kleidung kann genügen.
Die Beschäftigten sind verpflichtet, die zur Verfügung gestellte Schutzkleidung zu tragen. Vor dem Betreten ihres Aufenthaltsraumes, insbesondere des Speiseraumes, müssen sie die getragene Schutzkleidung ablegen.
Die Schutzkleidung soll die Vorderseite des Rumpfes bedecken und zur besseren Reinigung und Desinfektion der Hände und Unterarme im allgemeinen kurzärmelig sein. Bei besonderer Infektionsgefahr kann jedoch langärmelige Schutzkleidung mit Handschuhen, die vollständig die Haut bedeckt, zweckmäßig sein. Offen getragene Kittel und Straßenkleidung haben keine Schutzwirkung.
Die Schutzkleidung muß in ausreichender Stückzahl zur Verfügung stehen, so daß sie je nach Bedarf – mindestens aber zweimal in der Woche – gewechselt werden kann.

3.3.4 Desinfektion

Begriffsbestimmung

Eine **Desinfektion** hat zum Ziel, totes oder lebendes Material in einen Zustand zu versetzen, das es nicht mehr infizieren kann. Es müssen **alle Krankheitserreger** durch Abtötung, Inaktivierung oder Entfernung unschädlich gemacht werden. Man unterscheidet dazu chemische Desinfektionsmittel und physikalische Desinfektionsverfahren.
Eine **Sterilisation** hat dagegen eine völlige **Keimfreiheit** zum Ziel.

Desinfektion	– Maßnahme, um **alle Krankheitserreger** unschädlich zu machen
Sterilisation	– Maßnahme, um eine völlige **Keimfreiheit** zu erzielen

Geschichte

Die Geschichte der Hygiene wurde in starkem Maße von Semmelweis, Lister und Pasteur geprägt.
Der Geburtshelfer Ignaz Semmelweis (1818–1865) erkannte 1847 die Schmierinfektion als Ursache des gefürchteten Wochenbettfiebers. Er veranlaßte deshalb, daß jeder vor dem Betreten der Säle der Gebärklinik seine Hände in einem vor dem Eingang angebrachten Becken mit Chlorwasser waschen mußte. Damit führte er die **Antisepsis** (anti gr. – gegen; sepsis gr. – Fäulnis) in die Wundbehandlung ein. Durch diese einfache hygienische Maßnahme ging die Zahl der Todesfälle durch Wochenbettfieber deutlich zurück.
Der englische Chirurg Lister (1827–1912) führte 1867 die antiseptische Wundbehandlung mit Karbolsäure (Phenol) ein. Hierbei berücksichtigte er die Entdeckung des französischen Chemikers und Biologen Pasteur (1822–1895), daß Bakterien die Ursache für Krankheiten bei Mensch und Tier sein können, und besprengte bei Operationen Instrumente, Wunden und Chirurg mit Karbolsäure. Er konnte dadurch die Zahl der Wundinfektionen drastisch verringern.
Durch die Verfahren der Antisepsis kann nur eine Verringerung der Keimanzahl, jedoch keine Keimfreiheit erzielt werden. Die Antisepsis ist daher in der modernen Medizin weitgehend durch die **Asepsis** ersetzt worden. Dabei strebt man eine Keimfreiheit aller Gegenstände an, die mit einer Wunde in Berührung kommen. Erst die durch Sterilisation erreichte Keimfrei-

Asepsis	– Gesamtheit aller Maßnahmen, um **Keimfreiheit** zu erzielen
Antisepsis	– **Hemmung bzw. Vernichtung von Krankheitserregern** an Körperteilen mit chemischen Mitteln (z. B. Hände des Operateurs bzw. Wunden)

heit hat die Entwicklung der modernen Chirurgie bis zum heutigen Standard möglich gemacht.

Chemische Desinfektionsmittel

Für die verschiedenen Erfordernisse in der Zahnarztpraxis gibt es verschiedene chemische Desinfektionsmittel. Im einzelnen unterscheidet man Präparate für Hände, Instrumente, Geräte und Flächen. Je nachdem, welche Keime durch ein Desinfektionsmittel abgetötet werden, verwendet man folgende Bezeichnungen:

bakterizid	— bakterienabtötend
tuberkulozid	— Tuberkelbakterien abtötend
viruzid	— vireninaktivierend
fungizid	— pilzabtötend

Diese Eigenschaften hängen jedoch nicht nur vom verwendeten Mittel allein ab, sondern auch stark von:
- **Konzentration** und
- **Einwirkungszeit.**

Dosierung Da die Desinfektionsmittel vom Handel in der Mehrzahl als Konzentrat geliefert werden, müssen sie vor Gebrauch zunächst nach Angaben des Herstellers verdünnt werden. Im allgemeinen kann man dazu beiliegende Meßbecher oder andere Dosierhilfen verwenden. Fehlen diese, so kann man die Desinfektionslösungen auch nach der folgenden Tabelle ansetzen.
Die Desinfektionsmittel müssen stets gewissenhaft dosiert werden. Sowohl eine Über- als auch Unterdosierung kann die Desinfektionswirkung vermindern. Bei einer Überdosierung können zusätzlich Materialschäden entstehen.

Dosiertabelle

Lösung	Desinfektionsmittel	Wasser
0,5 %	5 ml	995 ml
1,0 %	10 ml	990 ml
1,5 %	15 ml	985 ml
2,0 %	20 ml	980 ml
3,0 %	30 ml	970 ml
4,0 %	40 ml	960 ml
5,0 %	50 ml	950 ml

Angenähert kann man in der Praxis zur Verdünnung des Desinfektionsmittels jeweils 1 Liter Wasser nehmen.

Chemische Wirkstoffe Von der Industrie wird eine Fülle von verschiedenen Desinfektionsmitteln angeboten.

Die wesentlichen chemischen Wirkstoffe sind:

Alkohole z. B. Äthanol — Weingeist (er wird vor allem in verdünnter Form (z. B. 70 %ig) verwendet und dann als Spiritus dilutus bezeichnet)
Aldehyde z. B. Formaldehyd
Phenole und Phenolabkömmlinge z. B. Kresol
Halogene z. B. Chlor, Jod, Brom
Oxidationsmittel z. B. Wasserstoffperoxid
Schwermetallverbindungen z. B. Silbersalze
Säuren z. B. Peressigsäure
Oberflächenaktive Stoffe z. B. Ammoniumverbindungen.

Die Deutsche Gesellschaft für Hygiene und Mikrobiologie (DGHM) hat Richtlinien zur Prüfung chemischer Desinfektionsmittel ausgearbeitet. Alle nach diesen Richtlinien geprüften und als wirksam befundenen Desinfektionsverfahren sind in der zur Zeit gültigen VII. Liste mit Stand vom 31.03.87 aufgeführt. Da die Desinfektionsmittel dabei jedoch nur auf ihre bakterizide, fungizide und tuberkulozide Wirkung geprüft wurden, muß man sich selbst zusätzlich von der viruziden Wirkung der Mittel überzeugen.
Geeignete Desinfektionsmittel und -verfahren sind weiterhin auch in der Liste nach § 10c des Bundes-Seuchengesetzes nachzulesen (siehe 3.3.7).

Physikalische Desinfektionsverfahren

Von den physikalischen Desinfektionsverfahren hat für die Praxis vor allem die **Thermodesinfektion** Bedeutung. Man verwendet dazu Geräte, die ähnlich wie Geschirrspülautomaten arbeiten, das Wasser dabei aber auf 93 °C aufheizen und diese Temperatur für mindestens 10 Minuten halten.
Die Thermodesinfektoren haben den großen Vorteil, daß sie neben einer sicheren

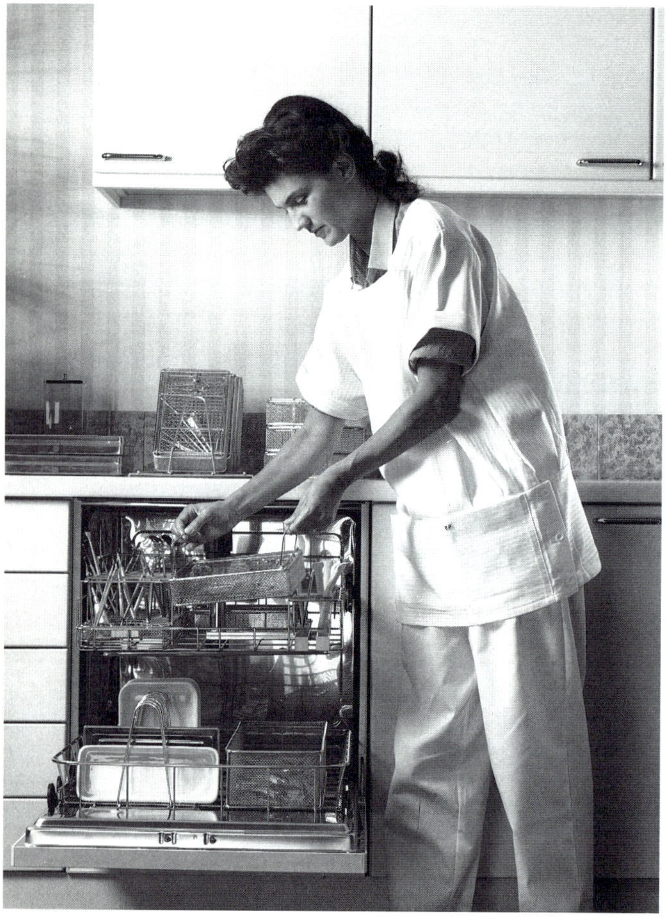

Abb. 3.11: Thermodesinfektor

Desinfektion gleichzeitig eine gründliche Reinigung durchführen. Sie entlasten dadurch das Personal und verringern die Verletzungsgefahr bei der Instrumentenreinigung erheblich.

Händedesinfektion

Die Hände sind die häufigsten Überträger für Keime. Daher ist eine regelmäßige Händedesinfektion vor bzw. nach jeder Behandlung erforderlich, wenn die Gefahr einer Keimübertragung besteht.

Für die Händedesinfektion werden vorzugsweise **Einreibepräparate auf Alkoholbasis** verwendet. Die Desinfektionsmittel sollen dazu in Wandspendern zur Verfügung stehen, die durch Fuß- oder Ellenbogendruck zu betätigen sind. Nach der Unfallverhütungsvorschrift müssen Händedesinfektionsmittel und hautschonende Händewaschmittel in Direktspendern sowie geeignete Hautpflegemittel und Einmalhandtücher an leicht erreichbaren Händewaschplätzen vorhanden sein.

Beim praktischen Vorgehen unterscheidet man die hygienische und chirurgische Händedesinfektion.

Hygienische Händedesinfektion

Zur hygienischen Händedesinfektion werden die trockenen Handoberflächen – je nach Präparat – 30–60 Sekunden mit 3–4 ml Desinfektionslösung eingerieben.

Nur bei sichtbarer Verschmutzung müssen die Hände gewaschen werden. Selbstverständlich werden dazu nur flüssige Waschpräparate aus Direktspendern verwendet. Der beim Waschen entstehende Schaum und die abgelösten Schmutzteile werden mit kaltem Wasser abgespült. Eine niedrige Wassertemperatur ist wichtig, damit die Hautporen geschlossen bleiben und der Haut damit kein Fett zusätzlich entzogen wird. Die niedrige Wassertemperatur beugt damit spröden Händen vor.

Chirurgische Händedesinfektion

Vor operativen Eingriffen ist eine chirurgische Händedesinfektion erforderlich. Dabei wird eine **möglichst weitreichende Keimreduzierung** der Hände und Unterarme angestrebt. Eine Keimfreiheit ist auf der Haut jedoch nicht zu erreichen.

Die chirurgische Händedesinfektion erfolgt meist nach diesem Schema:

- 2 Minuten Hände und Unterarme mit Wasser und Flüssigwaschmittel aus einem Wandspender reinigen mit gleichzeitiger Säuberung der Fingernägel
- Abtrocknen mit einem Einmalhandtuch

- 3 Minuten Hände und Unterarme mit einem Desinfektionsmittel aus einem Wandspender einreiben
- Abschließend 2 Minuten nur die Hände mit Desinfektionslösung einreiben

Insgesamt werden ca. 10 ml Desinfektionslösung verwendet.

Selbstverständlich gibt es Unterschiede zwischen den einzelnen Desinfektionsmitteln, die jeweils den Gebrauchsanweisungen zu entnehmen sind.

Instrumentendesinfektion

Benutzte Instrumente müssen vor der Reinigung desinfiziert werden, wenn bei der Reinigung die Gefahr von Verletzungen besteht.
Es gilt also die Reihenfolge:
- Desinfektion
- Reinigung
- Sterilisation

Die Desinfektion vor der Reinigung dient in erster Linie dem Schutz des Personals vor Infektionen durch die von den Patienten ausgehenden Keime. Rotierende Instrumente (z. B. Bohrer, Finierer und Diamanten), Wurzelkanalinstrumente, Hand- und Winkelstücke sowie Turbinen werden getrennt vom übrigen Instrumentarium desinfiziert.
Man unterscheidet 2 Desinfektionsverfahren:
- chemische Desinfektion im Tauchbad
- thermische Desinfektion im Desinfektions- und Reinigungsautomaten

Chemische Desinfektion Es werden kombinierte Desinfektions- und Reinigungsmittel in speziellen Instrumentenwannen verwendet. Dabei ist insbesondere auf die **richtige Konzentration** des Desinfektionsmittels und eine **genügende Einwirkungszeit** zu achten.
Die Instrumentenwanne sollte einen herausnehmbaren Siebeinsatz haben, mit dem die Instrumente nach der Desinfektion zum Abspülen aus der Lösung herausgenommen werden können. Das Abspülen unter fließendem Wasser muß sehr sorgfältig erfolgen, damit alle Desinfektionsmittelreste von den Instrumenten entfernt werden. Anschließend können die Instrumente mit einer Bürste gereinigt werden.
Nach der Reinigung werden die Instrumente mit Einmaltüchern gut abgetrocknet. Daraufhin können sie sterilisiert werden.
Bei der chemischen Desinfektion im Tauchbad ist zu beachten:
- Alle Instrumente unmittelbar nach Gebrauch für mindestens 60 Minuten in das Desinfektionsbad einlegen.
- Desinfektionslösung richtig dosieren.
- Instrumente nicht zu lange in die Desinfektionslösung legen, um Materialschäden zu vermeiden (nicht über Nacht einlegen!).
- Die Instrumente müssen vollständig von der Lösung bedeckt sein. Hohlkörper sind so einzulegen, daß Luftblasen vermieden werden.
- Täglich frische Lösungen ansetzen.

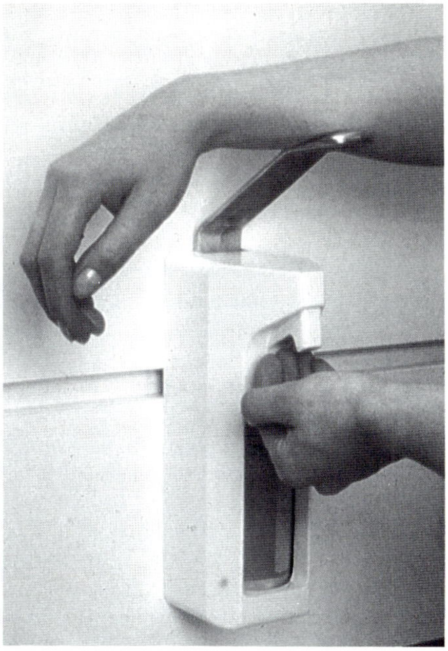

Abb. 3.12: Bedienung eines Wandspenders

– Instrumente sorgfältig einlegen und nicht einwerfen, um Beschädigungen zu vermeiden.
– Instrumente mit Gelenken müssen vor dem Einlegen in die Lösung geöffnet werden.
– Nicht mit der bloßen Hand in die Lösung greifen! Hat man die Lösung jedoch berührt, dann die Hände sofort mit fließendem Wasser abspülen.
– Instrumente nach der Desinfektion unter fließendem Wasser gründlich abspülen.
– Gespülte Instrumente sofort trocknen.
– Hand- und Winkelstücke sowie Turbinen dürfen nicht in Desinfektions- und Reinigungslösungen eingetaucht werden.
– Rotierende Instrumente dürfen nur in spezielle Desinfektions- und Reinigungslösungen eingelegt werden.
– Wurzelkanalinstrumente sind besonders empfindlich und sollten deshalb separat desinfiziert werden.
– Wird ein Ultraschallbad verwendet, so sind dazu geeignete Desinfektions- und Reinigungslösungen zu gebrauchen. Mit Wasser allein ist keine Desinfektion möglich.

Thermische Desinfektion Man verwendet Thermodesinfektoren, die ähnlich wie Geschirrspülautomaten arbeiten, die Reinigungslösung dabei jedoch für mindestens 10 Minuten auf 93 °C aufheizen. Sie führen gleichzeitig eine Desinfektion und Reinigung der Instrumente durch.

Bei der Thermodesinfektion ist zu beachten:

– Nur Instrumente, die ausreichend korrosions- und temperaturbeständig sind, dürfen in den Thermodesinfektor.
– Alle Instrumente unmittelbar nach Gebrauch ohne Vorbehandlung in den Thermodesinfektor geben. Sie können dort bis zu 6 Stunden gesammelt werden.
– Instrumente richtig einordnen, so daß sie sich nicht gegenseitig beschädigen können. Empfindliche Instrumente sind zu sichern.
– Die Instrumente müssen direkt nach Beendigung des Programms aus der Maschine genommen werden, damit sie schnell trocknen. Es besteht sonst Korrosionsgefahr.

Instrumentenpflege Nach der Desinfektion und Reinigung werden die Instrumente gepflegt:

– Gelenke von Instrumenten, wie Zangen oder Scheren, werden geölt.
– Die Funktion der Instrumente wird geprüft. Stumpfe, verbogene oder anders beschädigte Instrumente werden ausgesondert. Dabei ist auch zu bedenken, daß korrodierte Instrumente die übrigen einwandfreien Instrumente schädigen können.
– Schneidende Instrumente (z. B. Parodontalinstrumente) werden in regelmäßigen Abständen nachgeschärft.

Desinfektion von rotierenden Instrumenten Die Bohr- und Schleifinstrumente müssen wie das übrige Instrumentarium unmittelbar nach Gebrauch desinfiziert werden. Dazu werden von der Industrie spezielle Desinfektions- und Reinigungsmittellösungen angeboten. Diese speziellen Bohrerbäder sind gebrauchsfertig. Sie müssen also nicht wie die übrigen Lösungen zur Instrumentendesinfektion verdünnt werden.

Zur Aufbewahrung dient ein sogenannter **Fräsator.** Wie die Instrumentenwannen hat auch er einen Siebeinsatz, mit dem die Instrumente nach einer Einwirkungszeit von mindestens 60 Minuten aus der Desinfektionslösung herausgenommen werden können. Nach der Desinfektion kippt man die Instrumente aus dem Siebeinsatz zum Trocknen auf eine saugfähige Unterlage. Hartnäckige Verschmutzungen können jetzt mit einer kleinen Drahtbürste entfernt werden. Da unter starken Verschmutzungen noch Krankheitserreger sein können, empfiehlt sich in diesen Fällen, die Desinfektion zu wiederholen.

Für die verschiedenen rotierenden Instrumente ist stets im einzelnen zu prüfen, ob

sie in die Desinfektionslösung hineingelegt werden dürfen.
Statt des üblichen Tauchbades kann auch ein Ultraschallbad oder ein Thermodesinfektor verwendet werden. Rotierende Instrumente werden im allgemeinen nicht sterilisiert, mit Ausnahme der chirurgischen Fräser.

Desinfektion von Hand- und Winkelstücken sowie Turbinen Sie dürfen nicht in das übliche Tauchbad für Handinstrumente eingelegt werden. Sie werden daher äußerlich mit einer Desinfektions- und Reinigungslösung abgewischt. Für die Innenreinigung werden jeweils die vom Hersteller angegebenen Methoden angewandt.
Eine Reihe von Hand- und Winkelstücken sowie Turbinen kann auch mit Hilfe eines speziellen Instrumenteneinsatzes dampfdesinfiziert werden. Dabei wird mit einer Temperatur von mindestens 105 °C für mindestens 7 Minuten gearbeitet.
Chirurgische Handstücke müssen stets sterilisiert werden!

Flächendesinfektion

Die Flächen und Gegenstände im Behandlungsbereich (z. B. Schwebetisch, Leuchtengriff) werden nach jeder Behandlung desinfiziert und gereinigt. Die übrigen Flächen außerhalb des Behandlungsbereiches sowie die Einrichtungsgegenstände (z. B. Patientenstuhl, Geräte, Schränke) brauchen nur am Ende bzw. Anfang des Behandlungstages sowie nach jeder Verschmutzung desinfiziert und gereinigt werden.
Für die Desinfektion kleinerer Flächen werden von der Industrie **Sprühflaschen** angeboten. Die alleinige Sprühdesinfektion ist in ihrer Wirkung jedoch relativ unsicher. Deshalb ist zusätzlich stets eine **Wischdesinfektion** mit einem Tuch durchzuführen.
Bei elektrischen Geräten ist besondere Vorsicht geboten. Zur eigenen Sicherheit sollte man dort vor der Desinfektion erst den Stecker aus der Steckdose ziehen.

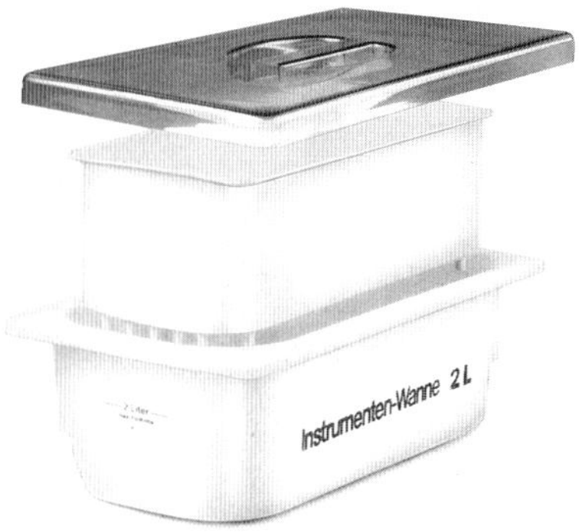

Abb. 3.13: Instrumentenwanne mit Siebeinsatz

Für die Fußbodendesinfektion wird eine Wisch- und Scheuerdesinfektion empfohlen. Dabei wird mit der 2-Eimer-Methode gearbeitet. Dazu wird ein Eimer mit einer desinfizierenden Reinigungslösung gefüllt, während der zweite zunächst leer bleibt. Die Reinigungslösung wird auf dem Boden verteilt und der Überschuß anschließend wieder aufgenommen und in den leeren Eimer gefüllt. Statt eines Lappens sollte dazu eine Reinigungshilfe verwendet werden, die durch eine Mechanik ausgewrungen werden kann.

Desinfektion von Prothesen Prothesen und kieferorthopädische Geräte sind mit einer Vielzahl von Keimen übersät, wenn sie aus dem Mund des Patienten genommen werden. Sie müssen daher desinfiziert werden
– bevor sie ins Labor gehen und
– wenn sie aus dem Labor kommen.
Es gibt dazu heute Prothesendesinfektionsmittel, die gut verträglich sind und gleichzeitig eine Reinigungswirkung haben. Nach der Desinfektion werden sie stets mit Wasser abgespült.
Neben den Prothesen und kieferorthopädischen Geräten sollten auch alle übrigen Werkstücke sowie alle Abdrücke desinfiziert werden, wenn sie aus dem Mund des Patienten kommen. Insbesondere bei den Abdrücken ist dabei jedoch sorgfältig darauf zu achten, daß keine Schädigungen durch das Desinfektionsmittel eintreten.

3.3.5 Sterilisation

Während bei einer Desinfektion nur **alle Krankheitserreger** unschädlich zu machen sind, wird bei einer Sterilisation anschließend eine völlige **Keimfreiheit** gefordert.
Für die Praxis haben vor allem 2 Sterilisationsverfahren Bedeutung, die Dampfsterilisation und die Heißluftsterilisation.

Dampfsterilisation

Physikalisches Prinzip Erhitzt man Wasser in einem offenen Gefäß, so siedet es bei normalem Luftdruck in Meereshöhe (= 1013 hPa) bei einer Temperatur von 100 °C.

Man beachte hierbei die gesetzliche Einheit für Druck: Sie lautet Pa = Pascal.
1 hPa (1 Hektopascal) = 100 Pa
(siehe auch S. 356).

Erhitzt man Wasser jedoch in einem geschlossenen Gefäß, so daß der entstehende Wasserdampf nicht entweichen kann, so entsteht ein Überdruck. Man spricht dann von **gespanntem Dampf.**
Durch den zunehmenden Druck erhöht sich die Siedetemperatur des Wassers. Während Wasser unter normalem Luftdruck (= 1013 hPa) bei 100 °C siedet, steigt der Siedepunkt unter doppeltem Druck (= 2026 hPa) auf ca. 121 °C und unter dreifachem Druck sogar auf ca. 134 °C an. Der Wasserdampf hat dann ebenfalls nicht eine Temperatur von 100 °C, sondern von 121 °C bzw. 134 °C.
Diese physikalische Gesetzmäßigkeit nutzt man bei der Dampfsterilisation aus. Der wärmere, unter Druck stehende Wasserdampf hat nämlich eine erheblich bessere keimabtötende Wirkung als Dampf mit 100 °C. In der Praxis ist es dabei wichtig, daß der Druckkessel vollständig mit Dampf ohne Restluft gefüllt ist. Man bezeichnet dies auch als **gesättigten Dampf.**

Druckverhältnisse	Siedepunkt von Wasser
1013 hPa (normaler Luftdruck)	100 °C
2026 hPa (doppelter Druck)	ca. 121 °C
3039 hPa (dreifacher Druck)	ca. 134 °C

Praktische Durchführung Die Dampfsterilisation wird in einem Druckkessel mit verriegelbarer Tür durchgeführt. Das Gerät wird daher auch als **Autoklav** bezeichnet (autos gr. – selbst, clavis lat. – Riegel).
Im Gerät wird destilliertes Wasser erhitzt. Der entstehende Wasserdampf treibt die im Druckkessel enthaltene Luft über ein Ventil hinaus. Sobald Dampf an dem Auslaßventil erscheint, ist die gesamte Luft aus dem Gerät entwichen. Das Ventil wird dann geschlossen. Erst jetzt kann ein Druck im Gerät aufgebaut werden und der Dampf so die zur Sterilisation erforderliche Temperatur von 121 °C bzw. 134 °C erreichen.
Für eine einwandfreie Sterilisation muß der Druckkessel vollständig mit Dampf ohne Restluft ausgefüllt sein. Wird das Auslaßventil zu früh verschlossen, so läßt die Sterilisierleistung durch den Restluftgehalt deutlich nach. Andererseits kann auch zu wenig und damit ungesättigter Dampf entstehen, wenn im Vorratsbehälter des Gerätes nicht genügend Wasser vorhanden ist. Vor der Sterilisation ist daher stets die Füllmenge des Vorratsbehälters zu überprüfen.

Beim Betrieb des Autoklaven unterscheidet man folgende 6 Phasen:

Anheizzeit – Zeit vom Beginn der Erwärmung bis zum Erreichen der Siedetemperatur von 100 °C

Entlüftungszeit – Zeit, bis die Luft vollständig aus dem Gerät entwichen ist

Steigzeit – Zeit vom Ende der Entlüftung bis zum Erreichen der Betriebstemperatur (121 °C bzw. 134 °C)

Ausgleichszeit – Zeit vom Erreichen der Betriebstemperatur bis zum Temperaturausgleich innerhalb des Sterilisierguts. Die Ausgleichszeit hängt vom Gerätetyp und Sterilisiergut ab. Sie ist bei Metallinstrumenten kurz, da Metalle gute Wärmeleiter sind, bei Textilien dagegen lang.

Abtötungszeit – Zeit, in der alle Keime abgetötet werden. Sie beträgt einschließlich eines Sicherheitszuschlags:

20 Minuten bei 121 °C
5 Minuten bei 134 °C

Abkühlzeit – Zeit vom Ende der Keimabtötung bis zum Temperaturabfall auf 80 °C

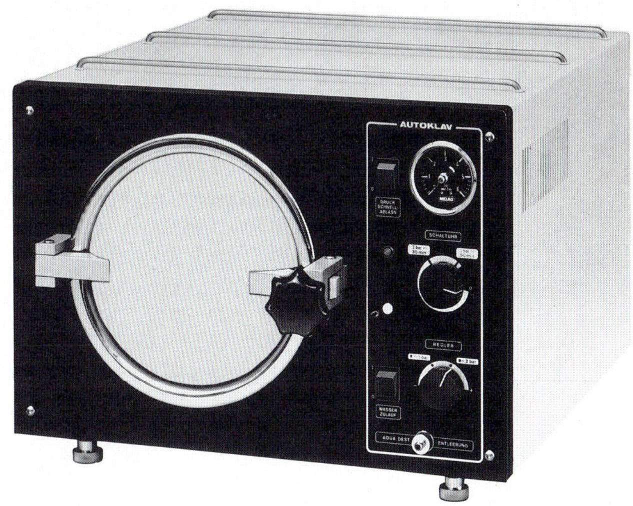

Abb. 3.14: Autoklav

In der Praxis werden zur Arbeitserleichterung vorwiegend automatisch arbeitende Autoklaven verwendet.

Sterilisiergut Im Autoklaven können Metallinstrumente, Glasartikel, Porzellan, Textilien, Gummi, viele Kunststoffe, sowie Watte und Zellstoff sterilisiert werden. Unter anderem werden chirurgische Bohrer und Fräser, Endodontieinstrumente und entsprechend geeignete Absaugkanülen im Autoklaven sterilisiert.

Bei Hand- und Winkelstücken sowie Turbinen sind die Herstellerangaben zu beachten, da nicht alle Geräte dampfsterilisiert werden können.

Instrumente aus nicht rostfreien Stählen (z. B. Stahlbohrer) dürfen nicht im Autoklaven sterilisiert werden, da sie durch den Wasserdampf korrodieren können.

Bei der Dampfsterilisation ist besonders zu beachten:

– Im Autoklaven darf nur demineralisiertes (vollentsalztes) oder destilliertes Wasser verwendet werden. Leitungswasser führt zu Belägen und Korrosionsschäden.
– Durch Öl, Chemikalien, Metallspäne oder Rost verunreinigtes Wasser führt zu unsauberem Dampf und kann Schäden an Instrumenten sowie am Autoklaven verursachen. Das Wasser ist daher regelmäßig zu wechseln und das Gerät zu reinigen.
– Es sind nur dampfsterilisierbare Teile einzulegen, also keine Instrumente aus nicht rostfreien Stählen. Bei Turbinen ist zu prüfen, ob sie für die Dampfsterilisation geeignet sind.
– Bei der Verwendung von Klarsichtsterilisierverpackungen müssen diese senkrecht in den Autoklaven gestellt werden.
– Das Gerät ist während der Sterilisation nicht zu öffnen, da der Dampf dann explosionsartig entweichen kann und die Gefahr schwerer Verbrühungen besteht.

Heißluftsterilisation

Zur Heißluftsterilisation werden elektrisch beheizte Geräte verwendet, wobei die erhitzte Luft zur gleichmäßigen Verteilung umgewälzt wird. Da die meisten Mikroorganismen in trockenem Zustand sehr hitzebeständig sind, muß bei der Heißluftsterilisation mit höheren Temperaturen als bei der Dampfsterilisation gearbeitet werden.

Beim Betrieb des Heißluftsterilisators unterscheidet man folgende 4 Phasen:

Anheizzeit – Zeit vom Beginn der Erwärmung bis zum Erreichen der Betriebstemperatur (180 °C bzw. 200 °C)

Ausgleichszeit – Zeit vom Erreichen der Betriebstemperatur bis zum Temperaturausgleich innerhalb des Sterilisierguts. Sie hängt vom Gerätetyp sowie von Art, Menge und Packung des Sterilisierguts ab. Bei zu dichter Packung wird der Temperaturausgleich behindert.

Abtötungszeit – Zeit, in der alle Keime abgetötet werden. Sie beträgt einschließlich eines Sicherheitszuschlags:

30 Minuten bei 180 °C
10 Minuten bei 200 °C

Abkühlzeit – Zeit vom Ende der Keimabtötung bis zum Temperaturabfall auf 80 °C

In der Praxis werden zur Arbeitserleichterung vorwiegend automatisch arbeitende Heißluftsterilisatoren verwendet.

Sterilisiergut Im Heißluftsterilisator können grundsätzlich alle Metallinstrumente sterilisiert werden. Scheren, Skalpelle, Metallbohrer und Wurzelkanalinstrumente werden jedoch bei wiederholter Sterilisation stumpf. Zusätzlich besteht bei Wurzelkanalinstrumenten eine erhöhte Bruchgefahr nach Heißluftsterilisation. Glasartikel und Porzellan dürfen nur dann mit Heißluft sterilisiert werden, wenn sie entsprechend hitzebeständig sind.
Ungeeignet für die Heißluftsterilisation sind Textilien, Gummi, die meisten Kunststoffe, Spritzen ohne Aufschrift „200 °C“, emaillierte Gefäße sowie Watte und Zellstoff, da diese Materialien nicht hitzebeständig sind. Hand- und Winkelstücke sowie Turbinen sind ebenfalls in den meisten Fällen nicht mit Heißluft zu sterilisieren.

Abb. 3.15:
Heißluftsterilisator

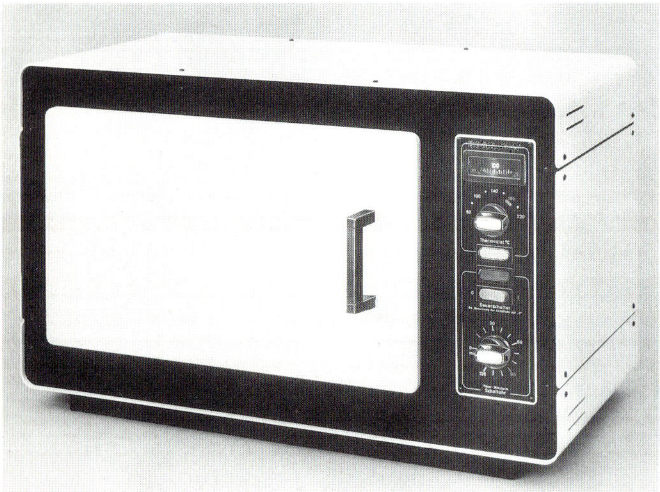

Gassterilisation

Es gibt verschiedene Methoden zur Gassterilisation:
Die **Gassterilisation mit Äthylenoxid** erfolgt bei niedrigen Temperaturen (ca. 55 °C), weshalb man hierbei auch von einer **Kaltsterilisation** spricht. Dieses Verfahren wird daher vor allem bei besonders hitzeempfindlichen Instrumenten verwendet. Für die Zahnarztpraxis ist dieses Verfahren jedoch im allgemeinen zu aufwendig.
Äthylenoxid ist ein keimabtötendes Gas, das mit Sauerstoff explosive Gemische bildet. Aus Sicherheitsgründen ist daher bei der Anwendung ein explosionshemmender Zusatz von Kohlendioxid (CO_2) erforderlich.
Bereits geringe Mengen von Äthylenoxid können zu schweren Haut- und Schleimhautreizungen führen. Nach der Sterilisation muß das Sterilisiergut daher sorgfältig entgast werden. Diese Entgasungszeit dauert z. B. bei Gummi 24 Stunden.
Ein anderes Verfahren ist die **chemische Trockengas-Sterilisation,** die mit einem Chemiclave nach Harvey durchgeführt wird. Man arbeitet dabei mit einer Sterilisationslösung, in der verschiedene flüssige Chemikalien sowie ein geringer Wasseranteil enthalten sind. Wie beim Autoklaven erhitzt man dieses Gemisch in einem Druckkessel. Die vorgeschriebene Temperatur beträgt dabei 126 °C.

Funktionsprüfung der Sterilisatoren

Die Sterilisatoren müssen zweimal im Jahr auf ihre Wirksamkeit überprüft werden. Dabei muß nachgewiesen werden, daß sie auch widerstandsfähige Sporen abtöten.

Für die Prüfung werden Sporenpäckchen verwendet, die man von einem Hygieneinstitut erhalten kann. Die Sporenpäckchen werden bei einem normalen Sterilisiervorgang mit den Instrumenten in das Gerät zum Sterilisieren gelegt. Auf jede beladene Siebschale kommen jeweils 3 Sporenpäckchen (vorne, in der Mitte, hinten).

Nach der Sterilisation werden die Sporenpäckchen mit einem Formblatt zur Überprüfung an ein Hygieneinstitut geschickt. Dort wird geprüft, ob die Sporen vorschriftsmäßig abgetötet sind. Ist dies nicht der Fall, so muß der Sterilisator überprüft und anschließend erneut getestet werden.

3.3.6 Aufbewahrung der Instrumente

Allgemeine Lagerung Die Instrumente sind grundsätzlich trocken und staubgeschützt zu lagern. Weiterhin sollten keine Temperaturschwankungen (z. B. in Heizungsnähe) auftreten. Es ist bei der Lagerung zu beachten, daß es durch Feuchtigkeit oder Einwirkung von Chemikalien zu Korrosionsschäden an den Instrumenten kommen kann.

Die Instrumente sind stets in geeigneten Schubläden oder Ständern aufzubewahren, die aus desinfizierbarem Material sein müssen. In den Schubläden müssen die Instrumente in so großem Abstand voneinander gelagert werden, daß man beim Entnehmen nicht danebenliegende Instrumente berührt.

Alle Instrumente, die nicht steril sein müssen, werden grundsätzlich mit desinfizierten Händen in die Schubläden oder Schränke eingeordnet.

Sterile Lagerung Sterile Instrumente müssen so gelagert werden, daß jeder Kontakt mit Keimen ausgeschlossen ist. Dazu werden sie vor der Sterilisation in Metallkassetten, Sterilisierbeutel oder Schlauchverpackungen gelegt. Die Verpackung muß dabei sowohl die Sterilisation als auch die anschließende sterile Lagerung gewährleisten.

Durch sogenannte **Behandlungsindikatoren** kann zwischen sterilisiertem und nicht sterilisiertem Instrumentarium unterschieden werden. Diese Indikatoren weisen einen Farbumschlag nach der Sterilisation auf.

Für die Praxis ist es sinnvoll, sterile Trays für bestimmte Behandlungen zusammenzustellen. Instrumente, die seltener gebraucht werden, können einzeln steril verpackt oder mit einer sterilen Zange aus einer Metallkassette entnommen werden.

Abb. 3.16: Instrumentenkreislauf bei Sterilgut

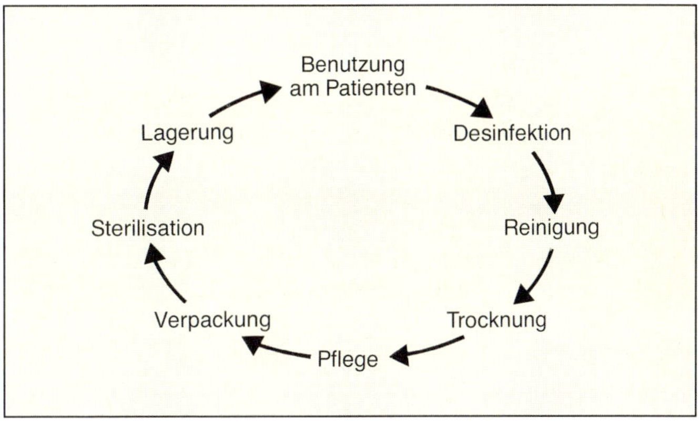

3.3.7 Hygieneplan

Die Unfallverhütungsvorschrift schreibt vor, daß für die einzelnen Arbeitsbereiche Maßnahmen zur Desinfektion, Reinigung und Sterilisation sowie zur Ver- und Entsorgung schriftlich festgelegt werden.

Geeignete Desinfektionsmittel und -verfahren sind aufgeführt in der:

- VII. Liste der von der Deutschen Gesellschaft für Hygiene und Mikrobiologie geprüften und als wirksam befundenen Desinfektionsverfahren (mhp-Verlag, Wilhelmstr. 42, 6200 Wiesbaden)

  Die in diesem Verzeichnis aufgeführten Desinfektionsmittel sind jedoch nur auf ihre bakterizide, fungizide und tuberkulozide Wirkung geprüft worden. Man muß sich daher selbst zusätzlich von der viruziden Wirkung der Mittel überzeugen.

- Liste der vom Bundesgesundheitsamt geprüften und anerkannten Desinfektionsmittel und -verfahren (Bundesgesundheitsamt, Robert-Koch-Institut, Nordufer 20, 1000 Berlin 65)

Hygieneplan für die Zahnarztpraxis

WAS Objekt	**WIE** Vorgang	**WOMIT** Arbeitsmittel	**WANN** Zeitpunkt
Hände	Hygienische Händedesinfektion	Händedesinfektionsmittel aus Direktspender	Falls erforderlich vor bzw. nach der Behandlung und bei weiteren Tätigkeiten mit Infektionsgefahr (z. B. Röntgen, Instrumentenwartung)
	Chirurgische Händedesinfektion	1. Hautschonendes Waschmittel aus Direktspender 2. Händedesinfektionsmittel aus Direktspender	Vor operativen Eingriffen
	Waschen	Hautschonendes Waschmittel aus Direktspender Einmalhandtücher	bei Bedarf
	Pflegen	Hautpflegemittel aus Direktspender oder Tube	bei Bedarf
Einrichtungsgegenstände z. B. Patientenstuhl, Schränke	Desinfektion – Reinigung (z. B. durch Besprühen und Wischen)	Desinfektionsmittel	Am Ende bzw. Anfang des Behandlungstages und nach der Behandlung bei Verschmutzung
Flächen und Gegenstände z. B. Schwebetisch, Leuchtengriff		Desinfektionsmittel	Im Behandlungsbereich nach jeder Behandlung – sonst nach jeder Verschmutzung
Instrumente und Hilfsmittel z. B. alle zahnärztlichen Instrumente (auch Abformlöffel, Trays, Gläser)	Desinfektion Reinigung Sterilisation (falls erforderlich)	Thermodesinfektor oder Desinfektionswanne maschinelle oder manuelle Reinigung Autoklav oder Heißluftsterilisator	nach Gebrauch
Rotierende Instrumente z. B. Bohr- und Schleifkörper, Polierer	Desinfektion durch Einlegen direkt nach Gebrauch, wenn möglich und erforderlich Sterilisation	Desinfektionsmittel Autoklav	nach Gebrauch
Hand- und Winkelstücke sowie Turbinen	Nach Vorschrift des Herstellers		
Chirurgische Instrumente z. B. Spritzen, Zangen, auch Endodontie-Instrumente	Desinfektion Reinigung Sterilisation (stets erforderlich)	siehe bei Instrumente und Hilfsmittel	nach Gebrauch
Absauganlage	1. Durchsaugen eines Wasser-Luft-Gemisches 2. Desinfizieren, Reinigen: Langsames Durchsaugen eines Gemisches von Luft und Desinfektions- und Reinigungsmittel 3. Filterwechsel	Kaltes Wasser (1/2 Liter) Präparat für Absauganlage Schutzhandschuhe	Möglichst nach jeder Behandlung, bei der abgesaugt wurde (insbes. Blut) Am Ende des Behandlungstages Nach Vorschrift des Herstellers
Fußböden	Desinfektion Reinigung	Desinfektionsmittel Fußboden-Reinigungsmittel	Bei Verschmutzung mit Blut oder Eiter Nach Bedarf, am Ende des Behandlungstages
Kontaminierte Wäsche z. B. Handtücher, OP-Tücher, Schutzkleidung	Sammeln, Desinfizieren, Reinigen	Waschmaschine (Kochprogramm)	nach Gebrauch
Abfall	Sammeln	z. B. Kunststoffsack (für spitze, scharfe u. zerbrechliche Gegenstände z. B. leere Desinfektionsmittelflaschen aus Kunststoff)	nach Bedarf
Klimaanlage	nach Betriebsanleitung		

4.1 Arbeitsgebiete der Anatomie und Physiologie

Die Anatomie ist die Lehre vom Bau des Körpers. Man unterscheidet dabei die **makroskopische Anatomie** (makros gr. – groß), die alle mit bloßem Auge erkennbaren Strukturen erfaßt, von der **mikroskopischen Anatomie** (mikros gr. – klein), die den Feinbau des Körpers mit verschiedenen Hilfsmitteln untersucht.
Spezielle Fachgebiete der Anatomie sind die **Zytologie** (Zellehre), **Histologie** (Gewebelehre) und **Embryologie** (Lehre von der Entwicklung des Embryos). Als Embryo bezeichnet man die Leibesfrucht in der Gebärmutter während der Organbildung. Beim Menschen sind dies die ersten drei Schwangerschaftsmonate.
Ein wichtiges Nachbargebiet der Anatomie ist die **Physiologie,** die sich mit den normalen Lebensvorgängen beschäftigt. Dabei wird die Funktion der Organe und ihr Zusammenspiel im Körper untersucht.
Die **Pathologie** beschäftigt sich dagegen mit den Krankheiten. Sie befaßt sich mit den Krankheitsursachen, dem Verlauf der Krankheiten und den krankheitsbedingten Veränderungen im Körper.

Anatomie	– Lehre vom Bau des Körpers
Zytologie	– Zellehre
Histologie	– Gewebelehre
Embryologie	– Lehre von der Entwicklung des Embryos
Physiologie	– Lehre von den normalen Lebensvorgängen
Pathologie	– Krankheitslehre

4.2 Aufbau des Körpers

Der Körper kann sowohl nach seinem morphologischen Aufbau (morphe gr. – Form), d. h. nach seinen Formen und Strukturen, als auch nach seinen funktionellen Systemen eingeteilt werden.

4.2.1 Morphologischer Aufbau des Körpers

Die **Morphologie** (Formen- und Strukturlehre) teilt den Körper in folgende Abschnitte ein:

Kopf	mit Gesichts- und Hirnbereich
Rumpf	mit Brustraum, Bauchhöhle und Beckenbereich
Gliedmaßen	mit Gliederung in: Schulter- und Beckengürtel Oberarm und Oberschenkel Unterarm und Unterschenkel Hand und Fuß

Während im Kopf vorwiegend die Steuerungs- und Sinnesorgane liegen, enthält der Rumpf vor allem die Stoffwechsel- und Fortpflanzungsorgane. Die Gliedmaßen dienen der Stütze und Bewegung.

4.2.2 Funktionelle Systeme des Körpers

Man unterscheidet folgende funktionelle Systeme des Körpers:

Halte- und Bewegungssystem
- Skelettsystem
- Muskelsystem

Stoffwechselsysteme
- Blut und Blutkreislauf
- Atmungssystem
- Verdauungssystem
- Harnsystem
- Haut

Steuerungssysteme
- Nervensystem
- Sinnesorgane
- Hormonsystem

Fortpflanzungsorgane

4.3 Körperregionen sowie Lage- und Richtungsbezeichnungen im Kopf-Halsbereich

Lage- und Richtungsbezeichnungen im Kopf-Halsbereich	
anterior	– vorne
posterior	– hinten
superior	– höher gelegen, oben
inferior	– tiefer gelegen, unten
superfizial	– oberflächlich
profundus	– tiefliegend
medial	– zur Mitte hin
lateral	– zur Seite hin

Wichtige Achsen und Ebenen	
Vertikalachse	– senkrechte Längsachse des Körpers
Transversalachse	– Querachse von einer Seite zur anderen
Sagittalachse	– von der Vorder- zur Hinterfläche des Körpers
Vertikalebene	– senkrechte Ebene
Transversalebene	– horizontale Ebene
Sagittalebene	– Körperhalbierende oder dazu parallele Ebene

Abb. 4.1:
Körperregionen im Kopf-Halsbereich

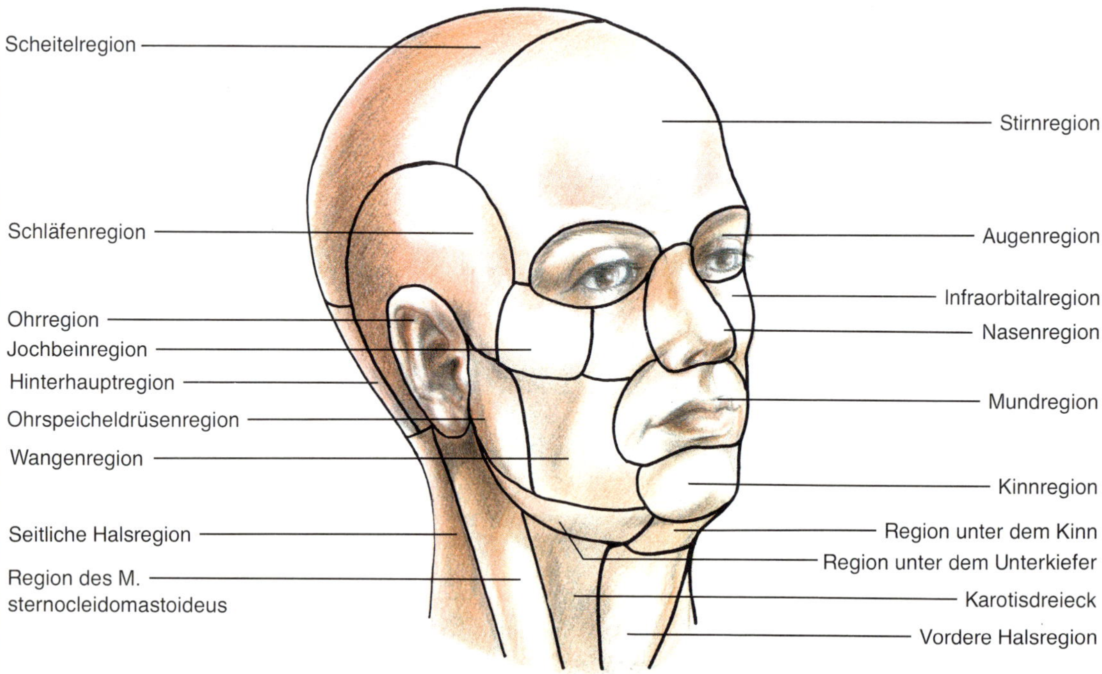

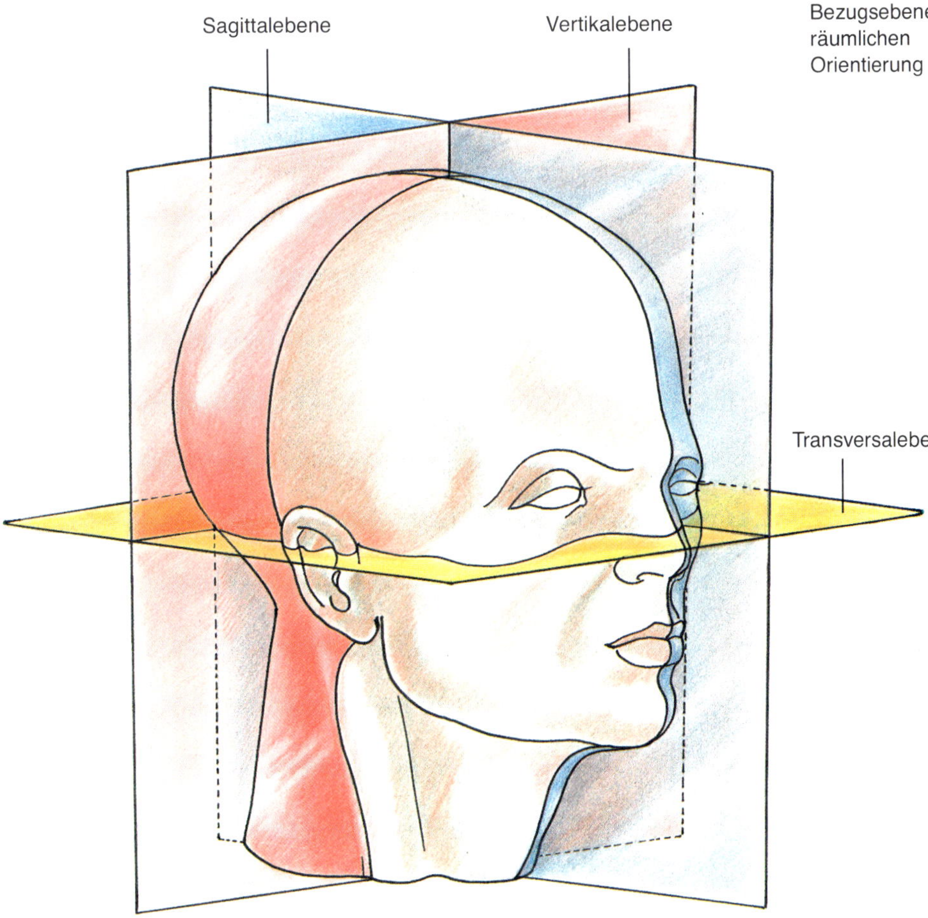

Abb. 4.2: Bezugsebenen zur räumlichen Orientierung

4.4 Zellehre (Zytologie)

4.4.1 Allgemeine Zellehre

Die **Zelle** ist die kleinste selbständige Funktionseinheit des Körpers mit allen Zeichen des Lebens.

Zellen haben einen eigenen Stoffwechsel, d. h. sie nehmen Stoffe auf, verarbeiten sie und geben Ausscheidungsprodukte wieder ab. Weiterhin können Zellen Reize aufnehmen und verarbeiten, sie können wachsen, sich bewegen und sie können sich durch Zellteilung fortpflanzen.

Grundlegende Leistungen einer Zelle:

– Stoffwechsel
– Reizaufnahme und -verarbeitung
– Wachstum
– Bewegung
– Fortpflanzung

Alle Zellen des Körpers stammen von der befruchteten Eizelle ab, aus der sie durch eine Vielzahl von Zellteilungen entstehen. Dabei können sie sich auf verschiedene Aufgaben spezialisieren, wodurch sie Unterschiede in Größe, Form und Feinbau aufweisen.

Abb. 4.3:
Schematischer
Aufbau
einer Zelle

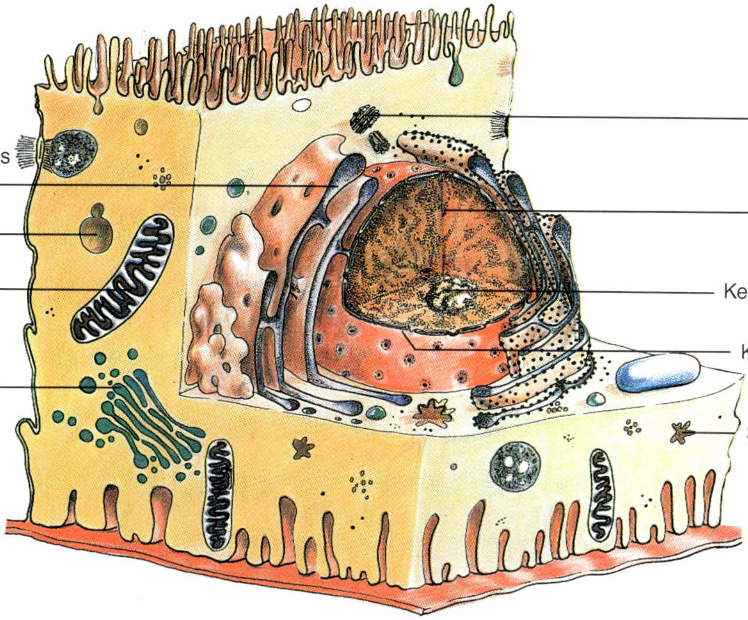

Größe einiger Zellen beim Menschen	
mittlerer Zelldurchmesser	ca. 0,005 mm bis 0,020 mm
rotes Blutkörperchen	ca. 0,007 mm
Eizelle	ca. 0,150 mm

4.4.2 Bau der Zelle

Die Zellen des menschlichen Körpers haben einen einheitlichen Grundaufbau. Sie bestehen aus einem **Zelleib (Zytoplasma)** und einem **Zellkern (Nukleus).** Fehlt der Zellkern, wie bei den roten Blutkörperchen, so sind die Zelleistungen eingeschränkt und die Zelle kann sich nicht mehr vermehren.

Zelleib (Zytoplasma)

Das Zytoplasma besteht aus einer wäßrigen, eiweißreichen Flüssigkeit, die nach außen von der **Zellmembran** abgegrenzt wird. Im Zytoplasma liegen die **Zellorganellen,** die als kleine Zellorgane verschiedene Aufgaben erfüllen.

Die wichtigsten Zellorganellen sind:

Mitochondrien Sie dienen der Energiegewinnung und sind somit die Kraftwerke der Zelle. Auf dem Blutweg herantransportierte Nährstoffe werden in den Mitochondrien unter Sauerstoffverbrauch abgebaut, wobei Energie freigesetzt wird.

Endoplasmatisches Retikulum (reticulum lat. — kleines Netz) Dies ist ein netzartiges System von kleinen Röhren im Plasma. Es steht mit dem Zellkern durch die Poren der Kernmembran in Verbindung und dient dem Stofftransport. Auf den Außenflächen des endoplasmatischen Retikulums sind häufig kleine Körperchen zu erkennen, die **Ribosomen.** Sie bauen körpereigenes Eiweiß auf.

Golgi-Apparat Es handelt sich hierbei um ein Lamellensystem im Plasma, das der Bildung von Sekreten (Absonderungen) dient. Es ist daher in Drüsenzellen besonders stark entwickelt. Seinen Namen hat es nach dem italienischen Anatomen Golgi (1844–1926).

Lysosomen Die bläschenförmigen Lysosomen (lysis gr. – Lösung) enthalten auflösende Enzyme, mit denen sie Abfallprodukte oder in die Zelle gelangte Fremdstoffe abbauen können. Sie sind somit ein Verdauungssystem der Zelle.

Zentriolen (Zentrosomen, Zentralkörperchen) Die Zentriolen haben Bedeutung für die Zellteilung. Sie bauen dabei ein Fasergerüst auf, das für die Trennung der Chromosomen wichtig ist.

Zellkern (Nukleus)

Der Zellkern ist das Steuerzentrum der Zelle und der Träger der Erbinformationen.
Die **Kernmembran** trennt den Zellkern vom Zytoplasma. Durch Poren in dieser Membran ist jedoch ein Stoffaustausch zwischen Kern und Zytoplasma möglich.
Im Zellkern befindet sich ein rundes Kernkörperchen **(Nukleolus)**. Dies ist ein Stoffwechselzentrum mit großer Bedeutung für den Eiweißaufbau. Als wichtige chemische Substanz findet man im Nukleolus **Ribonukleinsäuren (RNS).**
Der übrige Zellkern enthält das Erbgut in Form der **Desoxyribonukleinsäuren (DNS).** Es läßt sich mit speziellen Farbstoffen anfärben und bildet dann das **Chromatin** (chromos gr. – Farbe). Aus dem Chromatin entwickeln sich bei der Zellteilung die fadenförmigen **Chromosomen.**

4.4.3 Physiologie der Zelle

Zellteilung

Mitose Neue Zellen entstehen durch Teilung bereits bestehender Zellen. Damit die neuen Zellen anschließend mit den Ursprungszellen identisch sind, wird das Erbmaterial vorher verdoppelt und anschließend gleichmäßig auf die Tochterzellen verteilt. Dabei werden die **Chromosomen,** die die Erbinformation enthalten, als fadenförmige Gebilde sichtbar. Die Zellteilung wird deshalb auch als **Mitose** (mitos gr. – Faden) bezeichnet.

Die Mitose läuft in 4 Phasen ab:

Prophase (pro gr. – vor): Anfangsphase der Mitose, bei der die Chromosomen sichtbar werden. Die Zentriolen im Plasma wandern dabei zu entgegengesetzt liegenden Zellpolen.

Metaphase (meta gr. – inmitten): Die Chromosomen ordnen sich in der Zellmitte sternförmig an.

Anaphase (ana gr. – auseinander): Die Chromosomen werden mit Hilfe von kleinen Fasern auseinandergezogen.

Telophase (telos gr. – Ende): Nach der Trennung der Chromosomen wird der Zelleib in der Mitte eingeschnürt, so daß zwei neue Zellen entstehen.

Die Pause bis zur nächsten Zellteilung wird als **Interphase** (inter gr. – zwischen) bezeichnet.

Abb. 4.4: Schema der Zellteilung

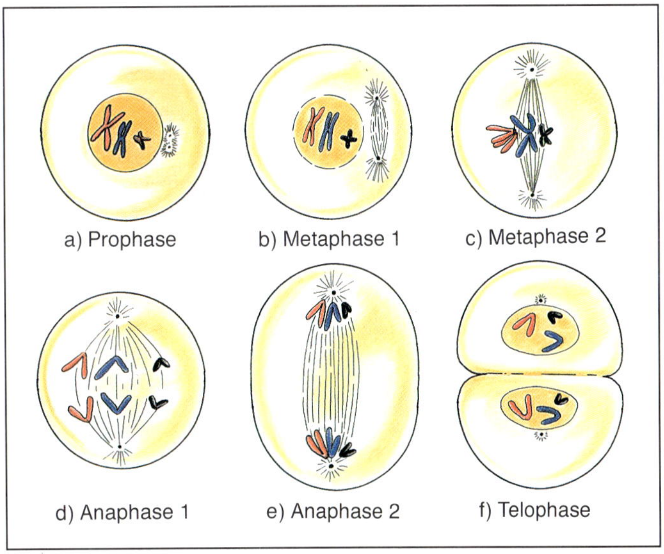

Insgesamt hat der Mensch 46 Chromosomen: 2 Geschlechtschromosomen und 22 doppelt angelegte übrige Chromosomen. Die Geschlechtschromosomen werden mit X und Y bezeichnet. Das weibliche Geschlecht hat zwei gleichartig große Geschlechtschromosomen (XX), das männliche Geschlecht ein großes und ein kleines Geschlechtschromosom (XY).

Meiose Wenn aus einer Zelle zwei neue Zellen entstehen sollen, so muß das Erbmaterial dazu vorher verdoppelt werden. Vor der Verschmelzung von **Ei- und Samenzelle bei der Befruchtung** muß das Erbmaterial dagegen vorher halbiert werden, damit es anschließend wieder zahlenmäßig stimmt. Die Halbierung des normalerweise doppelten Chromosomensatzes des Menschen bei den Keimzellen von 46 Chromosomen auf einen einfachen Satz mit 23 Chromosomen nennt man **Meiose** (meiosis gr. — Verringerung) bzw. **Reduktionsteilung** (reducere lat. — verringern). Bei der Befruchtung verschmelzen die beiden einfachen Chromosomensätze von Ei- und Samenzelle wieder zu einem normalen doppelten Chromosomensatz.

Bewegung

Man unterscheidet drei Arten von Zellbewegungen:

Amöboide Bewegung Im Zytoplasma einer Zelle findet eine ständige Durchmischung durch eine Plasmaströmung statt. Unter Ausnutzung dieser Plasmaströmung kann die Zelle Zytoplasmafortsätze ausstrecken und sich dann mit fließender Bewegung des Zelleibs fortbewegen. Eine amöboide Bewegung findet man z. B. bei den weißen Blutkörperchen. Sie bewegen sich so im Gewebe fort und können dadurch ihren Ort verändern.

Flimmerbewegung Die Flimmerhaare im Flimmerepithel der Luftwege können durch spezielle kleine Muskelfibrillen aktiv bewegt werden. Kleine Fremdkörper können dabei durch synchrone Bewegung der Flimmerhaare aus den Atemwegen herausbefördert werden.

Muskelbewegung Die Muskelzellen enthalten eine Vielzahl von Muskelfibrillen, die sich aktiv zusammenziehen können. Die dadurch entstehende Verkürzung eines Muskels ermöglicht einzelne Körperbewegungen.

Stoffwechsel

Als Stoffwechsel bezeichnet man die verschiedenen mit Stoffaufnahme, -verarbeitung und -abgabe bedingten Vorgänge im Körper. Bei der Zelle unterscheidet man einen Betriebsstoffwechsel und einen Baustoffwechsel.

Im **Betriebsstoffwechsel** werden mit der Nahrung zugeführte Nährstoffe zur Energiegewinnung abgebaut. Die dabei entstehenden Abbauprodukte werden anschließend ausgeschieden. Die gewonnene Energie wird zum Betrieb der verschiedenen Zellvorgänge genutzt.

Der **Baustoffwechsel** ist für den Aufbau und die Erneuerung des Körpers wichtig. Die meisten Zellen des Körpers unterliegen dabei einem ständigen Erneuerungsprozeß.

Stoffaufnahme und -abgabe

Der Stoffaustausch der Zelle mit ihrer Umgebung erfolgt durch die Zellmembran. Die Aufnahme und Abgabe gelöster Stoffe wird dabei so reguliert, daß die Stoffkonzentrationen in der Zelle konstant bleiben.

Ungelöste feste Partikel können durch **Phagozytose** aktiv in die Zelle eingeschleust werden. Die Zelle umfließt dazu das aufzunehmende Teilchen und bildet eine Zellmembrantasche, die anschließend in die Zelle eingestülpt wird.

Als **Sekretion** bezeichnet man die Absonderung von Körperflüssigkeiten (Sekreten). Die Sekretbildung erfolgt im Golgi-Apparat der Drüsenzellen.

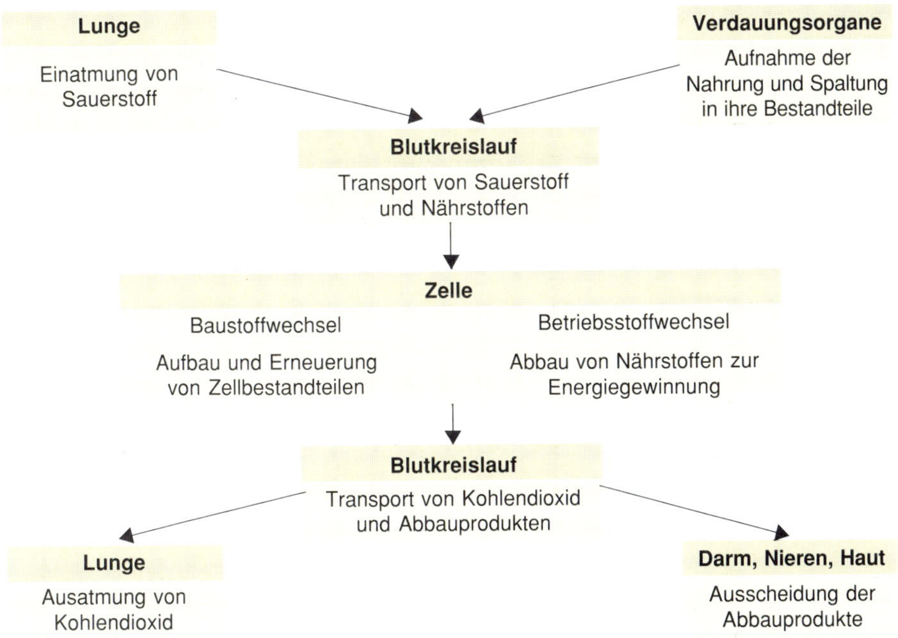

Abb. 4.5: Stellung des Zellstoffwechsels im Gesamtstoffwechsel

4.5 Gewebelehre (Histologie)

Ein **Gewebe** ist ein Verband gleichartig aufgebauter Zellen mit gleicher Funktion.

Es gibt folgende **4 Grundgewebe:**
- Epithelgewebe
- Binde- und Stützgewebe
- Muskelgewebe
- Nervengewebe

Allgemein besteht im menschlichen Körper ein Ordnungsprinzip, bei dem jeweils einzelne Teile zu größeren Einheiten zusammengefaßt sind. So bilden gleichartige **Zellen** zusammen ein **Gewebe** (siehe auch Abb. 4.6). Die verschiedenen Gewebe sind am Aufbau der **Organe** beteiligt. Die Organe wiederum sind zu **Organsystemen** zusammengefaßt, die in ihrer Gesamtheit den menschlichen **Organismus** bilden.

4.5.1 Epithelgewebe

Epithelgewebe ist ein flächenhafter Zellverband, der innere oder äußere Körperoberflächen bedeckt (epi gr. – auf; thelos gr. – Hülle). Zum Epithelgewebe gehören:
- Oberhaut (Epidermis; siehe Kap. 4.16)
- Schleimhaut (Mukosa), z. B. des Verdauungs-, Atmungs- und Harnsystems
- innere Auskleidung der Gefäße (Endothel)
- Auskleidung der Körperhöhlen.

Die Epithelzellen sitzen jeweils auf einer sogenannten **Basalmembran,** die das Epithelgewebe vom darunterliegenden Bindegewebe abgrenzt (siehe Abb. 4.6). Epithelgewebe kann folgende Aufgaben erfüllen:

Schutzfunktion: z. B. Schutz der Körperoberfläche vor Austrocknung
Stoffaufnahme (Resorption): z. B. Resorption von Nährstoffen im Darmbereich
Stoffabgabe (Sekretion): z. B. Sekretion des Speichels durch die Speicheldrüsen
Reizaufnahme: z. B. Reizaufnahme durch die Sinneszellen der Netzhaut im Auge.

Man unterscheidet grundsätzlich drei Arten von Epithelgewebe:

Epithelgewebe

- oberflächenbildendes Deckepithel
- Drüsenepithel
- Sinnesepithel

Oberflächenbildendes Deckepithel

Bei dem oberflächenbildenden Deckepithel unterscheidet man verschiedene Formen, Anordnungen und Oberflächengestaltungen der Zellen. So gibt es **Plattenepithel, kubisches Epithel** (cubus lat. – Würfel) und **Zylinderepithel.** Die einzelnen Zellen können dabei einschichtig, mehrschichtig oder mehrreihig angeordnet sein und zusätzlich noch verschieden gestaltete Oberflächen haben.

Drüsenepithel

Drüsen sind Organe aus speziellen Epithelzellen, die für den Körper wichtige **Sekrete (Absonderungen)** bilden. Man unterscheidet dabei exokrine und endokrine Drüsen.

Exokrine Drüsen haben einen Ausführungsgang, über den sie ihr Sekret auf die Haut oder Schleimhaut absondern. Typische Beispiele hierfür sind die Speicheldrüsen im Mundbereich sowie die Schweiß-, Duft- und Talgdrüsen der äußeren Haut.

Endokrine Drüsen haben keinen Ausführungsgang. Sie produzieren Hormone, die bereits in geringen Mengen den Stoffwechsel und die Organtätigkeiten regulieren. Die endokrinen Drüsen geben ihre Hormone direkt an das Blut ab, so daß sie

Abb. 4.6: Formen und Anordnungen von Epithelzellen

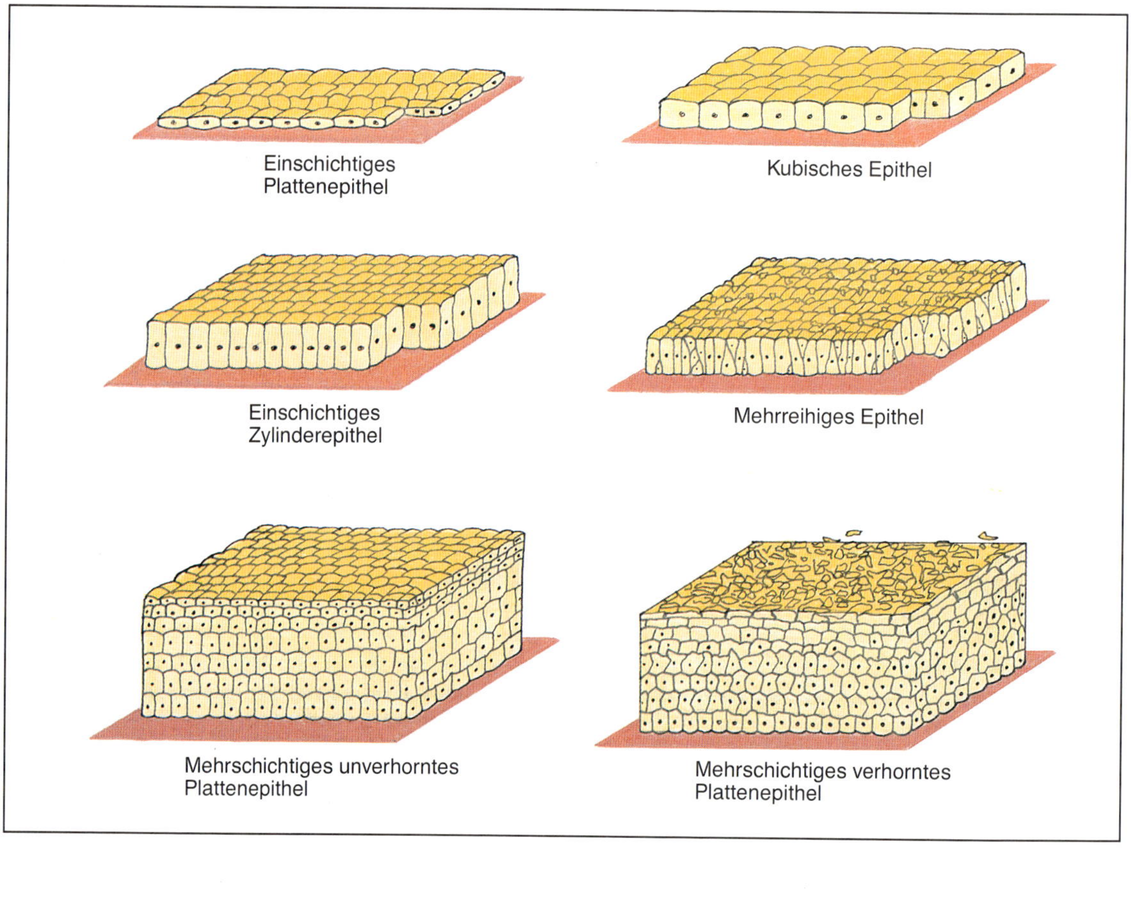

den gesamten Körper über den Blutkreislauf beeinflussen können.
Zu den endokrinen Drüsen gehören unter anderem die Hirnanhangsdrüse (Hypophyse), die Schilddrüse, die Nebennieren und die Keimdrüsen (siehe Kap. 4.15). Sie bilden zusammen das **Hormonsystem,** das man auch als **endokrines System** bezeichnet.

4.5.2 Binde- und Stützgewebe

Binde- und Stützgewebe ist im Körper weit verbreitet und erfüllt dabei teilweise recht unterschiedliche Aufgaben. So bildet es das Grundgerüst der Organe und umhüllt sie mit einer Kapsel, verbindet die Muskeln mit den Knochen in Form von Sehnen und stellt mit den Knochen und Knorpeln das Stützgerüst für den Körper dar.
Gemeinsames Kennzeichen des Binde- und Stützgewebes ist der Aufbau aus Zellen und Zwischenzellsubstanz (Interzellularsubstanz). Die Zwischenzellsubstanz kann dabei Fasern enthalten, die dem Gewebe Halt geben.

- Binde- und Stützgewebe
  - Bindegewebe
    - Embryonales Bindegewebe
    - Retikuläres Bindegewebe
    - Fettgewebe
    - Faseriges Bindegewebe
  - Stützgewebe
    - Knorpelgewebe
    - Knochengewebe

Bindegewebe

Das Bindegewebe verbindet die Gewebe und Organe im Körper miteinander. Die Bindegewebszellen werden **Fibrozyten** genannt.
Man unterscheidet:
Embryonales Bindegewebe (Mesenchym) Ursprungsgewebe, aus dem alle Formen von Binde- und Stützgewebe sowie die Blutzellen hervorgehen.

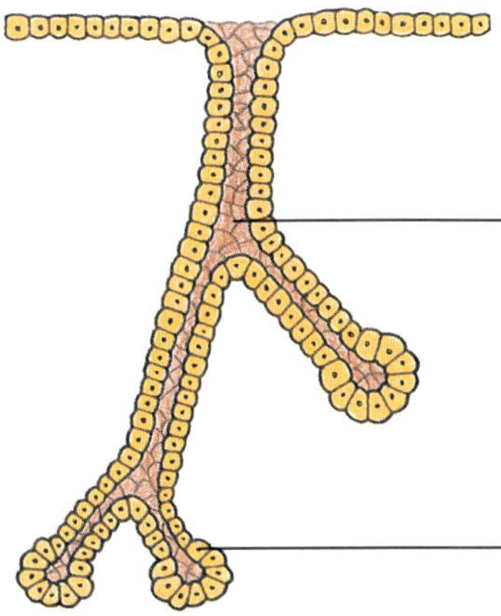

Abb. 4.7: Schematischer Aufbau einer exokrinen Drüse

Retikuläres Bindegewebe (reticulum lat. – kleines Netz) Netzartig aufgebautes Gewebe, welches das Grundgerüst von Milz, Lymphknoten, Tonsillen und Knochenmark bildet. Es dient der körpereigenen Abwehr und Blutbildung.
Fettgewebe Spezielle Form des retikulären Bindegewebes mit hohem Fettgehalt. Es bildet eine Schutz- und Isolierschicht für die Organe und dient als Energiereserve.
Faseriges Bindegewebe Im Körper weit verbreitetes Gewebe. Es kann die verschiedenen Organe als lockeres Bindegewebe miteinander verschieblich verbinden oder als straffes Bindegewebe Sehnen, Bänder und Organkapseln bilden.
Eine Sonderform des Bindegewebes stellt das **Blut** dar. Die im Blutplasma schwimmenden Blutzellen entstammen dem retikulären Bindegewebe.

Knorpelgewebe

Knorpelgewebe besteht aus den charakteristischen Knorpelzellen **(Chondrozyten)** und einer deutlich entwickelten Zwischenzellsubstanz. Nach dem Aufbau der Zwischenzellsubstanz unterscheidet man hyalinen Knorpel, elastischen Knorpel und Faserknorpel.

Abb. 4.8:
Knorpelgewebe

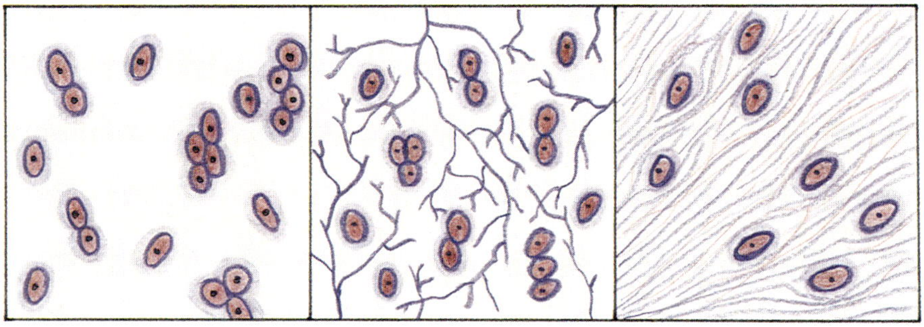

Hyaliner Knorpel Die Zwischenzellsubstanz des Knorpels hat ein glasartiges Aussehen (hyalos gr. — Glas).
Hyaliner Knorpel ist die am meisten verbreitete Knorpelart beim Menschen. Er kommt als knorpelige Gleitfläche im Bereich der Gelenke, als Rippenknorpel, Nasenknorpel, Knorpelspangen der Luftröhre und Bronchien sowie als knorpelige Vorstufe von Knochen vor.

Elastischer Knorpel Durch zahlreiche elastische Fasern ist dieser weiche Knorpel besonders biegsam. Er bildet das Grundgerüst der Ohrmuschel und des Kehldeckels.

Faserknorpel Dieser Knorpel enthält stark miteinander verflochtene Faserbündel, wodurch er besonders druckfest ist. Man findet ihn daher vor allem in stark druckbelasteten Körperbereichen, wie z. B. in den Bandscheiben der Wirbelsäule, in den Knorpelscheiben (Menisken) des Kniegelenks und im Diskus des Kiefergelenks (siehe 4.8.4).

Knochengewebe

Das Knochengewebe bildet als Skelett das Stützgerüst des Körpers. Es besteht aus **Knochenzellen (Osteozyten)** und einer **verkalkten Zwischenzellsubstanz.** Diese mineralische Zwischenzellsubstanz verleiht dem Knochen große Festigkeit gegenüber Druck, Zug, Biegung und Drehung. Sie besteht hauptsächlich aus **Hydroxylapatit,** einer chemischen Verbindung vorwiegend aus Kalzium und Phosphat.
Knochengewebe wird ständig erneuert. Die Knochensubstanz wird dabei von speziellen Zellen neu gebildet, den **Osteoblasten** (blastein gr. — hervorbringen). Diese Osteoblasten wandeln sich später zu nicht mehr teilungsfähigen **Osteozyten** um.
Zum Umbau des Knochens sind zusätzlich noch knochenabbauende Zellen vorhanden, die **Osteoklasten.**

Aufbau Unter dem Mikroskop erkennt man beim Knochen des Erwachsenen einen geordneten, lamellenartigen Aufbau. Man spricht daher auch von **Lamellenknochen.**
Die einzelnen Knochenlamellen sind in mehreren kreisförmigen Schichten um kleine zentrale Knochenkanäle **(Havers'sche Kanäle)** angeordnet, in denen die versorgenden Blutgefäße und Nerven verlaufen. Der zentrale Kanal stellt dabei mit den umgebenden Knochenlamellen eine Baueinheit des Knochens dar, das **Osteon** (osteon gr. — Knochen) bzw. **Havers'sche System.** Querkanäle, die sogenannten **Volkmann'schen Kanäle,** verbinden die in den Havers'schen Kanälen enthaltenen Blutgefäße und Nerven mit dem Periost.
Das **Periost (Knochenhaut)** umgibt den Knochen. Es wird von einem straffen Bindegewebe gebildet und enthält Gefäße und Nerven. Dadurch kann vom Periost

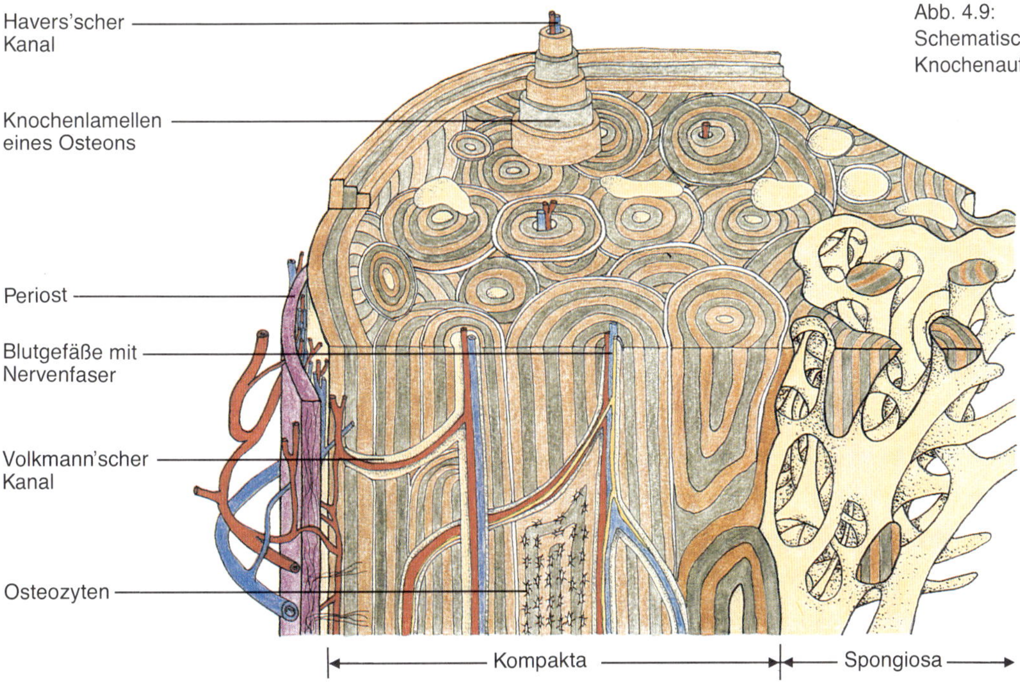

Abb. 4.9: Schematischer Knochenaufbau

aus der Knochen ernährt und die Neubildung von Knochensubstanz angeregt werden. Durch die Nervenfasern ist die Knochenhaut sehr schmerzempfindlich.

Die äußere Wand des Knochens wird von einer stabilen Knochenschicht gebildet, der **Kompakta** bzw. **Kortikalis** (cortex lat. – Rinde.) Im Inneren enthält der Knochen ein schwammartiges Gerüstwerk aus feinen Knochenbälgchen, die **Spongiosa** (spoggia gr. – Schwamm). Die fachwerkähnlich zusammengesetzten Spongiosabälgchen sind dabei so angeordnet, daß sie dem Knochen bei geringem Gewicht großen Halt geben. Die an den Gelenkenden einwirkenden Druck- und Zugkräfte werden durch die Spongiosa auf die feste Wand der Kompakta abgeleitet.

In der Markhöhle zwischen den Bälgchen der Spongiosa befindet sich das **Knochenmark.** Es dient der Blutbildung, verfettet jedoch im Laufe des Lebens vor allem in den langen Röhrenknochen.

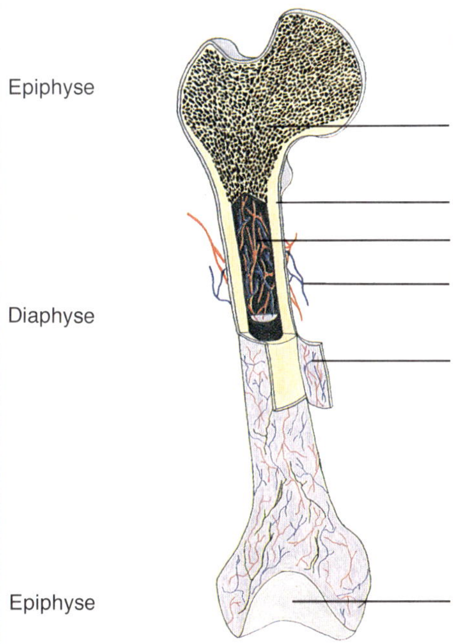

Abb. 4.10: Aufbau eines Röhrenknochens

Bei den **Röhrenknochen** unterscheidet man folgende Abschnitte:

Epiphysen	– Gelenkenden
Diaphyse	– Schaft
Metaphyse	– Längenwachstumszone zwischen Epiphyse und Diaphyse

Abb. 4.11: Aufbau eines Muskels

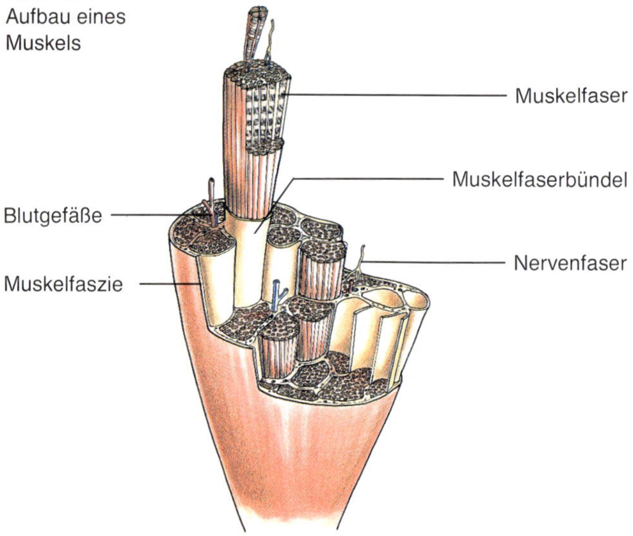

4.5.3 Muskelgewebe

Muskelgewebe besteht aus langgestreckten Zellen, die sich verkürzen (kontrahieren) können. Dadurch werden die vielfältigen Bewegungen des Körpers ermöglicht.

Nach Bau und Funktion unterscheidet man quergestreifte Muskulatur, glatte Muskulatur und Herzmuskulatur.

Quergestreifte Muskulatur Sie ist die Muskulatur des Bewegungsapparates und stellt mengenmäßig den größten Anteil des Muskelgewebes dar. Ihren Namen hat sie von ihrer charakteristischen, erst im Mikroskop erkennbaren Querstreifung. Sie wird auch als **Skelettmuskulatur** bezeichnet, da sie die einzelnen Skelettanteile bewegt. Zu ihr gehören weiterhin unter anderem auch die Zungen- und Kehlkopfmuskulatur, der Zwerchfellmuskel und die äußere Augenmuskulatur.

Jeder Muskel besteht aus einzelnen **Muskelzellen (= Muskelfasern).** Sie enthalten eine Vielzahl von sogenannten **Myofibrillen,** die sich zusammenziehen (kontrahieren) können. Durch ihre Kontraktion verrichten sie somit die Muskelarbeit.

Mehrere Muskelfasern bilden zusammen ein **Muskelfaserbündel.** Die Muskelfaserbündel wiederum werden durch Bindegewebe zu einem Muskel zusammenge-

Abb. 4.12: Übersicht der verschiedenen Muskelgewebearten

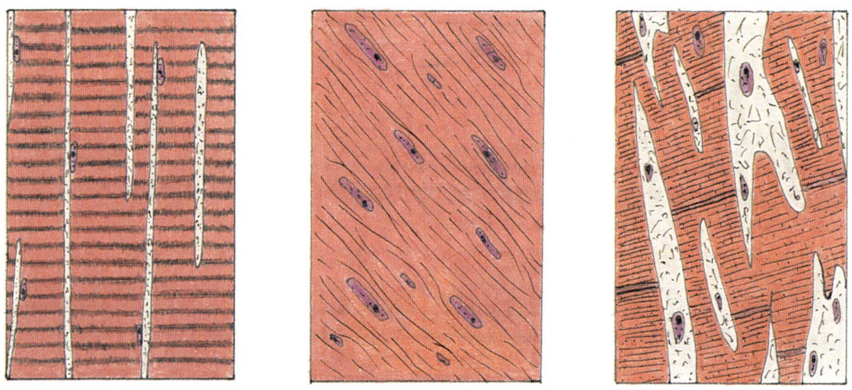

faßt, der von einer **Muskelhülle (Faszie)** umgeben ist.
Die quergestreifte Muskulatur kann sich schnell zusammenziehen und ist dabei dem Willen unterworfen. Man nennt sie daher auch **willkürliche Muskulatur.**

Glatte Muskulatur Sie stellt die **Eingeweidemuskulatur** dar. Man findet sie entsprechend z. B. im Wandbereich von Magen, Darm, Harnblase und Harnleiter sowie bei den Blutgefäßen. Sie wird als glatte Muskulatur bezeichnet, da bei ihr keine Querstreifung erkennbar ist.
Glatte Muskulatur kann sich nicht so schnell zusammenziehen wie quergestreifte Muskulatur, sie ist jedoch sehr ausdauernd. Da sie nicht dem Willen unterliegt, wird sie auch als **unwillkürliche Muskulatur** bezeichnet. Sie wird vom vegetativen Nervensystem gesteuert (siehe 4.14.4).

Herzmuskulatur Sie stellt eine Kombination von quergestreifter und glatter Muskulatur dar. Sie ist quergestreift und somit zur schnellen Kontraktion fähig, unterliegt jedoch wie glatte Muskulatur nicht dem Willen und ist sehr ausdauernd.

4.5.4 Nervengewebe

Mit Hilfe des Nervengewebes werden Reize aufgenommen, in Erregung umgewandelt und anschließend weitergeleitet und verarbeitet. Das Nervengewebe besteht dabei aus Nervenzellen **(Neurozyten)** und den umgebenden Stütz- und Hüllzellen.
Die Nervenzellen haben einen Zellkörper mit verschiedenen Zellfortsätzen. Die kleinen, wie die Zweige eines Baumes verästelten Zellausläufer werden **Dendriten** (dendron gr. — Baum) genannt. Davon ist der geradlinige Hauptfortsatz zu unterscheiden, der als **Neurit** oder **Axon** (axon gr. — Achse) bezeichnet wird. Während die Dendriten die verschiedenen Erregungen aufnehmen, leitet der Neurit die Erregungen weiter. Er wird dabei von Hüllzellen umgeben, den sogenannten **Schwann'schen Zellen.**

Eine Nervenzelle bildet mit ihren Fortsätzen eine anatomische und funktionelle Einheit, das **Neuron.** Nervenzellen sind nicht mehr teilungsfähig, so daß eine Vermehrung oder ein Ersatz alter Zellen nicht möglich ist.
Der Kontakt zwischen den Nervenzellen wird an kolbenförmigen Auftreibungen am Ende der Neuriten durch chemische Überträgerstoffe, sogenannte **Transmitter,** hergestellt. Die Kontaktstellen werden als **Synapsen** bezeichnet. Die Erregungsübertragung an einer Synapse erfolgt stets nur in Richtung vom Neuriten zur Zellmembran der Nachbarzelle hin.

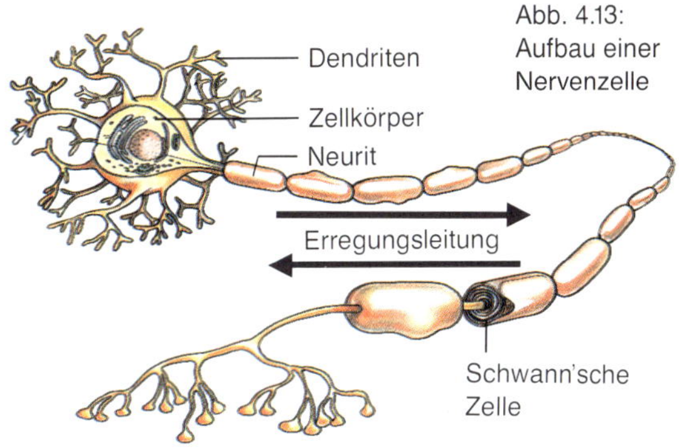

Abb. 4.13: Aufbau einer Nervenzelle

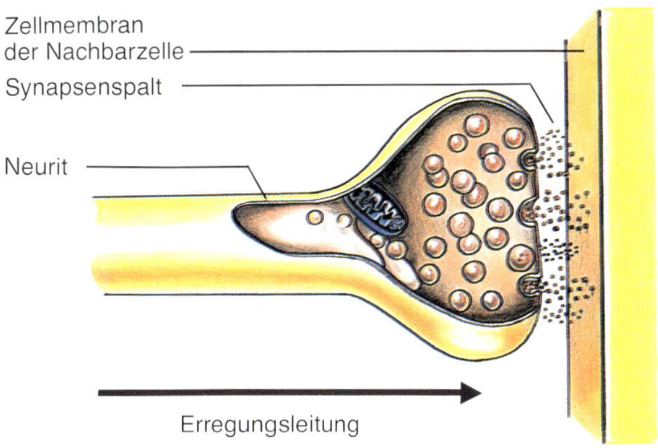

Abb. 4.14: Schema einer Synapse

4.6 Mundhöhle und Rachen

4.6.1 Mundhöhle (Cavum oris)

Die Mundhöhle (cavum lat. – Höhle; os, oris lat. – Mund) stellt den **ersten Abschnitt des Verdauungssystems** dar. Sie dient der Aufnahme und Vorbereitung der Nahrung für die weitere Verdauung im Magen-Darm-Trakt.

Vorne wird die Mundhöhle von den Lippen, seitlich von den Wangen, unten von Zunge und Mundboden und oben vom Gaumen begrenzt. Nach hinten geht der Mund im Bereich der Gaumenbögen in den mittleren Rachenabschnitt über.

Die Mundhöhle ist von einer **Schleimhaut (Mukosa)** ausgekleidet, die aus einem mehrschichtigen unverhornten Plattenepithel besteht. Durch Drüsenabsonderungen wird diese Schleimhaut feucht gehalten. An Stellen mit besonders starker mechanischer Beanspruchung, vor allem im Bereich der Gingiva (dem Zahnfleisch), ist die Schleimhaut verhornt.

Abb. 4.15: Mundhöhle mit Blick auf die Zungenunterseite

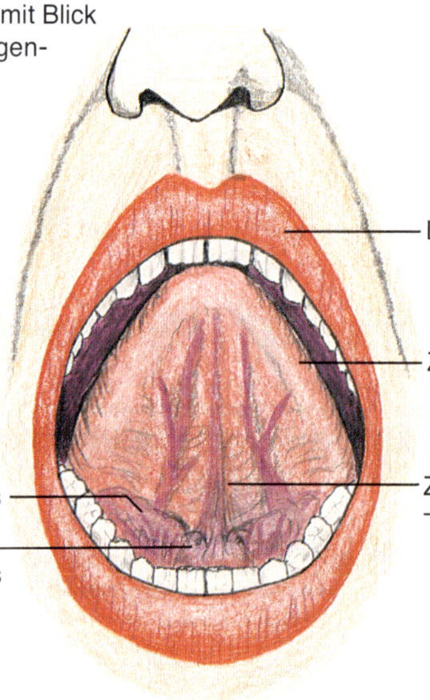

Aufgaben der Mundschleimhaut:

- Schutz vor mechanischen, chemischen und thermischen Einflüssen
- Sekretabsonderung, um die Mundhöhle anzufeuchten, die Nahrung gleitfähig zu machen und ihre chemische Aufspaltung einzuleiten
- Sinnesfunktion mit Geschmacks-, Temperatur- und Tastempfinden.

Lippen (Labia)

Die Lippen (labium lat. – die Lippe; labia lat. – die Lippen) werden von einem ringförmigen Schließmuskel gebildet, der außen von der Gesichtshaut und innen von der Mundschleimhaut bedeckt wird. Am Übergang der Gesichtshaut zur Mundschleimhaut befindet sich das nur gering verhornte Lippenrot, dessen Farbe von den durchscheinenden Blutgefäßen bestimmt wird. Eine dunkle Verfärbung des Blutes bei Sauerstoffmangel wird im Lippenrotbereich daher deutlich sichtbar. Zwischen den Lippen befindet sich die **Mundspalte.**

Die Lippenschleimhaut geht im Bereich der Umschlagfalte (Fornix) in die Schleimhaut des Kiefers über. Im mittleren Bereich von Ober- und Unterlippe befindet sich jeweils ein **Lippenbändchen (Frenulum labii),** das zum Alveolarfortsatz zieht.

Wange (Bucca)

Die Wange (bucca lat. – Backe, Wange) wird wie die Lippe von einer mittleren Muskelschicht gebildet, die innen von Schleimhaut und außen von Gesichtshaut bedeckt ist. Zwischen äußerer Haut und Muskulatur befindet sich dabei ein Fettpolster.

Von der Wangenschleimhaut ziehen vereinzelte Wangenbänder zum Alveolarfortsatz **(Wangenbändchen = Frenulum buccale).** Diese Schleimhautbänder können bei zahnlosen Patienten den Sitz einer Vollprothese beeinträchtigen.

Gegenüber dem zweiten oberen Molaren mündet in der Wange der Ausführungsgang der Ohrspeicheldrüse. Man kann ihn leicht an einer kleinen Erhebung (Papille) erkennen.

Mundvorhof (Vestibulum)

Der Mundvorhof (vestibulum lat. – Vorhalle) wird vorne durch die Lippen, seitlich durch die Wangen und innen durch die Zahnreihen mit den Alveolarfortsätzen begrenzt.

Die auskleidende Schleimhaut ist im Bereich der Zähne fest mit dem Alveolarknochen verwachsen. Diese dem Knochen anhaftende Schleimhaut wird als **Gingiva propria** oder **attached Gingiva** bezeichnet. Die Gingiva propria geht zum Zahn hin in die freie **marginale Gingiva** über. Zwischen den Zähnen befinden sich die **Zahnfleischpapillen.** Die blaßrosa erscheinende Gingiva propria bildet eine scharfe Grenzlinie zur dunkleren beweglichen Mundschleimhaut (Mukosa). Diese Grenze wird **Mukogingivalgrenze** genannt.

Die bewegliche Schleimhaut des Alveolarfortsatzes geht im Bereich der **Umschlagfalte (Fornix)** in die Lippen- und Wangenschleimhaut über.

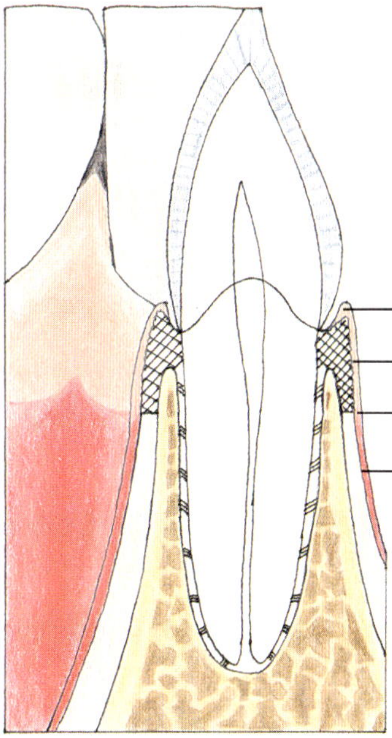

Abb. 4.16: Schleimhaut im Mundvorhof

Gaumen (Palatum)

Der Gaumen (palatum lat. – Gaumen) bildet das Dach der Mundhöhle und damit gleichzeitig die Abgrenzung zur Nasenhöhle. Der Gaumen hat im Bereich der Zähne eine knöcherne Basis (harter Gaumen), während er im hinteren Anteil von Muskulatur gebildet wird (weicher Gaumen). Der Übergang vom harten zum weichen Gaumen wird in der Regel erst bei Bewegung der Gaumenmuskulatur deutlich sichtbar.

Harter Gaumen (Palatum durum)

Die knöcherne Grundlage des harten Gaumens wird zum größten Teil vom Gaumenfortsatz des Oberkiefers und nur im hinteren Bereich zusätzlich vom Gaumenbein gebildet. Die dem Knochen fest anliegende straffe Schleimhaut enthält zahlreiche Falten. In der Mitte verläuft eine Längsfalte, die **Raphe palati.** Hinter den mittleren Schneidezähnen geht diese Längsfalte in einen stärkeren Wulst über, die **Papilla incisiva.** Zur Seite hin ziehen mehrere leicht gewundene Querfalten zu den Alveolarfortsätzen hin.

Weicher Gaumen (Palatum molle)

Der weiche Gaumen, auch **Gaumensegel (Velum palatinum)** genannt, ist beweglich. Er besteht aus einer mit Schleimhaut überzogenen Muskelschicht, die beim Schlucken für eine Abdichtung der Mundhöhle zur Nasenhöhle sorgt.

Am Hinterrand des Gaumensegels befindet sich das **Zäpfchen (Uvula).** Rechts und links vom Gaumensegel ziehen beidseits jeweils zwei **Gaumenbögen** nach unten. Zwischen den Gaumenbögen liegt auf jeder Seite eine **Gaumenmandel (Tonsilla palatina).**

Der Übergang vom harten zum weichen Gaumen wird besonders deutlich, wenn man den Mund weit öffnet und „Ah" sagt.

Abb. 4.17:
Mundhöhle mit Blick auf Gaumen und Rachenhinterwand

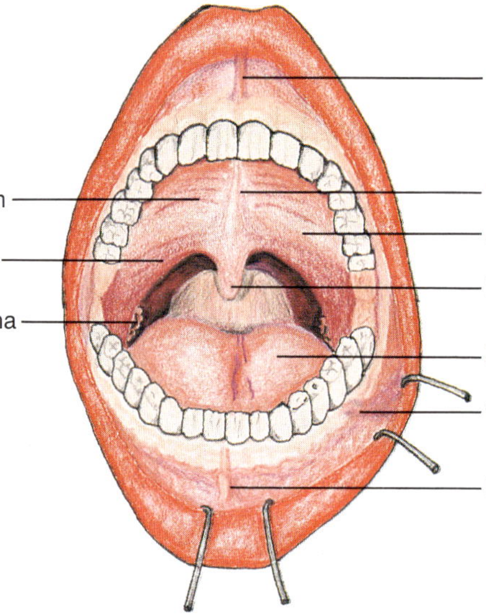

Man bezeichnet diese Grenzlinie zwischen hartem und weichem Gaumen deshalb auch als **Ah-Linie.** Diese Grenze wird jedoch besser sichtbar, wenn man bei geöffnetem Mund und geschlossener Nase versucht, durch die Nase auszuatmen. Man kann dann einen deutlichen Knick am Übergang vom unbeweglichen harten Gaumen zum beweglichen weichen Gaumen erkennen. Der Hinterrand von Oberkiefer-Vollprothesen soll im Bereiche der Ah-Linie liegen.

Mundboden

Der Mundboden ist die untere Begrenzung der Mundhöhle. Der flächige, zwischen Unterkiefer und Zungenbein ausgespannte **Musculus mylohyoideus** bildet dabei die Grundlage des Mundbodens.
Im vorderen Mundboden zieht das **Zungenbändchen (Frenulum linguae)** vom Unterkiefer zur Zunge. Rechts und links davon münden die Ausführungsgänge der unteren Speicheldrüsen. An ihrer Ausmündung unter der Zunge befindet sich jeweils eine kleine Erhebung, die als **Caruncula sublingualis** bezeichnet wird. Seitlich von dieser Erhebung ist eine gleichnamige Schleimhautfalte im Mundboden, die **Plica sublingualis.**

Bänder im Mundbereich	
Frenulum labii	— Lippenbändchen
Frenulum buccale	— Wangenbändchen
Frenulum linguae	— Zungenbändchen

Zunge (Lingua, Glossa)

Die Zunge (lingua lat. — Zunge; glossa gr. — Zunge) ist ein schleimhautbedecktes Muskelorgan. Sie wirkt beim Kauen, Schlucken und Saugen mit, enthält Sinneszellen für das Geschmacks-, Temperatur- und Tastempfinden und ist maßgeblich an der Sprachbildung beteiligt.
Die große Beweglichkeit der Zunge wird durch ein System von ineinander verflochtenen Muskeln ermöglicht. Man unterscheidet dabei die **inneren Zungenmuskeln,** die innerhalb der Zunge in den drei Raumrichtungen verlaufen, von den **äußeren Zungenmuskeln,** die von den umgebenden Knochen einstrahlen.

Die Zunge ist in die frei bewegliche **Zungenspitze,** den **Zungenkörper** mit der Hauptmuskelmasse und die nach hinten, zum Rachen reichende **Zungenwurzel** gegliedert.
Die Oberfläche im Bereich von Zungenspitze und Zungenkörper wird **Zungenrücken** genannt. Er enthält unterschiedlich geformte Zungenpapillen mit den Geschmacksknospen und wird nach hinten durch die V-förmig angeordneten Wallpapillen begrenzt. Hinter den Wallpapillen liegt der zum Kehldeckel reichende, zerklüftete **Zungengrund.** Hier liegen die von Lymphgewebe umgebenen Zungenbälge, die zusammen die **Zungenmandel (Zungentonsille)** bilden.

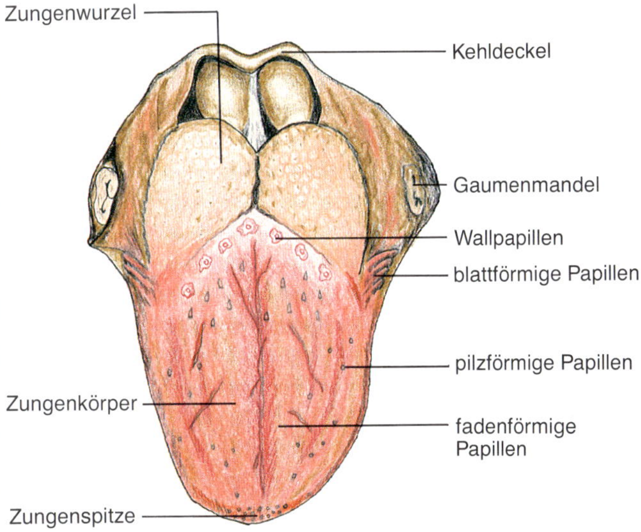

Abb. 4.18: Zunge von oben mit dem Kehldeckel

Geschmackssinn Der Geschmackssinn wird durch kleine **Geschmacksknospen** vermittelt. Sie befinden sich beim Erwachsenen zum größten Teil auf dem Zungenrücken und in geringerem Ausmaß auch am weichen Gaumen, im Rachenbereich und auf dem Kehldeckel.
Auf dem Zungenrücken liegen die Geschmacksknospen in den unterschiedlich geformten **Zungenpapillen.** Dabei werden folgende Papillen unterschieden:

- **Wallpapillen** in V-förmiger Anordnung am Übergang vom Zungenrücken zum Zungengrund
- **blattförmige Papillen** beidseits am hinteren Zungenrand
- **pilzförmige Papillen** über dem Zungenrücken verstreut
- **fadenförmige Papillen,** die dem Zungenrücken ein samtartiges Aussehen verleihen.

Nur die ersten drei genannten Papillenarten enthalten Geschmacksknospen. Die fadenförmigen Papillen dienen dagegen vor allem dem **Tastempfinden.**
Man unterscheidet 4 Geschmacksrichtungen, die in unterschiedlichen Zungenbereichen erkannt werden: süß, sauer, salzig, bitter.
Mit dem **Geschmackssinn** wird die Nahrung überprüft und das Verdauungssystem angeregt. Er wird dabei durch den **Geruchssinn** der Nase ergänzt.

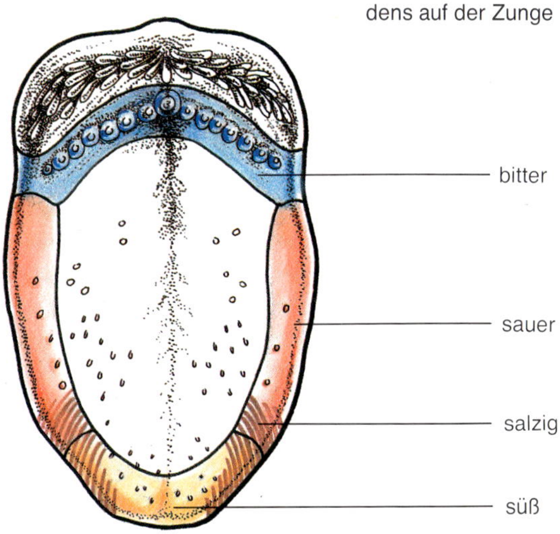

Abb. 4.19: Verteilung des Geschmacksempfindens auf der Zunge

Speicheldrüsen

Insgesamt münden drei große, paarig angelegte Speicheldrüsen und zahlreiche kleine Drüsen in die Mundhöhle.

Man unterscheidet:

Ohrspeicheldrüse (Glandula parotis) Die vor und unter dem Ohr gelegene Glandula parotis ist die größte Speicheldrüse. Ihren Speichel entleert sie über einen Ausführungsgang, der gegenüber dem 2. oberen Molaren im Bereich der Wange endet.

Unterkieferspeicheldrüse (Glandula submandibularis) Sie liegt unterhalb des Unterkiefers unter dem Mundbodenmuskel **(Musculus mylohyoideus).** Ihr Ausführungsgang biegt um den Hinterrand des Musculus mylohyoideus herum und endet unter der Zunge auf einer kleinen Erhebung, der **Caruncula sublingualis.**

Unterzungenspeicheldrüse (Glandula sublingualis) Sie liegt seitlich unter der Zunge auf dem Musculus mylohyoideus und wirft dabei am Mundboden eine Schleimhautfalte auf **(Plica sublingualis).** Ihren Speichel entleert sie über mehrere kleinere, auf der Plica sublingualis mündende Ausführungsgänge sowie einen größeren, auf der **Caruncula sublingualis** mündenden Ausführungsgang.

Speichel Alle Speicheldrüsen bilden beim Erwachsenen zusammen täglich 1–1,5 Liter Speichel. Der zu ca. 99 % aus Wasser bestehende Speichel feuchtet die gekaute Nahrung an, löst Geschmacksstoffe aus ihr heraus und macht sie gleitfähig für den Schluckvorgang.
Speichel enthält das Verdauungsenzym **α-Amylase (= Ptyalin)** mit dem Stärke in Malzzucker (Maltose) gespalten werden kann. Bei gründlichem Kauen kann somit bereits in der Mundhöhle die Verdauung von Kohlenhydraten beginnen. Weiterhin hat Speichel noch eine geringe antibakterielle Wirkung.

4.6.2 Rachen (Pharynx)

Der Rachen bzw. Schlund (Pharynx) ist ein mit Schleimhaut ausgekleideter Muskelschlauch. Er ist in 3 Etagen gegliedert, wobei er im oberen Bereich nach vorne in die Nasenhöhle und im mittleren Bereich nach vorne in die Mundhöhle übergeht. Nach unten hin geht er in die Speiseröhre

Abb. 4.20: Die großen Speicheldrüsen der Mundhöhle

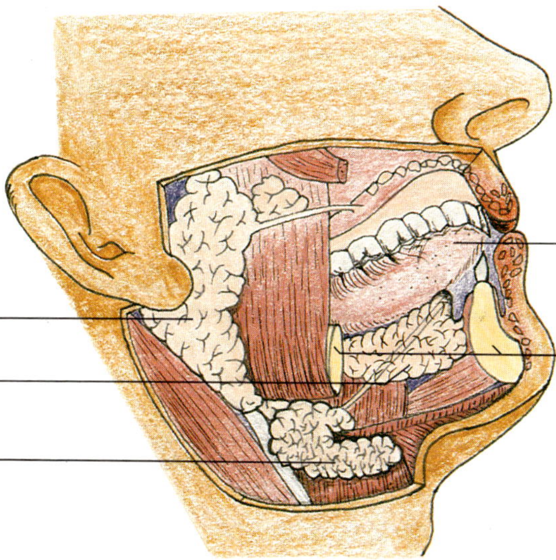

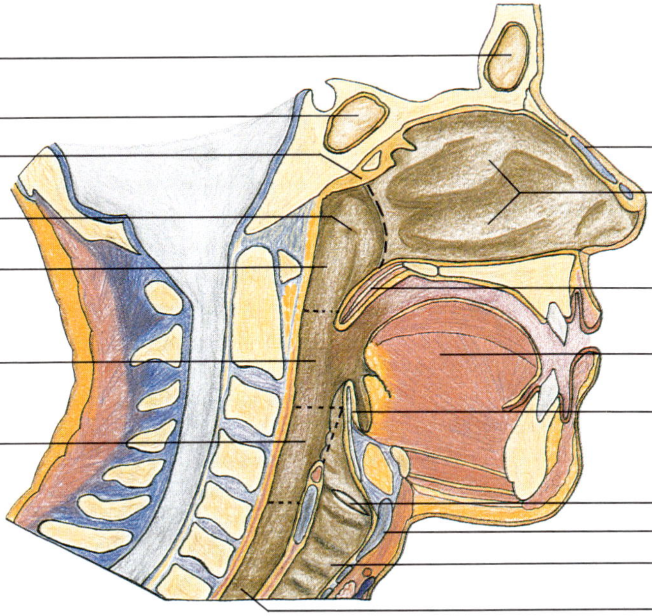

Abb. 4.21: Schnittbild des Rachens:

über. Im unteren Bereich liegt dabei nach vorne hin der Übergang zum Kehlkopf.

Nasenrachen (Nasopharynx bzw. Epipharynx) Dieser obere Rachenabschnitt ist nach vorne zur Nasenhöhle hin offen. Im Rachendach liegt die **Rachenmandel,** ein lymphatisches Organ, das vor allem in der Kindheit Bedeutung hat. Seitlich liegt im Nasenrachen beidseits der Zugang zur **Ohrtrompete (Tuba auditiva, Eustachische Röhre),** die eine Verbindung zum Mittelohr bildet. Sie ermöglicht einen Druckausgleich zwischen Mittelohr und Außenluft. Dazu wird sie beim Schlucken jeweils kurz geöffnet.

Mundrachen (Oropharynx bzw. Mesopharynx) Dieser mittlere Rachenabschnitt ist nach vorne zur Mundhöhle hin offen. Am Übergang der Mundhöhle zum Mundrachen liegen beidseits die **Gaumenmandeln** zwischen den Gaumenbögen.

Der Atemweg aus der Nase und der Speiseweg aus dem Mund kreuzen sich im mittleren Rachenabschnitt. Damit keine Speisen in den Atemweg gelangen, hebt sich das Gaumensegel beim Schlucken und verschließt so den Zugang zum oberen Rachenabschnitt und zur Nasenhöhle. Außerdem wird der Kehldeckel auf den sich hebenden Kehlkopfeingang gedrückt und somit der Atemweg auch nach unten hin verschlossen. Die Speisen können so ohne Gefährdung des Atemweges von der Mundhöhle durch den Rachen in die Speiseröhre gelangen.

Will man bei geöffnetem Mund nur durch die Nase ein- und ausatmen, so kann die Mundhöhle zum mittleren Rachenabschnitt hin verschlossen werden, indem das Gaumensegel gesenkt und gleichzeitig der hintere Anteil der Zunge angehoben wird.

Unterer Rachenraum (Hypopharynx) Im unteren Rachenabschnitt trennen sich Atem- und Speiseweg wieder. Der Atemweg wird im vorne gelegenen Kehlkopf fortgeführt, während der Speiseweg in die Speiseröhre übergeht.

Abb. 4.22:
Äußerer Aufbau eines Zahnes

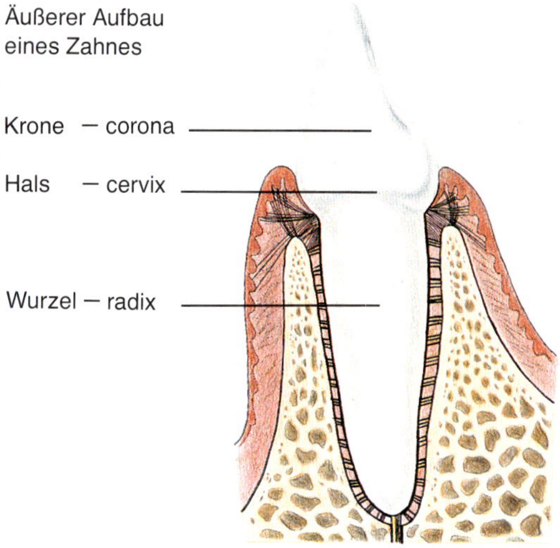

Abb. 4.23:
Milchzähne im Oberkiefer

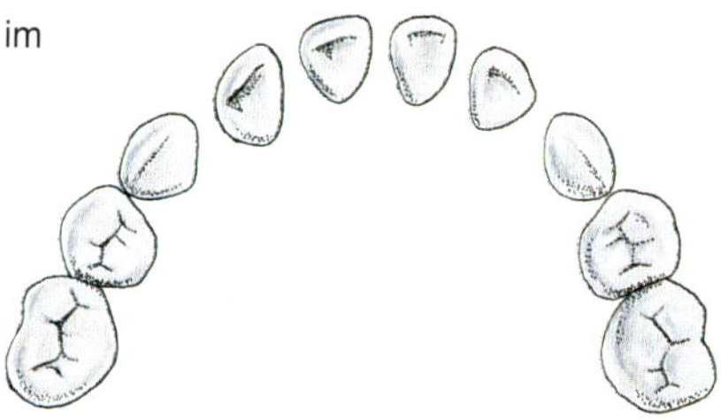

Abb. 4.24:
Bleibendes Gebiß im Oberkiefer

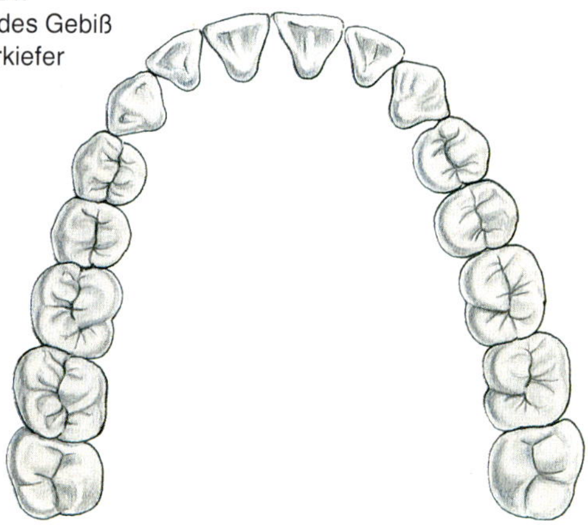

4.7 Zähne

4.7.1 Aufbau des Gebisses

Die Zähne (dens lat. – Zahn) sind ein Teil des **Kauorgans,** das vom Ober- und Unterkiefer mit den Zähnen, dem Kiefergelenk, den Kaumuskeln und dem umliegenden Weichgewebe gebildet wird. Sie dienen der Nahrungsaufnahme und -zerkleinerung, indem die Speisen mit den Schneidezähnen abgebissen, mit den Eckzähnen festgehalten und mit den Seitenzähnen zermahlen werden. Weiterhin haben die Zähne große Bedeutung für die Sprache.
Man unterscheidet an den Zähnen eine in die Mundhöhle hineinragende **Krone** (corona lat. – Krone) und eine im Alveolarfortsatz des Kiefers durch den Zahnhalteapparat befestigte **Wurzel** (radix lat. – Wurzel). Am Übergang der Krone zur Wurzel befindet sich der normalerweise vom Zahnfleisch bedeckte **Zahnhals** (cervix lat. – Hals).

Das Gebiß im Kindesalter, auch **Milchgebiß** genannt, besteht aus 20 Zähnen, wobei man in jeder Kieferhälfte 2 Milchschneidezähne, 1 Milcheckzahn und jeweils 2 Milchmahlzähne unterscheiden kann. Die ersten Milchzähne erscheinen mit dem 6. Lebensmonat. Mit ca. 2 1/2 Jahren ist das Milchgebiß in der Regel vollständig ausgebildet.
Vom 6. Lebensjahr an brechen die Zähne des **bleibenden Gebisses** durch. Es enthält insgesamt 32 Zähne, so daß in jeder Kieferhälfte 8 Zähne liegen.

Das bleibende Gebiß enthält in jeder Kieferhälfte:

2 Schneidezähne	– Incisivi (Einzahl: Incisivus)
1 Eckzahn	– Caninus (Mehrzahl: Canini)
2 kleine Mahlzähne	– Prämolaren (Einzahl: Prämolar)
3 Mahlzähne	– Molaren (Einzahl: Molar)

4.7.2 Zahnschemata

Um die einzelnen Zähne kurz und exakt bezeichnen zu können, wurden verschiedene Zahnschemata entwickelt. Das Gebiß wird dabei stets in vier Quadranten unterteilt, die jeweils einer Kieferhälfte entsprechen. Die einzelnen Zähne werden so aufgeschrieben, wie der Untersucher sie beim vor ihm sitzenden Patienten sieht. Die Zähne im rechten Oberkiefer des Patienten werden also entsprechend im Zahnschema links oben eingetragen.

Internationales Zahnschema (F.D.I.-Zahnschema) International hat man sich auf das Zahnschema der F.D.I. (Fédération Dentaire Internationale) geeinigt. Es handelt sich dabei um ein zweiziffriges Schema, bei dem die erste Zahl den Quadranten (die Kieferhälfte) und die zweite Zahl den Zahn innerhalb des Quadranten angibt. Der Quadrant oben rechts hat die Ziffer 1, oben links 2, unten links 3 und unten rechts 4. Innerhalb der Quadranten werden die Zähne jeweils von der Mittellinie ausgehend durchnumeriert. Zuerst wird stets die Zahl des Quadranten genannt, dann die Zahl des Zahnes.
Auch die Milchzähne können nach diesem Schema unterschieden werden. Der Quadrant oben rechts hat im Milchgebiß die Zahl 5, oben links 6, unten links 7 und unten rechts 8.
Außer dem heute allgemein verwendeten internationalen Zahnschema können auch das Winkelhaken-Zahnschema und das Zahnschema nach Haderup benutzt werden.

Winkelhaken-Zahnschema Die bleibenden Zähne werden in arabischen Ziffern (1–8) und die Milchzähne in römischen Ziffern (I–V) geschrieben. In jedem Quadranten werden die Zähne wie beim internationalen Zahnschema jeweils von der Mitte aus durchnumeriert. Will man einen einzelnen Zahn bezeichnen, so wird er nach seiner Stellung im Zahnkreuz mit einem entsprechenden Winkelzeichen aufgeschrieben.

Zahnschema nach Haderup Auch in diesem Zahnschema werden die Zähne in jedem Quadranten von der Mittellinie aus nach hinten hin durchnumeriert. Zur Kennzeichnung des Quadranten erhalten die Zähne jeweils noch als Zusatz die Symbole + oder –. Das Plus (+) oder Minus (–) steht jeweils mesial vom Zahn. Im Oberkiefer erhalten die Zähne stets ein Pluszeichen, im Unterkiefer ein Minuszeichen. Die Milchzähne werden von den bleibenden Zähnen durch eine hinzugefügte 0 unterschieden.

Abb. 4.25: Zahnschemata

Internationales Zahnschema (FDI-Zahnschema)

Bleibende Zähne

R	18 17 16 15 14 13 12 11 | 21 22 23 24 25 26 27 28	L
	48 47 46 45 44 43 42 41 | 31 32 33 34 35 36 37 38	

Milchzähne

R	55 54 53 52 51 | 61 62 63 64 65	L
	85 84 83 82 81 | 71 72 73 74 75	

14 Erster Prämolar, oben rechts (sprich: eins—vier)

73 Milcheckzahn, unten links (sprich: sieben—drei)

42 Seitlicher bleibender Schneidezahn, unten rechts (sprich: vier—zwei)

Winkelhaken-Zahnschema

Bleibende Zähne

R	8 7 6 5 4 3 2 1 | 1 2 3 4 5 6 7 8	L
	8 7 6 5 4 3 2 1 | 1 2 3 4 5 6 7 8	

Milchzähne

R	V IV III II I | I II III IV V	L
	V IV III II I | I II III IV V	

4⌋ Erster Prämolar, oben rechts

⌈III Milcheckzahn, unten links

2⌉ Seitlicher bleibender Schneidezahn, unten rechts

Zahnschema nach Haderup

Bleibende Zähne

R	8+ 7+ 6+ 5+ 4+ 3+ 2+ 1+ | +1 +2 +3 +4 +5 +6 +7 +8	L
	8- 7- 6- 5- 4- 3- 2- 1- | -1 -2 -3 -4 -5 -6 -7 -8	

Milchzähne

R	05+ 04+ 03+ 02+ 01+ | +01 +02 +03 +04 +05	L
	05- 04- 03- 02- 01- | -01 -02 -03 -04 -05	

4+ Erster Prämolar, oben rechts

-03 Milcheckzahn, unten links

2- Seitlicher bleibender Schneidezahn, unten rechts

Abb. 4.26:
Lage- und Richtungsbezeichnungen in der Mundhöhle

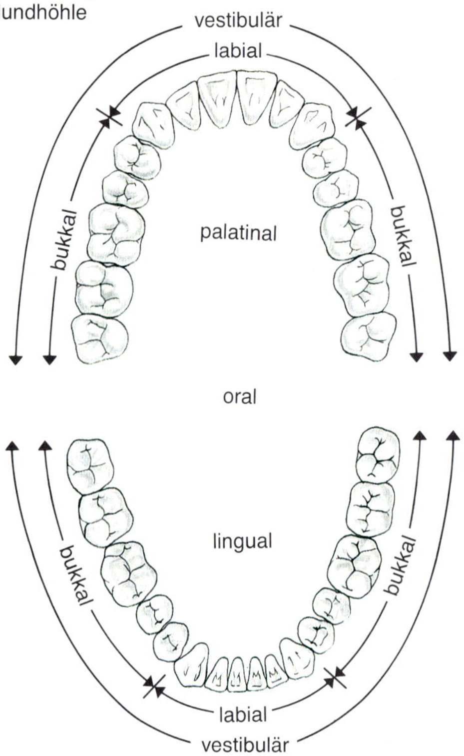

Abb. 4.27:
Lage- und Richtungsbezeichnungen an den Zähnen

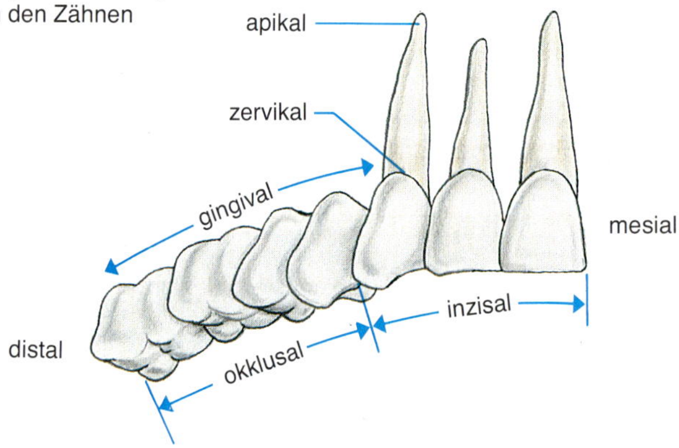

4.7.3 Lage- und Richtungsbezeichnungen in der Mundhöhle

Um sich in der Mundhöhle exakt orientieren zu können, gibt es eine Reihe von Lage- und Richtungsbezeichnungen.

labial	– zur Lippe
bukkal	– zur Wange
vestibulär	– zum Mundvorhof
lingual	– zur Zunge
palatinal	– zum Gaumen
oral	– zur Mundhöhle
mesial	– zur Mitte des Zahnbogens hin
distal	– von der Mitte des Zahnbogens weg
approximal	– zum Nachbarzahn
interdental	– zwischen den Zähnen
inzisal	– zur Schneidekante
okklusal	– auf der Kaufläche
koronal	– an der Zahnkrone
zervikal	– am Zahnhals
radikulär	– an der Wurzel
apikal	– an der Wurzelspitze
gingival	– am Zahnfleisch
subgingival	– unter dem Zahnfleisch
supragingival	– über dem Zahnfleisch
zentral	– in der Mitte
lateral	– seitlich
horizontal	– waagerecht
vertikal	– senkrecht
sagittal	– von vorne nach hinten
transversal	– querverlaufend

4.7.4 Gemeinsame Zahnmerkmale

Es gibt bei den Zähnen charakteristische Merkmale, mit deren Hilfe man die einzelnen Zähne genau bestimmen kann. Dazu gehören das Wurzelmerkmal, Krümmungsmerkmal und Winkelmerkmal sowie die Kronenflucht bei den Unterkieferzähnen.

Wurzelmerkmal Die Wurzel weicht im allgemeinen von der Krone nach distal hin ab.

Abb. 4.28: Wurzelmerkmal

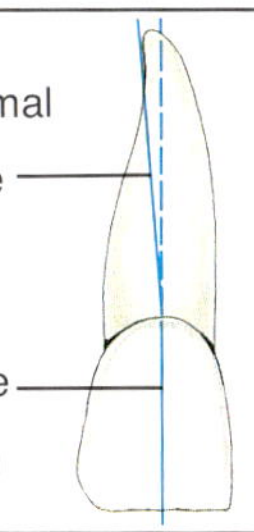

Krümmungsmerkmal Die vestibuläre Fläche der Zähne weist mesial eine stärkere Krümmung auf als distal. Der größte Durchmesser liegt also nicht in der Mitte der Zähne, sondern weiter mesial. Dies ist insbesondere an den Schneide- und Eckzähnen, aber auch an den Prämolaren zu erkennen.

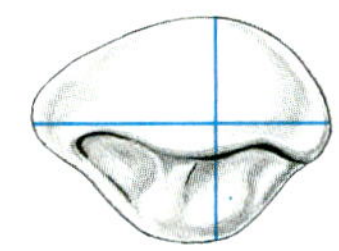

Abb. 4.29: Krümmungsmerkmal

Winkelmerkmal Bei den Schneidezähnen ist der Winkel, den die Schneidekante mit den Seitenflächen der Krone bildet, mesial spitzer als distal. Die distale Kronenecke ist stärker abgerundet als die mesiale.

Abb. 4.30: Winkelmerkmal

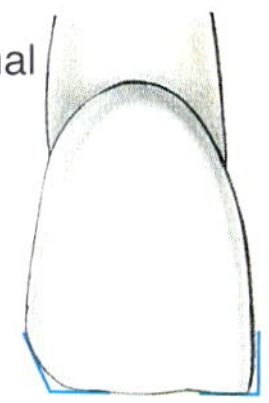

Kronenflucht Bei den Unterkieferzähnen sind die Kronen im Vergleich zu den Wurzeln nach lingual geneigt. Dadurch unterscheiden sich die Unterkieferzähne in typischer Weise von den Oberkieferzähnen.

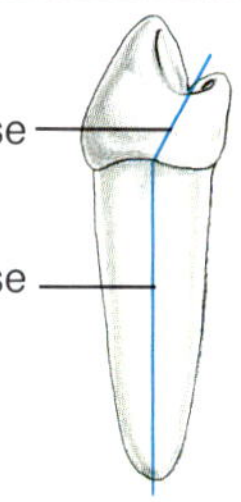

Abb. 4.31: Kronenflucht

4.7.5 Bleibende Zähne

Im bleibenden Gebiß sind in jedem Quadranten 2 Schneidezähne, 1 Eckzahn, 2 Prämolaren und 3 Molaren. Die Schneidezähne und Eckzähne werden gemeinsam als **Frontzähne** bezeichnet, die Prämolaren und Molaren als **Seitenzähne.**

Abb. 4.32: Die bleibenden Zähne

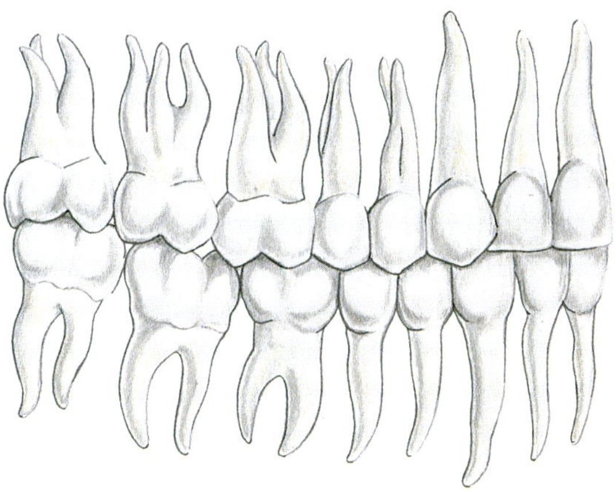

Schneidezähne Die einwurzeligen Schneidezähne haben eine schaufelförmige Krone, die sich zum Zahnhals hin verjüngt. Die Schneidekante ist bei Jugendlichen durch zwei senkrechte Einschnitte unterteilt. Bei Erwachsenen sind diese Einschnitte dagegen durch Gebrauch in der Regel abgeschliffen, so daß eine glatte Schneidekante entsteht. Auf der Rückseite hat die Krone zwei Randleisten, die sich zum Zahnhals hin in einem kleinen Höckerchen, dem **Tuberkulum,** treffen. Über dem Tuberkulum befindet sich insbesondere bei den oberen seitlichen Schneidezähnen häufig eine kleine Einziehung, das **Foramen caecum.**
Im Oberkiefer ist der mittlere Schneidezahn breiter als der seitliche Schneidezahn. Die Schneidezähne im Unterkiefer sind deutlich kleiner, wobei der mittlere etwas schmaler ist als der seitliche.

Abb. 4.33:
Oberer mittlerer Schneidezahn rechts

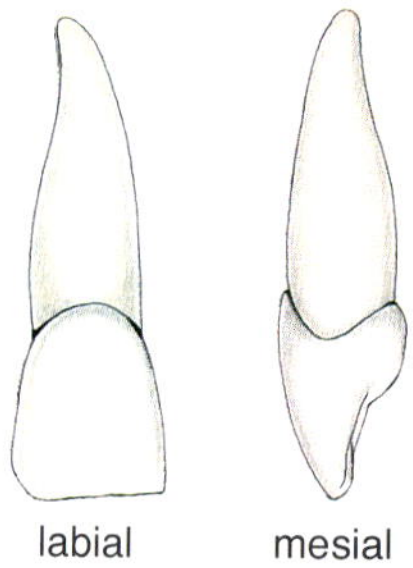

Abb. 4.34:
Unterer mittlerer Schneidezahn rechts

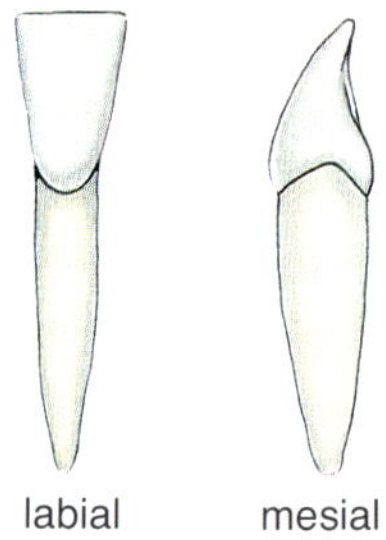

Eckzähne Die einwurzeligen Eckzähne bilden einen Eckpfeiler am Übergang der Frontzähne zu den Seitenzähnen. Ihre Wurzeln sind im Verhältnis zur Krone besonders kräftig ausgebildet. Die Schneidekante weist die charakteristische Eckzahnspitze auf. Die mesial dieser Spitze gelegene Schneidekante ist kürzer als die distale Schneidekante. Auf der Rückseite hat die Krone zwei Randleisten sowie eine Mittelleiste, die sich zum Zahnhals hin in einem ausgeprägten **Tuberkulum** treffen.
Die unteren Eckzähne sind kleiner als die oberen Eckzähne.

Abb. 4.35:
Oberer Eckzahn rechts

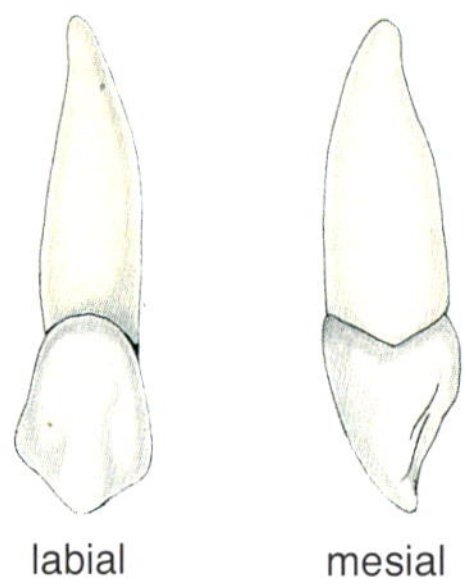

Abb. 4.36:
Unterer Eckzahn rechts

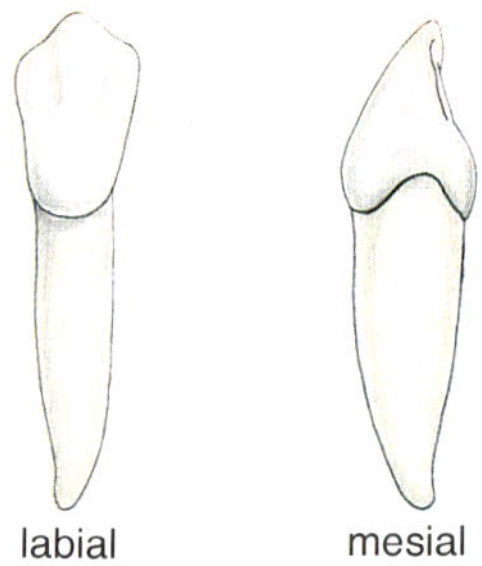

Prämolaren Die Prämolaren haben in der Regel eine Kaufläche mit zwei Höckern. Lediglich der zweite untere Prämolar kann auch drei Höcker haben. Die einzelnen Höcker sind durch **Fissuren** voneinander getrennt. Zu den Nachbarzähnen hin wird die Kaufläche jeweils durch eine Randleiste begrenzt.
Prämolaren sind in der Regel einwurzelig, mit Ausnahme des ersten oberen Prämolaren, der meistens zwei Wurzeln hat. Eine Wurzel liegt dabei bukkal, während die andere palatinal ist. Die Gabelung zwischen den Wurzeln nennt man **Bifurkation.** Die beiden Wurzeln des ersten oberen Prämolaren können auch miteinander zu einer Wurzel verschmolzen sein, die jedoch dann in der Regel zwei Wurzelkanäle aufweist.

Abb. 4.37: Erster oberer Prämolar rechts

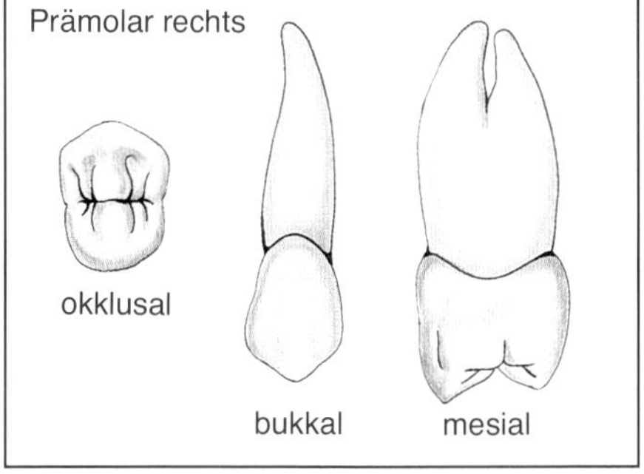

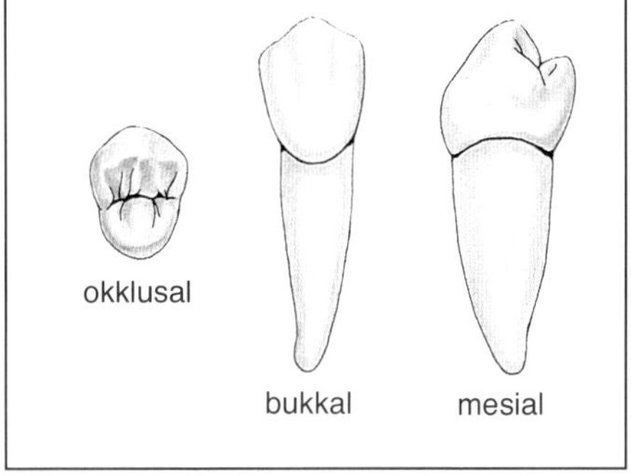

Abb. 4.38: Erster unterer Prämolar rechts

Molaren Die Molaren haben in der Regel vier Höcker. Nur der erste untere Molar hat fünf Höcker, wobei drei Höcker bukkal und zwei lingual liegen. Die Fissuren bilden bei den Molaren im Oberkiefer ein schräg liegendes H und im Unterkiefer bei den zweiten und dritten Molaren ein Kreuz.
Obere Molaren haben drei Wurzeln, wobei zwei Wurzeln bukkal und eine Wurzel palatinal sind. Die Gabelung der drei Wurzeln nennt man **Trifurkation.** Die unteren Molaren haben zwei Wurzeln, eine mesial und eine distal. Die Gabelung dieser beiden Wurzeln nennt man – wie bei den ersten Prämolaren im Oberkiefer – eine **Bifurkation.**
Die Weisheitszähne entsprechen weitgehend den übrigen Molaren. Die Form der Kronen und Wurzeln kann dabei jedoch teilweise recht unterschiedlich sein.

Abb. 4.39: Erster oberer Molar rechts

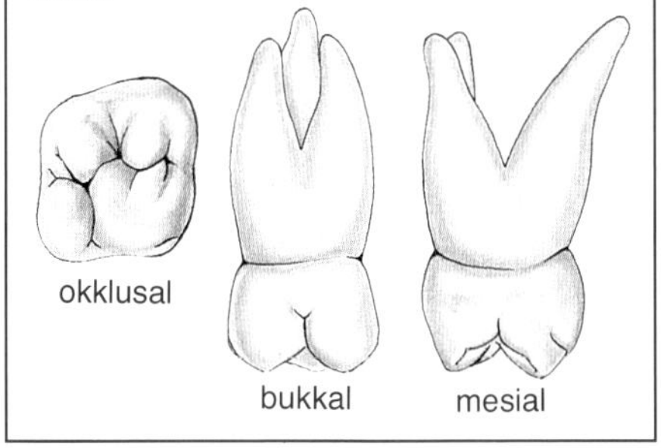

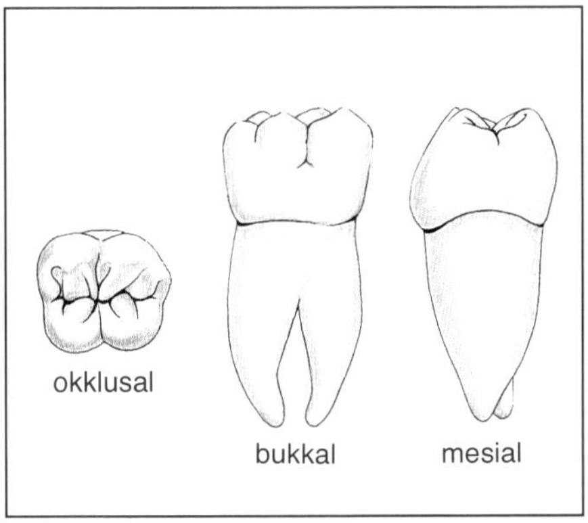

Abb. 4.40: Erster unterer Molar rechts

Höcker, Wurzeln und Wurzelkanäle der bleibenden Zähne (Durchschnittszahlen)

Zahn	Zahl der Höcker	Zahl der Wurzeln	Zahl der Wurzelkanäle
Oberkiefer			
11	—	1	1
12	—	1	1
13	—	1	1
14	2	2 (60 %) 1 (40 %)	2
15	2	1	1–2
16	4	3	3
17	4	3	3
Unterkiefer			
41	—	1	1–2
42	—	1	1–2
43	—	1	1–2
44	2	1	1
45	2–3	1	1
46	5	2	3
47	4	2	3

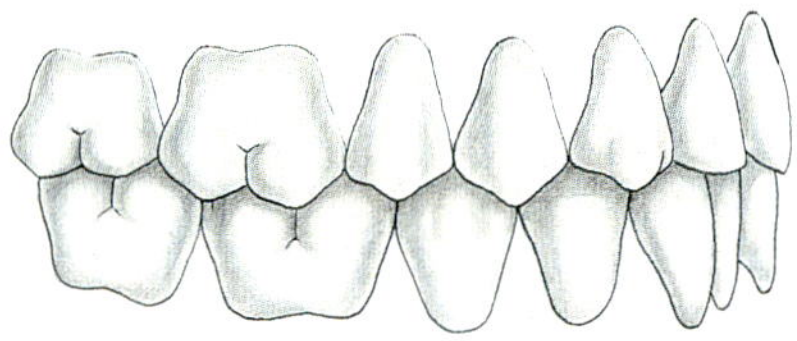

Abb. 4.41: Regelrechte Verzahnung im Seitenzahnbereich

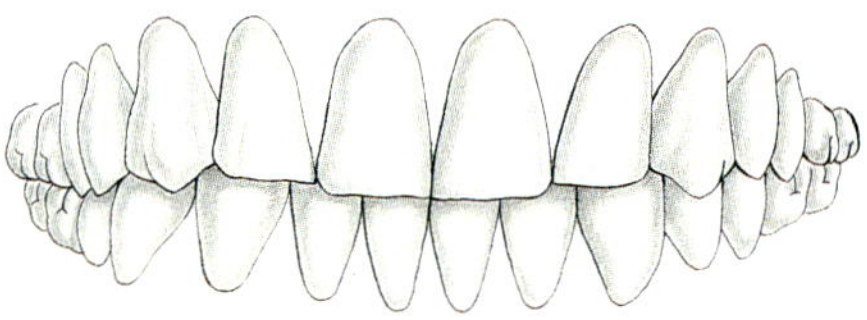

Abb. 4.42: Regelrechte Verzahnung im Frontzahnbereich

4.7.6 Milchzähne

Im Milchgebiß sind in jedem Quadranten zwei Schneidezähne, ein Eckzahn und zwei Molaren.

Die Milchzähne ähneln weitgehend den entsprechenden bleibenden Zähnen in verkleinerter Form. Die zweiten Milchmolaren haben dabei ein ähnliches Aussehen wie die ersten bleibenden Molaren. Die Krone der ersten Milchmolaren stellt dagegen eine Zwischenform zwischen der bleibenden Prämolaren- und Molarenkrone dar.

Die Milchfrontzähne sind einwurzelig. Die Molaren im Oberkiefer haben drei, im Unterkiefer zwei Wurzeln. Die Wurzeln der Milchmolaren sind dabei stark gespreizt, da sich die Keime der nachfolgenden Prämolaren des bleibenden Gebisses zwischen den Wurzeln der Milchmolaren entwickeln.

Insgesamt fällt bei den Milchzähnen eine bläulich-weißliche Farbe gegenüber der mehr gelblichen Farbe der bleibenden Zähne auf. Im Bereich des Zahnhalses haben die Milchzähne in der Regel einen ausgeprägten Schmelzwulst. Insgesamt sind die Milchzähne etwas weicher als die bleibenden Zähne.

4.7.7 Okklusion und Artikulation

Der Kontakt zwischen den Ober- und Unterkieferzähnen wird als **Okklusion** (occludere lat. – verschließen) bezeichnet. Die Zähne, die dabei aufeinander beißen, heißen **Antagonisten** (antagonistes gr. – Gegner).

Mit Ausnahme der unteren mittleren Schneidezähne sowie der letzten oberen Molaren haben die Zähne jeweils zwei Antagonisten, einen Haupt- und einen Nebenantagonisten. Der Hauptantagonist ist stets der gleichnamige Zahn im Gegenkiefer (Abb. 4.41).

Bei regelrechter Okklusion greifen die Schneidekanten der oberen Frontzähne über die unteren Frontzähne. Die Mittellinie des Oberkiefers stimmt dabei mit der Mittellinie des Unterkiefers überein (Abb. 4.42).

Im Seitenzahnbereich greifen die bukkalen Höcker der Oberkieferzähne über die Unterkieferzähne nach vestibulär hinaus. Die palatinalen Höcker der Oberkieferzähne haben dadurch sowohl mit den bukkalen als auch lingualen Höckern der Unterkieferzähne Kontakt. Sie werden deshalb auch als **tragende Höcker** bezeichnet. Im Unterkiefer sind die bukkalen Höcker die tragenden Höcker. Die Berührungspunkte sind dabei nicht die Höckerspitzen selbst, sondern Kontaktpunkte an den Höckerabhängen (Abb. 4.43).

Die Verschiebung der Zahnreihen gegeneinander unter Zahnkontakt durch Gleitbewegungen des Unterkiefers wird als **Artikulation** (articulus lat. – Gelenk) bezeichnet. Die Form der Gleitbewegungen hängt unter anderem von der Zahnstellung, der Höckerform und der Gelenkbahn im Kiefergelenk ab.

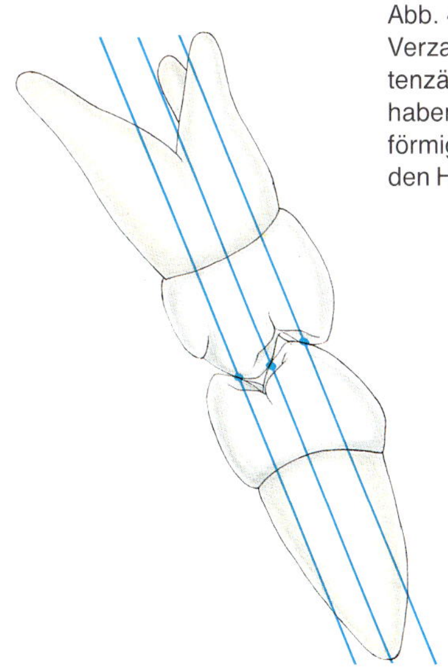

Abb. 4.43: Verzahnung der Seitenzähne: Die Zähne haben jeweils punktförmige Kontakte an den Höckerabhängen.

4.7.8 Zahnaufbau

Die Zähne bestehen aus den **Zahnhartsubstanzen** und dem **Pulpagewebe.** Zu den Zahnhartsubstanzen gehören Schmelz, Dentin und Zement.

Zahnschmelz Der Zahnschmelz überdeckt die Zahnkrone. Er ist im Bereich der Kaufläche der Seitenzähne sowie der Schneidekante der Frontzähne besonders dick und läuft im Zahnhalsbereich als dünne Schicht aus.

Der Schmelz ist die härteste Substanz des Körpers und entspricht in seiner Härte etwa dem Quarz. Er besteht zu ca. 96 % aus anorganischer Substanz. Es handelt sich dabei vor allem um Hydroxylapatit, eine Verbindung vorwiegend aus Kalzium und Phosphat.

Durch einen Zusatz von Fluorid wird der Schmelz besonders widerstandsfähig gegen Entkalkung durch Säuren. Diesen Effekt kann man zur Kariesvorbeugung ausnutzen, indem man Fluorid verabreicht. Der Zahnschmelz ist aus sechskantigen Schmelzprismen aufgebaut, die von der Grenze zum Dentin bis zur Schmelzoberfläche ineinander verflochten verlaufen. Der Schmelz enthält keine Zellen oder Zellfortsätze und ist deshalb nicht erneuerbar. Die schmelzbildenden Zellen **(Ameloblasten** bzw. **Adamantoblasten)** gehen nach der Bildung des Schmelzes zugrunde. Jeder Ameloblast hat zuvor ein Schmelzprisma aufgebaut.

Zahnbein (Dentin) Das Zahnbein bildet die Hauptmasse der Zahnhartsubstanzen. Diese zweithärteste Substanz des Körpers ist im Bereich der Krone vom Zahnschmelz und im Bereich der Wurzel vom Wurzelzement bedeckt. Im Inneren liegt die Zahnpulpa.

Zahnbein besteht wie Zahnschmelz aus Hydroxylapatitkristallen. Die anorganische Substanz macht jedoch beim Dentin nur 69 % aus, da es von den Zellfortsätzen der Odontoblasten durchzogen wird. Die **Odontoblasten** sind die dentinbildenden Zellen. Sie liegen in der Pulpa am Rand zum Dentin hin und haben Zellfortsätze, die in kleinen Kanälchen durch das Dentin verlaufen. Diese **Odontoblastenfortsätze** werden auch **Tomes'sche Fasern** genannt. Sie schwimmen innerhalb der Dentinkanälchen in einer Flüssigkeit (Dentinliquor). Zusammen mit vereinzelten Nervenfasern können durch dieses System von Dentinkanälchen Schmerzreize vom Dentin zur Pulpa geleitet werden. Die Zahl der Dentinkanälchen ist dabei in der Nähe der Pulpa deutlich größer als zum Schmelz hin.

Da die Odontoblasten nach Abschluß der Zahnentwicklung am Rand der Pulpa erhalten bleiben, kann zeitlebens Dentin auf Kosten des Pulparaumes gebildet werden. So ist die Pulpa bei Älteren deutlich kleiner als bei Jugendlichen. Das auf einen äußeren Reiz, wie z. B. Karies, gebildete neue Dentin wird als **Reizdentin** bzw. **Sekundärdentin** bezeichnet.

Wurzelzement Im Bereich der Wurzel wird das Dentin vom Wurzelzement bedeckt. Diese knochenähnliche Substanz besteht zu ca. 46 % aus dem anorganischen Hydroxylapatit.

Wurzelzement wird von **Zementoblasten** gebildet. Die Zementschicht ist im Bereich des Zahnhalses sehr dünn und wird zur Wurzelspitze hin dicker.

Abb. 4.44: Längsschnitt durch einen Frontzahn

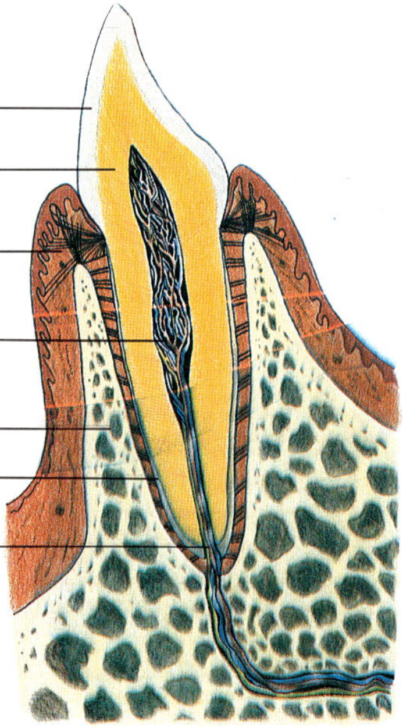

Im Wurzelzement sind die zum Alveolarknochen ziehenden Fasern des Zahnhalteapparates verankert. Wurzelzement hat somit eine wichtige Aufgabe für den Halt des Zahnes. Bei vermehrter funktioneller Belastung kann Wurzelzement – wie Dentin – auch noch nach Abschluß der Zahnentwicklung gebildet werden.

Zusammensetzung von Schmelz, Dentin und Wurzelzement

	anorganische Substanz	organische Substanz	Wasser
Schmelz	ca. 96 %	ca. 1,7 %	ca. 2,3 %
Dentin	ca. 69 %	ca. 18 %	ca. 13 %
Wurzelzement	ca. 46 %	ca. 22 %	ca. 32 %

Zahnpulpa Im Inneren des Zahnes befindet sich das Zahnmark (Pulpa). Man unterscheidet dabei die Kronenpulpa von der Wurzelpulpa.

Die **Kronenpulpa** hat kleine Ausläufer (Pulpahörner), die etwa so angeordnet sind wie die Höcker der Kaufläche. Im Bereich der Schneidezähne besteht ein mesiales und ein distales Pulpahorn. Beim Jugendlichen sind diese Pulpahörner besonders ausgeprägt.

Die **Wurzelpulpa** ist deutlich schmaler als die Kronenpulpa. An der Wurzelspitze hat sie über ein kleines Loch **(Foramen apikale)** eine Verbindung zum Alveolarknochen für den Durchtritt eines Nerven sowie von Blut- und Lymphgefäßen. Die aus lockerem Bindegewebe bestehende Pulpa kann somit das Dentin ernähren.

Solange die Pulpa intakt ist, lebt der Zahn, ist vital. Nur die vitale Pulpa hat die Fähigkeit, Dentin neu zu bilden, um so auf äußere Reize zu reagieren. Die dentinbildenden Odontoblasten befinden sich dazu an der Außenfläche der Pulpa zum Dentin hin.

4.7.9 Zahnhalteapparat (Parodontium)

Die Zähne befinden sich im Ober- und Unterkiefer in sogenannten Zahnfächern **(Alveolen).** Entsprechend wird der zahntragende Knochenfortsatz von Ober- und Unterkiefer als **Alveolarfortsatz** bezeichnet.

Die einzelnen Zähne sind mit dem Alveolarknochen nicht fest verwachsen, sondern über einen Bandapparat verbunden. Alle Strukturen, die für den Halt eines Zahnes im Knochen sorgen, bilden als funktionelle Einheit zusammen den **Zahnhalteapparat (das Parodontium).**

Zum Zahnhalteapparat gehören:

- Wurzelzement
- Wurzelhaut (Periodontium, Desmodont)
- Alveolarknochen
- Zahnfleisch (Gingiva).

Wurzelhaut (Periodontium, Desmodont) Das Periodontium befindet sich im Spalt zwischen dem Wurzelzement und Alveolarknochen. Es handelt sich dabei nicht um eine Haut, sondern um einen Bandapparat, der den Zahn beweglich mit dem Kieferknochen verbindet. Die einzelnen Faserbündel werden als Sharpey'sche Fasern bezeichnet. Sie sind so ausgerichtet, daß der Zahn im Alveolarfach hängend befestigt ist. Dadurch werden Druckbelastungen auf den Zahn beim Zusammenbeißen in Zugbelastungen auf den Alveolarknochen umgeformt. Dies ist besonders wichtig, da sich der Knochen bei Druckeinwirkungen zurückbildet.

Zwischen den miteinander verflochtenen Sharpey'schen Fasern befinden sich zahlreiche Blut- und Lymphgefäße sowie Nerven. Über die Blutgefäße werden die Zellen im Parodontalspalt ernährt.

Die Nervenfasern im Parodontalspalt ver-

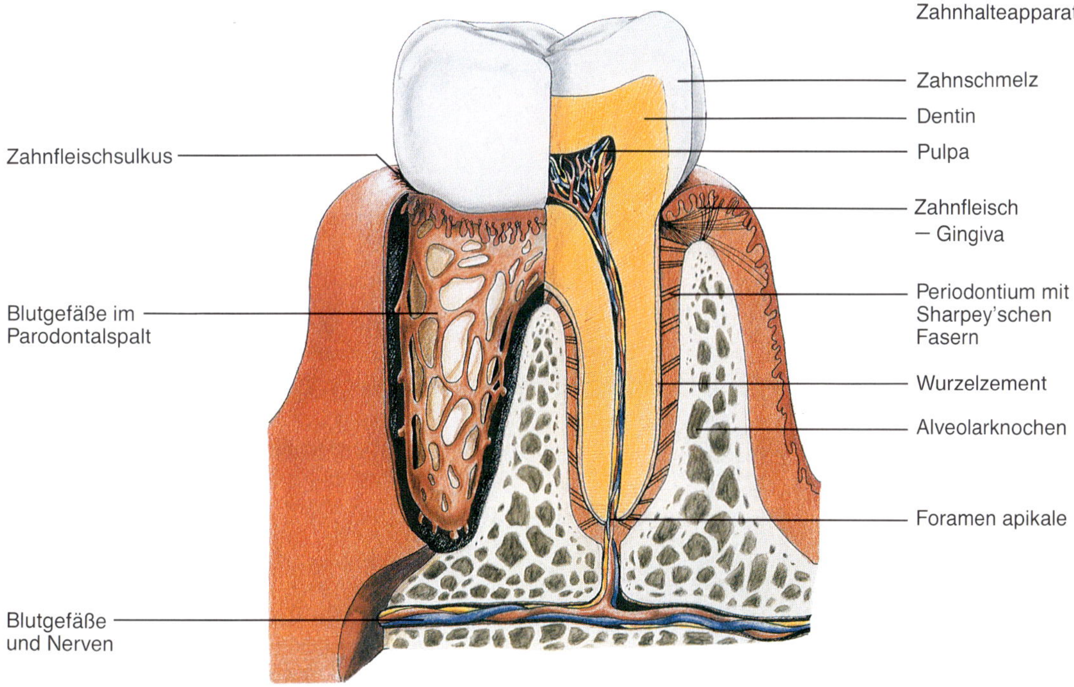

Abb. 4.45: Zahnhalteapparat

mitteln das außerordentlich feine Tastgefühl des Zahnes. Sie melden bereits kleinste Stellungs- und Belastungsänderungen des Zahnes an das Gehirn, so daß der durch die Kaumuskulatur ausgeübte Kaudruck gesteuert werden kann. Über einen Reflexbogen kann die Kontraktion der Kaumuskulatur beim plötzlichen Aufbeißen auf einen harten Gegenstand abrupt aufgehoben werden. Die Nervenenden im Parodontalspalt haben somit eine wichtige Schutzfunktion.

Zahnfleisch (Gingiva) Die Gingiva ist der zum Zahnhalteapparat gehörende Teil der Mundschleimhaut. Sie reicht von der **Mukogingivalgrenze** bis zum **Zahnhals,** wo sie den Zahn ringförmig umschließt (Abb. 4.16).

Man unterscheidet die ca. 1,5 mm breite freie **marginale Gingiva** von der unterschiedlich breiten unverschieblichen **Gingiva propria,** die auch als **attached Gingiva** bezeichnet wird. Zwischen den Zähnen befindet sich die **interdentale Gingiva** mit jeweils einer Zahnfleischpapille oral und vestibulär.

Abb. 4.46: Marginales Parodontium

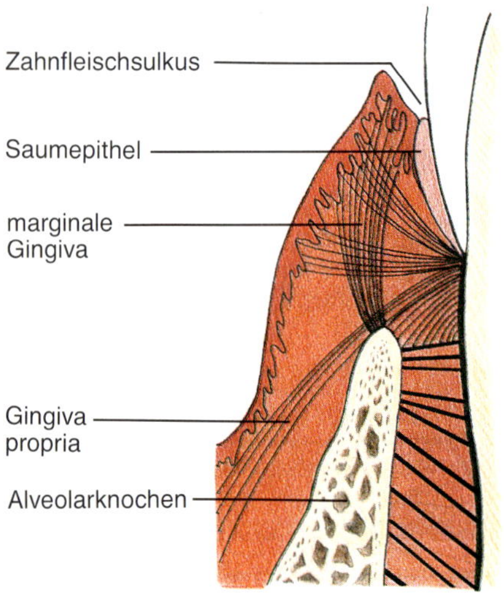

marginale Gingiva	–	freie Gingiva am Zahnfleischrand
Gingiva propria (attached Gingiva)	–	unverschiebliche Gingiva auf dem Alveolarknochen
interdentale Gingiva	–	Gingiva im Zahnzwischenraum

Die gesunde Gingiva ist derb und hat eine blaßrosa Farbe mit mattglänzender Oberfläche. Die Gingiva propria ist unverschieblich auf dem Alveolarknochen befestigt, während die marginale Gingiva auf der Zahnoberfläche haftet. Den Epithelansatz zur Zahnoberfläche bildet dabei ein ringförmig um den Zahnhals gelegenes, spezielles **Saumepithel.**

Die Anheftung der marginalen Gingiva an der Zahnoberfläche durch Bindegewebsfasern und die Epithelzellen des Saumepithels wird als **Attachment** (attachment engl. – Befestigung) bezeichnet.

Zwischen Zahnoberfläche und marginaler Gingiva besteht beim Gesunden eine ca. 1 mm tiefe **Zahnfleischfurche (Sulkus).** Kann mit einem Instrument tiefer sondiert werden, so liegt eine krankhafte Veränderung vor. Man spricht dann von einer **Zahnfleischtasche.** Unter der Schleimhaut befinden sich straffe Bindegewebsfasern in der Gingiva. Sie befestigen das Zahnfleisch am Alveolarknochen sowie am Zahn, wodurch die Gingiva ihre Festigkeit erhält.

4.7.10 Zahn- und Gebißentwicklung

Der Mensch bekommt in seinem Leben zweimal Zähne. Man spricht auch von zwei **Dentitionen** (dens lat. – Zahn). Die Zähne des ersten Zahndurchbruchs sind die Milchzähne, die später erscheinenden Zähne der zweiten Dentition die bleibenden Zähne.

Zahnentwicklung Die Zahnentwicklung beginnt bereits weit vor der Geburt während der Schwangerschaft. Etwa ab der 6. Schwangerschaftswoche bildet

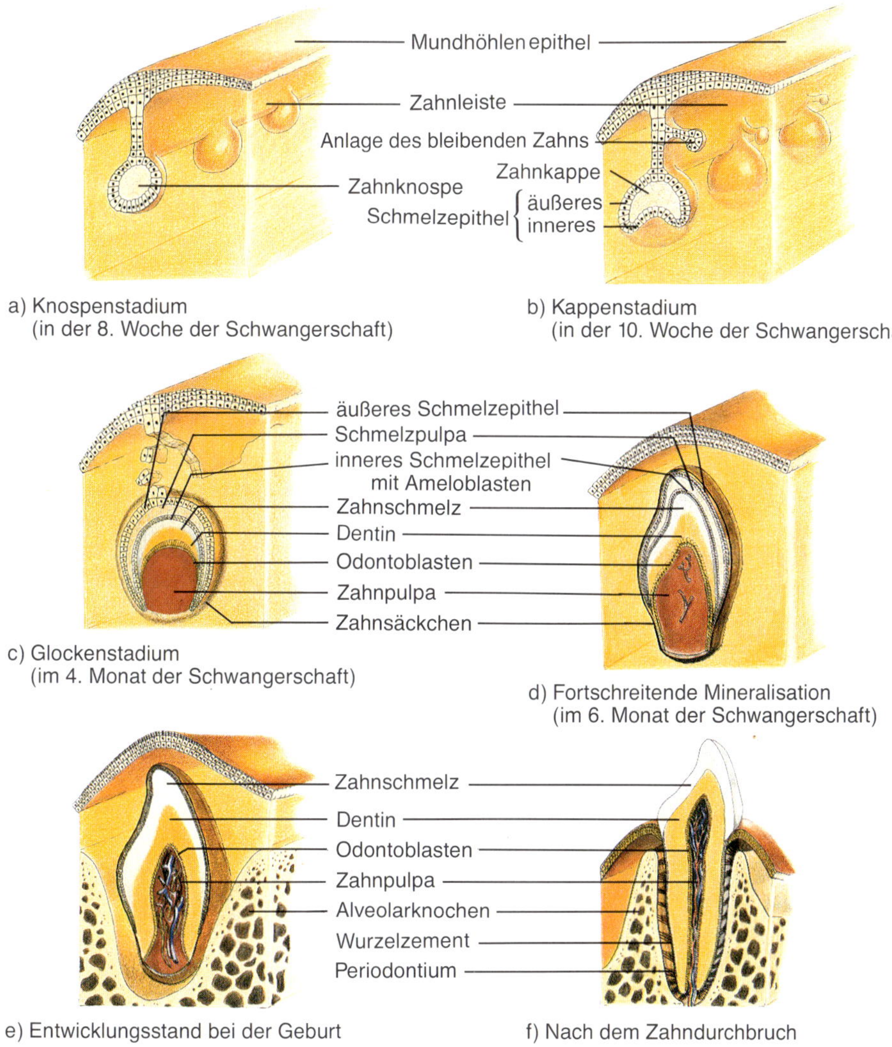

Abb. 4.47: Stadien der Zahnentwicklung

sich im Bereich des späteren Ober- und Unterkiefers jeweils eine **Zahnleiste** aus dem Mundhöhlenepithel. An dieser Zahnleiste entstehen – entsprechend dem Milchgebiß – in jedem Kiefer zehn kolbenförmige Auftreibungen, die **Zahnknospen.**

Jede Zahnknospe stülpt sich unten ein und wird zu einer **Zahnkappe.** Mit dem weiteren Wachstum der Zahnkappe nimmt die Zahnanlage langsam die Form einer Glocke an. Die innere Wand dieser **Zahnglocke** hat dabei wie eine Gußform die Gestalt der künftigen Zahnkrone. In der inneren Wand dieser aus Epithel bestehenden Zahnglocke befinden sich die schmelzbildenden Zellen **(Ameloblasten** bzw. **Adamantoblasten).**

Von unten lagert sich an die innere Zahnglockenwand Bindegewebe mit Blutgefäßen und Nerven an, die **Zahnpulpa.** Die Zellen der Zahnpulpa, die direkt an die Zahnglocke angrenzen, werden zu dentinbildenden Zellen, den **Odontoblasten.** Sie erzeugen das **Prädentin,** das unmittelbar unter der Zahnglocke abgelagert wird. Später verkalkt das Prädentin und wird so zum **Dentin.**

Die Zahnentwicklung beginnt also an der Schmelz-Dentin-Grenze. Das Dentin bildet sich dabei nach innen zur Zahnpulpa hin, während sich die Schmelzschicht langsam nach außen hin verdickt. Die dentinbildenden Odontoblasten wandern dabei langsam nach innen und hinterlassen jeweils einen Odontoblastenfortsatz im Dentin. Die nach außen wandernden Ameloblasten bilden jeweils die Grundlage für ein Schmelzprisma, das anschließend verkalkt. Nach Abschluß der Zahnentwicklung gehen die schmelzbildenden Zellen zugrunde.

Am glockenförmigen **Schmelzorgan** kann man ein inneres und ein äußeres Schmelzepithel unterscheiden, wobei nur das innere Schmelzepithel Ameloblasten enthält. Zwischen beiden Schmelzepithelien befindet sich die sogenannte **Schmelzpulpa,** die durch den gebildeten Schmelz zunehmend eingeengt wird und bis zum Abschluß der Zahnentwicklung wieder vollständig verschwindet.

Der wachsende Zahnkeim verliert im vierten Schwangerschaftsmonat die Verbindung zur Zahnleiste. Der Rest der Zahnleiste bildet anschließend neue Zahnknospen für die bleibenden Zähne. Um den wachsenden Zahnkeim entsteht währenddessen ein sogenanntes **Zahnsäckchen.**

Die Zahnwurzel entsteht kurz vor dem Durchbruch der Krone in die Mundhöhle. Das Dentin wird dabei von außen nach innen gebildet, wobei sich der Pulpenraum immer weiter verengt. Beim Zahndurchbruch ist die Wurzelpulpa mit dem Foramen apikale jedoch noch sehr weit. Erst einige Jahre nach dem Zahndurchbruch haben Pulpa und Foramen apikale ihre endgültige Form erlangt.

Gebißentwicklung Zum Zeitpunkt der Geburt sind normalerweise noch keine Zähne durchgebrochen. Der Säugling ist zahnlos, so daß er die Mutter beim Stillen nicht verletzen kann.
Zwischen dem 6. und 30. Lebensmonat brechen die Milchzähne durch. Die bleibenden Zähne erscheinen ab dem 6. Lebensjahr. Allgemein brechen die Zähne im Unterkiefer etwas früher durch als im Oberkiefer. Bei Jungen ist der Zahnwechsel in der Regel etwas später als bei Mädchen.
Als erstes brechen beim Kind zwischen dem 6. und 8. Lebensmonat in der Regel die unteren mittleren Schneidezähne durch. Es folgen die entsprechenden oberen mittleren Schneidezähne, anschließend die seitlichen Schneidezähne, die 1. Milchmolaren, die Milcheckzähne und zum Schluß die 2. Milchmolaren.
Es folgt die Gebrauchsperiode der Milchzähne. Dabei kommt es zu einer Abnutzung **(Abrasion)** im Bereich der Schneidekanten und Kauflächen. Der Erhalt der Milchzähne ist für eine regelgerechte Gebißentwicklung wichtig, da sie für die bleibenden Zähne eine Platzhalterfunktion haben.
Ab dem 4. Lebensjahr kommt es durch das Wachstum der Kiefer zu einer Lückenbildung im Frontzahnbereich. Dadurch wird bereits für die breiteren bleibenden Frontzähne Platz geschaffen.
Die bleibenden Zähne brechen ab dem 6. Lebensjahr durch. Man unterscheidet dabei die hinter den Milchzähnen durchbrechenden **Zuwachszähne** von den **Ersatzzähnen,** die an Stelle der Milchzähne erscheinen. Das Gebiß, in dem die Milchzähne durch bleibende Zähne ersetzt werden, nennt man **Wechselgebiß.** Unter dem Druck der nachwachsenden bleibenden Zähne erfolgt dabei ein Abbau (eine **Resorption)** der Milchzahnwurzeln.
Der Durchbruch der bleibenden Zähne verläuft in zwei Phasen. In der ersten Phase zwischen dem 6. und 9. Lebensjahr

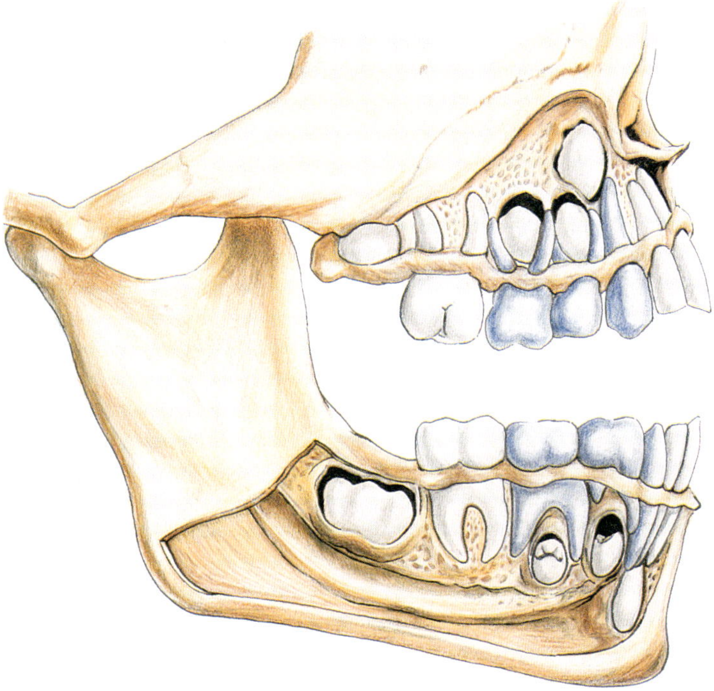

Abb. 4.48: Wechselgebiß von der Seite

brechen zunächst die ersten bleibenden Molaren hinter der Milchzahnreihe durch. Anschließend kommt es zum Wechsel der mittleren und seitlichen Schneidezähne.

In der zweiten Phase zwischen dem 9. und 12. Lebensjahr brechen die Eckzähne und Prämolaren durch, wobei die 1. Prämolaren meist früher als die Eckzähne erscheinen. Zuletzt bricht der 2. bleibende Molar durch.

Die 3. Molaren, die auch als Weisheitszähne bezeichnet werden, brechen ab dem 16. Lebensjahr durch. Häufig besteht für sie jedoch ein Platzmangel, der sie am Zahndurchbruch hindert.

Durchbruchszeiten der Zähne

Milchgebiß	
mittlerer Schneidezahn	6.– 8. Monat
seitlicher Schneidezahn	8.–12. Monat
1. Molar	12.–16. Monat
Eckzahn	16.–20. Monat
2. Molar	20.–30. Monat
Bleibendes Gebiß	
1. Molar (6-Jahr-Molar)	5.– 7. Jahr
mittlerer Schneidezahn	6.– 8. Jahr
seitlicher Schneidezahn	7.– 9. Jahr
1. Prämolar Eckzahn 2. Prämolar	9.–12. Jahr
2. Molar (12-Jahr-Molar)	11.–14. Jahr
3. Molar	ab 16. Jahr

Die Zähne brechen im Unterkiefer früher durch als im Oberkiefer. Bei Jungen ist der Zahnwechsel im allgemeinen etwas später als bei Mädchen.

4.8 Halte- und Bewegungsapparat

Der Halte- und Bewegungsapparat besteht aus einem passiven und einem aktiven Teil.

Abb. 4.49: Skelett des Menschen von vorne

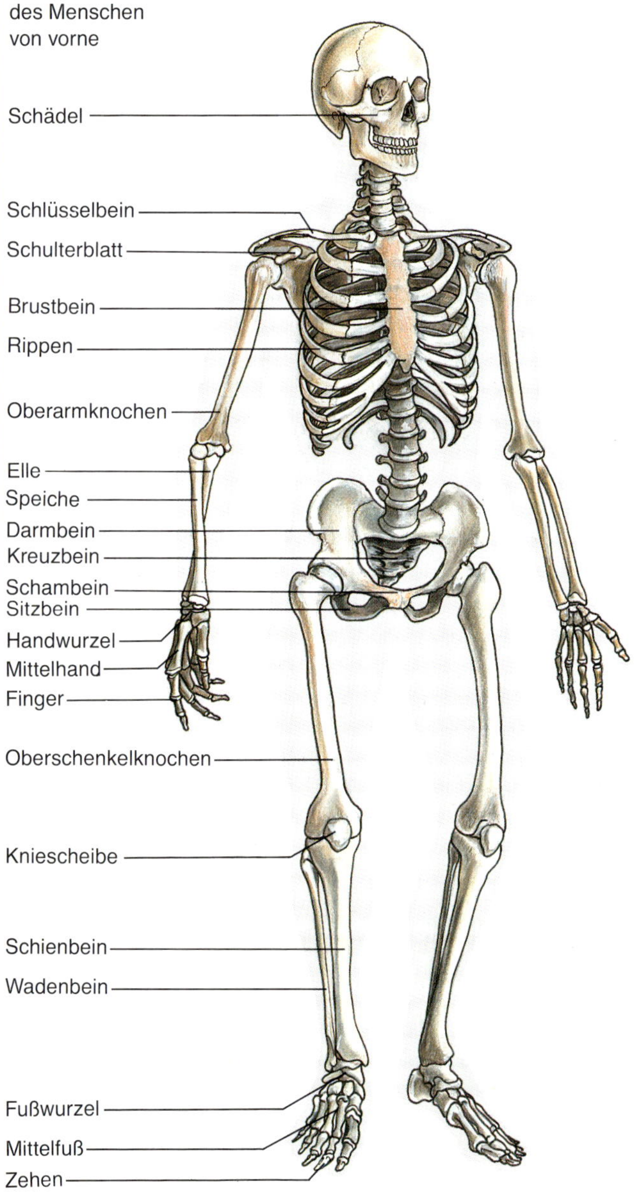

Als **passiven Bewegungsapparat (Skelettsystem)** bezeichnet man das Stützgerüst des Körpers, das aus Knochen und Knorpel besteht und durch Bänder und Gelenke miteinander verbunden ist.
Zum **aktiven Bewegungsapparat (Muskelsystem)** zählt man die Skelettmuskulatur und die zugehörigen Sehnen, mit deren Hilfe die Knochen in den Gelenken bewegt werden.

4.8.1 Passiver Bewegungsapparat

Skelett

Das Skelett kann in mehrere Abschnitte eingeteilt werden:

- Schädel
- Rumpfskelett mit Wirbelsäule und Brustkorb
- obere Gliedmaßen mit dem Schultergürtel
- untere Gliedmaßen mit dem Beckengürtel

Der **Schädel** ruht auf der Wirbelsäule, wobei er durch die besondere Gestaltung der obersten beiden Halswirbel sehr gut gegenüber dem Rumpf bewegt werden kann. Nach seinem Aufbau unterscheidet man den Hirnschädel, der eine Schutzhülle um das Gehirn bildet, und den Gesichtsschädel, der die Augen-, Mund- und Nasenhöhle umrahmt.
Das **Rumpfskelett** wird von der Wirbelsäule und dem Brustkorb gebildet. Die Wirbelsäule ist eine gut bewegliche Verbindungsachse, an der die Gliedmaßen mit dem Schulter- und Beckengürtel, der Brustkorb und der Schädel befestigt sind. Im Inneren enthält die Wirbelsäule den Wirbelkanal mit dem empfindlichen Rükkenmark (siehe 4.14.2).
Die **Gliedmaßen (Extremitäten)** bilden jeweils mit dem Schulter- und Beckengürtel eine funktionelle Einheit. Die oberen Gliedmaßen haben durch den gut beweglichen Schultergürtel einen großen Bewegungsspielraum, so daß sie gut zum Tasten und Greifen geeignet sind. Die unteren Gliedmaßen sind dagegen weniger

beweglich, dafür aber stabiler gebaut. Der Beckengürtel ist starr mit der Wirbelsäule verbunden und bildet so eine feste Basis für das Skelett.

Knochenverbindungen

Knochen können starr oder beweglich miteinander verbunden sein. Wenn die Knochenverbindungen einen mit Gelenkschmiere (Synovia) gefüllten Spalt haben, so spricht man von einem **Gelenk.**
Nach außen wird ein Gelenk von einer **Gelenkkapsel** begrenzt, die nach innen die **Gelenkschmiere (Synovia)** absondert. Bänder verleihen dem Gelenk gemeinsam mit der Kapsel seinen Halt und bestimmen zusammen mit der Form der Gelenkenden und der Muskulatur die Beweglichkeit.

4.8.2 Aktiver Bewegungsapparat

Die Muskulatur des aktiven Bewegungsapparates bewegt den passiven Bewegungsapparat. Zur Kraftübertragung der Muskeln dienen **Sehnen.**
Um die Reibung bei der Bewegung zu vermindern, verlaufen die Sehnen im Bereich der Gliedmaßen zum Teil in **Sehnenscheiden.** Zusätzlich sind an besonders druckbelasteten Stellen zwischen Knochen und Sehnen **Schleimbeutel** angeordnet, die den Druck gleichmäßig verteilen. Schleimbeutel liegen z. B. im Bereich des Kniegelenks und des Ellenbogens.

Muskelarbeit

Muskeln leisten Arbeit, indem sie sich auf einen Nervenreiz hin **anspannen (Haltearbeit)** oder **zusammenziehen (Bewegungsarbeit).**
Die meisten Bewegungen erfolgen durch ein Zusammenspiel mehrerer Muskeln. Die gleichsinnig wirkenden Muskeln werden dabei **Synergisten** (Zusammenwirkende) genannt. Entgegengesetzt wirkende Muskeln bezeichnet man als **Antagonisten** (Gegenspieler). Ein typisches Beispiel für Antagonisten sind die Beuger und Strecker an den Gliedmaßen (siehe Abb. 4.50). Erst durch die sorgfältige Koordination der Antagonisten entsteht eine harmonisch ausgewogene Bewegung.
Die Muskeln haben jeweils einen **Ursprung,** meistens an einem unbewegten Knochen, sowie einen **Ansatz,** wo sie durch ihre Kontraktion eine Bewegung ermöglichen.
Neben ihrer Aufgabe als Bewegungsorgan helfen die Muskeln auch bei der **Wärmeregulation,** indem sie zum Beispiel bei Kälte durch Muskelzittern Wärme erzeugen.

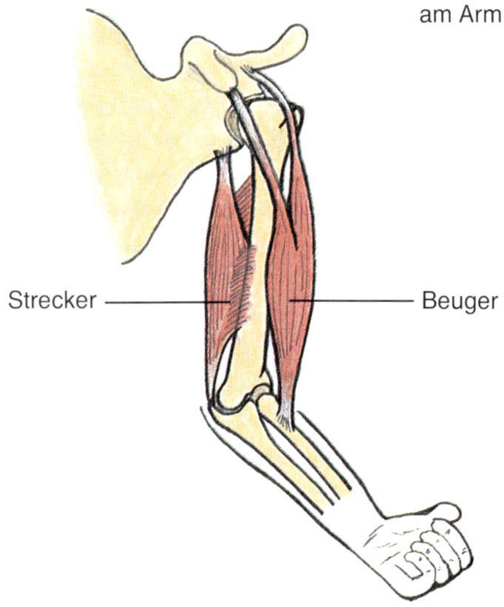

Abb. 4.50:
Beuger und Strecker am Arm

4.8.3 Schädelaufbau

Hirnschädel

Der Hirnschädel bildet eine schützende Hülle um das Gehirn. Beim äußeren Aufbau unterscheidet man das **Schädeldach** und die **Schädelbasis.**
Die einzelnen Schädelknochen sind durch bindegewebige Schädelnähte fest miteinander verbunden. Beim Neugeborenen liegen zwischen den Knochen des Schädeldaches jedoch noch breite bindegewebige Lücken, die aufgrund der dort tastbaren Pulswellen **Fontanellen** (fons lat. – Quelle) genannt werden.

Abb. 4.51:
Schädeldach eines Säuglings (links) und eines Erwachsenen (rechts) im Vergleich. Beim Säugling besteht das Stirnbein noch aus zwei getrennten Knochen, die im zweiten Lebensjahr zusammenwachsen.

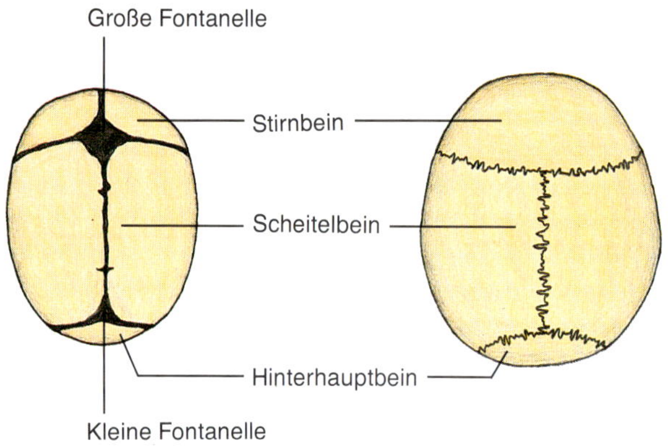

Hirnschädelknochen		
Stirnbein	– Os frontale	(einzeln)
Scheitelbein	– Os parietale	(paarig)
Hinterhauptbein	– Os occipitale	(einzeln)
Schläfenbein	– Os temporale	(paarig)
Keilbein	– Os sphenoidale	(einzeln)

Das Stirnbein bildet zusammen mit den nach hinten anschließenden beiden Scheitelbeinen sowie dem Hinterhauptbein und den seitlich gelegenen Schläfenbeinen eine knöcherne Kapsel um das Gehirn, die im Zentrum durch das Keilbein abgeschlossen wird.

Im Bereich der Schädelbasis ist der Schädel gelenkig mit der Wirbelsäule verbunden. Durch die große Beweglichkeit der ersten beiden Halswirbel (Atlas und Axis) ist der Schädel dabei in allen drei Raumrichtungen gut beweglich.

Im **Hinterhauptbein** liegt das **Foramen magnum** (foramen lat. – Loch; magnus lat. – groß). Durch dieses Loch gelangt das Rückenmark zum Gehirn.

Im **Schläfenbein** befindet sich der Hör- und Gleichgewichtsapparat. Der um das Ohr besonders harte Knochen des Schläfenbeins wird auch als Felsenbein bezeichnet. Hinter dem Felsenbein liegt der Warzenfortsatz, der luftgefüllte Hohlräume enthält, die mit dem Mittelohrraum in Verbindung stehen. Nach vorne liegt an der Unterseite des Schläfenbeins die Gelenkpfanne für das Kiefergelenk.

Das **Keilbein** enthält im Zentrum eine luftgefüllte Nasennebenhöhle, die Keilbeinhöhle. An der Oberseite enthält das Keilbein eine kleine sattelförmige Mulde, in der die **Hirnanhangsdrüse (Hypophyse)** liegt.

Das vorne gelegene **Stirnbein** besteht bis zum 2. Lebensjahr aus zwei getrennten Knochen, die dann jedoch nahtlos miteinander verschmelzen. Das Stirnbein enthält – wie das Keilbein – eine luftgefüllte Nasennebenhöhle, die Stirnhöhle.

Gesichtsschädel

Der Gesichtsschädel bildet den knöchernen Rahmen für die Augen-, Mund- und Nasenhöhle. In seiner Form wird er dabei wesentlich vom Ober- und Unterkiefer bestimmt.

Gesichtsschädelknochen		
Oberkiefer	– Maxilla	(paarig)
Unterkiefer	– Mandibula	(einzeln)
Jochbein	– Os zygomaticum	(paarig)
Gaumenbein	– Os palatinum	(paarig)
Nasenbein	– Os nasale	(paarig)
Tränenbein	– Os lacrimale	(paarig)
Pflugscharbein	– Vomer	(einzeln)
Siebbein	– Os ethmoidale	(einzeln)
Untere Nasenmuschel	– Concha nasalis inferior	(paarig)

Oberkiefer (Maxilla) Der paarig angelegte Oberkiefer bildet das Zentrum des mittleren Gesichtsabschnitts. Beide Oberkieferknochen bestehen jeweils aus einem **Körper,** in dem die luftgefüllte Kieferhöhle liegt, sowie **vier Fortsätzen.**

Die vier Fortsätze des Oberkiefers sind:

- **Stirnfortsatz (Processus frontalis):** Er begrenzt die Nase und verläuft entlang der Augenhöhle zum Stirnbein.
- **Jochbeinfortsatz (Processus zygomaticus):** Er bildet eine breitbasige Verbindung zum seitlich gelegenen Jochbein.

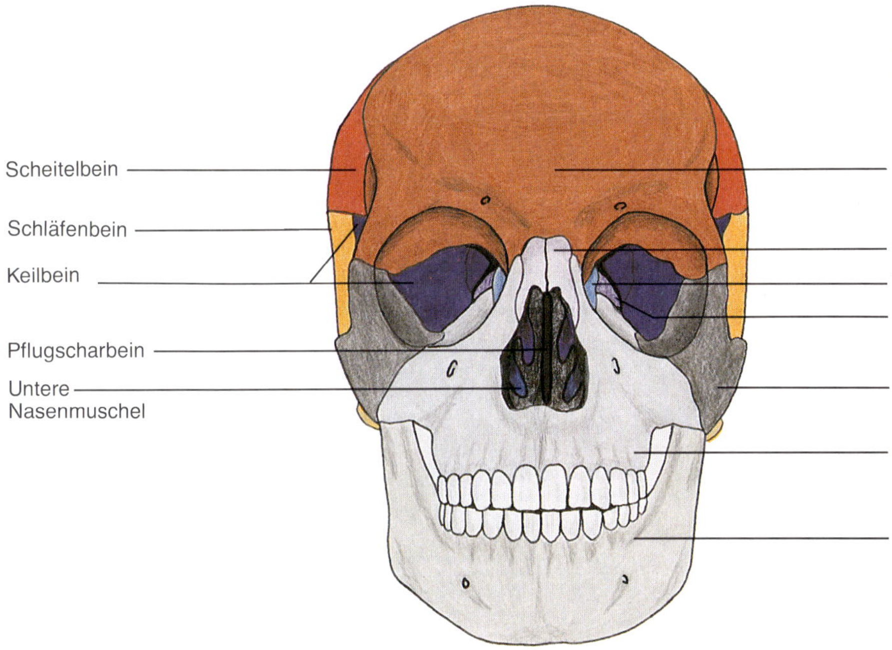

Abb. 4.52: Schädel des Menschen von vorne

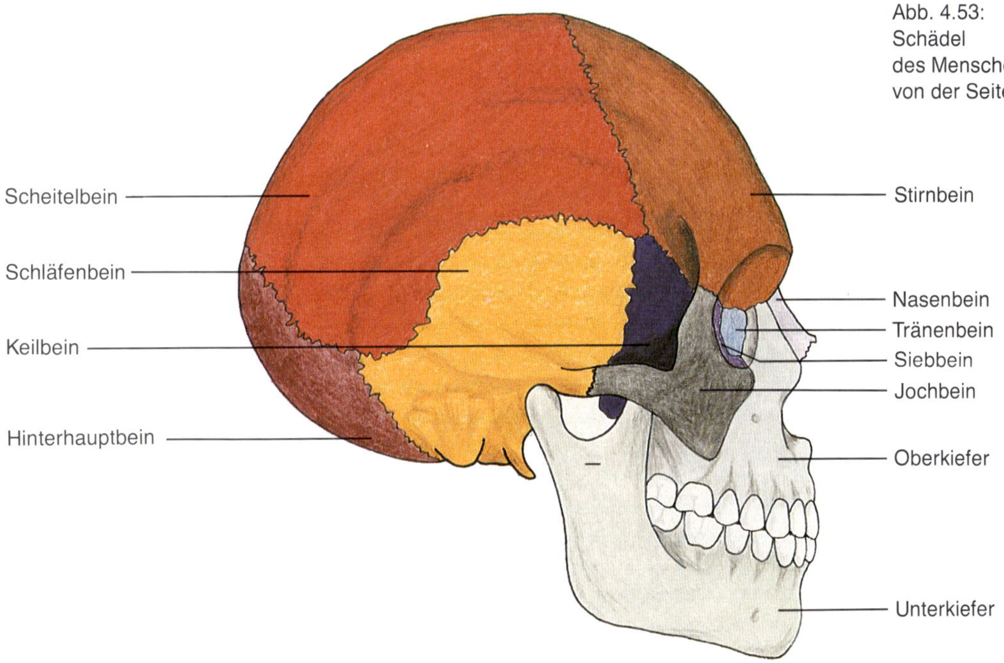

Abb. 4.53: Schädel des Menschen von der Seite

Abb. 4.54:
Schädel
des Menschen
im Schnitt

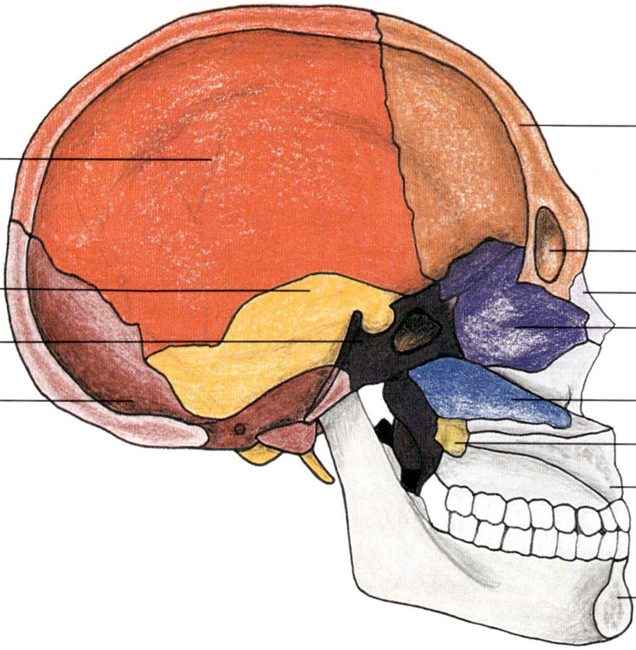

Abb. 4.55:
Schädel von unten

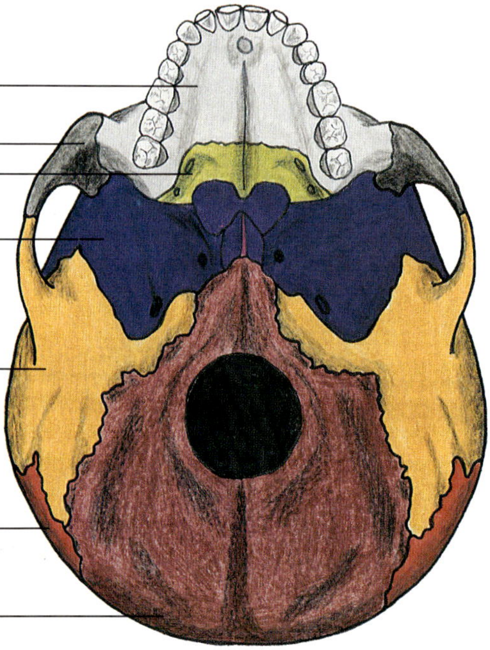

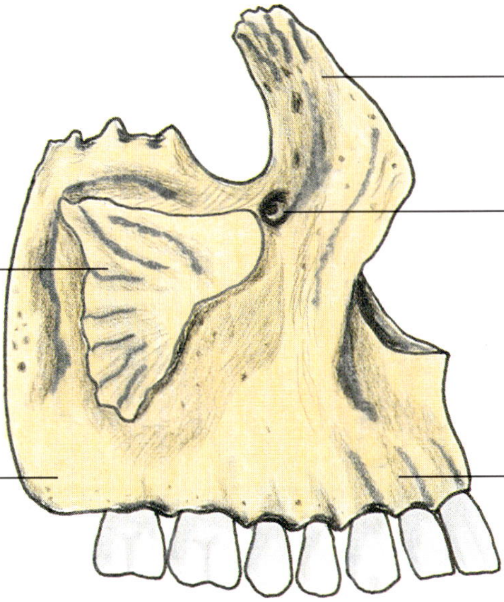

Abb. 4.56: Rechter Oberkiefer von der Seite

- **Gaumenfortsatz (Processus palatinus):** Er zieht horizontal vom Oberkieferkörper zur Mittellinie und bildet gemeinsam mit dem gleichnamigen Fortsatz der Gegenseite die vorderen 2/3 des knöchernen Gaumens.
- **Alveolarfortsatz (Processus alveolaris):** Er enthält die Alveolen (Zahnfächer) für die Oberkieferzähne. Bei mehrwurzeligen Zähnen werden die Zahnfächer dabei durch kleine Knochensepten unterteilt. Den hinteren Abschluß des Alveolarfortsatzes bildet ein Knochenhöcker **(Tuber maxillae).**

Zwischen den Gaumenfortsätzen befindet sich im Bereich der oberen Schneidezähne ein keilförmiger, selbständig angelegter Knochen, der als **Zwischenkiefer** bezeichnet wird. Er ist in der Regel mit dem Oberkieferknochen fest verwachsen. Bei Lippen-Kiefer-Gaumenspalten ist dieser Knochen jedoch vom Oberkiefer getrennt (siehe 5.2.1).

Im Oberkiefer befinden sich mehrere Austrittslöcher für Nerven und Gefäße. Unter der Augenhöhle ist das **Foramen infraorbitale,** hinter den Schneidezähnen im Gaumen das **Foramen incisivum.**

Kieferhöhle (Sinus maxillaris) Die Kieferhöhle befindet sich im Inneren des Oberkiefers. Sie wird auch Sinus maxillaris oder Antrum Highmori (Kurzbezeichnung: Antrum) genannt. Gemeinsam mit der Stirnhöhle, der Keilbeinhöhle und den Siebbeinzellen bilden die beiden neben der Nase gelegenen Kieferhöhlen ein System von luftgefüllten Nasennebenhöhlen, die mit der Nase in Verbindung stehen.

Die Kieferhöhle reicht beim Erwachsenen bis zu den Wurzeln der oberen Seitenzähne, von denen sie häufig nur durch eine dünne Knochenlamelle getrennt ist. Von einer Entzündung im Bereich der Wurzelspitze eines oberen Seitenzahnes kann daher eine Kieferhöhlenentzündung (Sinusitis maxillaris) verursacht werden. Bei der Extraktion eines oberen Seitenzahnes kann andererseits die dünne Knochenla-

Abb. 4.57:
Oberkiefer
und Gaumenbein
von innen

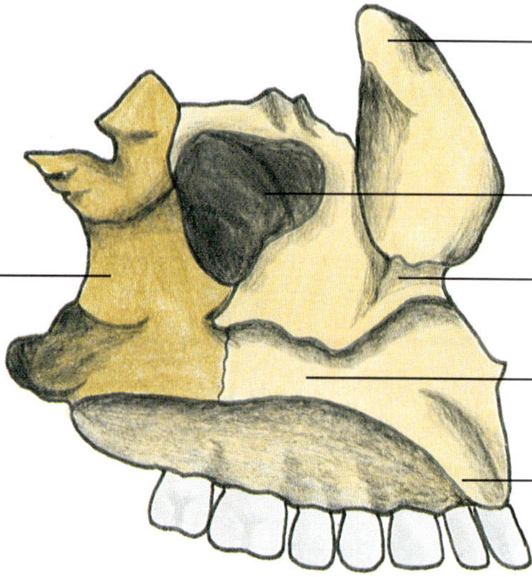

melle zur Kieferhöhle einreißen. Es entsteht dann eine Verbindung zwischen Mund- und Kieferhöhle, eine sogenannte Mund-Antrum-Verbindung (MAV), die wieder verschlossen werden muß.

Nasennebenhöhlen	
Kieferhöhle	– Sinus maxillaris
Stirnhöhle	– Sinus frontalis
Keilbeinhöhle	– Sinus sphenoidalis
Siebbeinzellen	– Cellulae ethmoidales

Abb. 4.58:
Harter Gaumen
von unten

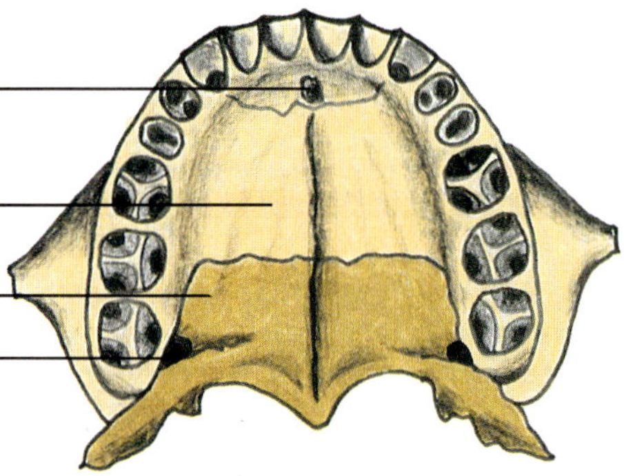

Gaumenbein (Os palatinum) Das paarig angelegte L-förmige Gaumenbein bildet das hintere Drittel des knöchernen Gaumens (Abb. 4.57, 4.58). Für den Durchtritt der Gaumenarterie und des Gaumennerven enthält es etwa in Höhe der oberen Weisheitszähne ein Loch, das **Foramen palatinum majus.** Neben dieser relativ großen Öffnung befinden sich in der Regel noch mehrere kleinere Durchtrittsstellen für weitere Nerven und Gefäße.

Jochbein (Os zygomaticum) Das Jochbein bildet den seitlichen Rahmen des Gesichtsschädels. Es verbindet den Oberkiefer an der Seite nach oben zum Stirnbein und nach hinten über den Jochbogen zum Schläfenbein.

Siebbein (Os ethmoidale) Das in der Mitte gelegene Siebbein bildet gemeinsam mit dem Pflugscharbein die Nasenscheidewand. Weiterhin bildet das Siebbein die obere und mittlere Nasenmuschel und grenzt die Nasenhöhle nach oben zum Gehirn ab. Das Siebbein enthält zahlreiche dünnwandige Knochenkammern (die luftgefüllten Siebbeinzellen), die mit der Nasenhöhle in Verbindung stehen.

Die **unteren Nasenmuscheln** werden jeweils von einem länglichen eigenständigen Knochen gebildet.

Zwischen den Stirnfortsätzen des Oberkiefers befinden sich die beiden **Nasenbeine.** Sie bilden den knöchernen Teil des Nasenrückens. Nach hinten schließen sich an die Stirnfortsätze des Oberkiefers beidseits die **Tränenbeine** an. Sie gehören zur mittleren Begrenzung der Augenhöhle und enthalten jeweils eine Rinne für den Tränenkanal.

Unterkiefer (Mandibula) Der bogenförmige Unterkiefer ist als einziger Knochen des Kopfes beweglich mit dem Schädel verbunden. Er bildet dabei beidseitig mit dem Schläfenbein das Kiefergelenk.

Der Unterkiefer besteht aus einem kompakten Körper **(Corpus mandibulae),** der auf beiden Seiten jeweils in einen aufsteigenden Ast **(Ramus mandibulae)** übergeht. Am Übergang befindet sich der Kieferwinkel.

Am **Unterkieferkörper** unterscheidet man die Unterkieferbasis vom zahntragenden Alveolarfortsatz (Processus alveolaris). Unter den Wurzelspitzen der Prämolaren befindet sich an der Außenseite des Unterkiefers eine Öffnung, das **Foramen mentale.**

Der **aufsteigende Unterkieferast** hat nach oben hin zwei Fortsätze. Vorne ist der **Muskelfortsatz (Processus muscularis** bzw. **Processus coronoideus)** für den Ansatz des Schläfenmuskels, hinten

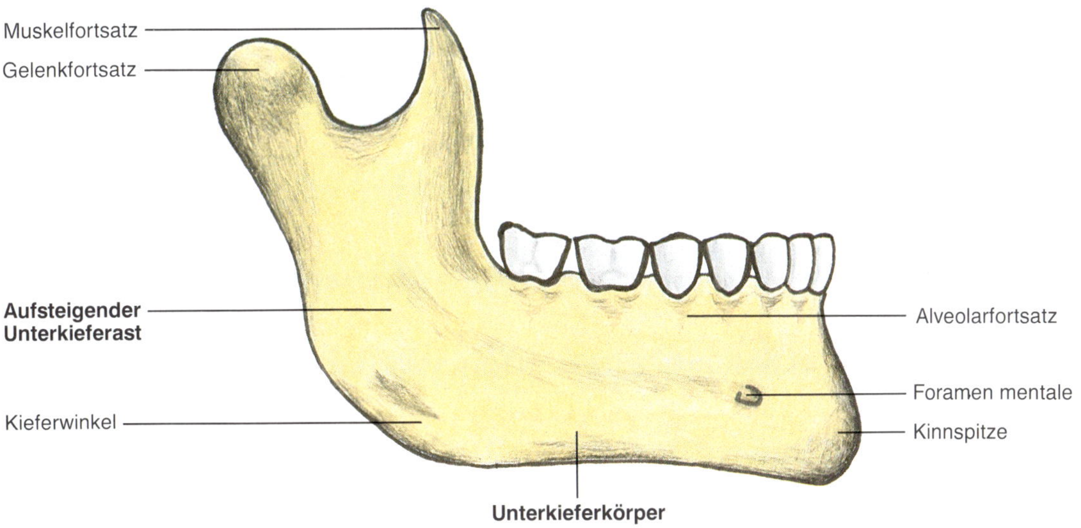

Abb. 4.59: Unterkiefer von der Seite

Abb. 4.60:
Unterkiefer von innen

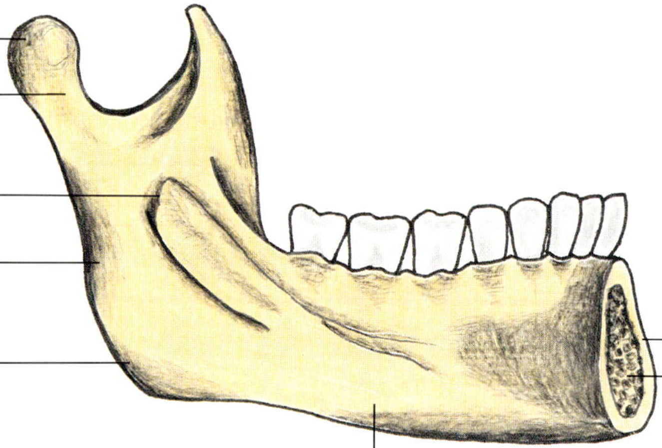

befindet sich der **Gelenkfortsatz (Processus articularis** bzw. **Processus condylaris).** Der Gelenkfortsatz hat einen walzenförmigen Kopf **(Caput mandibulae** bzw. **Kondylus),** der durch einen kurzen Hals **(Collum mandibulae)** vom aufsteigenden Ast abgesetzt ist.

Auf der Innenseite des aufsteigenden Unterkieferastes befindet sich das **Foramen mandibulae.** Hier beginnt ein Knochenkanal, der **Canalis mandibulae (Mandibularkanal),** der im Unterkiefer nach vorne bis zum **Foramen mentale** zieht.

Im Mandibularkanal verläuft der **Nervus alveolaris inferior** mit begleitenden Blutgefäßen. Von diesem Nerven ziehen Nervenfasern zu den einzelnen Wurzelspitzen der Unterkieferzähne und zum Zahnfleisch. Im Bereich des Foramen mentale geht der Nervus alveolaris inferior in den **Nervus mentalis** über. Er versorgt die Kinnregion und Unterlippe der betreffensen Seite (siehe 4.14.3).

Für den Ansatz von Muskeln befindet sich an der Innenseite des Unterkiefers im Kinnbereich ein kleiner Dorn, die **Spina mentalis.** Im Bereich der Unterkieferinnenseite liegt weiterhin noch eine schräg verlaufende Leiste, die **Linea mylohyoidea.** Hier hat der gleichnamige Musculus mylohyoideus seinen Ursprung.

Zungenbein (Os hyoideum) Das Zungenbein befindet sich am Übergang vom Mundboden zum Hals. An diesem U-förmigen Knochen setzen zahlreiche Muskeln des Mundbodens, der Zunge und des Halses an.

4.8.4 Kiefergelenk

Der Unterkiefer ist auf beiden Seiten durch das Kiefergelenk beweglich mit dem Schläfenbein verbunden.

Aufbau des Kiefergelenkes Im Schläfenbein befindet sich vor dem Gehörgang die **Gelenkpfanne (Gelenkgrube, Fossa articularis).** Sie wird nach vorne durch einen Knochenhöcker **(Tuberculum articulare)** begrenzt.

Die Gelenkgrube nimmt den walzenförmigen **Gelenkkopf (Kondylus)** des Gelenkfortsatzes auf. Zwischen Gelenkkopf und Gelenkpfanne befindet sich eine Knorpelscheibe **(Discus articularis),** die das Gelenk in eine **untere** und eine **obere Kam-**

mer unterteilt. Die Gelenkflächen des Kondylus sowie der Gelenkgrube sind dabei zur Verminderung der Reibung mit einer dünnen Knorpelschicht überzogen. Die bindegewebige **Gelenkkapsel** umgibt das Kiefergelenk vollständig. Sie sondert die Gelenkschmiere (Synovia) zur Erhöhung der Gleitfähigkeit ab.

obere Gelenkkammer	– zwischen Diskus und Gelenkgrube
untere Gelenkkammer	– zwischen Diskus und Gelenkkopf

Funktion des Kiefergelenkes Bei allen Bewegungen des Unterkiefers müssen stets beide Kiefergelenke zusammenwirken. Man unterscheidet drei verschiedene Bewegungen im Kiefergelenk:

– **Drehbewegung in der unteren Gelenkkammer:** Sie findet in der ersten Phase der Mundöffnung sowie in der letzten Phase beim Mundschluß statt.
– **Gleitbewegung in der oberen Gelenkkammer:** Der Unterkiefer gleitet in der zweiten Phase der Mundöffnung sowie bei der reinen Vorschubbewegung mit dem Diskus nach vorne auf das Tuberculum articulare. Beim Mundschluß sowie bei der Rückbewegung des Unterkiefers verlaufen die Bewegungen entsprechend umgekehrt. Man kann sie gut mit dem Zeigefinger vor dem Ohrläppchen tasten.
– **Seitwärtsbewegung (Rotation):** Bei Seitwärtsbewegungen arbeiten beide Gelenke in unterschiedlicher Weise zusammen. Bei der Drehbewegung nach rechts zum Beispiel führt der rechte Gelenkkopf eine reine Drehbewegung aus, wobei er jedoch geringgradig zur Seite gedrückt wird. Der linke Gelenkkopf gleitet währenddessen nach vorne unten zum Tuberculum articulare. Bei einer Seitwärtsbewegung nach links ist es entsprechend umgekehrt.

Kaubewegungen sind in der Regel kombinierte Dreh-Gleitbewegungen. Das Kiefergelenk wird daher auch als ein Dreh-Gleitgelenk bezeichnet.

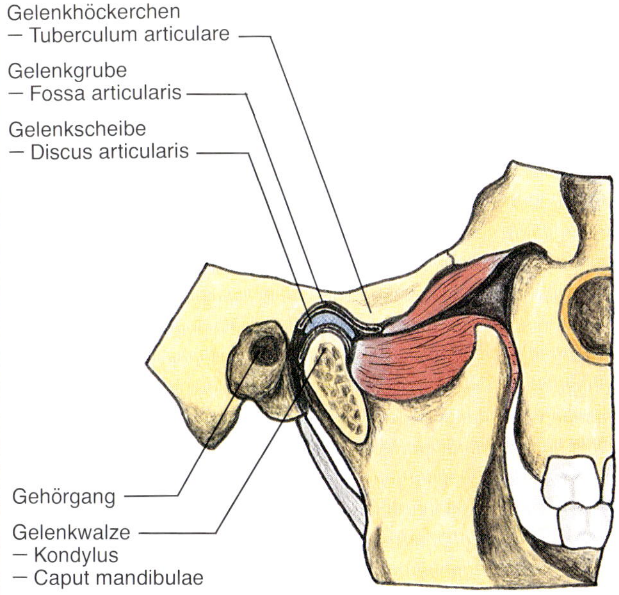

Abb. 4.61: Kiefergelenk im Schnitt

4.8.5 Kopfmuskulatur

Im Kopfbereich unterscheidet man:
– die **Kaumuskulatur** und
– die **mimische Muskulatur.**

Kaumuskulatur

Zu den Kaumuskeln gehören im engeren Sinne der M. masseter, der M. temporalis, der M. pterygoideus medialis und der M. pterygoideus lateralis (M. = Musculus). Im weiteren Sinne zählt man noch verschiedene Muskeln im Mundbodenbereich, die an der Mundöffnung beteiligt sind, zur Kaumuskulatur. Dazu zählen der M. mylohyoideus, der M. geniohyoideus und der M. digastricus. Sie ziehen vom Unterkiefer zum Zungenbein und können so den Unterkiefer nach unten und das Zungenbein nach oben bewegen. Insgesamt ist die Muskulatur zur Mundöffnung deutlich schwächer als zum Mundschluß.

Abb. 4.62:
M. masseter

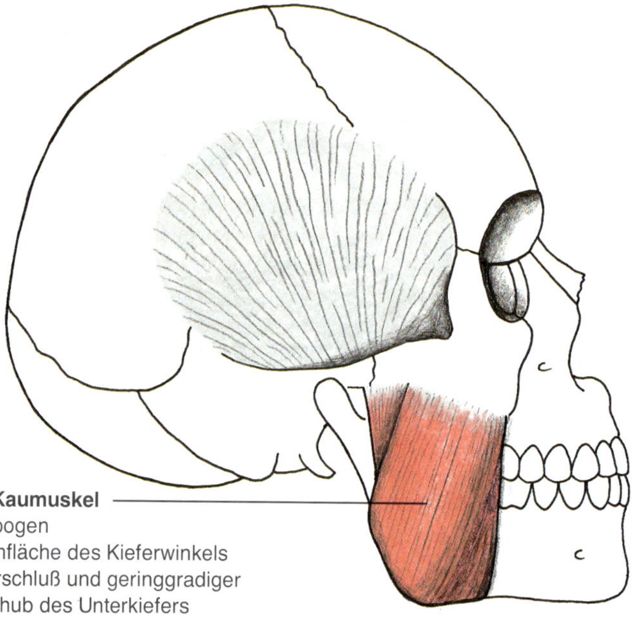

Abb. 4.63:
M. temporalis: Der Jochbogen und der obere Abschnitt des M. masseter wurden entfernt.

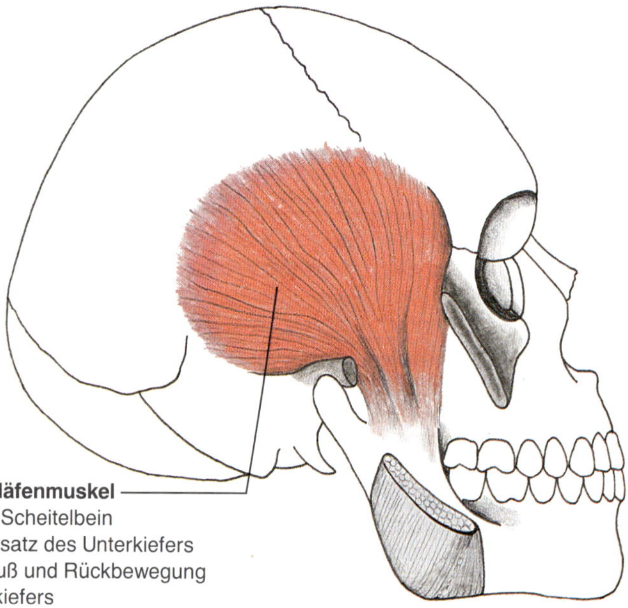

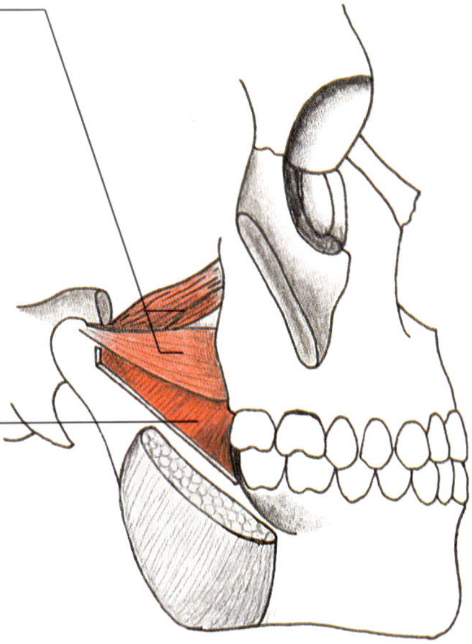

Abb. 4.64: M. pterygoideus medialis und M. pterygoideus lateralis: Der Jochbogen, ein Teil des Unterkiefers und der obere Abschnitt des M. masseter wurden entfernt.

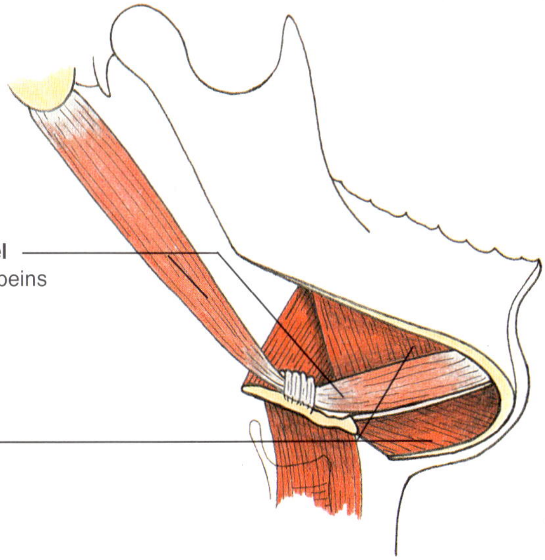

Abb. 4.65: Mundbodenmuskulatur von der Seite

Abb. 4.66:
Mundbodenmuskulatur
von hinten

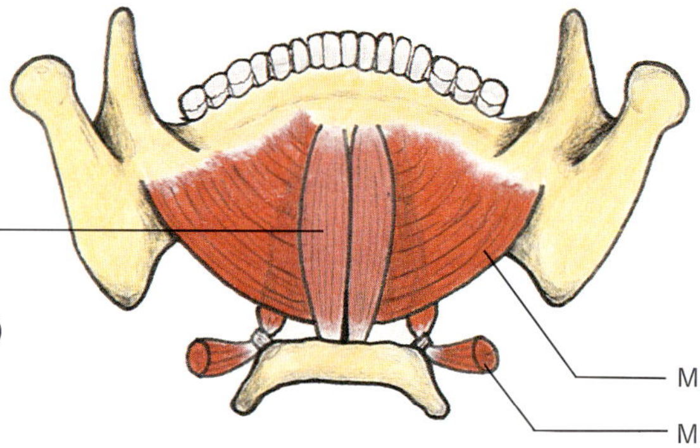

M. geniohyoideus
– Kinn-Zungenbein-Muskel

Ursprung: Unterkieferinnenseite im Kinnbereich (Spina mentalis)
Ansatz: Zungenbeinkörper
Funktion: Mundöffnung; Hebung des Zungenbeins

Abb. 4.67:
Mimische Muskulatur:
Rechts sind die oberflächlichen Muskeln zum Teil entfernt worden.

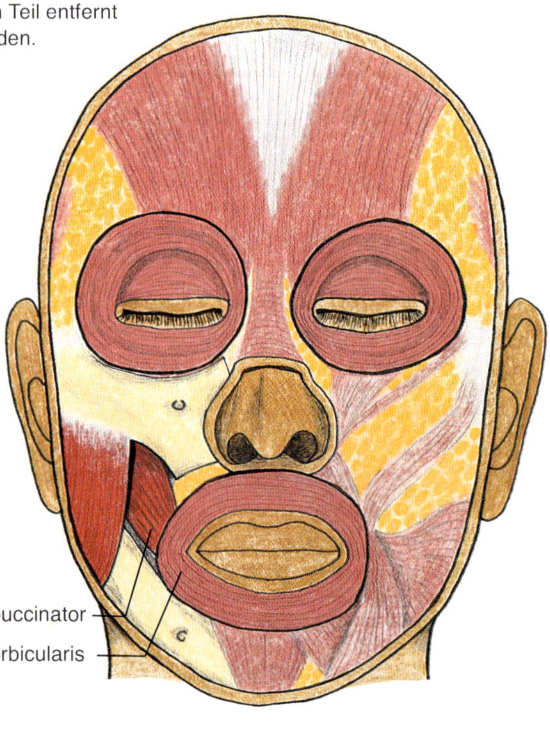

Mimische Muskulatur

Die mimische Muskulatur verleiht dem Gesicht mit einer Vielzahl von kleinen, unter der Haut gelegenen Muskeln seine Ausdruckskraft. Durch das feine Muskelspiel kann das Gesicht zum Spiegelbild des seelischen Befindens werden.

Im Bereich der Körperöffnungen um Mund und Augen ist die mimische Muskulatur ringförmig angeordnet. Der **M. orbicularis oris** umgibt dabei die Mundöffnung und bildet die Grundlage für die Lippen.

Der **M. buccinator** bildet die flächige Grundlage der Wange und begrenzt damit den Mund zur Seite hin. Er ermöglicht das Ausblasen der Luft aus dem Mund.

M. orbicularis oris	– Ringmuskel des Mundes
M. buccinator	– Wangenmuskel

4.9 Blut

4.9.1 Aufbau und Aufgaben

Aufbau Blut kann man als eine Sonderform des Bindegewebes auffassen, dessen Zellen in einer Flüssigkeit schwimmen. 45 % des Blutes sind **Blutzellen,** 55 % **Blutplasma.**
Bei den Blutzellen unterscheidet man rote Blutkörperchen **(Erythrozyten),** weiße Blutkörperchen **(Leukozyten)** und Blutplättchen **(Thrombozyten).** Das Blutplasma besteht aus Wasser und enthält darin gelöste Stoffe.
Insgesamt macht das Blut ca. 8 % des Körpergewichts aus. Ein Mensch mit einem Gewicht von 75 kg hat somit ca. 6 Liter Blut.

Blut	
Blutzellen	Erythrozyten, Leukozyten, Thrombozyten
Blutplasma	Wasser, gelöste Stoffe

Aufgaben Das Blut erfüllt zahlreiche Transportaufgaben und hat wichtige Abwehrfunktionen.
Transportaufgaben: Blut transportiert Sauerstoff aus der Lunge zu den einzelnen Körperzellen und führt Kohlendioxid zur Lunge zurück. Weiterhin bringt es Nährstoffe zu den Zellen, leitet die beim Stoffwechsel anfallenden Abbauprodukte zu den Ausscheidungsorganen, verteilt Hormone, Vitamine sowie Enzyme und sorgt für einen Wärmeausgleich zwischen den einzelnen Körperabschnitten.
Abwehrfunktion: Eingedrungene Krankheitserreger und Fremdsubstanzen werden durch die **weißen Blutkörperchen (Leukozyten)** und **Abwehrstoffe im Plasma** unschädlich gemacht (siehe 4.9.5). Bei Verletzungen wird der Blutverlust durch die **Blutgerinnung** begrenzt und die Wunde durch das geronnene Blut nach außen hin keimdicht verschlossen.

4.9.2 Blutzellen

Rote Blutkörperchen (Erythrozyten)

Die Erythrozyten (erythros gr. – rot) sind runde, beidseits leicht eingedellte, kernlose Zellen mit einem Durchmesser von ca. 7/1000 mm. Sie enthalten den roten, eisenhaltigen **Blutfarbstoff Hämoglobin,** der Sauerstoff binden und von der Lunge zu den Körperzellen transportieren kann. Sauerstoffreiches Blut ist dabei hellrot, sauerstoffarmes Blut dunkelrot.
Die roten Blutkörperchen werden im Knochenmark gebildet, wo sie über mehrere Zwischenstadien heranreifen. Bevor sie in die Blutbahn eintreten, stoßen sie ihren Zellkern ab, wodurch sie ihre typische eingedellte Form erhalten. Aufgrund ihrer großen Elastizität können sie nun auch durch kleinste Blutgefäße gelangen.
Die Erythrozyten haben eine Lebensdauer von ca. 120 Tagen und werden dann in Milz, Leber und Knochenmark abgebaut. Mengenmäßig stellen die roten Blutkörperchen den Hauptanteil der Blutzellen.

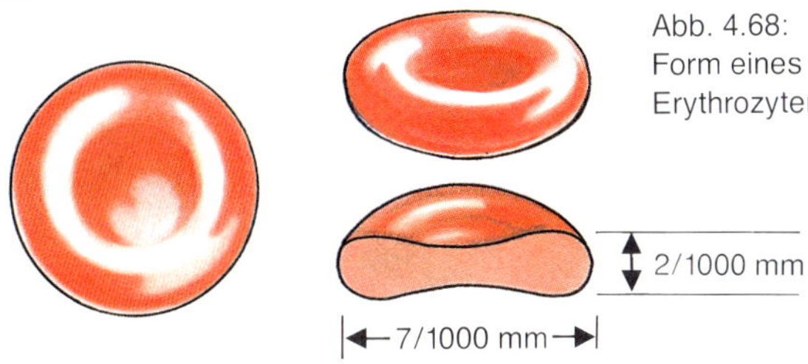

Abb. 4.68: Form eines Erythrozyten

Anzahl der Blutzellen pro mm^3 (= μl) Blut		
Erythrozyten	ca. 5.000.000	beim Mann
	ca. 4.500.000	bei der Frau
Leukozyten	5.000–9.000	bei Mann und Frau
Thrombozyten	150.000–300.000	bei Mann und Frau

Weiße Blutkörperchen (Leukozyten)

Die Leukozyten (leukos gr. – weiß) sind kernhaltige Blutzellen zur Abwehr von Krankheitserregern und Fremdstoffen. Sie sind (amöboid) beweglich und können die Blutgefäße verlassen, um ihre Abwehraufgaben im Gewebe zu erfüllen. Man unterscheidet drei Arten von Leukozyten:

Leukozyten
Granulozyten
Lymphozyten
Monozyten

Granulozyten Die im Knochenmark gebildeten Granulozyten (granulum lat. – kleines Korn) haben typische kleine Körnchen im Zelleib. Nach der Anfärbbarkeit dieser Körnchen unterscheidet man **neutrophile, eosinophile** und **basophile Granulozyten.**

Die Kernform ist bei den Granulozyten altersabhängig. Junge Granulozyten sind **stabkernig.** Mit zunehmendem Alter ist der Kern immer stärker unterteilt, wodurch die Zellen **segmentkernig** werden.

Abb. 4.69: Weiße Blutkörperchen (Leukozyten)

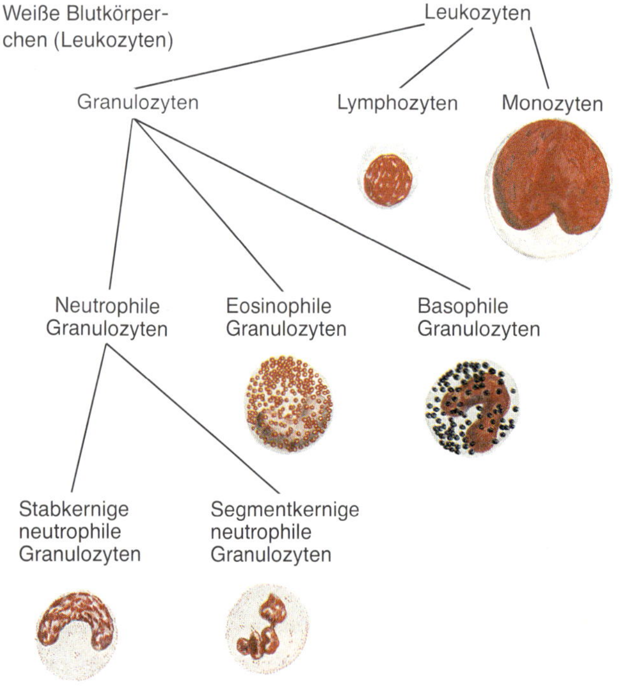

Die neutrophilen Granulozyten sind **Mikrophagen** (kleine Freßzellen). Sie nehmen Krankheitserreger in sich auf und machen sie dadurch unschädlich. Dieser Vorgang wird **Phagozytose** genannt.

Die eosinophilen und basophilen Granulozyten sind unter anderem an allergischen Reaktionen beteiligt.

Lymphozyten Die Lymphozyten werden im Lymphgewebe von Milz, Lymphknoten, Thymus und Tonsillen gebildet, wobei die Ursprungszellen aus dem Knochenmark stammen.

Lymphozyten haben einen großen, runden Kern, der von einem schmalen Zelleib umgeben ist. Sie führen keine Phagozytose durch, sondern stehen im Dienst der spezifischen Körperabwehr (siehe 4.9.5).

Monozyten Die im Knochenmark gebildeten Monozyten sind die größten Blutzellen. Sie machen Krankheitserreger durch Phagozytose unschädlich und werden als **Makrophagen** (große Freßzellen) bezeichnet.

Blutplättchen (Thrombozyten)

Die im Knochenmark gebildeten Thrombozyten (thrombos gr. – Klumpen) spielen eine wichtige Rolle bei der Blutstillung (siehe 4.9.4). Die flachen, unregelmäßig geformten Thrombozyten sind keine richtigen Zellen, sondern nur kernlose Zellbruchstücke. Nach einer durchschnittlichen Lebensdauer von ca. 10 Tagen werden sie in Milz und Leber abgebaut.

4.9.3 Blutplasma

Das Blutplasma enthält zu ca. 90 % Wasser. Der übrige Anteil besteht aus darin gelösten Eiweißkörpern (Proteinen), Salzen und verschiedenen durch das Blut transportierten Stoffen. Dazu gehören Nährstoffe, Abbauprodukte des Stoffwechsels, Abwehrstoffe, Hormone und Enzyme.

Blutserum Entnimmt man Blut, so gerinnt es innerhalb von wenigen Minuten. Dabei entsteht ein Blutpfropf, der aus den Blutzellen und einem Fibrinnetz zusammengesetzt ist. Das Fibrinnetz wird aus dem im Blutplasma vorhandenen Eiweißkörper **Fibrinogen** gebildet. Die anschließend überstehende Flüssigkeit ist das **Blutserum.** Es enthält alle Plasmabestandteile bis auf das bei der Blutgerinnung verbrauchte Fibrinogen.

Blutserum + Fibrinogen = Blutplasma

4.9.4 Blutstillung

Ein kompliziertes Zusammenspiel der **Gefäßwände, Thrombozyten** und **Gerinnungsfaktoren im Blutplasma** sorgt für eine Blutstillung.
Bei der Verletzung eines Gefäßes kontrahieren sich die Gefäßmuskelzellen kurzfristig und engen dadurch den Gefäßdurchmesser ein. Gleichzeitig heften sich Thrombozyten aus dem strömenden Blut an die verletzten Gewebsränder und bilden durch Verklebung einen Blutpfropf.
Verletzte Gewebszellen außerhalb des Gefäßes und die Thrombozyten im Gefäß aktivieren die **Gerinnungsfaktoren im Blutplasma.** Diese 13 mit römischen Zahlen bezeichneten Faktoren arbeiten nach einem mehrstufigen Gerinnungsschema zusammen. Dabei wird ein Aktivator gebildet, der das im Blut vorhandene **Prothrombin** in **Thrombin** umwandelt.
Durch Thrombin entsteht aus dem inaktiven **Fibrinogen** des Blutplasmas das faserartige **Fibrin.** Die einzelnen Fibrinfasern vernetzen den Blutpfropf, ziehen ihn zusammen und verleihen ihm seine endgültige Festigkeit.

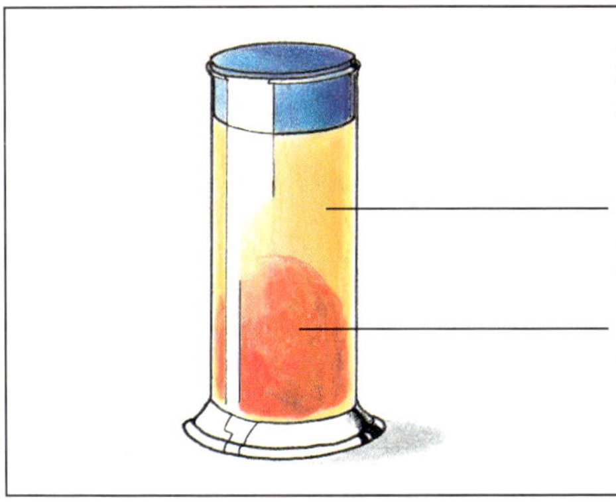

Abb. 4.70: Geronnenes Blut im Standzylinder

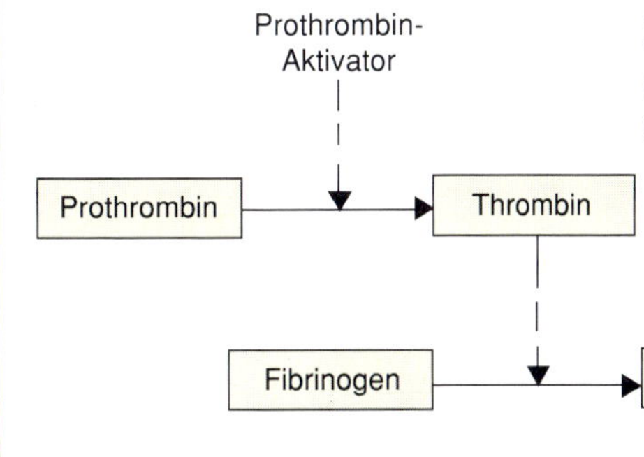

Abb. 4.71: Vereinfachtes Schema der Blutgerinnung

4.9.5 Körpereigenes Abwehrsystem (Immunsystem)

Der Körper besitzt ein Abwehrsystem, um eingedrungene Krankheitserreger und Fremdsubstanzen unschädlich zu machen. Man unterscheidet dabei eine unspezifische und eine spezifische Abwehr.

Unspezifische Abwehr

Haut und Schleimhäute bilden einen **äußeren Schutz** vor Krankheitserregern und Fremdsubstanzen. Zusätzlich enthält der Körper jedoch noch **Abwehrzellen (zelluläre Abwehr)** und in den Körperflüssigkeiten gelöste **Abwehrstoffe (humorale Abwehr).**

Unspezifische zelluläre Abwehr
Die Zellen der unspezifischen Abwehr machen eingedrungene Krankheitserreger und Fremdkörper durch **Phagozytose** für den Körper unschädlich. Sie nehmen sie dazu in sich auf, um sie anschließend aufzulösen. Man bezeichnet sie daher auch als **Phagozyten (Freßzellen).** Man unterscheidet **Mikrophagen** (kleine Freßzellen, z. B. die neutrophilen Granulozyten) und **Makrophagen** (große Freßzellen, z. B. die Monozyten).

Unspezifische humorale Abwehr
In den Körperflüssigkeiten (humor lat. – Flüssigkeit) sind zusätzlich unspezifische Abwehrstoffe enthalten. Dazu gehören z. B. das gegen Bakterien gerichtete **Lysozym** und das gegen Viren wirksame **Interferon.**

Spezifische Abwehr

Das spezifische Abwehrsystem richtet sich gezielt gegen einzelne Krankheitserreger oder Fremdstoffe. Es ergänzt damit das unspezifische Abwehrsystem.
Eine Substanz, die eine spezifische Abwehrreaktion des Körpers hervorrufen kann, wird als **Antigen** bezeichnet. Das spezifische Abwehrsystem reagiert gegen Antigene gezielt durch Anlagerung von **Lymphozyten** (zelluläre Abwehr) oder Bildung von **Antikörpern** (humorale Abwehr). Antikörper sind Eiweißkörper, die von Plasmazellen auf den Reiz von Antigenen gebildet werden.

Abb. 4.72: Antigen-Antikörper-Komplex: Antikörper können sich nur dann an die Antigene binden, wenn sie dazu passen (Schlüssel-Schloß-Prinzip).

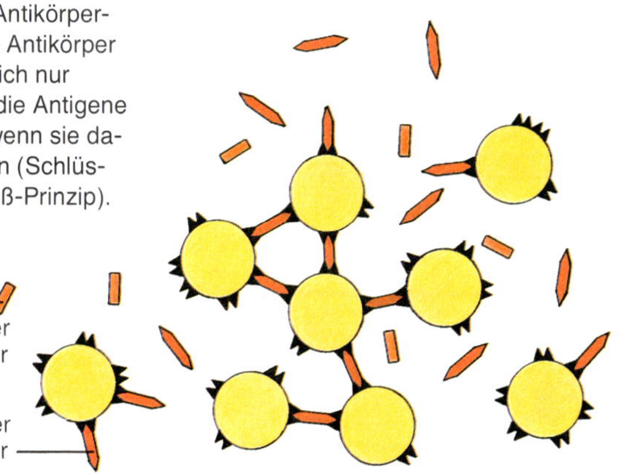

Antigene	– Substanzen, die im Körper eine spezifische Immunreaktion auslösen können
Antikörper	– Reaktionsprodukte des Körpers gegen Antigene

Tab. 4.1: Übersicht des körpereigenen Abwehrsystems (Immunsystem)

	zellulär	humoral
unspezifische Abwehr	Phagozytose durch Mikro- und Makrophagen	Abwehrstoffe in den Körperflüssigkeiten, z. B. Lysozym gegen Bakterien, Interferon gegen Viren
spezifische Abwehr	Immunreaktion durch T-Lymphozyten	Immunreaktion durch Antikörper, die von Plasmazellen gebildet werden

Spezifische zelluläre Abwehr Die spezifische zellgebundene Abwehr erfolgt durch Lymphozyten, die im Thymus (siehe 4.10.3) geprägt worden sind. Sie werden daher auch **T-Lymphozyten** (T = Thymus) genannt. Wenn sie mit einem Antigen in Kontakt kommen, werden sie aktiviert und führen eine spezifische Immunreaktion durch.
Man unterscheidet mehrere Arten von T-Lymphozyten:
T-Killer-Zellen: Sie zerstören Antigene.
T-Helfer-Zellen: Sie haben eine große Bedeutung für die Stärkung des gesamten Immunsystems und aktivieren die B-Lymphozyten.
T-Suppressor-Zellen: Sie können überschießende Immunreaktionen unterdrükken und somit z. B. Allergien verhindern.
T-Gedächtnis-Zellen: Dies sind besonders langlebige Zellen, die nach Kontakt mit einem Antigen als Immungedächtnis wirken. Bei erneutem Antigenkontakt vermitteln sie eine besonders schnelle Immunreaktion.

Spezifische humorale Abwehr Diese Form der Abwehr erfolgt durch **Antikörper.** Sie werden von Plasmazellen gebildet, die aus sogenannten B-Lymphozyten entstehen. Antikörper machen Antigene unschädlich, indem sie **Antigen-Antikörper-Komplexe** bilden (siehe Abb. 4.72).
Auch bei der spezifischen humoralen Abwehr gibt es **Gedächtniszellen,** die bei erneutem Kontakt mit einem Antigen für eine besonders schnelle Immunantwort sorgen.

4.9.6 Blutgruppen

Auf der Zellmembran der roten Blutkörperchen (Erythrozyten) befinden sich eiweißreiche Verbindungen mit Antigeneigenschaften. Sie unterscheiden sich von Mensch zu Mensch, wobei man sie in verschiedene Blutgruppen einteilen kann.
Aus der Fülle der verschiedenen Einteilungen haben das **AB0-System** und der **Rhesusfaktor** besonders große praktische Bedeutung.

ABO-System

Vermischt man Blut verschiedener Blutgruppen miteinander, so kommt es zu einer sichtbaren Verklumpung der Erythrozyten. Man bezeichnet dies als **Agglutination** (ad lat. – zusammen; glutare lat. – leimen). Die Agglutination wird durch **Antikörper** im Plasma der jeweils fremden Blutgruppe hervorgerufen. Diese Antikörper verbinden die fremden Erythrozyten brückenartig miteinander, wodurch die Blutklumpen entstehen. Man nennt dies eine **Antigen-Antikörper-Reaktion** (siehe Abb. 4.72).
Die Bezeichnung der Blutgruppen erfolgt willkürlich nach dem Alphabet. Blut mit dem Erythrozytenantigen A wird als Blutgruppe A, Blut mit dem Erythrozytenantigen B entsprechend als Blutgruppe B bezeichnet. Wenn die Erythrozyten beide Antigeneigenschaften haben, so liegt die Blutgruppe AB vor. Fehlen diese Eigenschaften jedoch, so spricht man von Blutgruppe 0.
Die **Antikörper** im Plasma bzw. Serum werden nach ihrer Wirkung anti-A bzw. anti-B genannt. Es liegen dabei stets nur Antikörper gegen fremde Blutgruppen im Serum vor. So hat Blutserum der Blutgruppe A stets nur den Antikörper anti-B und kein anti-A. Das Serum würde sonst gegen die eigenen Blutzellen reagieren. Entsprechend hat das Serum der Blutgruppe 0 beide Antikörper (anti-A und anti-B), während Serum der Blutgruppe AB keine Antikörper hat.

Blutgruppeneinteilung nach dem AB0-System

Blutgruppe	A	B	AB	0
Antigen der Erythrozyten	A	B	A und B	keines
Antikörper im Serum	anti-B	anti-A	keine	anti-A und anti-B
Häufigkeit in Mitteleuropa	ca. 46 %	ca. 7 %	ca. 4 %	ca. 43 %

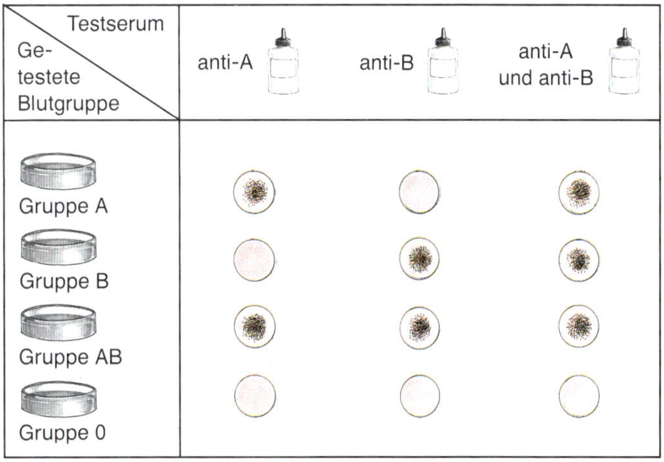

Abb. 4.73: Schema der Blutgruppenbestimmung mit Testseren

Rhesusfaktor

Neben dem AB0-System gibt es noch verschiedene Blutfaktorensysteme. Besondere Bedeutung hat dabei der **Rhesusfaktor.** Man unterscheidet rhesus-positives und rhesus-negatives Blut. Rhesus-positives Blut enthält den Rhesusfaktor, der ein Antigen auf den Erythrozyten darstellt. Im einzelnen unterscheidet man verschiedene Rhesus-Untergruppen (C, D, E, c und e), wobei der Faktor D (= Rhesus positiv) die größte Bedeutung hat.
Überträgt man rhesus-positives Blut auf einen rhesus-negativen Patienten, so werden in seinem Blutplasma Antikörper gegen die übertragenen rhesus-positiven Blutkörperchen gebildet. Man bezeichnet dies als **Sensibilisierung.** Kommt dieser Patient später erneut mit rhesus-positivem Blut in Kontakt, so können seine nun gebildeten Antikörper zu einer heftigen Immunreaktion gegen die neu übertragenen Erythrozyten führen.
Zu einer derartigen Immunreaktion kann es zum Beispiel bei einer **Schwangerschaft** einer rhesus-negativen Mutter kommen, wenn das Kind den Rhesusfaktor vom Vater geerbt hat und dadurch rhesus-positiv ist. Kommen während der Geburt kindliche Blutkörperchen in den Kreislauf der Mutter, so werden bei ihr Antikörper gegen den Rhesusfaktor gebildet. Bei einer erneuten Schwangerschaft mit einem rhesus-positiven Kind können diese mütterlichen Antikörper beim Kind zu einer schweren Immunreaktion führen.

4.10 Herz und Kreislauf

4.10.1 Herz

Herzlage

Das etwa faustgroße Herz befindet sich zwischen den beiden Lungenflügeln im mittleren Brustkorbbereich. Es ist dabei leicht nach links verdreht, so daß es zu zwei Dritteln im linken Brustraum liegt.
Nach vorne grenzt das Herz an die vordere Brustwand, nach unten an den Zwerchfellmuskel.

Abb. 4.74: Herzlage im Brustkorb

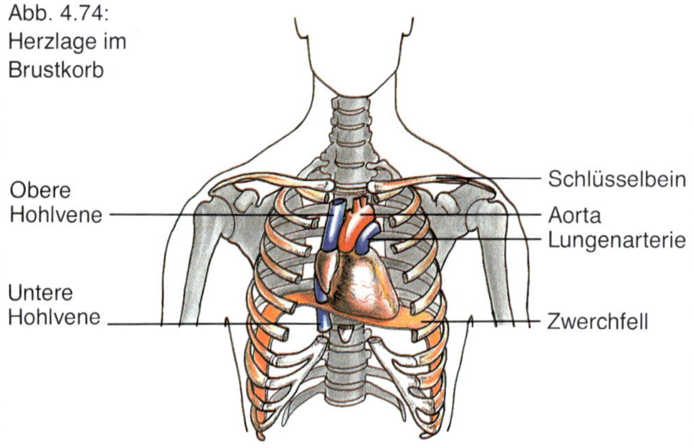

Abb. 4.75: Herzaufbau im Schema von vorne

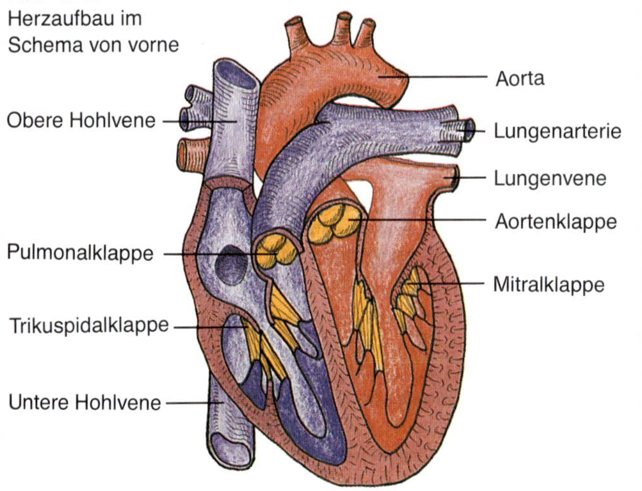

Herzaufbau

Das Herz ist ein Hohlmuskel, der das Blut als **Saug- und Druckpumpe** durch das Gefäßsystem des Kreislaufs treibt.

Eine Scheidewand teilt das Herz in zwei Hälften. Die kräftige linke Hälfte treibt den großen Körperkreislauf an, während die schwächere rechte Hälfte für den kleinen Lungenkreislauf zuständig ist.
Jede Herzhälfte besteht aus einem **Vorhof (Atrium)** und einer **Kammer (Ventrikel).** In die Vorhöfe münden die zuführenden Blutadern (Venen) und aus den Kammern zweigen die abführenden Schlagadern (Arterien) ab. Herzklappen wirken dabei als Ventile und bestimmen die Strömungsrichtung.
Herzwand Die Herzwand setzt sich aus 3 Schichten zusammen. Innen wird das Herz durch das **Endokard** ausgekleidet, in der Mitte liegt die dicke Herzmuskelschicht **(Myokard)** und nach außen wird das Herz durch den Herzbeutel **(Perikard)** begrenzt.
Zur Blutversorgung des Herzens dienen die **Herzkranzgefäße (Koronararterien),** die von der Körperschlagader (Aorta) abzweigen.

Herzklappen Vier Herzklappen regeln die Richtung des Blutstromes im Herzen. Zwischen den Vorhöfen und Kammern liegt jeweils eine sogenannte **Segelklappe,** am Abgang der Arterien (Aorta und Lungenarterie) jeweils eine **Taschenklappe** (Abb. 4.75).
Mitralklappe (linke Segelklappe): befindet sich zwischen linkem Vorhof und linker Kammer
Aortenklappe (linke Taschenklappe): liegt am Abgang der Aorta aus der linken Kammer
Trikuspidalklappe (rechte Segelklappe): liegt zwischen rechtem Vorhof und rechter Kammer
Pulmonalklappe (rechte Taschenklappe): liegt am Abgang der Lungenarterie aus der rechten Kammer.

Herzfunktion

In regelmäßigem Rhythmus zieht sich das Herz zusammen (Kontraktion) und erschlafft anschließend wieder. Dabei arbeiten beide Herzhälften synchron.
Die Kontraktion des Herzmuskels bezeichnet man als **Systole,** die Erschlaffung als **Diastole.**

Systole	– Kontraktion des Herzens
Diastole	– Erschlaffung des Herzens

Herztöne Bei jeder Herzaktion kann man beim Gesunden zwei Herztöne unterscheiden. Der **1. Herzton** ist ein dumpfer Muskelton, der durch die Anspannung der Kammermuskulatur zu Beginn der Systole entsteht. Der **2. Herzton** wird durch das Schließen der Taschenklappen zu Beginn der Diastole verursacht. Er ist deutlich heller und kürzer als der 1. Ton.

1. Herzton	– Muskelton zu Beginn der Systole
2. Herzton	– Klappenton zu Beginn der Diastole

Erregungsbildung und Erregungsleitung Der normale Herzrhythmus liegt beim Erwachsenen zwischen 60 und 80 Pulsschlägen pro Minute. Der Puls (pulsus lat. – das Stoßen, der Schlag) kann an oberflächlich gelegenen Arterien – z. B. am Handgelenk oder am Hals – getastet werden.
Das Herz bildet die für seine Muskelkontraktion notwendigen Erregungen selber. Die Erregungen entstehen dabei in der Muskelwand des rechten Vorhofs und werden über ein Erregungsleitungssystem zu den übrigen Muskelzellen in den Vorhöfen und Kammern weitergeleitet. Dabei laufen elektrische Vorgänge ab, die in Form eines **Elektrokardiogramms (EKG)** aufgezeichnet werden können.

4.10.2 Blutkreislauf

Blutgefäße

Alle Blutgefäße bilden zusammen ein geschlossenes Röhrensystem, in dem das Blut zirkuliert. Gefäße, die Blut mit jedem Herzschlag vom Herzen fortleiten, bezeichnet man als **Arterien (Schlagadern).** Gefäße, die das Blut zum Herzen zurückleiten, werden **Venen (Blutadern)** genannt.
Die Arterien und Venen sorgen nur für die Blutverteilung und -rückleitung. Der wichtige Stoffaustausch zwischen Blut und Gewebe erfolgt dagegen in den feinen **Kapillargefäßen (Haargefäßen).**

Arterie (Schlagader)	– leitet Blut vom Herzen fort
Vene (Blutader)	– leitet Blut zum Herzen zurück
Kapillargefäß (Haargefäß)	– Ort des Stoffaustauschs

Arterien (Schlagadern) Die herznahen, großen Arterien (z. B. Aorta) haben einen elastischen Wandaufbau, so daß sie den durch die Herzschläge stoßweise sehr hohen Blutdruck dämpfen können. Die herzfernen, mittleren Arterien und die anschließend noch kleineren **Arteriolen** haben dagegen eine besonders dicke Muskelschicht in der Gefäßwand. Dies ermöglicht eine Regulierung der Durchblutung im nachfolgenden Gewebe. So kann die Durchblutung durch Kontraktion dieser Muskelschicht vermindert oder durch Erschlaffung erhöht werden.

Kapillargefäße (Haargefäße) Die Kapillargefäße bilden im Gewebe ein dichtes Netzwerk, in dem das Blut sehr langsam fließt. Dadurch kann hier ein intensiver Stoffaustausch durch die dünne Kapillarwand zwischen dem fließenden Blut und dem umgebenden Gewebe erfolgen. Sauerstoff und Nährstoffe werden dabei herangeführt, während Kohlendioxid und Stoffwechselabbauprodukte mit dem Blut fortgeleitet werden.

Venen (Blutadern) Das Blut aus den Kapillaren wird in den kleinen **Venolen** gesammelt. Von dort fließt es über immer größere Venen zum Herzen zurück, wobei es über die obere bzw. untere Hohlvene schließlich in den rechten Herzvorhof gelangt. Da in den Venen stets nur ein geringer Blutdruck – in Herznähe sogar ein Unterdruck – herrscht, sind die Gefäß-

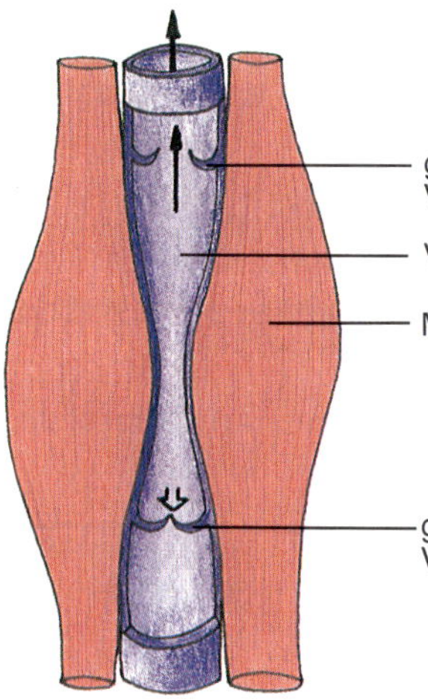

Abb. 4.76: Wirkungsweise der Venenklappen mit Öffnung zum Herzen hin

wände bei den Venen allgemein deutlich dünner als bei den Arterien.
Zur Sicherung des Blutrückstroms zum Herzen befinden sich vor allem in den Venen der Gliedmaßen **Venenklappen.** Das Blut muß dort schließlich bei aufrechtem Gang gegen die Schwerkraft transportiert werden. Der Blutrückstrom wird dabei durch Muskelbewegungen unterstützt. Kontrahieren sich nämlich Muskeln in Venennähe, so drücken sie dabei die Venenwände zusammen und pumpen das Blut dadurch weiter herzwärts. Entsprechend wird dieser Mechanismus auch als **Muskelpumpe** bezeichnet (siehe Abb. 4.76).

Lungenkreislauf

Das Herz ist der Motor des Blutkreislaufs. Man unterscheidet dabei zwei miteinander verbundene Kreisläufe, den kleinen Lungenkreislauf und den großen Körperkreislauf.
Der **Lungenkreislauf** wird von der **rechten Herzhälfte** angetrieben. Er beginnt in der rechten Herzkammer, von wo das sauerstoffarme, venöse Blut über die **Lungenarterien** zur Lunge gepumpt wird. Dabei zweigt zu jeder Lungenseite jeweils eine Arterie ab. In der **Lunge** wird Kohlendioxid vom Blut an die Atemluft abgegeben und dafür Sauerstoff aufgenommen. Das nun sauerstoffreiche, arterielle Blut wird über insgesamt vier **Lungenvenen** zum linken Herzvorhof zurückgeleitet.
Beachte: Grundsätzlich enthalten Arterien sauerstoffreiches (arterielles) Blut und Venen sauerstoffarmes (venöses) Blut. Eine Ausnahme stellen die Lungengefäße dar: Die Lungenarterien enthalten venöses und die Lungenvenen arterielles Blut.

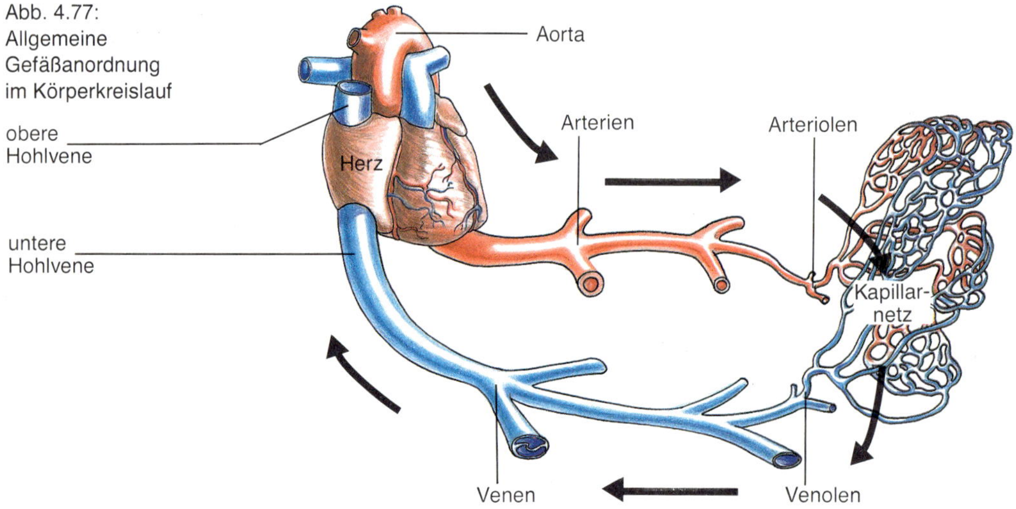

Abb. 4.77: Allgemeine Gefäßanordnung im Körperkreislauf

Arterien enthalten grundsätzlich arterielles und Venen venöses Blut. Eine Ausnahme hiervon stellen die Lungengefäße dar. Die Lungenarterien enthalten venöses und die Lungenvenen arterielles Blut!

arterielles Blut – sauerstoffreiches, kohlendioxidarmes Blut

venöses Blut – sauerstoffarmes, kohlendioxidreiches Blut

Körperkreislauf

Der **Körperkreislauf** wird von der **linken Herzhälfte** angetrieben. Er beginnt in der linken Herzkammer, von wo das sauerstoffreiche, arterielle Blut aus der Lunge über die **Aorta** in die Arterien der unterschiedlichen Körperabschnitte geleitet wird. Die einzelnen **Arterien** verzweigen sich in immer kleinere Gefäße bis zu den **Arteriolen,** die in die feinen **Kapillaren** übergehen. Dort erfolgt der Stoffaustausch mit den Zellen.

Das anschließend sauerstoffarme, kohlendioxidreiche Blut wird in den **Venolen** gesammelt und über die **Venen** zum Herzen zurückgeleitet. Über die obere bzw. untere Hohlvene gelangt das Blut schließlich in den rechten Herzvorhof. Von dort wird es in die rechte Herzkammer weitergepumpt, wo der Lungenkreislauf beginnt.

Die **Pfortader** weist eine Besonderheit unter den Venen auf. Sie leitet das venöse Blut von Magen, Darm, Milz und Bauchspeicheldrüse zur Leber, wo sie in ein weitverzweigtes Kapillarnetz einmündet. So werden die im Magen-Darm-Trakt aufgenommenen Nahrungsbestandteile zur Leber geführt, wo sie weiterverarbeitet werden. Während sich ansonsten nur Blut aus Arterien in einem Kapillarnetz verzweigt, besteht hier also der Sonderfall, daß Blut aus einer Vene in ein Kapillarnetz mündet.

Die im Magen-Darm-Trakt aufgenommenen Nahrungsstoffe werden somit stets zunächst durch die Leber geleitet. Die Leber kontrolliert dadurch als zentrales Stoffwechselorgan das aus dem Magen-Darm-Trakt kommende Blut. Sie entgiftet dabei für den Körper schädliche Substanzen und verhindert eine plötzliche Überschwemmung des Blutes mit Nahrungsstoffen unmittelbar nach der Nahrungsaufnahme.

Abb. 4.78: Schema des Blutkreislaufes

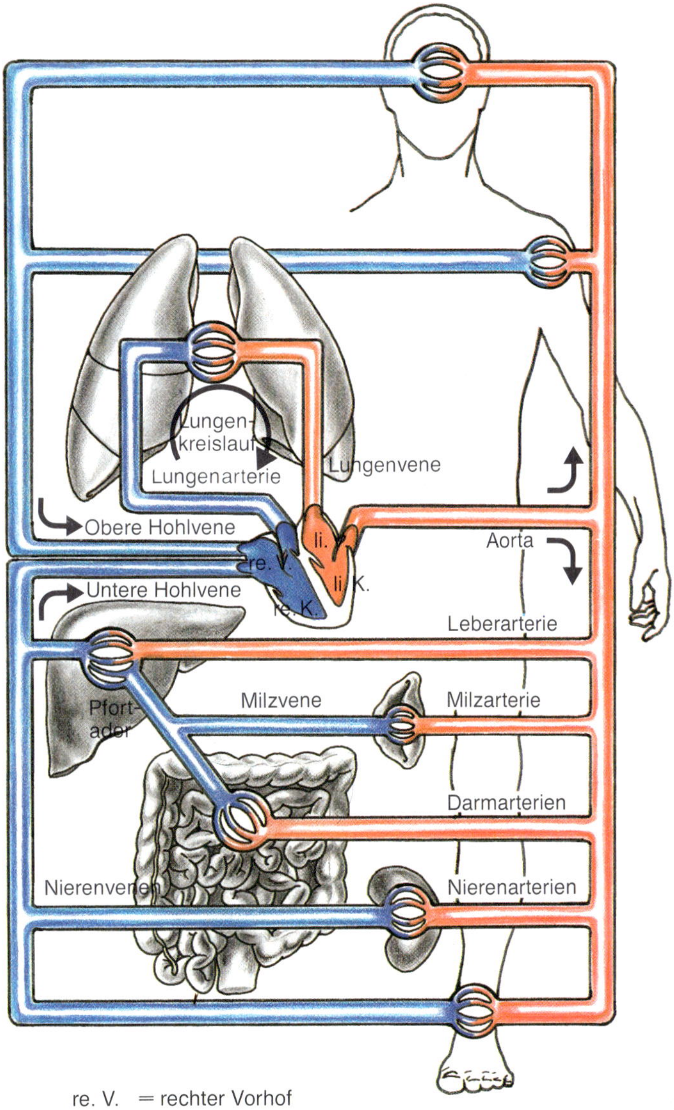

re. V. = rechter Vorhof
li. V. = linker Vorhof
re. K. = rechte Kammer
li. K. = linke Kammer

rot = arterielles Blut
blau = venöses Blut

Blutdruck

Als Blutdruck wird der in den Blutgefäßen herrschende Druck bezeichnet.
Der Blutdruck ist bei der Kontraktion des Herzmuskels **(Systole)** am höchsten und bei der anschließenden Erschlaffung des Herzmuskels **(Diastole)** am niedrigsten. Entsprechend bezeichnet man den höchsten meßbaren arteriellen Blutdruck als **systolischen Druck** und den niedrigsten als **diastolischen Druck.** Der Blutdruck wird üblicherweise in Millimetern Quecksilbersäule (mmHg) angegeben.

systolischer Druck	– höchster Blutdruckwert (wird während der Systole gemessen)
diastolischer Druck	– niedrigster Blutdruckwert (wird während der Diastole gemessen)

Blutdruckwerte bei Erwachsenen

	systolisch	diastolisch
Mann	110–140 mmHg	60–90 mmHg
Frau	100–140 mmHg	60–90 mmHg

Bei Kindern sind die Blutdruckwerte niedriger (z. B. beim Schulkind bis zum 10. Lebensjahr ca. 90 mmHg systolisch und 60 mmHg diastolisch). Im Alter steigen die Blutdruckwerte wegen der abnehmenden Elastizität der Gefäße an.

Gefäßversorgung des Kopfes

Der Kopf wird auf beiden Seiten durch jeweils eine Halsschlagader (**A. carotis;** A. = Arteria) mit Blut versorgt. Die für den Hirn- und Gesichtsbereich zunächst gemeinsame Halsschlagader (**A. carotis communis)** verzweigt sich im oberen Halsbereich in die **A. carotis interna** und die **A. carotis externa.**

Abb. 4.79: Arterien im Mund-Kiefer-Gesichtsbereich

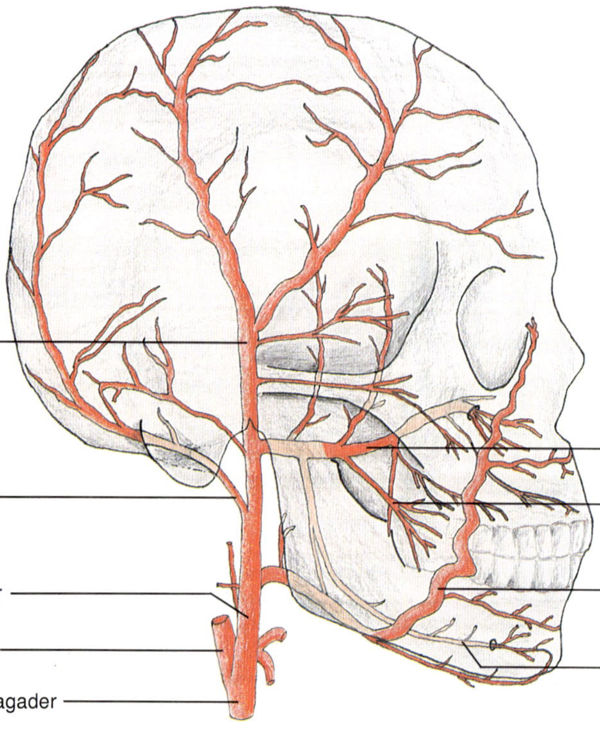

Die A. carotis interna versorgt das Gehirn und die Augenhöhle, die A. carotis externa das Gesicht und den oberen Halsbereich. Von der A. carotis externa gehen alle für den Mund-Kiefer-Gesichtsbereich wichtigen Arterien ab. Neben den Arterien verlaufen dabei teilweise gleichnamige Venen, die das zurückfließende Blut sammeln.

4.10.3 Lymphsystem

Aufbau und Aufgaben

Das Lymphsystem setzt sich aus den **Lymphgefäßen** und den **lymphatischen Organen** zusammen. Dazu zählt man Lymphknoten, Tonsillen (Mandeln), Milz, Wurmfortsatz des Blinddarms und Thymus.

Der **Thymus** ist ein drüsenartiges Organ hinter dem Brustbein, das dem Aufbau der körpereigenen Abwehr dient. Es prägt dabei die nach dem Thymus benannten **T-Lymphozyten** (siehe S. 114).

Das Organ hat sein stärkstes Wachstum im Kindesalter bis zur Pubertät. Anschließend wandelt es sich beim Erwachsenen bis auf kleine Reste in einen Fettkörper um.

Das **Lymphsystem** reguliert den Flüssigkeitshaushalt im Gewebe und sammelt dabei aus Blutgefäßen und Zellen ausgetretenes Eiweiß, es nimmt im Darmbereich das Nahrungsfett auf und hat mit seinen Lymphknoten eine wichtige Aufgabe bei der körpereigenen Abwehr.

Lymphe und Lymphgefäße

Die **Lymphe** (lympha lat. – Wasser) wird in Lymphgefäßen transportiert, die im Gegensatz zu den Blutgefäßen kein geschlossenes Röhrensystem bilden. Sie beginnen vielmehr als Lymphkapillaren in den Zellzwischenräumen, wo sie die **Gewebeflüssigkeit** sammeln. Mehrere **Lymphkapillaren** vereinigen sich zu **kleinen Lymphgefäßen.** Die **Hauptlymphgefäße** münden schließlich in das Venensystem.

Das Lymphsystem stellt also keinen Kreislauf, sondern ein **Drainagesystem des Gewebes** dar. Im Lymphstrom liegen dabei **Lymphknoten,** die jeweils die Lymphe einer bestimmten Körperregion filtern und ihr Lymphozyten hinzufügen. Bei Entzündungen sind die Lymphknoten oft angeschwollen und druckempfindlich.

Abb. 4.80: Schema des Lymphsystems

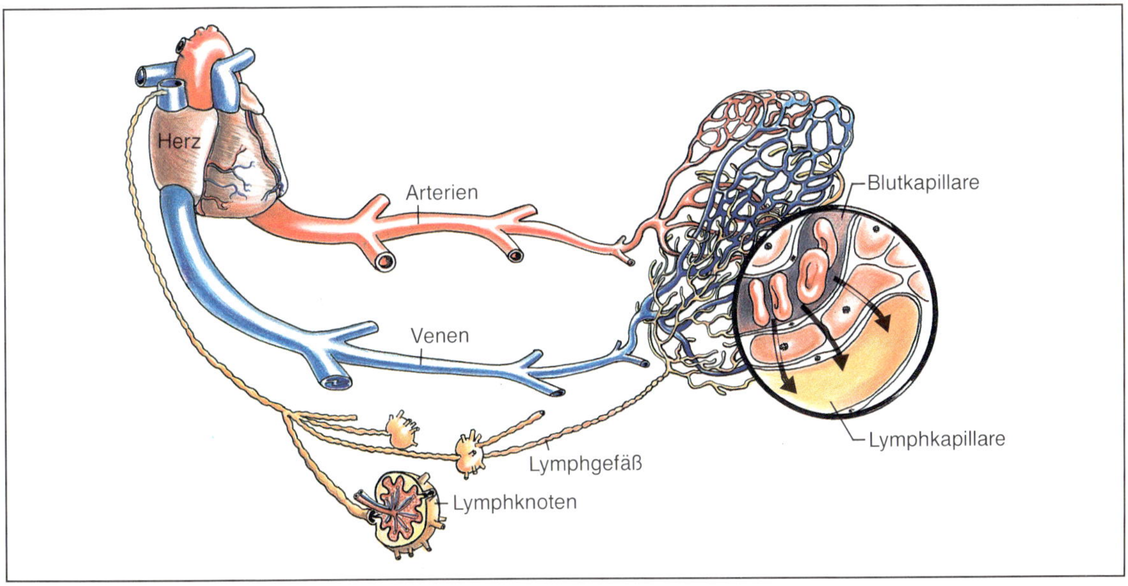

4.11 Atmungsorgane

4.11.1 Aufgaben und Gliederung der Atmungsorgane

Die Atmungsorgane haben die Aufgabe, Sauerstoff (O_2) aufzunehmen und Kohlendioxid (CO_2) abzugeben.

Die Ein- und Ausatmung mit der Sauerstoffaufnahme und Kohlendioxidabgabe in der Lunge bezeichnet man als **äußere Atmung.** Ihr stellt man die **innere Atmung** der Zellen gegenüber, die den Sauerstoff aus dem Blut aufnehmen, ihn zur Energiegewinnung verbrauchen und Kohlendioxid wieder an das Blut abgeben.

Abb. 4.81: Prinzip der äußeren und inneren Atmung

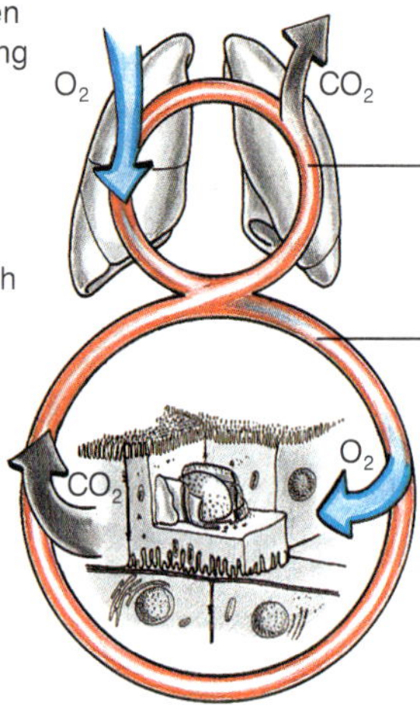

Äußere Atmung	– Lungenatmung
Innere Atmung	– Zellatmung

Weitere Aufgaben der Atmungsorgane sind die **Geruchswahrnehmung** im oberen Bereich der Nasenhöhle sowie die **Stimmbildung,** die durch den Kehlkopf zusammen mit dem übrigen Atmungssystem ermöglicht wird.

Respiration	– Atmung
Inspiration	– Einatmung
Exspiration	– Ausatmung

Bestandteile der Luft		
Sauerstoff	(O_2)	ca. 21 %
Stickstoff	(N_2)	ca. 78 %
Edelgase		ca. 1 %
Kohlendioxid	(CO_2)	ca. 0,03 %

Abb. 4.82: Übersicht der Atmungsorgane

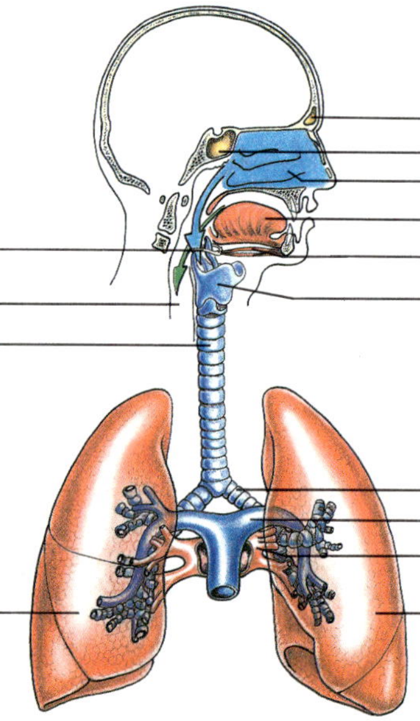

Bei der Einatmung wird die Luft in der Regel über die Nase aufgenommen. Sie gelangt dann über die Luftwege von Kopf, Hals und Brust zur Lunge, wobei sie angefeuchtet, erwärmt und durch feine Flimmerhaare gereinigt wird.
In der Lunge schließlich findet der Gasaustausch von Sauerstoff und Kohlendioxid statt. Die Ausatmung erfolgt wieder über die Luftwege in umgekehrter Richtung.

Gliederung der Atmungsorgane

Kopf	obere Luftwege	Nase Rachen	 – Pharynx
Hals	untere Luftwege	Kehlkopf Luftröhre Bronchien	– Larynx – Trachea
Brust	Atmungsorgan	Lunge	– Pulmo

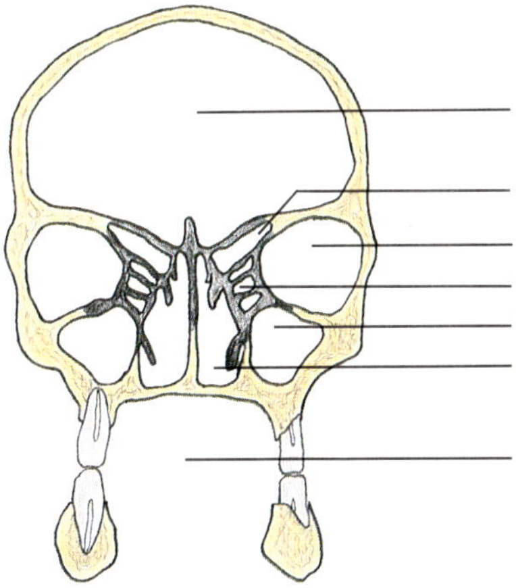

Abb. 4.83: Schnittbild durch den Kopf von vorne

4.11.2 Luftwege

Obere Luftwege

Nase Die Luft wird normalerweise über die Nase eingeatmet. Sie strömt dabei durch die beiden Nasenlöcher über die rechte und linke Nasenhöhle in den Atmentrakt. Die Nasenschleimhaut sorgt für eine Reinigung, Erwärmung und Anfeuchtung der Luft.
Die knöchernde Basis der Nase wird von den beiden Nasenbeinen, den beiden Oberkieferknochen und der knöchernen Nasenscheidewand gebildet. Die Nasenspitze, die Nasenflügel und der vordere Bereich der Nasenscheidewand haben eine knorpelige Grundlage.
Durch die **Nasenscheidewand (Nasenseptum)** wird die Nasenhöhle in eine rechte und eine linke Hälfte unterteilt. An der seitlichen Wand der Nasenhöhle befinden sich beidseits 3 Nasenmuscheln, die durch ihre längliche Form 3 Nasengänge bilden. Im Bereich der mittleren und oberen Nasengänge bestehen Verbindungen zu den **Nasennebenhöhlen** (Stirnhöhle, Keilbeinhöhle, Kieferhöhlen und Siebbeinzellen). In den unteren Nasengang mündet der Tränen-Nasen-Gang, über den die Tränenflüssigkeit vom Auge abgeleitet wird.
Das **Geruchsorgan** befindet sich im Bereich der oberen Muschel.

Nasennebenhöhlen Die Nasennebenhöhlen sind luftgefüllte, mit Schleimhaut ausgekleidete Hohlräume, die mit der Nasenhöhle in Verbindung stehen.
Sie variieren stark in Größe und Form, wobei sie beim Kind allgemein deutlich kleiner sind, als beim Erwachsenen. Zusammen mit der Nase bilden sie einen Resonanzraum für die Stimme.

Nasennebenhöhlen

Kieferhöhle	– Sinus maxillaris
Stirnhöhle	– Sinus frontalis
Keilbeinhöhle	– Sinus sphenoidalis
Siebbeinzellen	– Cellulae ethmoidales

Rachen (Pharynx) Aus der Nasenhöhle strömt die Atemluft über den Rachen in die unteren Luftwege. Der zunächst hinten gelegene Atemweg kreuzt dabei den Speiseweg und gelangt so nach vorne über den Kehlkopf in die Luftröhre. Hinter der Luftröhre liegt die Speiseröhre.

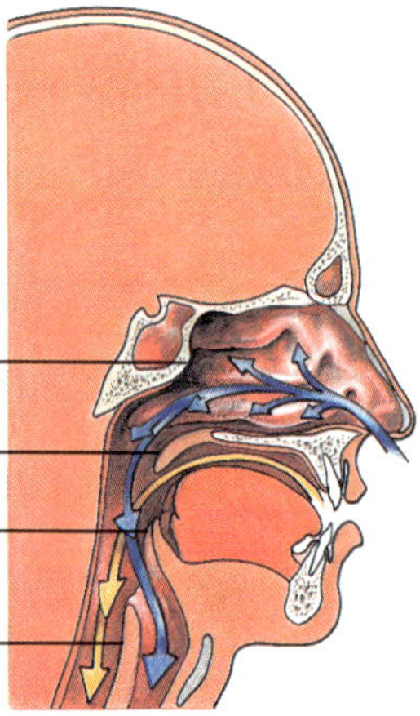

Abb. 4.84:
Schema von Atem- und Speiseweg:
Atemweg = blau
Speiseweg = gelb

Nasenrachen

Mundrachen

Unterer Rachenraum

Der Rachen ist in drei Etagen gegliedert:	
Nasenrachen	– Nasopharynx bzw. Epipharynx
Mundrachen	– Oropharynx bzw. Mesopharynx
unterer Rachenraum	– Hypopharynx

Untere Luftwege

Kehlkopf (Larynx) Der Kehlkopf befindet sich am Eingang zur Luftröhre. Er besteht aus gelenkig miteinander verbundenen Knorpeln, die durch Muskeln bewegt werden können.
Der Kehlkopf stellt einen Pförtner zu den unteren Luftwegen dar und dient der Stimmbildung.

Luftröhre (Trachea) und Bronchien Über die 9–14 cm lange **Luftröhre** gelangt die Luft vom Kehlkopf in den Brustraum. Dort zweigt sich die Luftröhre in zwei **Hauptbronchien (Stammbronchien)** auf, die zu den beiden Lungenflügeln ziehen. Die Hauptbronchien verzweigen sich weiter in ein stark verästeltes Bronchialsystem, das auch **Bronchialbaum** genannt wird. An den Endästen des Bronchialbaums befinden sich die **Alveolen (Lungenbläschen),** wo der Gastausch mit dem Blut stattfindet.

4.11.3 Lunge

Lage und Aufbau

Die Lunge liegt gemeinsam mit dem Herzen in der Brusthöhle. Sie wird vom Brustkorb (Thorax) umgeben, der aus 12 gelenkig mit der Wirbelsäule verbundenen Rippenpaaren und dem Brustbein besteht. Nur die 7 obersten Rippen sind direkt mit dem Brustbein verbunden. Die 3 anschließenden Rippen sind nur indirekt mit dem Brustbein über eine Knorpelbrükke in Kontakt und die untersten beiden Rippen enden frei in der Muskulatur.
Die Lunge ist in **2 Lungenflügel** unterteilt, die jeweils über einen Hauptbronchus mit Luft versorgt werden. Der rechte Lungenflügel besteht aus **3 Lungenlappen** (Ober-, Mittel- und Unterlappen), der linke Lungenflügel dagegen nur aus **2 Lungenlappen** (Ober- und Unterlappen). Grund hierfür ist die linksbetonte Lage des Herzens.
An ihrer Oberfläche ist die Lunge vom **Brustfell (Pleura)** umgeben, das einen doppelwandigen Aufbau hat. Mit der inneren Schicht **(Lungenfell)** überzieht es die Lunge, während es mit der äußeren Schicht **(Rippenfell)** die Brusthöhle auskleidet. Beide Pleuraschichten sind gut gegeneinander verschieblich und ermöglichen so die Atembewegungen.

Brustfell < Lungenfell / Rippenfell

Gastaustausch

Der Gasaustausch von Sauerstoff und Kohlendioxid erfolgt in den **Alveolen (Lungenbläschen),** die traubenförmig um die Endäste des Bronchialbaums angeordnet sind.
Die Alveolen sind von einem engmaschigen **Kapillargeflecht** umgeben. Durch die dünnen, gasdurchlässigen Wände dieser Kapillaren nimmt das Blut Sauerstoff aus den Alveolen auf und gibt Kohlendioxid ab. Anschließend wird das nun sauerstoffreiche, arterielle Blut über die Lun-

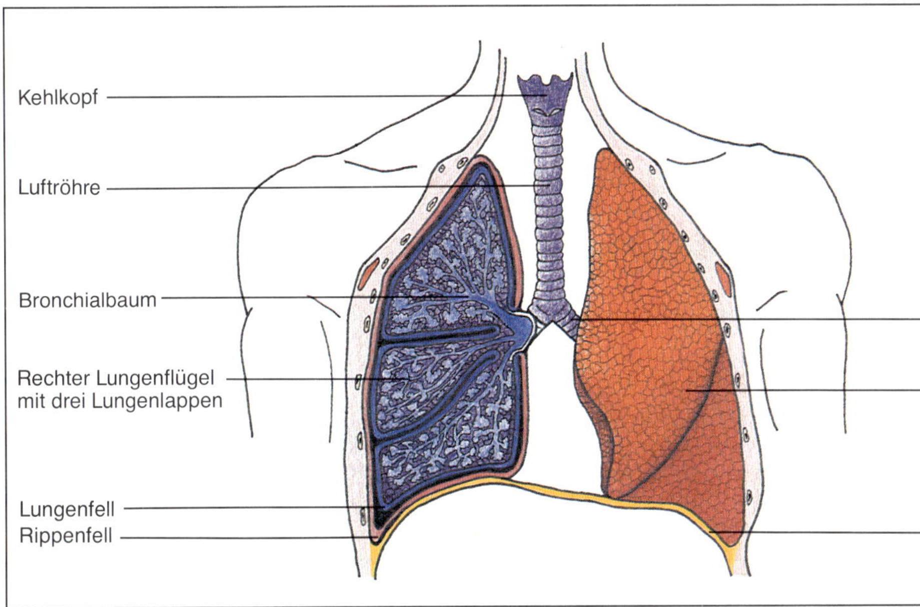

Abb. 4.85: Schematischer Aufbau der Lunge: Der rechte Lungenflügel ist zur Darstellung des weitverzweigten Bronchialbaums aufgeschnitten

genvenen zum Herzen zurückgeführt und von dort weiter in den Körperkreislauf gepumpt.

Lungenfunktion

Die **Einatmung (Inspiration)** erfolgt durch eine Vergrößerung des Brustraums mit Hilfe der Atemmuskulatur. Dabei entsteht in der Lunge ein Unterdruck, durch den Außenluft über die Luftwege eingesaugt wird. Der Brustraum kann sowohl durch Hebung des Brustkorbs **(Brustatmung)** als auch durch Senkung des Zwerchfells **(Bauchatmung)** vergrößert werden. Der kuppelförmig nach oben gewölbte **Zwerchfellmuskel** ist dabei der wichtigste Atemmuskel. Kontrahiert er sich, so flacht sich die Zwerchfellkuppel ab und der Brustraum vergrößert sich dadurch.

Zur **Ausatmung (Exspiration)** braucht der Zwerchfellmuskel anschließend nur zu erschlaffen. Der Brustraum wird dadurch wieder verkleinert und die Luft so ausgeatmet. Die Ausatmung kann also auch passiv ohne Muskelarbeit erfolgen.

Ein- und Ausatmung erfolgen beim Menschen in gleichmäßigem Rhythmus. Ein Erwachsener atmet ca. 16–20 mal pro Minute. Bei vermehrtem Sauerstoffbedarf kann die Zahl der Atemzüge pro Minute jedoch auch deutlich ansteigen.

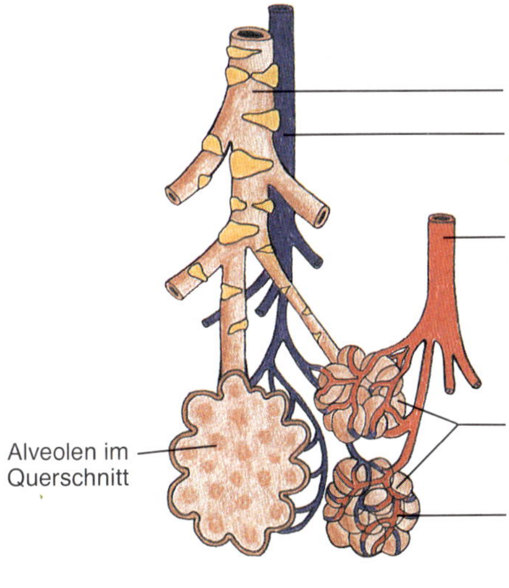

Abb. 4.86: Feinbau der Lunge

4.12 Verdauungsorgane

4.12.1 Inhaltsstoffe der Nahrung und ihre Bedeutung

Die Inhaltsstoffe der Nahrung lassen sich in verwertbare Nährstoffe für den Stoffwechsel des Körpers, Ballaststoffe mit fördernder Wirkung auf die Darmtätigkeit und appetitanregende Geschmacksstoffe einteilen.

Eiweiß (Proteine)

Eiweiß besteht aus Kohlenstoff (C), Wasserstoff (H), Sauerstoff (O), Stickstoff (N), Schwefel (S) und Phosphor (P). Es ist dabei aus einzelnen **Aminosäuren** aufgebaut. Durch die unterschiedliche Zusammensetzung der Aminosäuren werden die einzelnen Eiweiße voneinander unterschieden.

Nach der Herkunft unterscheidet man **tierisches Eiweiß** in Fleisch, Fisch, Eiern, Milch und Milchprodukten von **pflanzlichem Eiweiß,** das zum Beispiel in Getreide und Hülsenfrüchten vorkommt.

Eiweiß kann vom Körper erst nach Aufspaltung in seine Aminosäuren im Darmbereich resorbiert werden. Zur weiteren Verwertung werden die Aminosäuren vom Darm über die Pfortader zur Leber transportiert, wo sie umgebaut und zu körpereigenem Eiweiß zusammengesetzt werden.

Der Körper kann zwar die Mehrzahl der Aminosäuren selber aufbauen, einige müssen dem Körper jedoch mit der Nahrung zugeführt werden. Sie sind **essentielle, d. h. lebensnotwendige Nahrungsstoffe.** Man findet sie vor allem in tierischem Eiweiß.

Eiweiße dienen hauptsächlich zum Aufbau von körpereigenen Substanzen, weniger zur Energiegewinnung. Beim Abbau von Eiweiß entsteht als Endprodukt Kohlendioxid (CO_2), Wasser (H_2O) und **Harnstoff,** dessen Ausscheidung über die Nieren erfolgt (siehe 4.13).

Tab. 4.2: Übersicht der Kohlenhydrate

Stoffgruppe	Beispiele
Monosaccharide (Einfachzucker)	Glukose (Traubenzucker) Fruktose (Fruchtzucker) Galaktose
Disaccharide (Doppelzucker)	Saccharose (Rüben- bzw. Rohrzucker) ist aus je einem Molekül Glukose und Fruktose aufgebaut
	Maltose (Malzzucker) ist aus zwei Molekülen Glukose aufgebaut
	Laktose (Milchzucker) ist aus je einem Molekül Glukose und Galaktose aufgebaut
Polysaccharide (Vielfachzucker)	Glykogen bei Mensch und Tier Stärke in Pflanzen sind aus 100 – 1000 Molekülen Glukose aufgebaut
	Ballaststoffe in Pflanzen

Kohlenhydrate (Saccharide)

Kohlenhydrate bestehen aus Kohlenstoff (C), Wasserstoff (H) und Sauerstoff (O). Man unterscheidet Einfachzucker (Monosaccharide), Doppelzucker (Disaccharide) und langkettige Vielfachzucker (Polysaccharide).

Kohlenhydrate werden zum überwiegenden Teil mit pflanzlicher Nahrung (Getreide, Gemüse, Kartoffeln, Obst und Zucker) aufgenommen. Neben den verdaulichen Kohlenhydraten unterscheidet man unverdauliche Kohlenhydrate, die **Ballast-**

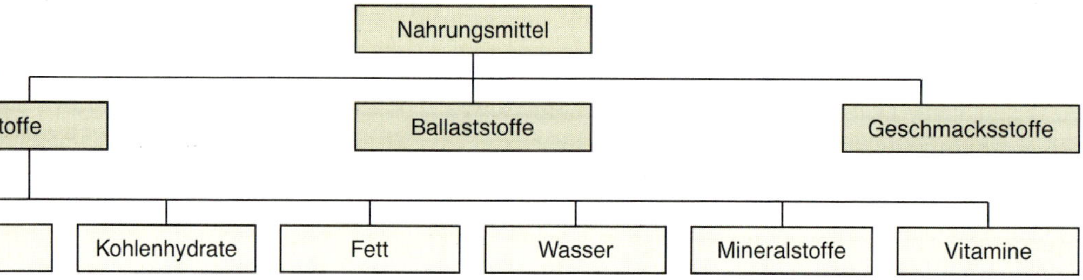

Abb. 4.87: Inhaltsstoffe der Nahrung

stoffe (z. B. Zellulose). Sie regen die Darmtätigkeit an.
Kohlenhydrate können im Darm erst nach Aufspaltung in Einfachzucker aufgenommen werden. Für den Organismus dienen sie anschließend in erster Linie als Energielieferanten. Bei den Stoffwechselvorgängen in den Zellen werden sie zur Energiegewinnung zu Kohlendioxid (CO_2) und Wasser (H_2O) abgebaut.

Fette (Lipide)

Fette bestehen aus Kohlenstoff (C), Wasserstoff (H) und Sauerstoff (O). Sie sind wasserunlöslich und haben einen hohen Energiegehalt.
Nach der Herkunft unterscheidet man **tierisches Fett** in Fleisch, Fisch, Eiern und Milch von **pflanzlichem Fett,** z. B. in Pflanzensamen. Das pflanzliche Fett enthält deutlich mehr lebensnotwendige **essentielle Fettsäuren** als tierisches Fett.
Chemisch stellen die Fette **Triglyzeride** dar, d. h. sie bestehen aus jeweils 1 Glyzerinmolekül und 3 (Tri-) Fettsäuremolekülen. Dabei unterscheidet man wiederum gesättigte und ungesättigte Fettsäuren, wobei einige ungesättigte Fettsäuren **essentiell** sind.

Fette werden im Darm erst nach Aufspaltung in Glyzerin und Fettsäuren aufgenommen. Im Gegensatz zu den Proteinen und Kohlenhydraten erfolgt die Fettaufnahme vor allem über die Lymphgefäße und nicht über die Blutgefäße.
Im Körper werden die Fette als Energielieferanten und Aufbaustoffe verwendet. Beim Abbau der Fette entstehen als Endprodukte Kohlendioxid (CO_2) und Wasser (H_2O).
Zu den fettähnlichen Stoffen gehört auch das bekannte **Cholesterin,** das ein wichtiger Zellbestandteil und Grundstoff vieler Hormone ist. Ein Überschuß an Cholesterin stellt jedoch ein Risiko für Herz-Kreislauf-Erkrankungen dar (siehe 5.3.1).

Abb. 4.88: Schematischer Aufbau von Eiweiß, Kohlenhydraten und Fett

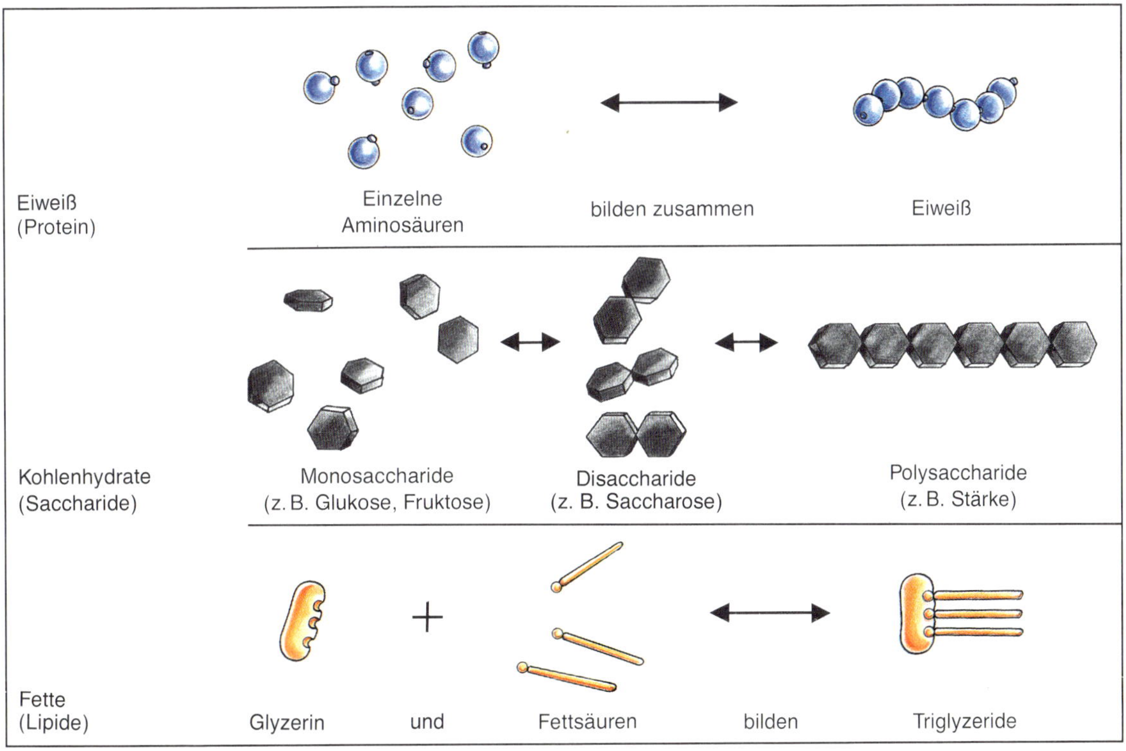

	Vitamin	Wichtig für	Mangelsymptome	Vorkommen
Fettlösliche Vitamine	A **(Retinol)**	Augen, Haut und Schleimhäute	herabgesetzte Sehschärfe, Nachtblindheit, Haut- und Schleimhautveränderungen	Lebertran, Leber, Milch und Milchprodukte; als Vorstufe (Carotin) in Gemüse (z. B. Karotten) und Früchten
	D **(Calciferol)**	Knochenmineralisierung, Kalzium- und Phosphorstoffwechsel	verminderte Knochenverkalkung (führt in der Kindheit zu Rachitis)	Lebertran, Fettfische (z. B. Hering, Lachs, Sardine), Eigelb, Kakaobohnen. Unter dem Einfluß der UV-Strahlen des Sonnenlichts wird Vitamin D im Körper aus Vorstufen gebildet.
	E **(Tocopherol)**	Schützt ungesättigte Fettsäuren und Vitamin A im Körper vor Oxidation	nicht nachgewiesen	pflanzliche Öle und Fette, Getreidekeime
	K **(Phyllochinon)**	Blutgerinnung	verzögerte Blutgerinnung	Bildung durch Darmbakterien, ansonsten vor allem in Leber, Milch und Blattgemüse
Wasserlösliche Vitamine	B_1 **(Thiamin)**	Nerven, Muskeln, Kohlenhydratstoffwechsel	herabgesetzte körperliche und geistige Leistungsfähigkeit; bei schwerem Mangel: Beriberi	Fleisch, Leber, Getreide, Hülsenfrüchte, Kartoffeln
	B_2 **(Riboflavin)**	Eiweiß-, Kohlenhydrat- und Fettstoffwechsel, Haut, Schleimhäute und Augen	Haut- und Schleimhautveränderungen, Augenbrennen, Lichtempfindlichkeit	Milch, Käse, Fleisch, Eier, Getreide
	B_6 **(Pyridoxin)**	Nerven, Haut, Blutbildung	Krämpfe, Hautveränderungen, Anämie	Leber, Fleisch, Milch, Getreide, Kartoffeln
	B_{12} **(Cobalamin)**	Blutbildung, Nerven, Haut und Schleimhäute	Anämie, Haut- und Schleimhautveränderungen	Leber, Fisch, Eier, Milch
	C **(Ascorbinsäure)**	körpereigene Abwehrkraft, Eisenaufnahme, Bindegewebe und Knochen	Abgespanntheit, Schleimhautblutungen, Anfälligkeit für Infektionen, verzögerte Wundheilung; bei schwerem Mangel: Skorbut mit Zahnlockerung	Obst, Gemüse, Kartoffeln

Tab. 4.3: **Übersicht der Vitamine:** Hier werden nur die wichtigsten Vitamine aufgeführt. Weitere Vitamine sind zum Beispiel: Biotin (Vitamin H), Folsäure, Niazin und Pantothensäure. Sie haben verschiedene Stoffwechselaufgaben. Das sogenannte Vitamin F ist dagegen kein Vitamin, sondern ein Gemisch essentieller Fettsäuren. Vitamin G ist eine veraltete Bezeichnung für Riboflavin = Vitamin B_2.

Wasser

Wasser (H_2O) ist ein unentbehrlicher Körperbestandteil, der beim Erwachsenen ca. 55 – 60 % des Körpergewichts ausmacht. Bei Kindern ist der Wasseranteil sogar noch höher.
Der Wassergehalt des Körpers muß durch regelmäßige Zufuhr konstant gehalten werden. Sonst kommt es innerhalb weniger Tage zur Eindickung des Blutes mit Kreislaufversagen. Wasser dient im Körper als Lösungs- und Transportmittel und steht in engem Zusammenhang mit dem **Elektrolythaushalt** (siehe Mineralstoffe).

Mineralstoffe

Mineralstoffe sind feste, in Kristallform auftretende Naturstoffe. Im Körper liegen sie meist in Form von **Salzen** vor (siehe Kap. 2.1). Bei der Lösung in Wasser zerfallen sie dabei in positiv und negativ geladene Ionen, sogenannte **Elektrolyte.**

Natrium (Na^+), Kalium (K^+) und **Chlorid (Cl^-)** sind die wichtigsten Elektrolyte der Körperflüssigkeiten und haben große Bedeutung für den Wasserhaushalt. Die chemische Verbindung **Natriumchlorid (NaCl)** wird auch als **Kochsalz** bezeichnet. Chlorid ist weiterhin auch ein Bestandteil der Salzsäure (HCl) im Magen.

Kalzium (Ca) und **Phosphor (P)** sind wichtige mineralische Bestandteile der Knochen und Zähne, wo sie in Form von **Hydroxylapatit** vorliegen (siehe S. 74, 91).
Kalzium ist weiterhin für die Übertragung von Nervenimpulsen, für die Muskelkontraktion und die Blutgerinnung erforderlich. Zur Kalziumaufnahme im Darm ist das Vitamin D notwendig.
Phosphor ist zusätzlich noch ein wichtiger Bestandteil für den Zellstoffwechsel.
Magnesium (Mg) ist für den Energiestoffwechsel sowie die Nerven- und Muskelfunktion notwendig.
Eisen (Fe) ist ein wichtiger Bestandteil des Blutfarbstoffs **Hämoglobin** und dient so dem Sauerstofftransport (siehe 4.9.2).

Chemische Elemente, die im Körper nur in sehr kleinen Mengen vorkommen, werden **Spurenelemente** genannt. Wichtige Spurenelemente sind Jod (J) als Baustein der Schilddrüsenhormone, Fluorid (F^-) als Bestandteil der Knochen und Zähne. Weiterhin zählt man auch verschiedene Metalle dazu, wie z. B. Kupfer (Cu), Zink (Zn), Mangan (Mn) und Kobalt (Co).

Vitamine

Vitamine (vita lat. – Leben) sind lebensnotwendige Wirkstoffe, die der Körper nicht (oder nicht ausreichend) selber bilden kann und die deshalb mit der Nahrung aufgenommen werden müssen. Vitamine liefern keine Energie, sind jedoch für den normalen Ablauf der Lebensfunktionen unentbehrlich. Sie sind **essentielle** Nahrungsbestandteile.
Man unterscheidet fettlösliche Vitamine (A, D, E, K) und wasserlösliche Vitamine (B_1 B_2 B_6 B_{12}, C, H). Die Vitamine A und D können im Körper aus Vorstufen **(Provitaminen)** gebildet werden.
Bei ungenügender Vitaminzufuhr kommt es anfangs zu Müdigkeit und Leistungsschwäche, später zu ernsthaften Mangelerscheinungen (siehe Tab. 4.3).

4.12.2 Energieumsatz

Der Körper benötigt Energie, um den Betriebs- und Baustoffwechsel aufrechtzuerhalten (siehe S. 70: Stoffwechsel). Man unterscheidet:

Grundumsatz – Energieumsatz eines Menschen in 24 Stunden bei völliger Ruhe und Zimmertemperatur

Arbeitsumsatz – Energieumsatz, der bei Arbeit zusätzlich erforderlich ist

Grundumsatz + Arbeitsumsatz = Gesamtumsatz

Tab. 4.4: Energieumsatz eines 70 kg schweren Mannes unter verschiedenen Bedingungen. Bei Frauen ist der Energieumsatz jeweils etwas geringer.

Umsatzbedingung	Energieumsatz kJ/Tag	kcal/Tag
Grundumsatz	7.100	1.700
Freizeitumsatz ohne Arbeit	9.600	2.300
Gesamtumsatz bei:		
leichter Arbeit	11.700	2.800
mäßiger Arbeit	13.800	3.300
mittelschwerer Arbeit	15.900	3.800
schwerer Arbeit	18.000	4.300
Schwerstarbeit	20.100	4.800

kJ = Kilojoule, kcal = Kilokalorie
1 kJ = ca. 0,24 kcal

Die Ernährung sollte dem Energiebedarf des Körpers angepaßt sein. Nimmt man mit der Nahrung mehr Energie zu sich, als der Körper benötigt, so wird sie in Form von Fett gespeichert. In der Folge nimmt das Körpergewicht zu. Bei geringerer Nahrungszufuhr kann dieses Körperfett anschließend zur Energiegewinnung wieder abgebaut werden.

Durchschnittlicher Energiegehalt der Nährstoffe		
Eiweiß	17 kJ/g	4,1 kcal/g
Kohlenhydrate	17 kJ/g	4,1 kcal/g
Fett	39 kJ/g	9,3 kcal/g

Gliederung und Aufgaben der Verdauungsorgane

Körperregion	Verdauungsabschnitt	Funktion
Kopf	Mundhöhle Rachen	Nahrungsaufnahme und -kontrolle Mechanische Zerkleinerung und Verflüssigung der Nahrung Einleitung der enzymatischen Aufspaltung von Kohlenhydraten (Stärke) Schluckvorgang
Brust	Speiseröhre	Nahrungstransport
Bauch	Magen	Nahrungssammlung Infektionsabwehr Einleitung der enzymatischen Aufspaltung von Eiweiß
	Dünndarm	Enzymatische Aufspaltung von Eiweiß, Kohlenhydraten und Fett mit anschließender Nahrungsresorption
	Dickdarm	Eindickung durch Rückresorption Ausscheidung

4.12.3 Gliederung und Aufgaben der Verdauungsorgane

Die Verdauungsorgane haben folgende Aufgaben:

- mechanische Zerkleinerung und Verflüssigung der aufgenommenen Nahrung
- Aufspaltung der Nahrung in einzelne Bausteine mit Hilfe von Enzymen
- Aufnahme der Nahrungsbausteine in das Blut- und Lymphsystem
- Ausscheidung der unverdaulichen Nahrungsbestandteile sowie der Abbauprodukte des Stoffwechsels.

Enzyme sind Eiweißstoffe, die chemische Reaktionen im Organismus beschleunigen. Sie wirken z. B. bei der Aufspaltung der Nahrungsbestandteile sowie beim Aufbau körpereigener Produkte mit.

Durch den Verdauungsapparat wird die Nahrung aus der Umwelt aufgenommen und so aufbereitet, daß sie durch Blut und Lymphe aufgenommen werden kann. Der Verdauungsapparat besteht dabei im Grundaufbau aus einem vom Mund zum After reichenden Rohr, dessen Wand die Grenzfläche zwischen Umwelt und Innenwelt ist. In den Wänden des Verdauungskanals liegen verschiedene Drüsen, die den Nahrungsbrei mit ihrem Sekret aufbereiten und für die Aufnahme in den Körper (Resorption) vorbereiten. Größere Drüsen (Mundspeicheldrüsen, Bauchspeicheldrüse, Leber) sondern ihr Sekret über Ausführungsgänge in den Verdauungskanal ab.

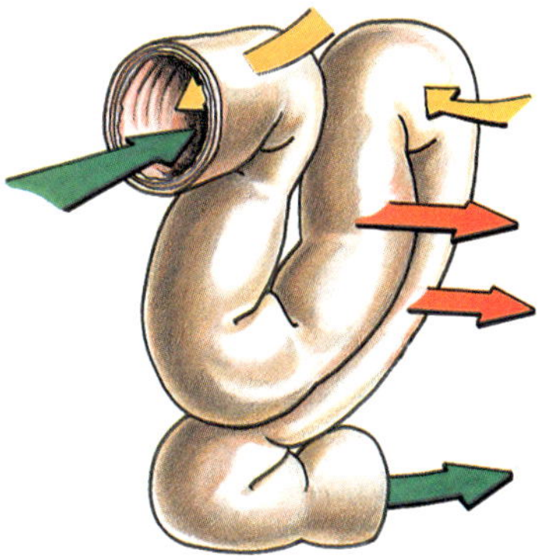

Abb. 4.89: Schema von Sekretion und Resorption

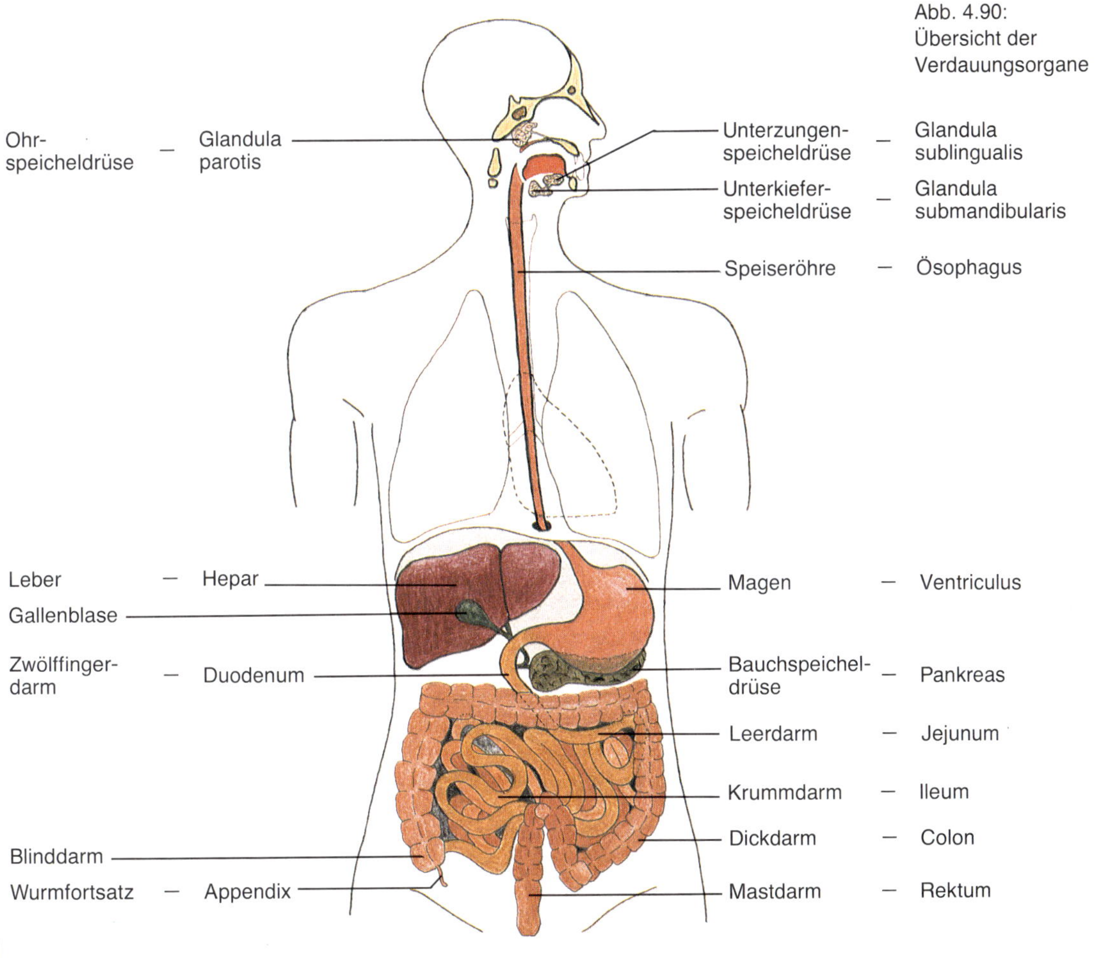

Abb. 4.90: Übersicht der Verdauungsorgane

4.12.4 Abschnitte des Verdauungsapparates

Mundhöhle und Rachen

Die Mundhöhle ist der erste Abschnitt des Verdauungssystems. Die Nahrung wird über den Mund aufgenommen, durch den Geschmacks- und Geruchssinn kontrolliert, mit den Zähnen zerkleinert und dabei durch Hinzufügung des Speichels verflüssigt. Anschließend kann der so gewonnene Nahrungsbrei über den Rachen (Pharynx) in die Speiseröhre gelangen.

Der Speichel enthält das Verdauungsenzym **α-Amylase (= Ptyalin),** mit dem **Stärke in Malzzucker (Maltose)** gespaltet wird. In der Mundhöhle wird somit bereits die enzymatische Aufspaltung von Kohlenhydraten eingeleitet.

Ist die Nahrung genügend zerkleinert und verflüssigt, so drückt die Zunge den Speisebrei nach hinten gegen den weichen Gaumen und die Rachenhinterwand, wodurch der Schluckreflex ausgelöst wird. Das Gaumensegel hebt sich dabei und verschließt die Nasenhöhle, während sich der Kehldeckel auf den Kehlkopf legt und so den Eingang zur Luftröhre versperrt. Die Speisen können so ohne Gefährdung des Atemweges von der Mundhöhle durch den Rachen in die Speiseröhre gelangen.

Speiseröhre (Ösophagus)

Die ca. 25 cm lange Speiseröhre zieht hinter der Luftröhre und dem Herzen vom Rachen zum Magen.

Der Nahrungstransport erfolgt in der Speiseröhre durch eine ringförmige Kontraktion der Wandmuskulatur. Dabei zieht sich die Speiseröhrenmuskulatur wellenförmig von oben nach unten zusammen. Diese fortschreitende Muskelkontraktion nennt man **Peristaltik.**

Peristaltik – fortschreitende, ringförmige Muskelkontraktion (z. B. in Speiseröhre, Magen oder Darm)

Magen (Ventriculus, Gaster)

Der Magen liegt unter dem Zwerchfell im linken Oberbauch, wobei er teilweise noch von Rippen bedeckt wird. Er sammelt die mit den Mahlzeiten aufgenommene Nahrung und leitet sie portionsweise in den Darm weiter.

Im Magen wird die Nahrung weiter verflüssigt und durch Kontraktionen der Wandmuskulatur durchgemischt. Die im Magensaft enthaltene **Salzsäure** tötet dabei Keime ab und aktiviert das eiweißspaltende Enzym **Pepsin** aus einer inaktiven Vorstufe. Im Magen beginnt somit bereits die Eiweißverdauung. Eine Schleimschicht schützt die Magenwand vor Salzsäure und Pepsin.

Weiterhin bildet der Magen einen für die Resorption des **Vitamins B_{12}** wichtigen Faktor und produziert das verdauungsfördernde Hormon **Gastrin.**

Am Magenausgang liegt ein ringförmiger Muskel, der **Magenpförtner.** Nach einer Verweildauer von durchschnittlich 2–4 Stunden im Magen läßt er den Speisebrei portionsweise in den anschließenden Zwölffingerdarm passieren. Besonders fetthaltige Speisen verbleiben jedoch bis zu 8 Stunden im Magen, während Flüssigkeiten relativ rasch in den Darm gelangen.

Dünndarm

Im Dünndarm erfolgt die **enzymatische Aufspaltung** der Nahrung mit Hilfe der Verdauungssäfte und die anschließende **Nahrungsaufnahme (Resorption)** über die Blut- und Lymphgefäße. Die Oberfläche der Darmschleimhaut ist dabei zur Erleichterung der Nahrungsaufnahme durch Schleimhautfalten und kleine, fingerförmige Ausstülpungen **(Zotten)** deutlich vergrößert. Jede Zotte enthält ein zentrales Lymphgefäß, ein Blutgefäßnetz sowie Muskel- und Nervenfasern.

In der Darmschleimhaut befinden sich kleine Drüsen, die den Darmsaft bilden. Dieser Darmsaft enthält Enzyme zur Aufspaltung von Eiweiß, Kohlenhydraten und Fett.

Man unterscheidet 3 Dünndarmabschnitte:

Zwölffingerdarm	– Duodenum
Leerdarm	– Jejunum
Krummdarm	– Ileum

Zwölffingerdarm Dieser 25–30 cm lange, auf den Magen folgende Darmabschnitt beschreibt einen hufeisenförmigen Bogen um die Bauchspeicheldrüse. Der Name Zwölffingerdarm weist auf die Länge hin, die ungefähr 12 nebeneinanderliegenden Fingern entspricht.
In den Zwölffingerdarm leiten sowohl die Bauchspeicheldrüse als auch die Gallenblase ihre Verdauungssäfte ein. Ihre Ausführungsgänge münden dabei zusammen auf einer kleinen warzenförmigen Erhebung in den Darm. Von der **Bauchspeicheldrüse** kommen Enzyme zur Aufspaltung von Eiweiß, Kohlenhydraten und Fett. Die **Gallenflüssigkeit** hat dagegen besondere Bedeutung für die Fettverdauung. Sie verteilt (emulgiert) die Nahrungsfette im Zwölffingerdarm in kleinste Tröpfchen und ermöglicht dadurch erst die Fettverdauung. Während die meisten Nahrungsbestandteile über die Blutgefäße aufgenommen werden, gelangen die Fette vorwiegend über die Lymphgefäße in den Körper.

Leer- und Krummdarm Auf den Zwölffingerdarm folgt der **Leerdarm,** der anschließend ohne scharfe Grenze in den **Krummdarm** übergeht. Leer- und Krummdarm liegen in zahlreichen, gut gegeneinander verschieblichen Schlingen in der Bauchhöhle. Sie sind dabei über eine Bauchfellfalte (Gekröse) an der hinteren Bauchwand befestigt.
Im Leer- und Krummdarm erfolgt die weitere Aufspaltung und Resorption der Nahrung. Zur Oberflächenvergrößerung weist der Leerdarm dazu ringförmige Schleimhautfalten auf. In der Wand des Krummdarms befinden sich viele kleine Lymphknoten.

Dickdarm (Colon)

Der Dickdarm ist der letzte Abschnitt des Verdauungsweges. Er verläuft girlandenförmig um den Dünndarm und endet am After.

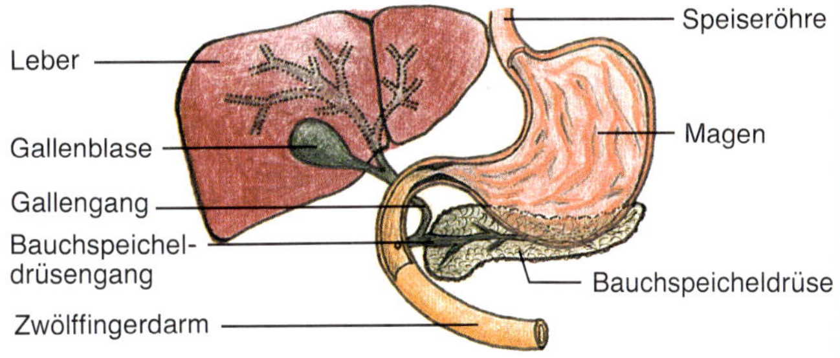

Abb. 4.91: Lage von Magen, Zwölffingerdarm, Leber und Bauchspeicheldrüse

Man unterscheidet 6 Dickdarmabschnitte:

- Blinddarm mit Wurmfortsatz (= Appendix)
- aufsteigender Dickdarm
- querliegender Dickdarm (= Quercolon)
- absteigender Dickdarm
- Sigmaschleife
- Mastdarm (= Rektum)

Der Dünndarm mündet seitlich in den Dickdarm. Dadurch ist ein blind endender Darmbereich **(Blinddarm)** entstanden, an dem sich der **Wurmfortsatz (Appendix)** befindet. Eine ventilartige Klappe an der Eintrittsstelle des Dünndarms in den Dickdarm verhindert einen Rückfluß des bakterienreichen Dickdarminhalts in den Dünndarm (Abb. 4.92).
Der Wurmfortsatz ist ein Lymphorgan (siehe 4.10.3), das sich leicht entzünden kann. In der Umgangssprache wird dies fälschlich als Blinddarmentzündung bezeichnet. Richtig ist jedoch die Bezeichnung Wurmfortsatzentzündung, da der

Abb. 4.92: Übergang des Dünndarms in den Dickdarm im rechten Unterbauch

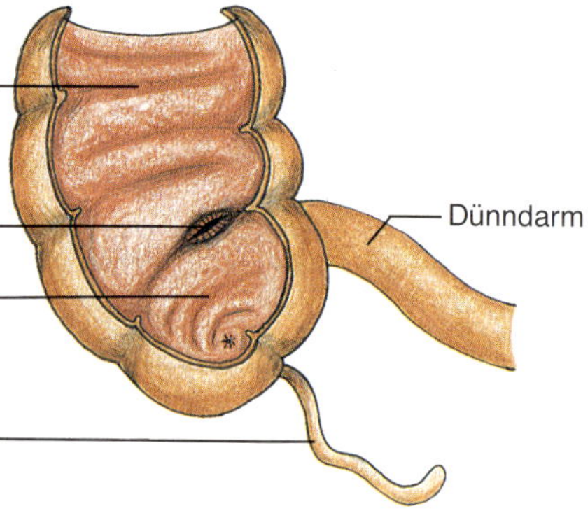

Blinddarm hierbei im allgemeinen nicht entzündet ist.

Vom Blinddarm aus steigt der Dickdarm auf der rechten Körperseite bis zur Leber hin auf (aufsteigender Abschnitt), verläuft dann quer unter dem Magen zur linken Körperseite (querliegender Abschnitt)

Abb. 4.93: Verlauf des Dickdarms

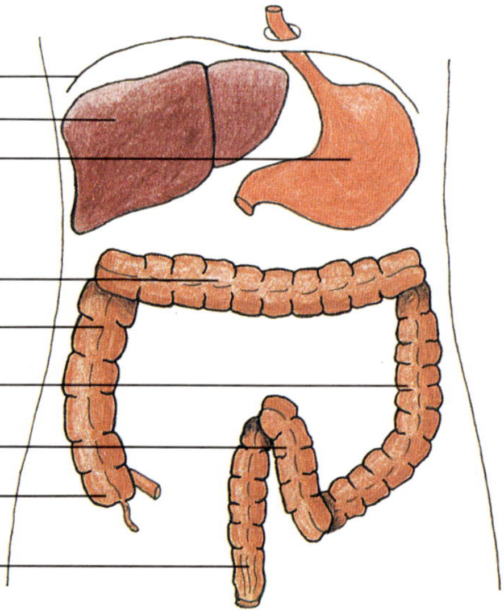

und steigt von dort nach unten zum Becken hin ab (absteigender Abschnitt). Es folgt die S-förmige Sigmaschleife, die anschließend in den **Mastdarm (Rektum)** übergeht. Nach außen wird der Mastdarm durch den Ringmuskel des **Afters (Anus)** verschlossen.

Die aufgenommene Nahrung wurde auf dem Weg von der Mundhöhle bis zum Dünndarm durch Hinzufügung der verschiedenen Verdauungssäfte verflüssigt. Aufgabe des Dickdarms ist nun die **Rückresorption** der Verdauungssäfte, wodurch der Darminhalt eingedickt wird. Gleichzeitig laufen im Dickdarm Gärungsprozesse durch die dort reichlich vorhandenen Darmbakterien ab. Als Nebenprodukt bilden die Darmbakterien das für die Blutgerinnung wichtige Vitamin K und zum Teil auch Vitamine vom B-Komplex.

4.12.5 Leber und Bauchspeicheldrüse

Leber (Hepar)

Die beim Erwachsenen ca. 1,5 kg schwere Leber liegt auf der rechten Körperseite unter dem Zwerchfell. Sie bildet als **größte Drüse des Körpers** die Gallenflüssigkeit für die Fettverdauung, ist das **zentrale Stoffwechselorgan** im Körper und hat **Aufgaben für Blut und Kreislauf.** Über die Pfortader erhält die Leber venöses Blut mit den resorbierten Nahrungsstoffen aus dem Magen-Darm-Trakt (siehe Abb. 4.78) und über die Leberarterien wird sie mit frischem arteriellen Blut versorgt.

Drüsenfunktion Die Leber produziert die Gallenflüssigkeit (kurz: Galle), die in der Gallenblase gesammelt und bei Bedarf in den Zwölffingerdarm entleert wird. Die Gallenflüssigkeit ist für die Zerlegung der Fette in kleinste Tröpfchen (Emulgierung) zur Fettverdauung erforderlich. Weiterhin wird mit der Galle der Farbstoff Bilirubin, ein Abbaustoff des Hämoglobins, ausgeschieden. Durch weiteren Abbau des Bilirubins erhält der Stuhl seine typische bräunliche Farbe.

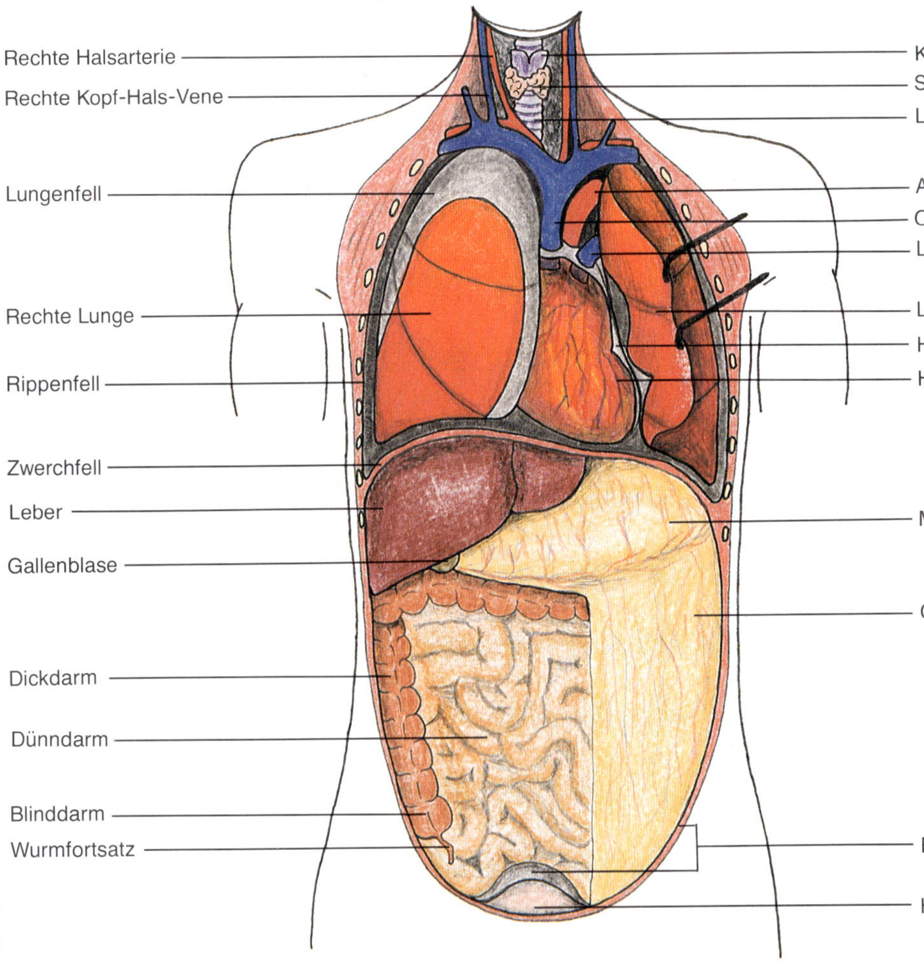

Abb. 4.94: Darstellung der inneren Organe im Brust- und Bauchraum: Lungenfell, Herzbeutel und Bauchfell sind zum Teil entfernt worden.

Stoffwechselfunktionen Die Leber hat zentrale Bedeutung für den Eiweiß-, Kohlenhydrat- und Fettstoffwechsel. So kann sie z. B. Traubenzucker (Glukose) in seine Speicherform Glykogen umbauen und in dieser Form sammeln. Bei Bedarf baut sie Glykogen wieder zu Glukose ab. Zusätzlich hat die Leber eine wichtige Entgiftungsfunktion (z. B. beim Abbau von Alkohol). Sie baut jedoch auch viele Medikamente zu unwirksamen Verbindungen ab.

Funktionen für Blut und Kreislauf Die Leber baut überalterte rote Blutkörperchen ab und wandelt dabei den Blutfarbstoff Hämoglobin zum Gallenfarbstoff Bilirubin um. Das aus dem abgebauten Hämoglobin freiwerdende Eisen wird anschließend zum Teil in der Leber gespeichert.

In der Leber werden weiterhin auch die für die Blutgerinnung wichtigen Eiweißkörper Fibrinogen und Prothrombin gebildet (siehe 4.9.4).

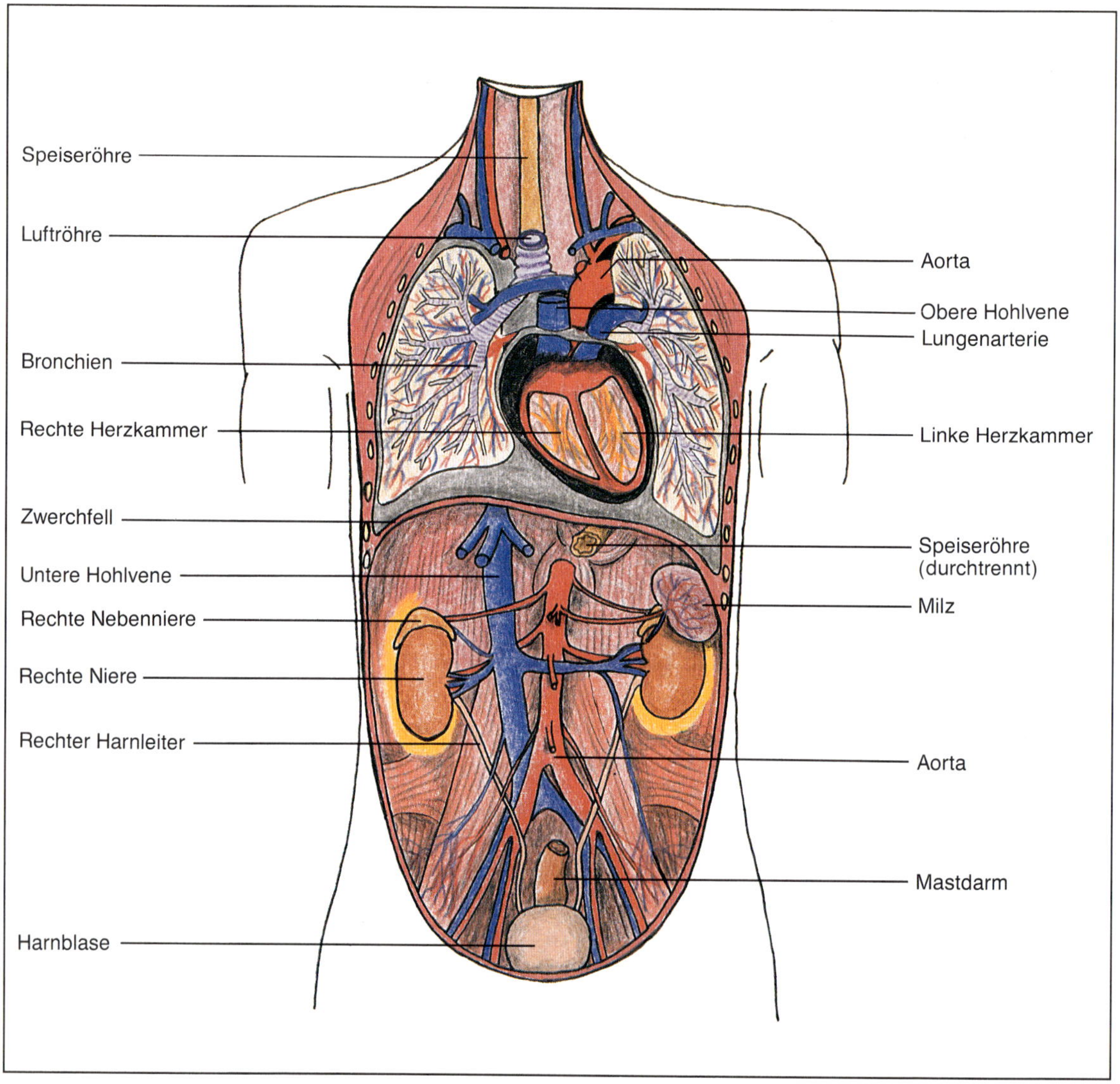

Abb. 4.95: Darstellung der inneren Organe des Brust- und Bauchraums in der Tiefe: Im Brustraum sind Herz und Lunge angeschnitten dargestellt, die Bauchhöhle ist bis auf Milz, Harnorgane und große Blutgefäße ausgeräumt.

Bauchspeicheldrüse (Pankreas)

Die ca. 70–90 g schwere, längliche Bauchspeicheldrüse liegt quer im Bauchraum hinter dem Magen. Sie besteht aus zwei unterschiedlichen Drüsenanteilen:
– exokriner Teil, der Verdauungssäfte bildet
– endokriner Teil, der Hormone bildet.

Verdauungsfunktion Im exokrinen Teil bildet die Bauchspeicheldrüse täglich ca. 1–1,5 l Bauchspeichel mit Enzymen zur Aufspaltung von Eiweiß, Kohlenhydraten und Fett. Diese Verdauungsenzyme gelangen über den Bauchspeicheldrüsengang in den Zwölffingerdarm.

Hormonbildung Im endokrinen Teil bildet die Bauchspeicheldrüse die Hormone **Insulin** und **Glukagon,** die den Blutzuckerspiegel regulieren (siehe 4.15). Der endokrine Drüsenteil besteht aus einzelnen Gewebeinseln, den **Langerhans'schen Inseln,** die in den exokrinen Drüsenteil eingestreut sind.

4.13 Harnorgane

Zu den Harnorganen gehören die beiden Nieren, die beiden Harnleiter, die Harnblase und die Harnröhre. Gemeinsam erfüllen sie folgende Aufgaben:

- Ausscheidung von Stoffwechselprodukten (z. B. Harnstoff und Harnsäure)
- Regulation des Wasser- und Salzhaushalts.

Gliederung und Aufgaben der Harnorgane

Nieren – Harngewinnung
Harnleiter – Harnleitung
Harnblase – Harnsammlung
Harnröhre – Harnausscheidung

Nieren Die ca. 150 g schweren Nieren befinden sich rechts und links von der Wirbelsäule hinter den übrigen Bauchorganen im Rückenbereich. Die rechte Niere liegt unter der Leber, die linke unter der Milz. Auf den Nieren sitzen die Nebennieren, die jedoch nicht zum Harnsystem, sondern zum Hormonsystem gehören (siehe 4.15).

Jeden Tag fließen ca. 1500 l Blut durch die Nieren, die wie ein **Filter** wirken. Sie sondern die harnpflichtigen Substanzen aus dem Blut heraus und scheiden sie mit durchschnittlich 1,5 l Harn pro Tag aus. Der als Endprodukt aus dem Eiweißstoffwechsel stammende Harnstoff ist dabei für den typischen Harngeruch verantwortlich.

Über die Nieren werden auch viele **Arzneimittel** ausgeschieden, nachdem sie vorher zumeist in der Leber chemisch umgewandelt worden sind. Bei **eingeschränkter Nierenfunktion** dürfen diese Arzneimittel daher in der Regel nur in geringerer Dosierung eingenommen werden. Sie würden sich sonst im Körper anhäufen und könnten so zu einer Vergiftung führen.

Harnleiter Die beiden Harnleiter befördern den Harn von den Nieren zur Harnblase. Zum Harntransport zieht sich dabei die Harnleitermuskulatur wellenförmig von oben nach unten zusammen.

Harnblase Die Harnblase sammelt den Harn bis zur anschließenden Ausscheidung. Sie liegt in der Körpermitte hinter dem Schambein (siehe Abb. 4.49).

Harnröhre Die Harnröhre dient der Harnausscheidung.

Beim **Mann** verläuft die Harnröhre von der Blase durch das Glied bis zur Spitze der Eichel. Direkt unter der Harnblase wird sie ringförmig von der Vorsteherdrüse (Prostata) umgeben. Hier münden die beiden Samenleiter aus den Hoden in die Harnröhre. Da die Harnröhre somit sowohl Harn als auch Samen nach außen transportiert, bezeichnet man sie auch als Harn-Samen-Röhre.

Bei der **Frau** ist die Harnröhre erheblich kürzer als beim Mann. Es können daher bei der Frau leichter als beim Mann Bakterien über die Harnröhre in die Harnblase gelangen und so zu Harnblasenentzündungen führen. Auf einer kleinen Vorwölbung vor der Scheide mündet die weibliche Harnröhre nach außen.

Abb. 4.96: Übersicht der Harnorgane

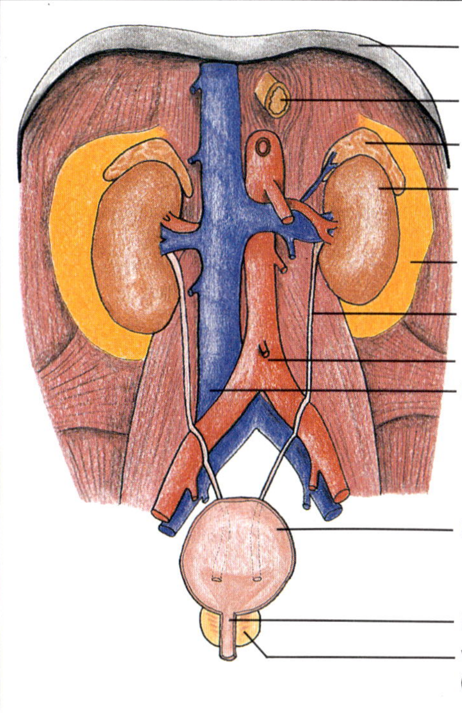

4.14 Nervensystem

4.14.1 Aufgaben und Gliederung

Zur Regulierung der einzelnen Organe und Abstimmung auf den Gesamtorganismus hat der Körper zwei Steuerungssysteme:
- das Nervensystem mit einer schnellen, gezielten Informationsübertragung über Nervenstränge
- das Hormonsystem mit einer langsameren, breiter gestreuten Informationsübertragung über das Blut.

Beide Systeme sind aufeinander abgestimmt und beeinflussen sich gegenseitig.

Beim **Nervensystem** unterscheidet man:
- Zentralnervensystem (ZNS) mit Gehirn und Rückenmark
- peripheres Nervensystem mit den Hirn- und Rückenmarksnerven.

Das **Zentralnervensystem** ist die Schaltzentrale des Körpers. Hier werden die aus dem Körper kommenden Nervenimpulse verarbeitet und entsprechende Antworten des Körpers veranlaßt. Das Gehirn bildet dabei die Grundlage für das Bewußtsein und alle geistigen und seelischen Fähigkeiten des Menschen.

Das **periphere Nervensystem** dient mit seinen Hirn- und Rückenmarksnerven zur Fortleitung von Nervenerregungen. Man unterscheidet dabei:
- sensible Nerven, die Nervenerregungen von den Sinneszellen zum Zentralnervensystem leiten
- motorische Nerven, die Nervenerregungen vom Zentralnervensystem zu den ausführenden Organen (Muskeln, Drüsen) leiten
- gemischte Nerven, die sensible und motorische Fasern enthalten.

Das durch unseren Willen beeinflußbare Nervensystem wird durch ein unabhängiges, willentlich nicht beeinflußbares System ergänzt, das **vegetative (bzw. autonome) Nervensystem.** Es reguliert die Körperfunktionen, wie z. B. Herztätigkeit, Atmung, Verdauung, Stoffwechsel.

4.14.2 Zentralnervensystem (ZNS)

Das Zentralnervensystem (ZNS) besteht aus Gehirn und Rückenmark. Das Gehirn liegt dabei gut geschützt in der Schädelhöhle und das Rückenmark im Wirbelkanal der Wirbelsäule. Zum weiteren Schutz sind Gehirn und Rückenmark von drei Hirn- bzw. Rückenmarkshäuten umgeben, zwischen denen sich ein spaltförmiger Flüssigkeitsraum befindet. Dadurch ist das Zentralnervensystem gut gegen Schlag oder Stoß abgepolstert.

Gehirn

Äußerlich kann man am Gehirn 3 Abschnitte unterscheiden: Großhirn, Kleinhirn und verlängertes Mark.

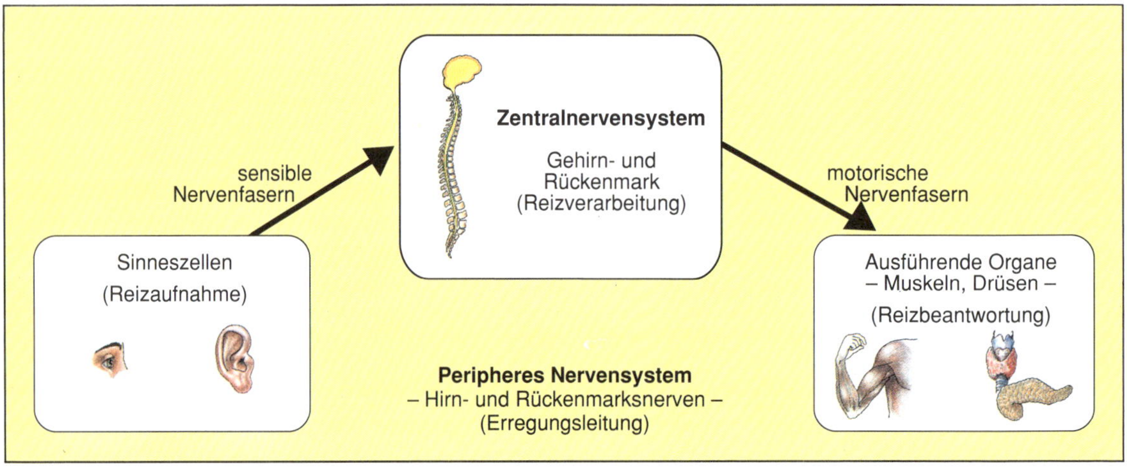

Abb. 4.97: Zusammenwirken von peripherem Nervensystem und Zentralnervensystem

Großhirn Das Großhirn füllt den gesamten vorderen und oberen Teil der Schädelhöhle aus und überdeckt die übrigen Gehirnteile. Ein tiefer Längsspalt teilt es in die beiden halbkugelförmigen **Großhirnhemisphären,** die durch den sogenannten Balken miteinander verbunden sind. An der Oberfläche hat das Großhirn zahlreiche **Furchen** und **Windungen** (siehe Abb. 4.99). Die äußere Schicht des Großhirns wird dabei von der grauen **Hirnrinde** gebildet. Ihre Farbe beruht auf einer Vielzahl von Nervenzellen, die eng miteinander vernetzt sind. Innen befindet sich das weiße **Hirnmark.** Es besteht fast ausschließlich aus Nervenfasern, die eine Verbindung der einzelnen Hirnabschnitte sowohl untereinander als auch zum Rükkenmark herstellen. Die Fasern zur Verbindung der beiden Großhirnhälften sind dabei zum oben bereits erwähnten Balken zusammengefaßt.

Das Großhirn ist der Sitz des Bewußtseins und aller geistigen und seelischen Leistungen. Die inneren Anteile des Großhirns bilden dabei den **Hirnstamm,** der vor allem Aufgaben zur Regulation der Körperfunktionen erfüllt. Unter dem Hirnstamm liegt die Hirnanhangsdrüse **(Hypophyse),** die ein übergeordnetes Steuerorgan des Hormonsystems ist.

Kleinhirn Das Kleinhirn kontrolliert und koordiniert die Muskeltätigkeiten. Es sorgt so für einen geordneten Bewegungsablauf und den Erhalt des Gleichgewichts.

Verlängertes Mark Das verlängerte Mark ist der untere Abschnitt des Hirnstamms, der zum Rückenmark übergeht. Es enthält wichtige Zentren für Atmung und Kreislauf.

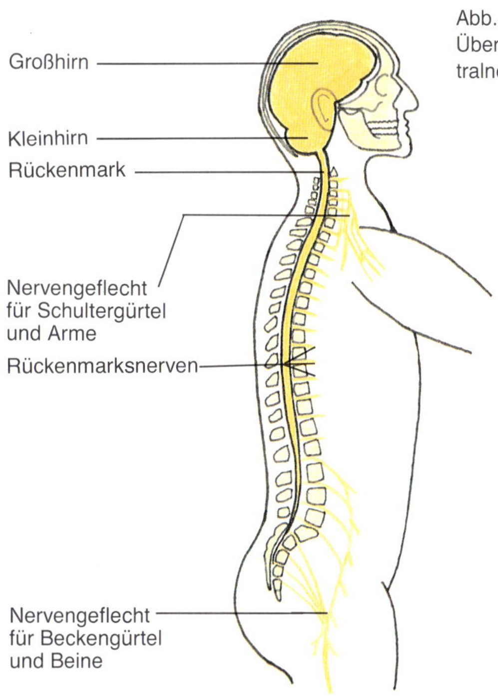

Abb. 4.98: Übersicht des Zentralnervensystems

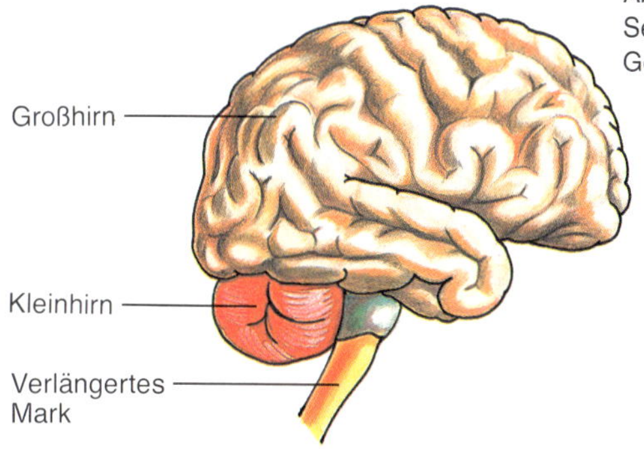

Abb. 4.99: Seitenansicht des Gehirns

Rückenmark

Das Rückenmark stellt eine Fortsetzung des verlängerten Marks vom Gehirn dar. Es liegt im Wirbelkanal der Wirbelsäule und hat zwei Aufgaben:

- Verbindung des peripheren Nervensystems mit dem Gehirn (Leitungsorgan)
- Verbindung der sensiblen und motorischen Nervenfasern zur Bildung eines Reflexbogens (Reflexorgan).

Ein **Reflex** ist eine unwillkürliche Antwort des Körpers auf einen äußeren Reiz. Da er ohne das Bewußtsein abläuft, ermöglicht er eine sehr schnelle Körperreaktion. Faßt man z. B. einen zu heißen Gegenstand an, so wird er reflektorisch wieder losgelassen. Die Umschaltung vom sensiblen zum motorischen Nerven kann dabei bereits im Rückenmark erfolgen.

Abb. 4.100:
Gehirn von unten
mit Darstellung der
Hirnnerven

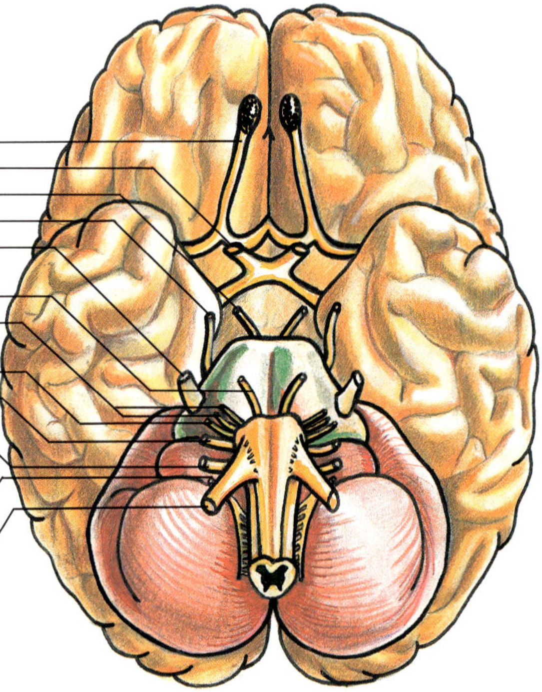

4.14.3 Peripheres Nervensystem

Das periphere Nervensystem setzt sich auf beiden Körperseiten aus jeweils 12 Hirnnerven und 31–32 Rückenmarksnerven zusammen.

Hirnnerven

Vom Gehirn gehen auf beiden Seiten jeweils 12 Nerven direkt ab. Man bezeichnet sie als **Hirnnerven** mit den römischen Zahlen I – XII.

Die Hirnnerven versorgen vor allem den Kopf- und Halsbereich (siehe Abb. 4.100). Der **X. Hirnnerv (N. vagus)** hat dagegen große Bedeutung für das **vegetative Nervensystem** und versorgt die inneren Organe im Brust- und Bauchbereich.
Für den zahnmedizinischen Fachbereich sind der V. Hirnnerv (N. trigeminus) und VII. Hirnnerv (N. facialis) von besonderer Bedeutung.

N. trigeminus Der N. trigeminus (V. Hirnnerv) teilt sich in 3 Äste zur sensiblen Versorgung der Haut und Schleimhäute im Gesichtsbereich auf (trigeminus lat. – dreigeteilt). Zusätzlich enthält der 3. Ast des N. trigeminus noch motorische Fasern für die Kaumuskulatur.
Die Aufspaltung des N. trigeminus in seine 3 Äste erfolgt bereits im Hirnschädelbereich. An der Teilungsstelle ist er deutlich zu einem Ganglion (= Nervenknoten) verdickt.

- Der **N. ophthalmicus (1. Ast, Augenast)** enthält nur sensible Fasern. Er zieht durch die Augenhöhle, wo er sich in weitere Äste verzweigt. Der N. ophthalmicus ist für die sensible Versorgung des Stirn- und Augenbereiches zuständig und versorgt auch die Schleimhäute der oberen Nasenhöhle, der Stirn- und Keilbeinhöhle sowie der Siebbeinzellen.

Abb. 4.101:
Verlauf des
N. trigeminus

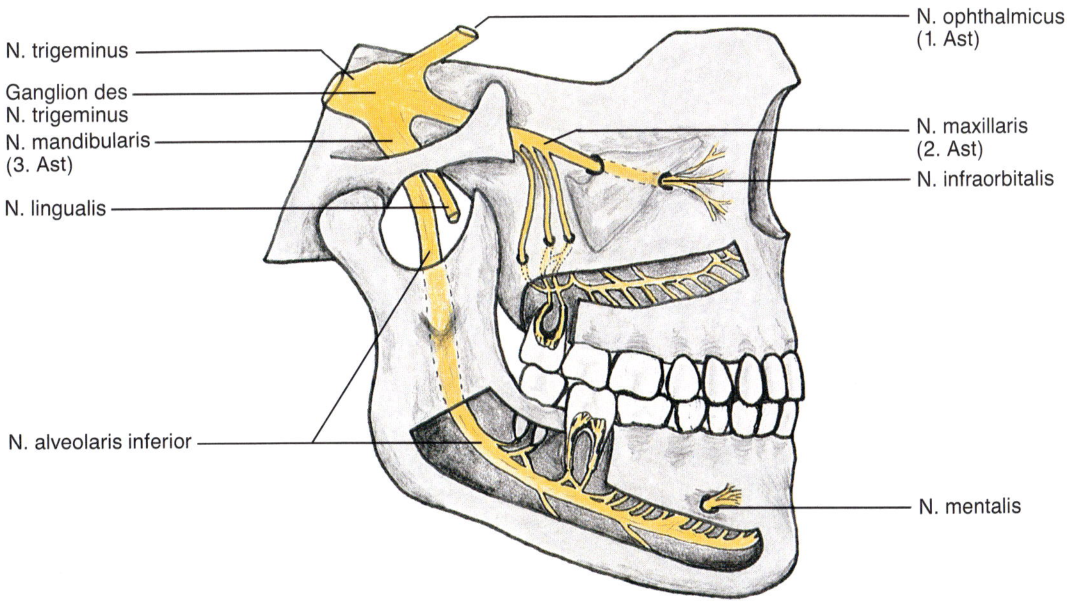

– Der **N. maxillaris (2. Ast, Oberkieferast)** enthält ebenfalls nur sensible Fasern. Er versorgt den Oberkiefer, wobei er Äste an die oberen Zähne abgibt (Nervi alveolares superiores). Weiterhin gibt er noch sensible Äste zur Versorgung des Gaumens, der Kieferhöhle und des mittleren und unteren Teils der Nasenhöhle ab. Am Foramen infraorbitale tritt der N. infraorbitalis aus dem Oberkiefer heraus, um das untere Augenlid, die Nase, den oberen Wangenbereich und die Oberlippe zu versorgen.
– Der **N. mandibularis (3. Ast, Unterkieferast)** enthält sensible und motorische Fasern. Mit seinen sensiblen Fasern versorgt er die Haut und Schleimhaut im Unterkieferbereich sowie Teile des Ohres und die vorderen 2/3 der Zunge. Der Zungennerv (N. lingualis) liegt dabei im Kieferwinkelbereich in direkter Nähe zum **N. alveolaris inferior,** der die Zähne im Unterkiefer versorgt. Bei einer örtlichen Betäubung des N. alveolaris inferior zur Zahnbehandlung im Unterkiefer ist daher häufig auch der Zungennerv mitbetäubt.
Der N. alveolaris inferior gelangt am Foramen mandibulae in den Unterkiefer und versorgt die Unterkieferzähne und das Zahnfleisch der betreffenden Seite über den Mandibularkanal. Am

Abb. 4.102:
N. trigeminus mit den wichtigsten Ästen

- N. trigeminus
  - N. ophthalmicus
  - N. maxillaris
    - Nn. alveolares superiores
    - N. infraorbitalis
  - N. mandibularis
    - N. alveolaris inferior
    - N. lingualis
    - Muskeläste

Abb. 4.103: Verschiedene Wirkungen von Sympathikus und Parasympathikus

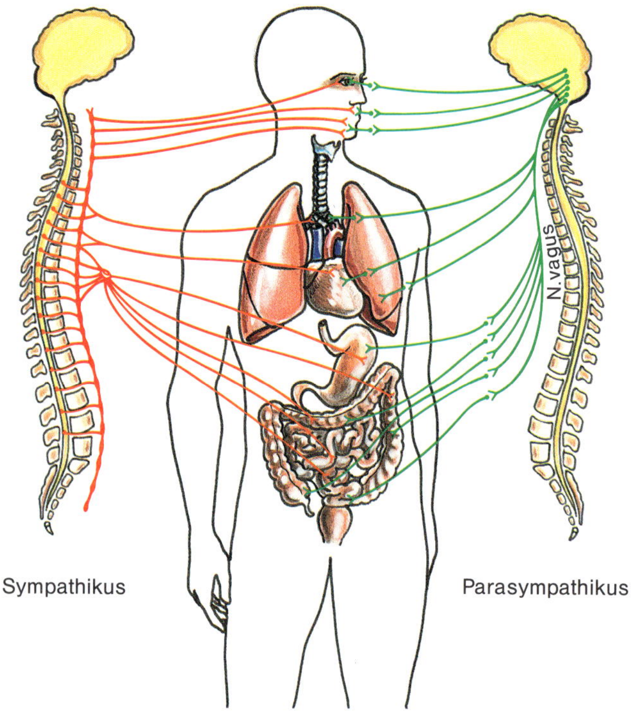

	Sympathikus („Leistungsnerv")	Parasympathikus („Erholungsnerv")
Auge	Pupillenerweiterung	Pupillenverengung
Herz	Pulsbeschleunigung	Pulsverlangsamung
Lunge	Bronchienerweiterung	Bronchienverengung
Verdauungs-organe	Hemmung der Verdauungstätigkeit	Anregung der Verdauungstätigkeit

Foramen mentale geht er in den N. mentalis zur Versorgung von Kinn und Unterlippe über.

Die motorischen Fasern des N. mandibularis sind für die Kaumuskulatur zuständig.

N. facialis Der N. facialis (VII. Hirnnerv) ist der motorische Nerv zur Versorgung der mimischen Muskulatur im Gesichts- und Halsbereich. Bei einer Verletzung des Nerven kommt es zu einer Lähmung der mimischen Muskeln auf der entsprechenden Gesichtsseite.

Rückenmarksnerven

Die Rückenmarksnerven treten rechts und links durch die Zwischenwirbellöcher aus dem Wirbelkanal heraus. Sie versorgen nicht nur den Rumpfbereich, sondern auch die Gliedmaßen. Dazu bilden sie jeweils ein Nervengeflecht für die Versorgung des Schultergürtels und der Arme sowie des Beckengürtels und der Beine (Abb. 4.98).

4.14.4 Vegetatives Nervensystem

Das **vegetative Nervensystem** wird auch als **autonomes Nervensystem** bezeichnet, da es weitgehend selbständig (autonom) arbeitet. Es steuert die Tätigkeit der inneren Organe und reguliert so die lebenswichtigen Körperfunktionen, wie z. B. Herztätigkeit, Atmung, Verdauung und Stoffwechsel. Das hierzu übergeordnete Zentrum befindet sich im Gehirn.

Nach Bau und Funktion unterscheidet man 2 Anteile des vegetativen Nervensystems, die in der Regel entgegengesetzt wirken: den Sympathikus und den Parasympathikus.

Der **Sympathikus** aktiviert die Leistungsfähigkeit des Körpers, indem er Herz, Kreislauf, Atmung, Muskeldurchblutung und Energiebereitstellung durch den Stoffwechsel anregt. Als äußeres Zeichen hierfür steigen Puls und Blutdruck an. Die Verdauungstätigkeit tritt in dieser Zeit zurück.

Der **Parasympathikus** regt dagegen die Darm- und Drüsentätigkeit an, um neue Leistungsreserven aufzubauen. Der Puls ist dabei verlangsamt und der Blutdruck gesenkt, so daß sich der Körper erholen kann. Der wichtigste Nerv des Parasympathikus ist der **N. vagus.**

4.15 Hormonsystem

Das Hormonsystem reguliert die Organtätigkeiten mit chemischen Wirkstoffen, den Hormonen. Es unterstützt damit das vegetative Nervensystem.

Hormone sind körpereigene, in kleinsten Mengen wirksame Stoffe, die den Stoffwechsel, das Wachstum und die Fortpflanzung steuern. Sie werden überwiegend von Hormondrüsen gebildet und direkt in die Blutbahn abgesondert.

Hirnanhangsdrüse (Hypophyse)

Die ca. 0,5 g schwere Hirnanhangsdrüse liegt in einer kleinen sattelförmigen Mulde des Keilbeins unter dem Gehirn (siehe S. 100, 102). Über einen Stiel ist sie mit dem Gehirn verbunden.
Die Hirnanhangsdrüse hat eine **übergeordnete Stellung im Hormonsystem.** So reguliert sie mit einem Teil ihrer Hormone die Hormonbildung der Schilddrüse, der Nebennierenrinde und der Keimdrüsen (bei der Frau: Eierstöcke, beim Mann: Hoden). Weiterhin bildet sie das Wachstumshormon und gibt ein Hormon zur Verminderung der Harnausscheidung ab. Die Hypophyse wiederum ist dem Gehirn untergeordnet.

Schilddrüse

Die schmetterlingsförmige Schilddrüse liegt unter dem Kehlkopf auf der Luftröhre. Sie bildet die jodhaltigen Hormone **Thyroxin** und **Trijodthyronin,** die den Stoffwechsel anregen sowie Wachstum und Entwicklung beim Heranwachsenden fördern. Mangel an diesen Hormonen in der Kindheit führt zu Zwergwuchs und Schwachsinn. Das Jod zum Aufbau dieser Hormone muß mit der Nahrung aufgenommen werden.
Zusätzlich wird in der Schilddrüse noch das Hormon **Calcitonin** gebildet, das den Kalzium- und Phosphathaushalt regelt.

Nebenschilddrüsen

Die Schilddrüse ist von vier etwa linsengroßen Nebenschilddrüsen umgeben. Sie produzieren das **Parathormon,** das gemeinsam mit dem Calcitonin der Schilddrüse den Kalzium- und Phosphathaushalt reguliert.

Nebennieren

Die Nebennieren sitzen beidseits kappenförmig auf den Nieren. Nach Bau und

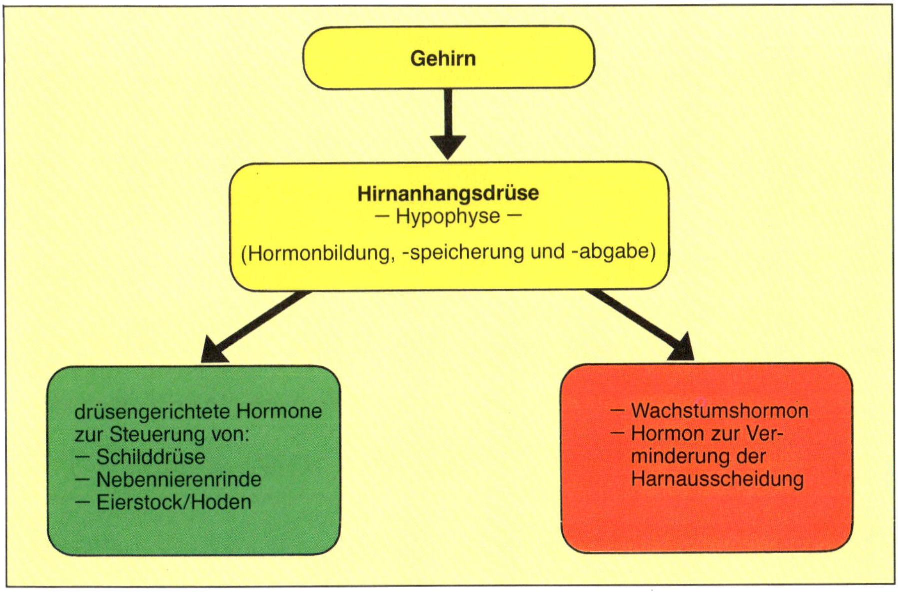

Abb. 4.104: Zentrale Stellung der Hirnanhangsdrüse im Hormonsystem

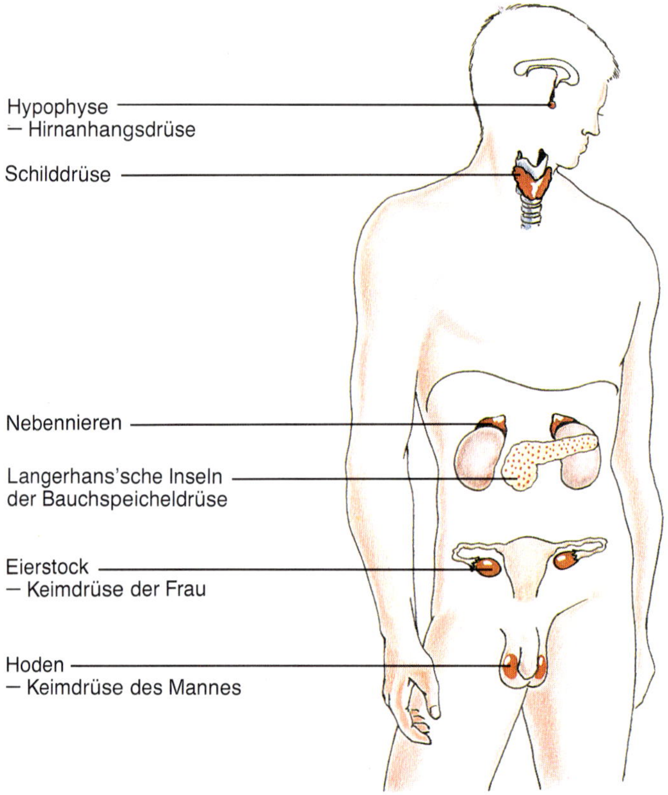

Abb. 4.105: Überblick der wichtigsten Hormondrüsen

Funktion unterscheidet man 2 Anteile:
Nebennierenmark Hier werden die Hormone **Adrenalin** und **Noradrenalin** gebildet, die den Sympathikus des vegetativen Nervensystems in seiner Wirkung unterstützen. So steigert Adrenalin die Herztätigkeit und führt damit zur Pulsbeschleunigung und Blutdruckerhöhung. Weiterhin aktiviert es den Stoffwechsel und hebt dabei den Blutzuckerspiegel an. Noradrenalin erhöht vor allem den Blutdruck durch eine Verengung der Gefäße.
Nebennierenrinde Die Hormone der Nebennierenrinde werden als **Kortikoide** bezeichnet (cortex lat. - Rinde). Sie haben vielfältige Wirkungen auf den Stoffwechsel, wobei sie vor allem den Zuckerstoffwechsel und Mineralstoffwechsel beeinflussen. Weiterhin bilden sie männlich prägende Geschlechtshormone.

Langerhans'sche Inseln der Bauchspeicheldrüse

Die Bauchspeicheldrüse (Pankreas) besteht aus einem exokrinen Drüsenteil, der den enzymreichen Bauchspeichel für die Verdauung bildet, und darin eingestreuten endokrinen Drüseninseln, den Langerhans'schen Inseln. Hier werden 2 Hormone mit entgegengesetzten Wirkungen auf den Kohlenhydratstoffwechsel gebildet:

Insulin – senkt den Blutzuckerspiegel
Glukagon – erhöht den Blutzuckerspiegel

Bei Insulinmangel oder verminderter Insulinwirkung kommt es zur Zuckerkrankheit, dem **Diabetes mellitus** (siehe 5.3.3).

4.16 Haut und Schleimhaut

Die **äußere Haut** bildet eine schützende Hülle um den Körper und stellt dabei eine Schranke zwischen Umwelt und Innenwelt des Organismus dar. Die **Schleimhäute** kleiden die inneren Hohlräume aus, wobei sie durch Drüsenabsonderungen (Schleim) feucht gehalten werden.

Aufbau der Haut

Die Haut (Kutis) besteht aus Oberhaut (Epidermis) und Lederhaut (Korium). Oberhaut und Lederhaut sind dabei durch zapfenförmige Vorsprünge der Lederhaut fest miteinander verbunden. Unter der Lederhaut befindet sich ohne scharfe Abgrenzung die fettreiche, erheblich dickere Unterhaut (Subkutis).

Haut – Kutis	Oberhaut – Epidermis
	Lederhaut – Korium
Unterhaut – Subkutis	

Oberhaut (Epidermis) Die Oberhaut besteht aus einem mehrschichtigen, ver-

Aufgaben der Haut	
Schutzfunktion	Schutz vor mechanischen Einwirkungen (z. B. Schlag, Stoß), chemischen Einflüssen, Kälte, Hitze, Strahlenschäden und Flüssigkeitsverlust. Weiterhin Schutz vor Krankheitserregern durch einen Säureschutzmantel und Abwehrzellen.
Wärmeregulation	Steuerung der Wärmeabgabe durch verstärkte oder verminderte Hautdurchblutung und gezielten Wärmeentzug durch Schweißabsonderung
Sinnesfunktion	Sinnesorgan für das Berührungs-, Temperatur-, Schmerz-, Druck- und Vibrationsempfinden mit Hilfe von speziellen Sinneszellen
Stoffaufnahme	In geringem Ausmaß Aufnahme von Sauerstoff und chemischen Wirkstoffen (Dies wird in der Medizin zu therapeutischen Zwecken genutzt, z. B. in Form von Salben oder Arzneimittelpflastern.)
Stoffabgabe	Abgabe von Wasser, Salzen und in geringem Ausmaß von Abbaustoffen des Körpers mit dem Schweiß
Speicherfunktion	Speicherung vor allem von Fett und Wasser im Bereich der Unterhaut (Subkutis)
Stoffwechselfunktion	Bildung von Vitamin D aus einer Vorstufe unter dem Einfluß der UV-Strahlen des Sonnenlichts (siehe S. 128)
Ausdrucksfunktion	Männliche oder weibliche Prägung durch geschlechtsspezifische Verteilung des Unterhautfettgewebes

Abb. 4.106:
Ausschnitt der Haut

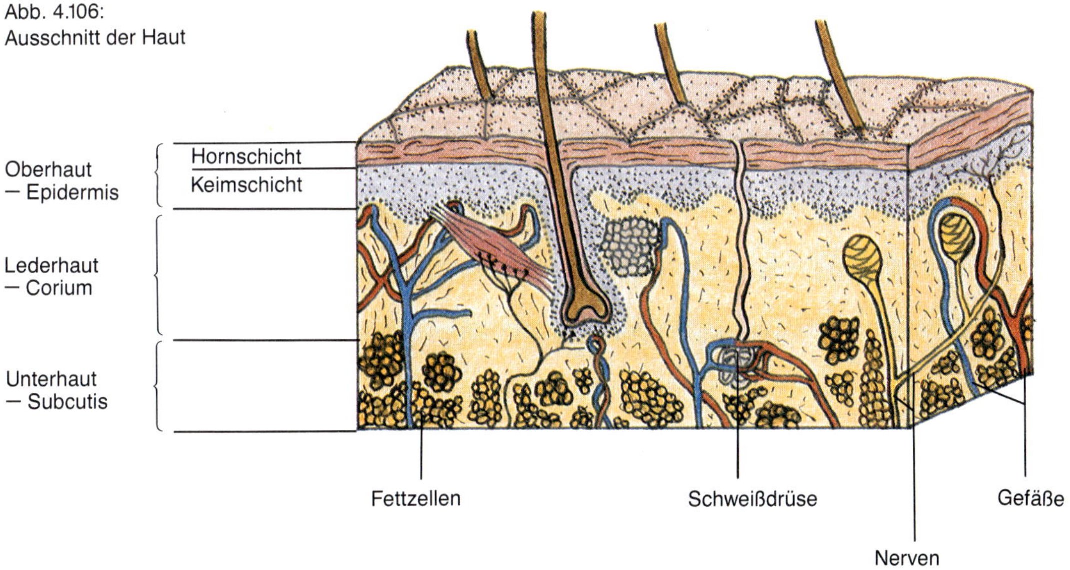

hornten Plattenepithel (siehe Abb. 4.6). Sie hat 2 wesentliche Schichten:
– die **Keimschicht** innen
– die **Hornschicht** außen.

Die Keimschicht bildet an ihrer Basis ständig neue Hautzellen und sorgt so für einen Ersatz von abgenutzten Zellen in der Hornschicht. Die Zellen wandern dabei langsam nach außen, wobei sie allmählich verhornen. Zum Schluß werden sie als Hornschuppen abgestoßen und durch mechanische Einwirkungen abgeschilfert.

Zum Schutz vor UV-Strahlen enthält die Keimschicht **Pigmentzellen.** Mit ihrem Farbstoff Melanin bestimmen sie die Hautfarbe.

Lederhaut (Korium) Die bindegewebige Lederhaut besteht aus einem dichten Fasergeflecht, das in der Jugend besonders elastisch ist. Durch zapfenartige Vorsprünge ist die Lederhaut fest mit der darüberliegenden Oberhaut verbunden. Ihren Namen hat sie, da aus ihr bei Tieren durch Gerben Leder gewonnen wird.

In der Lederhaut liegen zahlreiche Blut- und Lymphgefäße, Nervenfasern, Sinneszellen für die verschiedenen Hautempfindungen sowie Schweiß-, Talg- und Duftdrüsen. Weiterhin sind die Haare in der Lederhaut mit ihren Haarwurzeln verankert.

Die **Schweißdrüsen** sondern ein saures Sekret an die Hautoberfläche ab und bilden so einen natürlichen Säureschutzmantel der Haut, der eine keimtötende Wirkung hat.

Die **Talgdrüsen** fetten die Haut mit ihrem Sekret ein und machen sie so geschmeidig und widerstandsfähig gegen Wasser.

Unterhaut (Subkutis) Die gut verschiebliche Unterhaut besteht aus einem fettreichen Bindegewebe. Sie ist wesentlich dicker als die Ober- und Lederhaut, wobei ihre Fettverteilung geschlechtsspezifisch ist.

Die Unterhaut ist ein wichtiger Nährstoff- und Flüssigkeitsspeicher. Sie dient als Isolierschicht und Druckpolster (z. B. im Bereich der Fußsohle).

Schleimhaut

Schleimhaut (Mukosa) dient als Auskleidung von Körperhöhlen. Durch Drüsenabsonderungen (Schleim) wird sie feucht gehalten.

Schleimhaut kleidet z. B. den gesamten Verdauungskanal von der Mundhöhle bis zum After aus, wobei sie jeweils an den Körperöffnungen in die äußere Haut übergeht. Weiterhin findet man Schleimhaut im Bereich der Atmungs-, Harn- und Fortpflanzungsorgane. Dabei erfüllen die Schleimhäute zum Teil sehr unterschiedliche Aufgaben. So können sie z. B. im Darmbereich Verdauungssäfte bilden und Nahrungsbestandteile resorbieren.

Die Besonderheiten der Mundschleimhaut wurden bereits in Kapitel 4.6.1 beschrieben (siehe S. 78).

Wärmeregulation

Die Haut ist das wichtigste Organ zur Regulation des Wärmehaushalts. Während die Körperwärme vor allem in der Muskulatur und den inneren Organen durch die verschiedenen Stoffwechselvorgänge gebildet wird, sorgt die Haut durch ihre mehr oder weniger starke Durchblutung für einen **Wärmeausgleich.**

Bei Kälte steigert der Organismus seine Wärmebildung durch eine Aktivierung des Stoffwechsels, um die Körpertemperatur konstant bei ca. 37 °C zu halten. Zusätzlich wird die Hautdurchblutung vermindert, um den Wärmeverlust über die Hautoberfläche zu senken. Die Haut wird dadurch blaß. Bei übermäßiger Kälte muß der Körper die Hautdurchblutung jedoch wieder steigern, damit es zu keiner Schädigung durch die Kälte kommt.

Bei übermäßiger **Erwärmung** des Körpers (z. B. durch schwere Arbeit) wird die Hautdurchblutung gesteigert, um die überschüssige Wärme an die Umgebung abzugeben. Die Haut ist dadurch gerötet. Zusätzlich wird verstärkt Schweiß gebildet, der dem Körper durch Verdunstung Wärme entzieht.

5.1 Einführung in die Pathologie

Gesundheit ist nach der Definition der Weltgesundheitsorganisation (WHO) der Zustand völligen körperlichen, geistigen, seelischen und sozialen Wohlbefindens (siehe S. 43).
Krankheit ist dagegen eine Störung des Wohlbefindens und die Reaktion des Körpers darauf.

Die **Pathologie** ist die Lehre von den Krankheiten. Sie befaßt sich mit den Krankheitsursachen, dem Verlauf der Krankheiten und den krankheitsbedingten Veränderungen im Körper.
Von besonderer Bedeutung ist die **Diagnose.** Darunter versteht man die Erkennung und Benennung einer Krankheit. Um zu einer Diagnose zu kommen, erhebt der Zahnarzt in der Regel zuerst die **Anamnese** (Krankenvorgeschichte) und untersucht den Patienten anschließend, um die **Symptome** (Krankheitszeichen) zu ermitteln.
Auf der Diagnose basiert die **Therapie** (Behandlung). Eine Vorhersage des voraussichtlichen Krankheitsverlaufs wird als **Prognose** bezeichnet.

Pathologie	– Krankheitslehre
Anamnese	– Krankenvorgeschichte
Symptom	– Krankheitszeichen
Syndrom	– Symptomenkomplex (Gesamtbild mehrerer Symptome)
Diagnose	– Erkennung und Benennung einer Krankheit
Therapie	– Behandlung einer Krankheit
Prognose	– Vorhersage des Krankheitsverlaufs

5.1.1 Krankheitsursachen

Krankheiten können durch vielfältige Faktoren verursacht oder begünstigt werden. Man unterscheidet dabei grundsätzlich zwischen **inneren** und **äußeren Krankheitsursachen.**

Innere Krankheitsursachen und -bedingungen Man unterscheidet:
- **Veränderungen des Erbguts:** Ein typisches Beispiel hierfür ist die **Bluterkrankheit (Hämophilie),** bei der ein Gerinnungsfaktor fehlt. Da diese Krankheit auf die Nachkommen vererbt werden kann, spricht man hier auch von einer **Erbkrankheit.**
- **Disposition:** Unter Disposition versteht man keine Krankheitsursache, sondern eine **Veranlagung (Anfälligkeit)** für bestimmte Krankheiten. Ein typisches Beispiel ist die **Geschlechtsdisposition.** So treten bösartige Tumoren der Brustdrüsen deutlich häufiger bei Frauen als bei Männern auf.
- **Altern (Alterskrankheit):** Die im höheren Alter zunehmenden Alterungsprozesse führen in ihrer Summe zu einer Einschränkung der Lebensfunktionen. Man faßt dies unter dem Begriff der Alterskrankheit zusammen.

Äußere Krankheitsursachen Zu den äußeren Krankheitsursachen zählt man:
- Über-, Unter- und Mangelernährung
- Sauerstoffmangel
- mechanische Einwirkungen
- Kälte und Hitze
- Luftdruckeinflüsse
- elektrischen Strom
- Strahlung
- chemische Einwirkungen
- Krankheitserreger (Bakterien, Viren, Pilze, Protozoen, Milben, Zecken und Würmer)
- Bewegungsmangel
- soziale Spannungen und Konflikte.

5.1.2 Krankheitsverlauf

Man unterscheidet grundsätzlich zwischen **akutem** und **chronischem** Verlauf einer Erkrankung.
Zu den akuten Erkrankungen gehören z. B. die Verletzungen (siehe 5.2.4) sowie Thrombose, Embolie und Herzinfarkt (siehe 5.3.1). Typische chronische Erkrankungen sind dagegen z. B. die Hypertonie, Hypotonie und Arteriosklerose (siehe 5.3.1) sowie der Diabetes mellitus (siehe 5.3.3).

Bezeichnungen für den Krankheitsverlauf	
akut	– plötzlich auftretend, mit heftigem und meist kurzdauerndem Verlauf
subakut	– weniger heftig, nicht akut verlaufend
perakut	– besonders heftig verlaufend
chronisch	– langsam verlaufend, sich langsam entwickelnd, von langer Dauer

Nach überstandener Krankheit folgt die Phase der Genesung **(Rekonvaleszenz)** bis zur Wiederherstellung des früheren Gesundheitszustandes. Gelingt die Wiederherstellung der Gesundheit vollkommen, so spricht man von einer **Heilung.** Bleiben jedoch Mängel über den Abschluß der Krankheit hinaus bestehen (z. B. Narben, Deformationen), so liegt eine **Defektheilung** vor.
Eine Krankheit kann auch in eine andere Krankheit **(Folgekrankheit)** übergehen. Ein Beispiel hierfür ist eine tiefe Karies, die in eine Pulpitis (Entzündung der Pulpa) übergehen kann (siehe Abb. 5.37). Kommt es nach Abheilung einer Erkrankung zu einem erneuten Auftreten der Krankheit, so spricht man von einem **Rezidiv** (Rückfall).

Rekonvaleszenz	– Phase der Genesung (nach einer überstandenen Krankheit) bis zur endgültigen Heilung
Heilung	– vollkommene Wiederherstellung des ursprünglichen Gesundheitszustandes
Defektheilung	– unvollständige Heilung mit einem verbleibenden Restschaden
Rezidiv	– erneutes Auftreten einer Krankheit (Rückfall)

5.2 Grundlagen verschiedener Krankheitsformen

5.2.1 Fehl- bzw. Mißbildungen

Fehl- bzw. Mißbildungen sind Abweichungen vom normalen Körperbau, die auf Entwicklungsstörungen vor der Geburt zurückzuführen sind.

Die Begriffe Fehlbildung und Mißbildung haben beide die gleiche Bedeutung. Sie stehen beide für Entwicklungsstörungen, die entweder **vererbt** oder während der Schwangerschaft **erworben** wurden. Die möglichen Ursachen für erworbene Mißbildungen sind in der folgenden Übersicht wiedergegeben.

Ursachen für erworbene Mißbildungen:

Infektionskrankheiten:
z. B. Röteln oder Toxoplasmose während der Schwangerschaft

Chemische Ursachen:
z. B. Alkohol, Medikamente

Physikalische Ursachen:
z. B. Röntgenstrahlen

Sauerstoffmangel:
z. B. bei eingeschränkter Funktion der Plazenta (Ort des Stoffaustauschs zwischen dem Blut von Mutter und Kind)

Stoffwechselkrankheiten:
z. B. Diabetes mellitus (siehe 5.3.3)

Für die Art der erworbenen Mißbildung ist jedoch nicht die Ursache, sondern der Zeitpunkt der Schädigung entscheidend. Man unterscheidet dabei:

- **Embryopathien:** Schädigungen des Embryos in den ersten 3 Schwangerschaftsmonaten während der Organbildung
- **Fetopathien:** Schädigungen des Fetus nach dem 3. Schwangerschaftsmonat (also nach abgeschlossener Organbildung).

Nach den angeborenen Herzfehlern sind die **Lippen-Kiefer-Gaumenspalten (LKG-Spalten)** die zweithäufigsten Fehlbildungen beim Menschen. Das Ausmaß der Spaltbildung kann dabei von einer leichten Lippenkerbe bis zu einer durchgehenden beidseitigen Spalte im Bereich von Lippe, Kiefer, hartem und weichem Gaumen reichen. Sie entstehen in der frühen Schwangerschaft bis zur 12. Woche, wobei innere (Erb-) Faktoren und äußere (Umwelt-) Faktoren eine Rolle spielen.
Die Behandlung der Lippen-Kiefer-Gaumenspalten ist ein heute weitgehend gelöstes Problem. Dabei ist eine von Geburt an konsequente Behandlung erforderlich, um Wachstum und Entwicklung der kleinen Spaltträger rechtzeitig zu fördern.

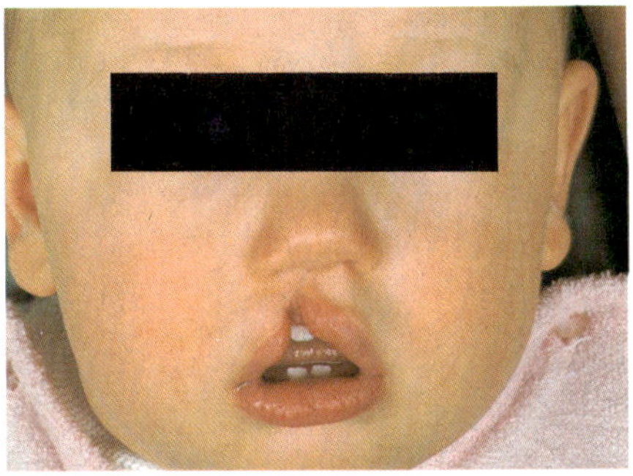

a)

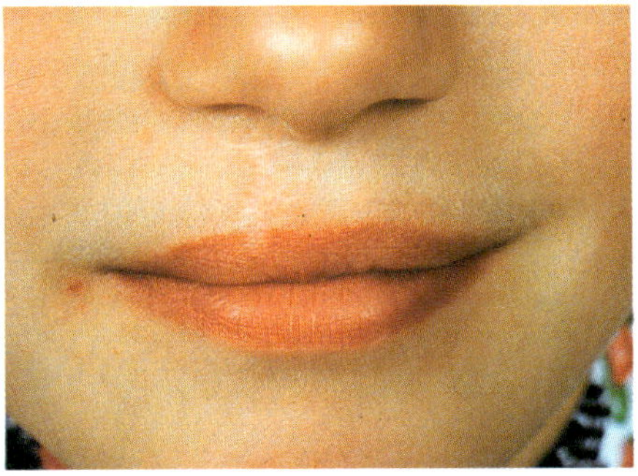

b)

Abb. 5.1:
Lippenspalte vor und nach Behandlung

a) Rechtsseitige Lippenspalte bei einem Mädchen im Alter von 6 Monaten

b) Dieselbe Patientin im Alter von 8 Jahren. Der operative Verschluß erfolgte im 6. Lebensmonat.

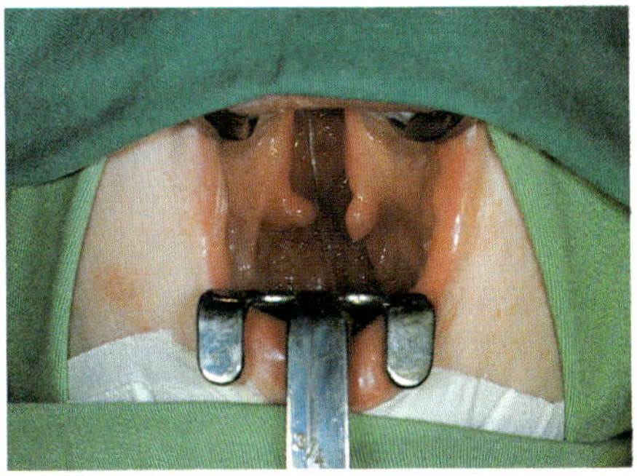

a)

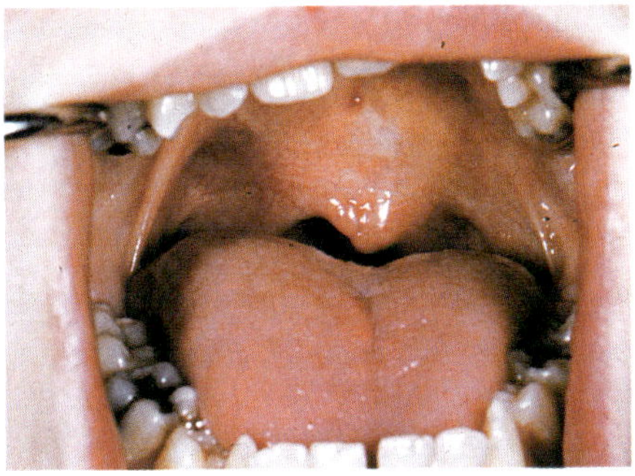

b)

Abb. 5.2:
Gaumenspalte vor und nach Behandlung

a) Gaumenspalte im Alter von 2 1/2 Jahren (Operationsfoto)

b) Derselbe Patient im Alter von 15 Jahren.

Die Behandlung erfolgt durch:
- Mund-Kiefer-Gesichtschirurgen zum operativen Verschluß der Spalten
- Kieferorthopäden zur Gebißregulierung
- Hals-Nasen-Ohrenärzte, da es aufgrund der Spaltbildung gehäuft zu Mittelohrentzündungen durch eine Minderbelüftung des Mittelohrs über die Eustachische Röhre kommt (siehe auch 4.6.2)
- Zahnarzt zur gewissenhaften Zahnsanierung
- Sprachtherapeuten zur Verbesserung der durch die Spaltbildung häufig gestörten Sprache.

5.2.2 Entzündungen

Eine **Entzündung** ist eine Abwehrreaktion des Körpers gegen einen schädigenden Reiz.

In der Fachsprache wird die Entzündung eines Organs in der Regel mit der Endung **-itis** kenntlich gemacht, z. B.:
- Pulpitis (Entzündung der Pulpa)
- Parodontitis (Entzündung des Zahnhalteapparates)
- Hepatitis (Leberentzündung)

Ausnahme:
- Pneumonie (Lungenentzündung)

Ursachen für Entzündungen

Krankheitserreger:
vor allem Bakterien, Viren und Pilze

Physikalische Faktoren:
z. B. mechanische Einwirkungen, Kälte, Hitze und elektrischer Strom

Chemische Faktoren:
z. B. Säuren und Laugen

Allergische Reaktionen:
z. B. Antigen-Antikörper-Reaktionen (siehe S. 114)

Innere Faktoren:
z. B. Durchblutungsstörungen, Abwehrschwäche

Ablauf einer Entzündung

Eine Entzündung läuft in den Grundzügen stets gleich ab. Man unterscheidet dabei **5 Hauptsymptome einer Entzündung:**

1. Hauptsymptom (rubor lat. – Rötung): Durch einen Entzündungsreiz kommt es zunächst zu einem örtlich begrenzten Gewebeschaden. Der Körper reagiert hierauf mit einer vermehrten Durchblutung, die auch als **Hyperämie** bezeichnet wird. Die vermehrte Blutfülle bewirkt dabei eine **Rötung** des Gewebes.

2. Hauptsymptom (calor lat. – Wärme): Die vermehrte Durchblutung mit der gleichzeitigen Aktivierung des Stoffwechsels führt zur **Erwärmung** des Gewebes. Da das Gewebe nun durch die vermehrte Durchblutung besser mit Sauerstoff, Nährstoffen und Abwehrstoffen versorgt wird, kann der entzündliche Reiz oft bereits in diesem frühen Stadium unwirksam gemacht werden.

3. Hauptsymptom (tumor lat. – Schwellung): Bei einem stärkeren Entzündungsreiz tritt im weiteren Verlauf Flüssigkeit aus den Blutgefäßen in das Gewebe über und führt so zu einer **Schwellung.**

4. Hauptsymptom (dolor lat. – Schmerz): Die Schwellung und die gleichzeitig einsetzenden Stoffwechselveränderungen im Gewebe rufen Schmerzempfindungen hervor.

5. Hauptsymptom (functio laesa lat. – eingeschränkte Funktion): Schwellung und Schmerz schränken die Funktionstüchtigkeit des Organs ein.

Die 5 Hauptsymptome einer lokalen Entzündung:	
Rubor	– Rötung
Calor	– Wärme
Tumor	– Schwellung
Dolor	– Schmerz
Functio laesa	– eingeschränkte Funktion

Durch den Entzündungsreiz wird jedoch nicht nur eine örtlich begrenzte Reaktion des Körpers hervorgerufen. Vielmehr reagiert der gesamte Organismus, weshalb man auch allgemeine Symptome feststellen kann, wie Fieber, Pulsbeschleunigung, Abgeschlagenheit und Leistungsschwäche.

Beurteilung der rektal (im Mastdarm) gemessenen Körpertemperatur	
36,5–37,5 °C	Normaltemperatur
37,5–38,0 °C	leicht erhöhte Temperatur
38,0–39,0 °C	mäßiges Fieber
39,0–40,5 °C	hohes Fieber
über 40,5 °C	sehr hohes Fieber

Axillar (in der Achselhöhle) gemessene Werte liegen durchschnittlich 0,5 °C niedriger.

Kommt es bei einer Entzündung zu einer Aussaat von Krankheitserregern in die Blutbahn mit in der Regel schweren Krankheitserscheinungen, so spricht man von einer **Sepsis (Blutvergiftung).**

Eitrige Entzündungen

Gehen im Rahmen einer Entzündung weiße Blutkörperchen (Leukozyten) zugrunde, so werden sie im allgemeinen über die Lymphkapillaren abtransportiert. Reicht dieser Abtransport bei einer massiven Entzündung jedoch nicht aus, so bildet sich Eiter.

Eiter (Pus) besteht aus abgesonderten Leukozyten, eingeschmolzenem Gewebe und Krankheitserregern oder Fremdkörpern.

Eitrige Entzündungen	
Abszeß	– abgekapselte Eiteransammlung im Gewebe
Phlegmone	– flächenhafte, nicht abgekapselte Eiteransammlung im Gewebe
Empyem	– Eiteransammlung in einer natürlichen Körperhöhle (z. B. Kieferhöhle)
Furunkel	– akute eitrige Entzündung eines Haarbalgs

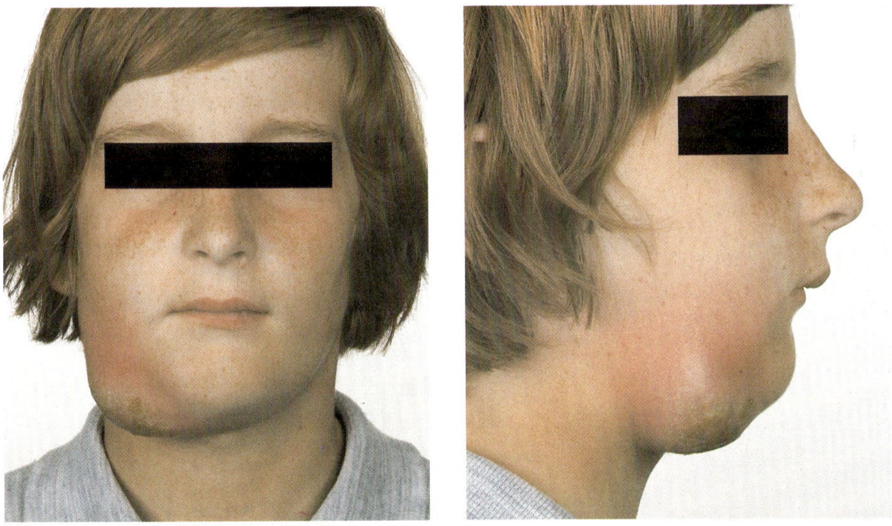

a) b)

Abb. 5.3: Ausgedehnter Abszeß im Bereich des Unterkiefers, der von einem tief zerstörten Zahn 46 ausgeht.

a) Bild von vorne
b) Bild von der Seite

5.2.3 Tumoren

Kennzeichen von Tumoren

Als Tumor (Geschwulst) wird **im weitesten Sinne jede örtliche Anschwellung** eines Gewebes bezeichnet (siehe auch S. 150).
Im engeren Sinn bezeichnet man nur Neubildungen von Gewebe als Tumoren. Sie sind dabei durch ein **unkontrolliertes, autonomes (selbständiges) und überschießendes Wachstum** gekennzeichnet.

Nach dem Wachstumsverhalten des Tumors und seinen Auswirkungen für den Patienten unterscheidet man gutartige und bösartige Tumoren.
Gutartige (benigne) Tumoren wachsen in der Regel langsam und geordnet, wobei sie das Nachbargewebe verdrängen. Sie bestehen aus normal aufgebauten Zellen und bilden keine Tochtergeschwülste, also keine Metastasen.
Bösartige (maligne) Tumoren wachsen dagegen im allgemeinen schnell, ungeordnet und zerstörend, wobei sie in Nachbargewebe eindringen. Man bezeichnet dies als **Infiltration** in das umgebende Gewebe. Zusätzlich können bei bösartigen Tumoren **Tochtergeschwülste**

Abb. 5.4: Gutartige und bösartige Tumoren im Vergleich

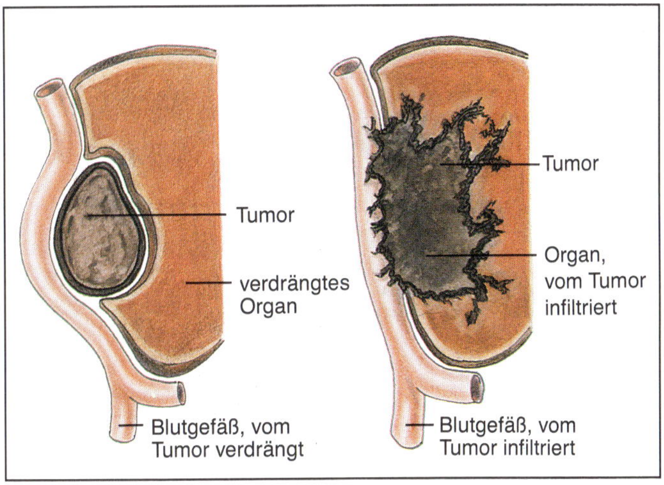

Kennzeichen von gutartigen und bösartigen Tumoren

Gutartige Tumoren	Bösartige Tumoren
wachsen langsam und geordnet	wachsen schnell und ungeordnet
verdrängen Nachbargewebe und bleiben abgegrenzt	infiltrieren Nachbargewebe und sind nicht abgegrenzt
bestehen aus normal aufgebauten Zellen	enthalten veränderte, atypische Zellen
bilden keine Metastasen	können Metastasen bilden

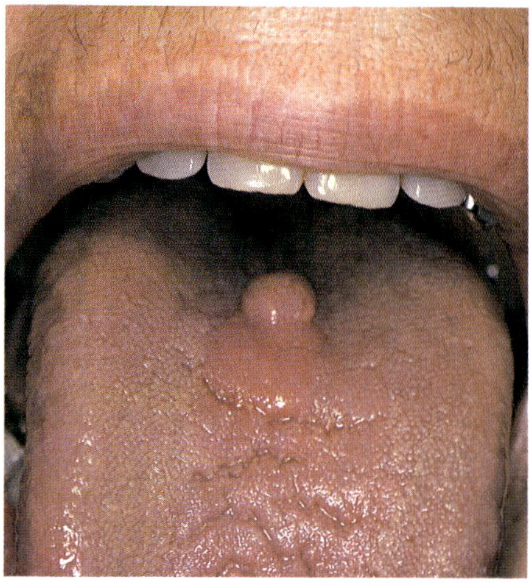
Abb. 5.5: Fibrom auf dem Zungenrücken

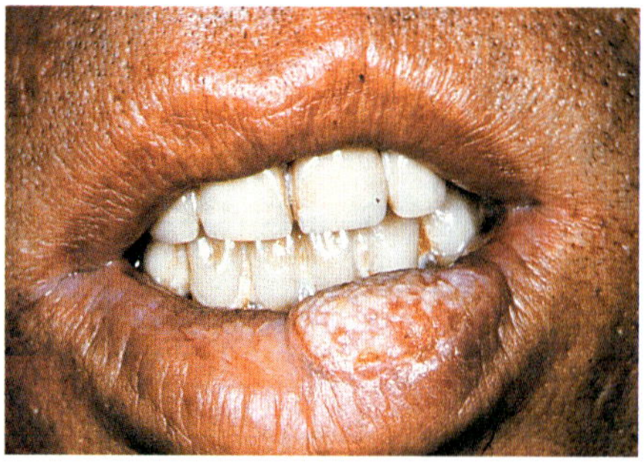
Abb. 5.6: Lippenkarzinom

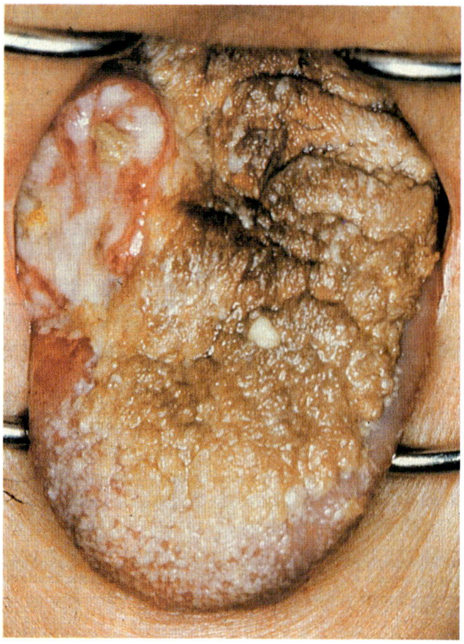
Abb. 5.7: Zungenkarzinom: Der Tumor befindet sich auf der rechten Seite. Durch mangelnde mechanische Abschilferung ist die gesamte Zunge stark belegt.

(Metastasen) durch Verschleppung von Tumorzellen (vor allem über den Lymph- oder Blutweg) entstehen.

Die **Bezeichnung eines Tumors** erfolgt im allgemeinen nach seinem Gewebetyp und seinem biologischen Verhalten (gutartig oder bösartig). Tumoren werden dabei in der Fachsprache mit der Endung **-om** gekennzeichnet. So werden bösartige Tumoren des Epithelgewebes als **Karzinome** (karkinos gr. — Krebs) und bösartige Tumoren des Binde- und Stützgewebes oder des Muskelgewebes als **Sarkome** (sarkoma gr. — Fleischgeschwulst) bezeichnet.

Beispiele gut- und bösartiger Tumoren

gutartig	
Adenom	— Drüsengewebstumor
Fibrom	— Bindegewebstumor
Lipom	— Fettgewebstumor
Hämangiom	— Blutgefäßtumor
Chondrom	— Knorpeltumor
Osteom	— Knochentumor
Myom	— Muskelgewebstumor
bösartig	
Karzinom	— bösartiger Tumor des Epithelgewebes
Sarkom	— bösartiger Tumor des Binde- und Stützgewebes oder des Muskelgewebes

Die **Heilungsaussichten** hängen bei bösartigen Tumoren wesentlich von ihrer rechtzeitigen Entdeckung ab. Zur **Früherkennung** eines Mundhöhlenkarzinoms ist es dabei wichtig, so frühzeitig wie möglich bei jeder nicht eindeutig erklärbaren Schleimhautveränderung an das Vorliegen eines Karzinoms zu denken!

Heilt ein **Ulkus** (Gewebedefekt, der über die Haut oder Schleimhaut hinaus in die Tiefe reicht) nach Ausschaltung möglicher lokaler Ursachen nicht innerhalb von **zwei Wochen** ab oder kommt es in dieser Zeit sogar zu einer Gewebsvermehrung, so ist der Patient wegen Krebsverdacht zu überweisen!

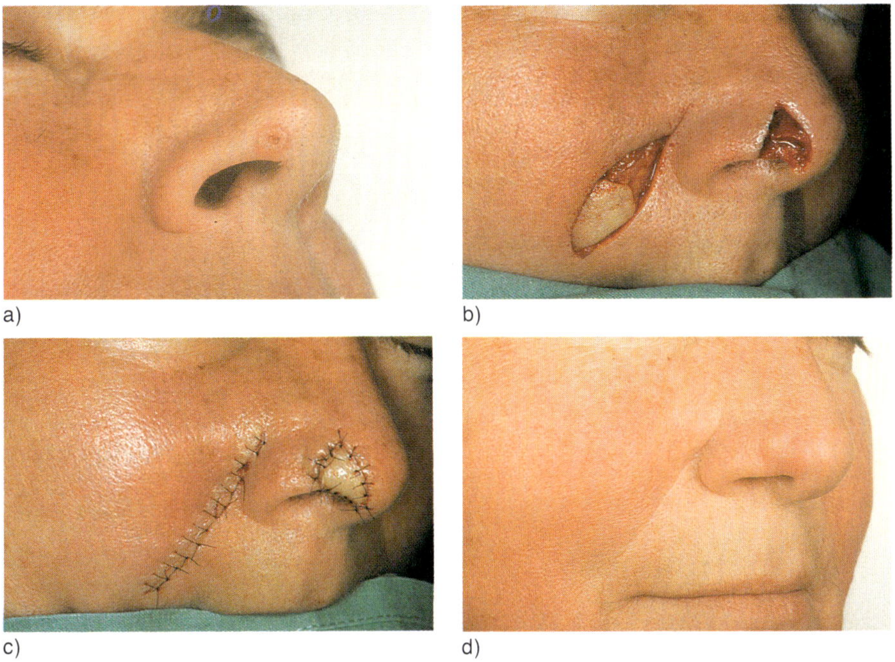

Abb. 5.8: Basaliom (bösartiger Hauttumor) am Übergang der Nasenspitze zum rechten Nasenflügel.

a) Befund vor operativer Entfernung
b) Operationsfoto nach Exzision (Herausschneiden) des Tumors. Am Übergang der Wange zur Oberlippe ist ein Hautbereich umschnitten worden, der an der Unterlage gestielt bleibt und zur Defektdeckung unter der Haut zur Nase geschwenkt wird.
c) Zustand nach Rekonstruktion des Nasenflügels
d) Ergebnis 6 Monate nach der Operation

Die Entstehung eines Mundhöhlenkarzinoms wird durch übermäßigen Alkoholgenuß, jegliche Art von Nikotinkonsum und chronische Entzündungsherde durch schlechte Zahnpflege begünstigt. Die schädigende Wirkung von Alkohol und Nikotin beschränkt sich also nicht nur auf die inneren Organe wie Leber oder Lunge, sondern beginnt bereits an der Eintrittsstelle in den Körper – der Mundhöhle!
Will man eine ernsthafte **Krebsvorsorge** betreiben, so sind übermäßiger Alkoholgenuß und jeder Nikotinkonsum zu vermeiden! Eine regelmäßige gewissenhafte Zahnpflege zur Vermeidung von chronischen Entzündungsherden sollte heutzutage nicht nur zur Krebsvorsorge selbstverständlich sein!

Hypertrophie, Hyperplasie und Atrophie

Hypertrophie, Hyperplasie und Atrophie sind Anpassungsvorgänge des Gewebes auf vermehrte bzw. verminderte Belastungen oder Reize.

Hypertrophie: Vergrößerung der einzelnen Zellen eines Organs bei gleichbleibender Zellzahl (z. B. Herzhypertrophie) bei vermehrter Belastung aufgrund eines chronisch erhöhten Blutdrucks.
Hyperplasie: Zunahme der Zellzahl bei unveränderter Zellgröße (z. B. Gingivahyperplasie, siehe S. 180).
Atrophie: Rückbildung (Schwund) eines Organs (z. B. Alveolarkammatrophie = Rückbildung des Alveolarkamms)

Unter einer **Regeneration** versteht man die erneute Bildung verlorengegangener Zellen, zum Beispiel nach Verletzungen.
Unter **Degeneration** versteht man dagegen einen ungünstigen Verlauf, bei dem sich aus früher normalem Gewebe minderwertiges entwickelt. Ein typisches Beispiel hierfür ist die **Arthrose,** eine Gelenkerkrankung infolge von Abnutzungserscheinungen. Dabei können chronische Überbeanspruchungen der Gelenke (z. B.

durch Fehlstellung oder Fehlfunktion der Gelenke) die Ursache sein, genauso wie Stoffwechselstörungen oder Vorschädigungen der Gelenke durch Unfälle oder Entzündungen.
Kommt es zum Absterben von Zellen im lebenden Organismus, so spricht man von einer **Nekrose.** Ein Beispiel hierfür ist die Pulpanekrose nach einer Entzündung, wodurch der Zahn devital wird.

Regeneration: Wiederherstellung, erneute Bildung von verlorengegangenem Gewebe
Degeneration: Entwicklung von minderwertigem Gewebe aus früher normalem Gewebe
Nekrose: lokaler Gewebstod in einem lebenden Organismus

5.2.4 Verletzungen

Eine Verletzung wird allgemein als **Trauma** (Mehrzahl: Traumen) bezeichnet. Man unterscheidet grundsätzlich zwischen Verletzungen der Weichteile, der Gelenke und der Knochen.

Weichteilverletzungen

Weichteilverletzungen können durch mechanische Einwirkungen, chemische Stoffe, Kälte, Hitze und auch Strahlen verursacht werden.
Mechanische Einwirkungen können z. B. folgende Verletzungen verursachen:
- Schürfwunden mit nur oberflächlicher Verletzung der Haut
- Schnittwunden mit glatten Wundrändern
- Stichwunden mit tiefen Verletzungen bei nur geringem Hautbefund
- Platzwunden durch stumpfe Gewalteinwirkung
- Rißwunden mit unregelmäßig zerfetzten Wundrändern
- Bißwunden mit großer Gefahr einer Wundinfektion
- Schußwunden.

Weitere Verletzungsarten sind **Verbrennungen, Erfrierungen** und **Verätzungen durch Säuren oder Laugen.**
Bei einer **Prellung (Kontusion)** wird das Gewebe durch eine stumpfe Gewalt (z. B. Schlag oder Stoß) gequetscht. In der Folge kommt es zu einer Schwellung und einem Bluterguß.

Abb. 5.9: Ausgedehnte Hundebißverletzung bei einem 2 1/2 jährigen Kind

a) Befund vor operativer Versorgung
b) Ergebnis 18 Monate nach der Operation

a)
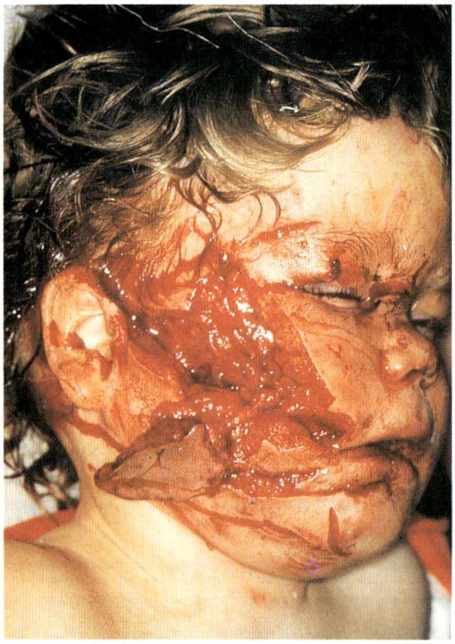

b)
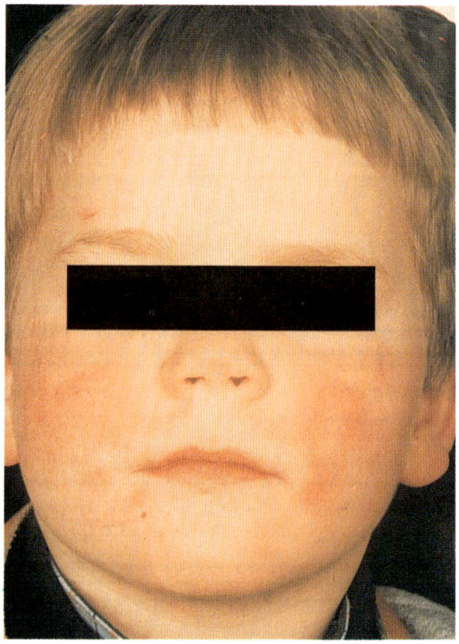

Gelenkverletzungen

Man unterscheidet vier Arten von Gelenkverletzungen:

Kontusion (Prellung, Quetschung) Durch eine stumpfe Gewalt wird das Gelenk gequetscht, ohne daß ein Bruch oder eine Verschiebung der Gelenkflächen gegeneinander auftritt.

Distorsion (Zerrung, Verstauchung) Durch eine gewaltsame, übermäßige Bewegung wird der Bandapparat des Gelenkes überdehnt, wobei es sogar zu einem Einriß der Bänder kommen kann. Eine Zerrung kann z. B. beim Umknicken eines Fußes entstehen.

Luxation (Verrenkung) Bei einer Luxation sind die durch ein Gelenk miteinander verbundenen Knochen gegeneinander verschoben. Dies liegt z. B. beim Kiefergelenk vor, wenn die Gelenkwalze aus der Gelenkpfanne herausspringt und vor dem Gelenkhöckerchen (Tuberkulum) fixiert bleibt.

Eine Luxation ist im allgemeinen nur durch eine Schädigung der Gelenkkapsel bzw. des Bandapparates oder eine Gelenkfehlbildung möglich. Kommt eine Luxation bereits bei geringen Krafteinwirkungen immer wieder vor, so nennt man dies eine **habituelle Luxation** (habituell – gewohnheitsmäßig, ständig).

Fraktur (Bruch) Eine schwere Form einer Gelenkverletzung liegt bei einem gelenknahen Knochenbruch mit einer Luxation des Gelenkkopfes vor. Man spricht dabei auch von einer Luxationsfraktur.

Knochenbrüche (Frakturen)

Unter einer **Fraktur** versteht man eine vollständige Durchtrennung eines Knochens, wobei zwei oder mehr **Bruchstücke (Fragmente)** entstehen.

Sichere Zeichen für einen Knochenbruch sind:

- Fehlstellung (z. B. Verschiebung oder Verdrehung der Frakturenden
- abnorme Beweglichkeit
- Reibegeräusch (Krepitation) bei Bewegung der Frakturenden gegeneinander
- Sichtbarwerden der Fraktur bei einem offenen Bruch
- Röntgenbild mit entsprechendem Befund.

Zusätzlich kann man **allgemeine Symptome** bei einer Fraktur feststellen, wie Schmerz, Schwellung, Bluterguß und eine Funktionsstörung.

Bei einer **geschlossenen Fraktur** ist der Knochenbruch von einer schützenden Weichteilschicht bedeckt. Bei einer **offenen Fraktur** hat der Knochenbruch dagegen eine Verbindung nach außen und ist dadurch besonders infektionsgefährdet (siehe Abb. 5.10).

Frakturbehandlung Die Behandlung eines Knochenbruchs wird nach folgenden Grundsätzen durchgeführt:

1. Durch eine **Reposition** werden die fehlgestellten Bruchenden wieder in die richtige Position gebracht.
2. Darauf erfolgt eine **Ruhigstellung,** damit die Bruchstücke wieder in korrekter Position zusammenwachsen können.
3. **Übungsbehandlungen** dienen dazu, die volle Funktionsfähigkeit des Bewegungsapparates wiederherzustellen. Bei Frakturen im Bereich des Kiefergelenkes haben diese Übungsbehand-

Abb. 5.10: Offener und geschlossener Knochenbruch

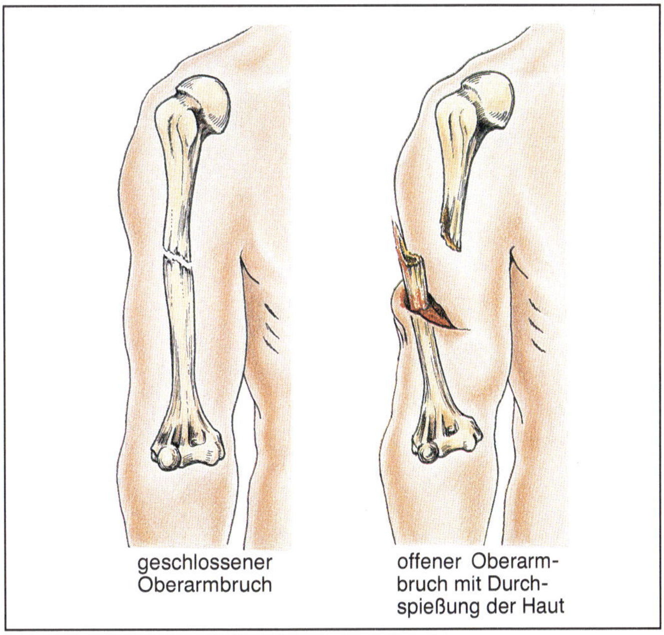

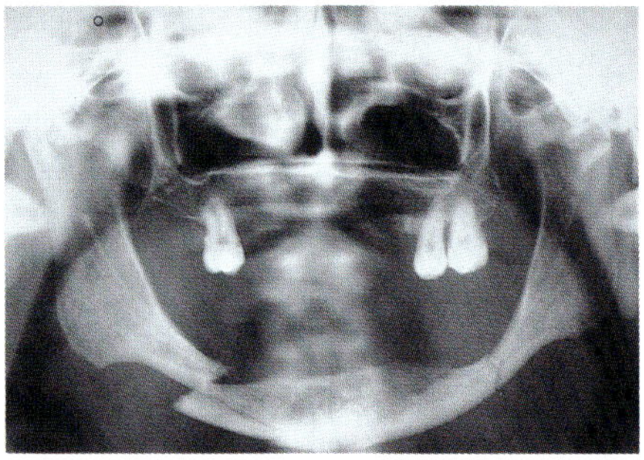

Abb. 5.11: Röntgenbild (OPG) einer beidseitigen Unterkieferfraktur

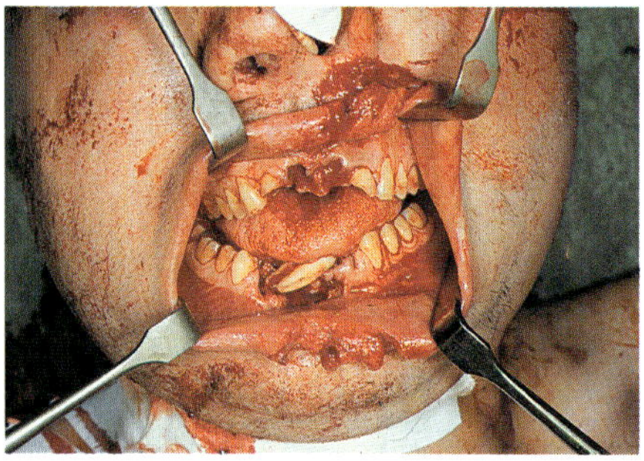

Abb. 5.12: Patient mit einer Unterkieferfraktur, zahlreichen Zahnluxationen und -frakturen sowie mehreren Weichteilverletzungen

Abb. 5.13: Einteilung der Zahnfrakturen

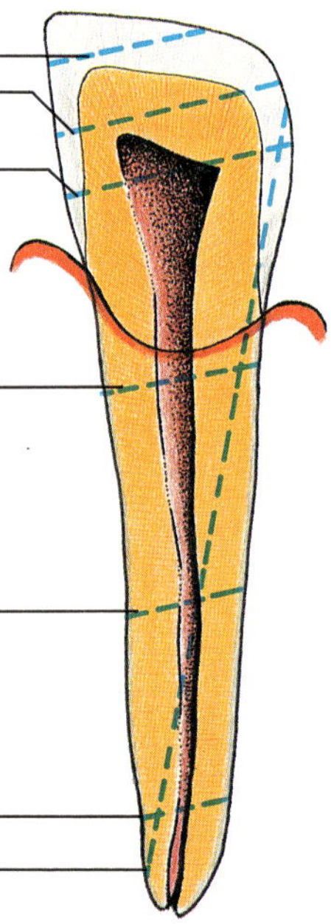

lungen besonders große Bedeutung, um die Beweglichkeit des Gelenkes uneingeschränkt zu erhalten. Eine Reposition ist dabei jedoch oft nicht möglich.

Grundsätzlich unterscheidet man zwischen einer konservativen und operativen Frakturbehandlung.

Bei der **konservativen Frakturbehandlung** wird der Bruch ohne Operation durch einen Verband ruhiggestellt. In der allgemeinen Chirurgie werden dazu z. B. Gipsverbände angelegt, während in der Mund-Kiefer-Gesichtschirurgie vor allem Schienenverbände an den Zähnen befestigt werden. Bei einer Unterkieferfraktur zum Beispiel wird der gebrochene Kiefer dabei über derartige Schienenverbände am Oberkiefer fixiert. Man spricht dann auch von einer **i**nter**m**axillären **F**ixation **(IMF).**

Bei der **operativen Frakturbehandlung** werden die Fragmente operativ vereinigt und fixiert. Man nennt dies auch eine **Osteosynthese.** In der Mund-Kiefer-Gesichtschirurgie erfolgt dies vor allem durch Metallplatten, die mit Schrauben im Knochen befestigt werden. Weitere Möglichkeiten sind z. B. Einzelschrauben, verschiedenartige Drahtschlingen oder Metallnägel.

Zahnverletzungen

Zahnverletzungen kommen vor allem bei den Frontzähnen vor. Man spricht dann von einem **Frontzahntrauma.** Dabei unterscheidet man Zahnfrakturen und Zahnluxationen. Beide Verletzungsformen können auch gleichzeitig auftreten.

Zahnfrakturen Man unterscheidet Kronen- und Wurzelfrakturen.

Bei den **Kronenfrakturen** unterteilt man weiter in einfache Schmelzabsprengungen und Schmelz-Dentin-Frakturen mit oder ohne Eröffnung der Pulpa. Eine Schmelz-Dentin-Fraktur mit Eröffnung der Pulpa stellt dabei die schwerste Form einer Kronenfraktur dar.

Wurzelfrakturen werden nach der Höhe der Frakturlinie im koronalen, mittleren oder apikalen Drittel eingeteilt. Zusätzlich gibt es noch die Sonderform der Längsfraktur.

Die Art der Behandlung hängt vom Einzelfall ab. Bei einer Längsfraktur ist ein Zahn in der Regel leider nicht mehr zu erhalten.

Zahnluxation Unter einer Zahnluxation versteht man die gewaltsame Lockerung eines Zahnes mit vollständigem oder teilweisem Zerreißen der Haltefasern. Der Zahn kann dadurch vollständig oder nur zum Teil aus seinem Zahnfach herausgelöst werden.

Ist ein luxierter Zahn noch erhaltungswürdig, so wird er zunächst reponiert und anschließend in der Regel durch einen Schienenverband fixiert.

5.3 Ausgewählte Allgemeinerkrankungen

5.3.1 Krankheiten von Herz und Kreislauf

Hypertonie

Als **Hypertonie (Bluthochdruck)** bezeichnet man eine krankhafte Steigerung des Blutdrucks (siehe auch 4.10.2: Blutdruck). Da ein Bluthochdruck zu Beginn in der Regel über viele Jahre symptomlos ist, wissen viele Patienten nichts von ihrer Erkrankung. Sie ist jedoch durch Blutdruckmessung (siehe S. 210) leicht zu erkennen und durch eine systematische Therapie gut zu behandeln. Dadurch kann den typischen Folgekrankheiten vorgebeugt werden (siehe unten).

Eine Hypertonie liegt nach Definition der Weltgesundheitsorganisation (WHO) vor, wenn der Blutdruck systolisch 160 mmHg und diastolisch 95 mmHg überschreitet.

Beurteilung der Blutdruckwerte nach der WHO-Definition einer Hypertonie

	systolisch	diastolisch
	(Werte in mmHg)	
Normbereich	bis 140	bis 90
Grenzbereich	140 – 160	90 – 95
Hypertonie	über 160	über 95

Die Blutdruckwerte steigen im allgemeinen mit zunehmendem Lebensalter an. Dies betrifft vor allem die systolischen Werte, da die Gefäßwände mit zunehmendem Alter weniger elastisch sind. Beim

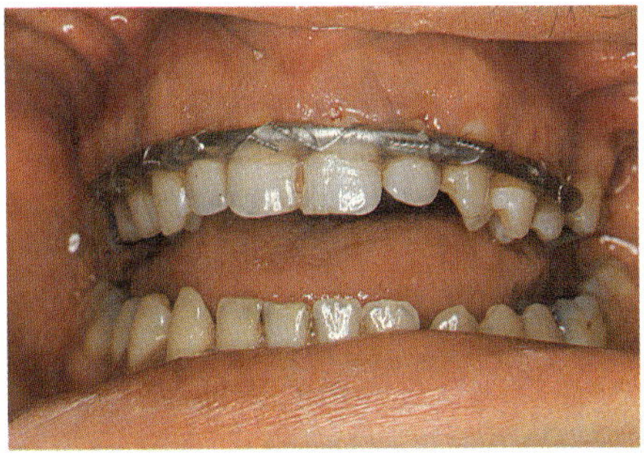

Abb. 5.14: Schienung bei einem Frontzahntrauma

Gesunden werden die oben genannten Werte jedoch nicht überschritten.

Ursachen Bei weniger als 20 % aller Patienten mit Bluthochdruck ist die Ursache bekannt. Nierenerkrankungen sind dabei die häufigsten Ursachen.

Bei mehr als 80 % aller Patienten ist die Krankheitsursache dagegen unbekannt. Man kennt jedoch folgende Faktoren, die einen wesentlichen Einfluß auf die Entstehung einer Hypertonie haben:

- erbliche Disposition
- Ernährungsfaktoren (z. B. übermäßige Zufuhr von Kochsalz, Fetten und Alkohol)
- Übergewicht
- Diabetes mellitus (siehe 5.3.3)
- Streß.

Folgen Eine Hypertonie führt zu einer chronischen Überbelastung des Gefäßsystems. Die dadurch entstehenden Gefäßschäden können zu verschiedenen Folgekrankheiten führen.

Mögliche Folgekrankheiten einer Hypertonie:

Gefäßsystem	– Entwicklung einer **Arteriosklerose** (Arterienverkalkung: siehe S. 158), die zu einer Verdikkung der Gefäßwände und somit zu einer Behinderung der Organdurchblutung führt. Besondere Bedeutung hat dies für die Durchblutung von Herz, Gehirn, Nieren und Gliedmaßen.
Herz	– Die Mehrbelastung des Herzens durch den erhöhten Blutdruck kann zu einer kritischen Herzvergrößerung mit Entwicklung einer **Herzmuskelschwäche (Herzinsuffizienz)** führen. Weiterhin kann die Blutversorgung des Herzens über die Herzkranzgefäße (siehe S. 116) durch eine entstehende Arterio-

	sklerose behindert werden. Dadurch kann ein Herzinfarkt entstehen (siehe S. 159).
Gehirn	– Durch Gefäßschäden kann es zu einer Hirnblutung oder einem Hirninfarkt kommen. Die Folge ist ein **Schlaganfall (Apoplex).**
Nieren	– Durch eine Arteriosklerose kann die Nierenfunktion eingeschränkt werden.
Gliedmaßen	– Durch Gefäßverengung kann es zu Durchblutungsstörungen insbesondere im Bereich der Beine kommen.

Behandlung Die Behandlung einer Hypertonie ist in der Regel eine Dauertherapie über Jahre, oft sogar über das gesamte weitere Leben des Patienten.
Eine wichtige Grundlage zur Behandlung sind:
- Normalisierung des Gewichts
- kochsalzarme Ernährung
- Regulierung der Lebensweise mit Abbau von Streß und Einstellen des Rauchens.

Ergänzend kann die Einnahme von **blutdrucksenkenden Medikamenten** unter regelmäßigen Blutdruckkontrollen erforderlich sein. Ist die Hypertonie jedoch die Folge einer anderen Erkrankung (z. B. einer Nieren- oder Hormonerkrankung), so wird selbstverständlich zunächst diese Grunderkrankung behandelt.

Hypotonie

Eine **Hypotonie (Blutdruckerniedrigung)** liegt bei folgenden Blutdruckwerten vor:

	systolisch	diastolisch
	(Werte in mmHg)	
beim Mann	unter 110	unter 60
bei der Frau	unter 100	unter 60

Erniedrigte Blutdruckwerte werden erst dann als krankhaft bezeichnet, wenn Beschwerden auftreten oder einzelne Organe nicht mehr genügend mit Blut versorgt werden.
Eine häufige Erkrankung ist die **orthostatische Hypotonie (= orthostatische Kreislaufdysregulation).** Dabei liegt eine Kreislaufstörung (= Dysregulation) bei aufrechter Körperhaltung (= Orthostase) durch Versacken des Blutes in die unteren Körperpartien vor. Dem Patienten wird dadurch schwindelig, und er sieht schwarz vor den Augen. Dies kommt vorwiegend bei jungen Frauen ohne erkennbare andere Ursache vor.
Zur Behandlung werden Kreislauftraining (Sport), Massagen und Wasseranwendungen (z. B. Kneipp-Kuren) empfohlen. Ergänzend können blutdrucksteigernde Medikamente vom Arzt verordnet werden.

Arteriosklerose

Die **Arteriosklerose** wird in der Umgangssprache auch als **Arterienverkalkung** bezeichnet. Diese wichtigste und häufigste Krankheit der Arterien ist durch Verhärtung, Verdickung und Elastizitätsverlust der Arterien mit gleichzeitiger Einengung des Gefäßdurchmessers gekennzeichnet. Man hat folgende Risikofaktoren für eine Arteriosklerose festgestellt:

Risikofaktoren 1. Ordnung (besonders wichtig)
- Zigarettenrauchen
- Hypertonie
- erhöhte Cholesterinwerte
- Diabetes mellitus

Risikofaktoren 2. Ordnung
- Übergewicht
- erhöhte Harnsäurewerte
- Bewegungsmangel
- Streß

Viele Risikofaktoren kann man durch eine gesunde Lebensweise selbst ausschalten. Zur Vorbeugung haben Versicherte ab dem 36. Lebensjahr Anspruch auf eine regelmäßige Gesundheitsuntersuchung (siehe 3.1.4).
Folgen Die Arteriosklerose ist durch Veränderungen der Gefäßwände gekennzeichnet. In der Folge wird die Durchblutung der Organe vermindert und gleichzeitig eine Gerinnung des Blutes in den Gefäßen **(= Thrombose)** durch die aufgerauhten Gefäßwände begünstigt.

Mögliche Folgen einer Arteriosklerose an verschiedenen Organen:

Herz (Koronarsklerose)	– Herzschwäche (Herzinsuffizienz), Herzinfarkt
Gehirn (Zerebralsklerose)	– Nachlassen der Hirnleistung, Schlaganfall (Apoplex)
Nieren	– Beeinträchtigung der Nierenfunktion
Gliedmaßen	– verminderte Durchblutung, Verschluß von Arterien

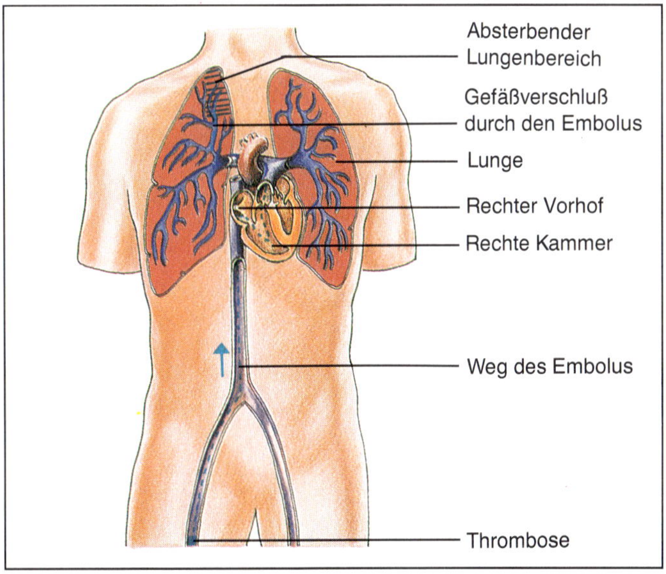

Abb. 5.15: Entstehung einer Lungenembolie bei bestehender Beinvenenthrombose

Thrombose und Embolie

Unter einer **Thrombose** versteht man den teilweisen oder vollständigen Verschluß eines Gefäßes durch ein dort gebildetes Blutgerinnsel. Der entstehende Blutpfropf wird **Thrombus** genannt.
Thrombosen werden begünstigt durch:
- Gefäßwandveränderungen (z. B. durch Entzündungen oder Arteriosklerose)
- Verlangsamung des Blutstroms
- verstärkte Gerinnungsneigung des Blutes.

Thrombosen kommen vor allem bei bettlägerigen Patienten im Bereich der **Bein- und Beckenvenen** vor.
Insbesondere bei einer frischen Thrombose besteht die Gefahr, daß sich das Blutgerinnsel von der Gefäßwand löst und es anschließend mit dem Blutstrom verschleppt wird. Aus dem Bein- bzw. Beckenbereich kann ein losgerissenes Blutgerinnsel mit dem Blutstrom über das Herz bis zur Lunge gelangen, wo es dann vor dem Kapillarnetz steckenbleibt (siehe Abb. 5.15). Man spricht dann von einer **Lungenembolie.** Sie kann zu einer akuten Atemnot mit heftigen Schmerzen führen und endet in ausgeprägten Fällen tödlich.

Thrombose	– teilweiser oder vollständiger Verschluß eines Gefäßes durch ein dort gebildetes Blutgerinnsel
Thrombus	– durch Blutgerinnung im Gefäßsystem entstandener Blutpfropf (Blutgerinnsel)
Embolie	– Verschluß eines Blutgefäßes durch eine mit dem Blutstrom verschleppte Substanz
Embolus	– mit dem Blutstrom verschleppte Substanz, die ein Gefäß verschließt

Herzinfarkt

Die Herzkranzgefäße versorgen den Herzmuskel mit Blut. Wenn diese Blutversorgung durch eine Einengung der Gefäße jedoch unzureichend wird, so kann es zu einem mehr oder weniger ausgedehntem **Gewebsuntergang (Nekrose)** kommen. Es liegt dann ein **Herzinfarkt** vor (infarcire lat. – hineinstopfen).
Häufigste Ursache eines Herzinfarkts ist eine **Koronarsklerose,** bei der es durch eine Thrombose zu einem akuten Gefäßverschluß kommt (siehe Abb. 5.16).
Während ein Herzinfarkt im Frühstadium relativ symptomlos sein kann, kommt es nach kurzer Zeit in der Regel zu starken **Brustschmerzen** sowie Übelkeit, erheblicher Angst des Patienten und Schweißausbrüchen.

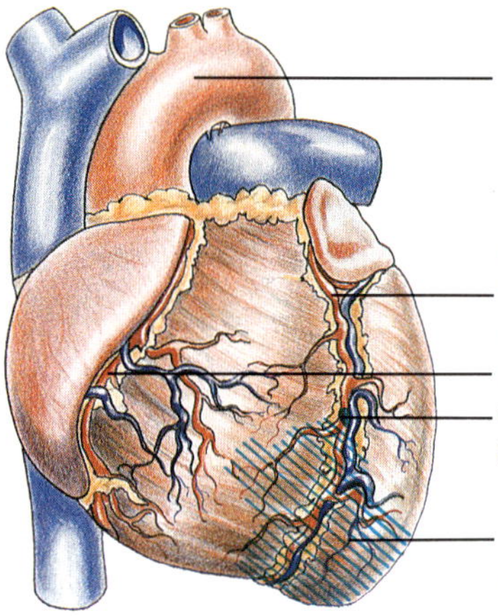

Abb. 5.16: Herzinfarkt durch Verschluß einer Koronararterie

Infarkt – örtlicher Gewebstod (Nekrose) durch Blutleere nach einem Gefäßverschluß

Blutungsneigungen (Hämorrhagische Diathesen)

In der täglichen Praxis ist es wichtig zu wissen, welche Patienten zu Blutungen neigen. Es können dann z. B. vor einer Zahnentfernung entsprechende Vorsichtsmaßnahmen getroffen werden.
Beim Gesunden werden Blutungen durch ein abgestimmtes Zusammenspiel der **Gefäßwände, Thrombozyten** und **Gerinnungsfaktoren** gestillt (siehe 4.9.4). Eine Blutungsneigung kann entsprechend entstehen durch:
- Veränderungen der Gefäßwände
- Veränderungen der Thrombozyten
- Mangel oder fehlerhafte Wirkung der Gerinnungsfaktoren.

Eine daraus entstehende Blutungsneigung wird auch als **hämorrhagische Diathese** bezeichnet. Selbst kleine zahnärztliche Eingriffe können dann zu schweren Blutungen führen.

5.3.2 Überempfindlichkeitsreaktionen

Das körpereigene Abwehrsystem (Immunsystem) macht Krankheitserreger und Fremdsubstanzen unschädlich, die in den Körper eingedrungen sind (siehe 4.9.5). Reagiert dieses System jedoch überempfindlich auf eine fremde Substanz (z. B. Blütenpollen, bestimmte Nahrungsmittel, Arzneimittel), so spricht man von einer **Allergie.**
Im Gegensatz dazu liegt bei einem **Immundefekt** (z. B. bei AIDS, S. 164) eine unzureichende Reaktion des Abwehrsystems auf einen Immunreiz vor.

Anaphylaktischer Schock

Ein anaphylaktischer Schock ist eine lebensbedrohliche allergische Reaktion des Körpers. Sie tritt innerhalb von wenigen Sekunden bis Minuten nach Kontakt mit einer Substanz auf, gegen die der Körper allergisch ist (z. B. nach Medikamentengabe oder einem Insektenstich).
Typische Symptome sind:
1. Hautreaktionen, wie z. B. Hautrötung, Juckreiz, Schleimhautschwellung
2. deutliche Pulsbeschleunigung, erheblicher Blutdruckabfall, Übelkeit, Erbrechen, Schwindel und Schweißausbrüche
3. zunehmende Atemnot durch Einengung der Atemwege
4. im Extremfall Bewußtseinsverlust, schließlich Atem- und Kreislaufstillstand.

Die Behandlung besteht vorrangig in einer Stabilisierung von Atmung und Kreislauf (siehe Kap. 13). Zur Vorbeugung muß jeder Patient vor Verordnung eines Medikamentes nach einer Allergie gefragt werden.

Allergisches Kontaktekzem

Ein **Ekzem** ist eine flächenhafte, juckende, nicht ansteckende Entzündung vorwiegend im Bereich der Oberhaut.
Ein **allergisches Kontaktekzem** entsteht durch direkten Kontakt der Oberhaut mit einer Substanz, gegen die der Körper allergisch ist (z. B. an den Händen bei einer Allergie gegen Prothesenkunststoffe). Typische Symptome sind Juckreiz, Rötung, Blasenbildung und Krustenbildung.

5.3.3 Stoffwechselkrankheiten

Als **Stoffwechselkrankheit** bezeichnet man eine krankhafte Veränderung des Eiweiß-, Kohlenhydrat-, Fett- oder Mineralstoffwechsels. Aus der Vielzahl der verschiedenen Stoffwechselkrankheiten werden im folgenden Abschnitt nur der Diabetes mellitus (Zuckerkrankheit) und die Blutfetterhöhungen dargestellt.

Diabetes mellitus (Zuckerkrankheit)

Der **Diabetes mellitus** ist eine Krankheit des Kohlenhydratstoffwechsels. Durch einen Mangel oder eine verminderte Wirkung des in der Bauchspeicheldrüse gebildeten Hormons **Insulin** kommt es bei dieser Erkrankung zu stark erhöhten Blutzuckerwerten (siehe auch S. 144). Im einzelnen ist dabei jeweils der Blutwert für Traubenzucker (= Glukose) erhöht.
Man unterscheidet:
- **Diabetes Typ I** durch einen Insulinmangel (entsteht vorwiegend bereits in der Jugend)
- **Diabetes Typ II** durch eine verminderte Insulinwirkung im Gewebe (Erwachsenen- bzw. Altersdiabetes)
- **Diabetes durch andere Erkrankungen** (z. B. durch eine Entzündung der Bauchspeicheldrüse)

Frühsymptome Beim Diabetes mellitus sind die Blutzuckerwerte erhöht. Um den Blutzuckerspiegel zu normalisieren, scheidet der Körper Zucker mit dem Harn aus, was bereits mit einfachen Teststreifen nachgewiesen werden kann. Da mit dem Zucker gleichzeitig auch vermehrt Wasser ausgeschieden wird, haben die Patienten dabei oft ein ständiges Durstgefühl.
Während die Zuckerwerte in Blut und Harn erhöht sind, fehlt der Traubenzucker jedoch in den Zellen. In der Folge kommt es zu einer Umstellung des Stoffwechsels, wodurch vermehrt Fett zur Energiegewinnung abgebaut wird. Die Patienten verlieren daher oft an Gewicht, obwohl sie viel essen.

Weitere Symptome sind Abgeschlagenheit, Leistungsschwäche, Hautjucken, Hautentzündungen, Wundheilungsstörungen und vermehrte Parodontalerkrankungen (siehe 5.5.4).
Ein Diabetes mellitus ist zu Beginn jedoch auch oft symptomlos, wodurch er häufig erst spät erkannt wird.
Zur Früherkennung wird ab dem 36. Lebensjahr eine regelmäßige Gesundheitsuntersuchung empfohlen (siehe 3.1.4).

Frühsymptome bei Diabetes mellitus

- Abgeschlagenheit und Leistungsschwäche
- Gewichtsverlust trotz gesteigerter Nahrungsaufnahme
- ständiger Durst bei vermehrter Harnausscheidung (auch nachts)
- Hautjucken und gehäufte Hautentzündungen
- Parodontalerkrankungen
- Wundheilungsstörungen
- erhöhte Blutzuckerwerte
- Zuckernachweis im Harn

Späterkrankungen Durch einen Diabetes mellitus kommt es langfristig zu **Gefäßschäden vor allem im Bereich der Arteriolen und Kapillaren.** Der Diabetes mellitus gilt weiterhin als Risikofaktor 1. Ordnung für eine Arteriosklerose (siehe dort).

Späterkrankungen durch Gefäßschäden bei Diabetes mellitus

- Arteriosklerose: Hypertonie, Herzinfarkt, Hirnschäden
- Fettleber durch veränderten Fettstoffwechsel
- Nierenerkrankungen bis zum Nierenversagen
- Augenveränderungen bis zur Erblindung
- Erkrankungen des Nervensystems mit Gefühlsstörungen vor allem im Bereich der Beine

Therapie Die Behandlung des Diabetes mellitus gliedert sich in:
1. Diät: Eine Normalisierung des Körpergewichts ist eine wichtige Grundvoraussetzung zur Behandlung bei übergewichtigen Patienten. Wichtig ist dabei eine **vollwertige Ernährung** (siehe S. 193).
2. Regelmäßiges körperliches Training: Durch körperliche Arbeit wird Traubenzucker verbraucht und dadurch der Blutzuckerspiegel gesenkt.
3. Medikamente: Ergänzend kann die

Gabe von Medikamenten erforderlich sein. Bei Insulinmangel (Diabetes Typ I) spritzen sich die Patienten dazu täglich selbst Insulin unter die Haut (subkutan).

Blutfetterhöhungen

Fette (Lipide) werden im Blut in Form von wasserlöslichen Fett-Eiweißverbindungen transportiert.

Insbesondere bei Übergewicht kann es zu einer deutlichen Erhöhung des Blutfettspiegels kommen. Dabei stellen vor allem erhöhte Cholesterinwerte im Blut einen Risikofaktor 1. Ordnung für eine **Arteriosklerose** dar.

Allgemein leiden Fettleibige vermehrt an:
– Gefäßkrankheiten (z. B. Arteriosklerose, Krampfadern)
– Bluthochdruck (Hypertonie)
– Diabetes mellitus (ca. 90 % der Altersdiabetiker sind übergewichtig!)
– Gallensteinleiden
– Gicht
– Gelenkbeschwerden (Arthrosen).

Die Therapie besteht zunächst in der Normalisierung des Körpergewichts durch eine **Diät** und **körperliches Training.** Bei bestimmten Fettstoffwechselstörungen kann zusätzlich die **Gabe von Medikamenten** erforderlich sein.

Allein die Gewichtsnormalisierung kann bei Übergewichtigen bereits eine Blutfetterhöhung erheblich bessern!

Trostspruch für Diätsünder:

„Alles gleicht sich aus: Je mehr Gewicht jemand mit sich herumschleppt, um so kürzer muß er es tragen."

5.3.4 Infektionskrankheiten

Bei einer **Infektion** (inficere lat. – hineintun, anstecken) dringen Mikroorganismen (Bakterien, Viren, Pilze, Protozoen) bei Mensch, Tier oder Pflanze ein und vermehren sich dort (siehe auch Kap. 3.2 und 3.3).

Man muß sorgfältig zwischen einer **Infektion** und einer **Infektionskrankheit** unterscheiden. Die meisten Infektionen bleiben durch eine sofortige Abwehrreaktion des Immunsystems symptomlos (siehe 4.9.5). Erst wenn sichtbare Krankheitszeichen auftreten, spricht man von einer Infektionskrankheit.

Die Entstehung einer Infektionskrankheit hängt von folgenden Faktoren ab:
– infektiöse Eigenschaften der Erreger (z. B. Übertragbarkeit, Eindringungsvermögen in den Körper und Vermehrungsfähigkeit der Erreger)
– krankmachende Eigenschaften der Erreger
– Menge der Erreger
– Ansiedlungsort der Erreger (viele Mikroorganismen befinden sich z. B. auf der Haut, in der Mundhöhle oder im Dickdarm, ohne den Körper zu schädigen)
– Abwehrkraft des Körpers.

Als **Pathogenität** bezeichnet man die grundsätzliche Eigenschaft eines Erregers, eine Krankheit auslösen zu können. Da nicht alle Mikroorganismen Krankheitserreger sind, unterscheidet man zwischen pathogenen (= krankmachenden) und apathogenen (= nicht krankmachenden) Mikroorganismen.

Der Begriff **Virulenz** bezeichnet die Stärke der krankmachenden Eigenschaften eines Erregers. Ein besonders virulenter Keim ist besonders gefährlich.

Krankheitsablauf Zwischen dem Eindringen eines Erregers in den Körper und dem Ausbruch der Infektionskrankheit vergeht im allgemeinen eine mehr oder minder lange Zeitspanne, in der sich der Erreger im Organismus zunächst ohne Krankheitssymptome vermehrt. Man bezeichnet dies als **Inkubationszeit** (incubare lat. – brüten). Die Dauer der Inkubationszeit ist für viele Infektionskrankheiten typisch. Sie beträgt z. B. für Masern 10–14 Tage.

Die Infektionskrankheit beginnt anschließend in den meisten Fällen mit einem Vorstadium (z. B. Kopfschmerzen vor einem grippalen Infekt). Dieses Vorstadium nennt man **Prodromalstadium** (prodromos gr. – Vorläufer). Im Durchschnitt ca. 1–3 Tage später bricht die Infektionskrankheit dann vollständig aus.

Ablauf einer Infektionskrankheit

Inkubationszeit – Zeit zwischen Ansteckung (Eindringen des Krankheitserregers in den Körper) und Auftreten erster Krankheitssymptome
Prodromalstadium – Vorstadium, das der eigentlichen Krankheit vorausgeht
Ausbruch der Infektionskrankheit mit meist typischen Krankheitssymptomen
Rekonvaleszenz – Genesungsphase bis zur endgültigen Heilung

Virushepatitis

Unter einer Hepatitis versteht man allgemein eine Entzündung der Leber (hepar gr. – Leber). Die weitaus häufigste Ursache einer Leberentzündung ist eine Virusinfektion.

Einteilung Nach den Hepatitisviren A und B erfolgt die klassische Einteilung einer Virushepatitis in:
- Hepatitis A
- Hepatitis B
- Non-A-Non-B-Hepatitis.

Bei der Non-A-Non-B-Hepatitis war der Erreger bislang unbekannt. In jüngster Zeit konnte hier jedoch als Haupterreger ein Hepatitis-C-Virus festgestellt werden. Weiterhin unterscheidet man heute noch Hepatitisviren D und E, auf die hier jedoch nicht weiter eingegangen wird.

Hepatitis A Die Hepatitis A wird vor allem durch Aufnahme von verunreinigten Nahrungsmitteln oder verschmutztem Wasser übertragen. Da die Hepatitis A somit epidemieartig auftreten kann, bezeichnet man sie auch als **epidemische Hepatitis.** Sie kann z. B. bei Reisen in südliche Länder vorkommen. Selten wird sie durch direkten Kontakt mit infiziertem Blut übertragen.
Die Hepatitis A hat eine Inkubationszeit von 10–45 Tagen und heilt im allgemeinen nach 4–8 Wochen vollständig aus.

Hepatitis B Die Hepatitis B wird vor allem durch direkten Kontakt mit infiziertem Blut übertragen, weshalb man sie auch als **Serumhepatitis** bezeichnet. Eine Übertragung kann weiterhin auch beim Geschlechtsverkehr erfolgen.
Die Inkubationszeit beträgt ca. 30–180 Tage. Der anschließende Krankheitsverlauf hängt überwiegend von der Immunantwort des Körpers ab. Die Krankheit kann dabei im ungünstigen Fall in ein chronisches Stadium übergehen.

Non-A-Non-B-Hepatitis Diese Hepatitisform entspricht in Bezug auf Übertragungsweg, Inkubationszeit und Krankheitsverlauf weitgehend einer Hepatitis B. Entsprechend kann sie auch in eine chronische Hepatitis übergehen.

Krankheitsverlauf Typische Anfangssymptome einer Virushepatitis sind Abgeschlagenheit, Appetitlosigkeit, Übelkeit, Brechreiz, Fieber und häufig auch grippeähnliche Beschwerden. Durch eine Schädigung der Leberzellen kann es im weiteren Verlauf zu einer Gelbfärbung der Haut kommen, weshalb die Hepatitis auch als **Gelbsucht** bezeichnet wird. Der Harn kann dabei dunkel gefärbt sein, während der Stuhl entfärbt ist.
Nach ca. 6–12 Wochen ist die Virushepatitis im allgemeinen ausgeheilt. Die Hepatitis B und die Non-A-Non-B-Hepatitis können jedoch auch in eine chronische Hepatitis übergehen.

	Erreger	Inkubationszeit	Übertragungsweise
Hepatitis A (epidemische Hepatitis)	Hepatitis-A-Virus	10 – 45 Tage	vorwiegend durch verunreinigte Nahrung, selten durch Blutkontakte
Hepatitis B (Serumhepatitis)	Hepatitis-B-Virus	30 – 180 Tage	vorwiegend durch Blutkontakte, Infektion auch über die Nahrung und beim Geschlechtsverkehr möglich

Die Non-A-Non-B-Hepatitis wird wie die Hepatitis B übertragen. Als Haupterreger ist ein Hepatitis-C-Virus identifiziert worden.

Chronische Hepatitis Eine chronische Hepatitis verläuft oft über viele Jahre mit nur geringen Symptomen, wie z. B. einer Lebervergrößerung mit einer nur geringen Einschränkung der Leistungsfähigkeit. Sie kann auch nach Jahren noch reizlos ausheilen, kann jedoch auch in eine Leberzirrhose übergehen.

Leberzirrhose Bei einer Leberzirrhose wird das Lebergewebe durch eine bindegewebige Narbenbildung ersetzt. Die Stoffwechselfunktion der Leber läßt dabei nach, so daß es zu einer Ansammlung ausscheidungspflichtiger Substanzen im Blut sowie zu einer ungenügenden Bildung von Gerinnungsfaktoren kommt.
Gleichzeitig entsteht durch den bindegewebigen Umbau der Leber eine Blutstauung in der Pfortader (siehe Abb. 4.78). Zur Umgehung der Pfortader wird das Blut dann vermehrt über Speiseröhrenvenen geleitet. Bei Überlastung dieser Venen können Krampfadern (Varizen) in der Speiseröhre entstehen.
Im Endstadium führt eine Leberzirrhose durch einen Zusammenbruch der Stoffwechselleistungen der Leber oder häufig auch durch massive Blutungen aus geplatzten Krampfadern der Speiseröhre zum Tod.
Häufigste Ursache einer Leberzirrhose ist jedoch keine Virushepatitis, sondern ein chronischer, übermäßiger Alkoholkonsum!

Schutzimpfung (Immunisierung)
Zahnarzt und Zahnarzthelferin sind überdurchschnittlich stark gefährdet, an einer Hepatitis B zu erkranken. Deshalb wird eine aktive Schutzimpfung (Immunisierung) dringend empfohlen, da sie einen großen Schutz vor einer Hepatitis-B-Infektion bietet. Diese freiwillige Impfung ist nach § 4 der Unfallverhütungsvorschrift „Gesundheitsdienst" der Berufsgenossenschaft vom Arbeitgeber kostenlos für die Beschäftigten zu ermöglichen. Für die Zahnarztpraxis bedeutet dies, daß der Zahnarzt in der Regel die Impfkosten für die Zahnarzthelferin übernehmen muß.
Bei der aktiven Schutzimpfung gegen Hepatitis B wird das Hepatitis-B-Antigen als Impfstoff verwendet, wobei durch aufwendige Reinigungs- und Desinfektionsverfahren gewährleistet ist, daß der Impfstoff keine aktiven Hepatitis-B-Viren oder andere infektiöse Erreger enthält. Die injizierten Antigene regen den Körper an, Antikörper gegen das Hepatitis-B-Virus zu bilden, so daß ein Schutz gegen Hepatitis B entsteht.
Zur **Grundimmunisierung** werden in der Regel drei Impfungen intramuskulär durchgeführt:
– Anfangsdosis
– 1 Monat später die zweite Impfung
– 6 Monate nach der ersten Impfung die dritte.

Nach den bisherigen Erfahrungen wird nach 5 Jahren eine **Auffrischungsimpfung** durchgeführt. Diese Auffrischungsimpfung hängt jedoch im Einzelfall von der Zahl der noch vorhandenen Antikörper im Blut ab.
Bei der Hepatitis-B-Schutzimpfung treten nur selten Nebenwirkungen auf. Es können lediglich lokale Unverträglichkeiten, wie leichte Schmerzen an der Impfstelle, Rötung oder eine örtliche Schwellung auftreten. In seltenen Fällen ist leichtes Fieber für kurze Zeit beobachtet worden. Wie bei Impfungen allgemein üblich sollte auch die Hepatitis-B-Schutzimpfung nicht bei bestehenden anderen Infektionskrankheiten durchgeführt werden.

Die Berufsgenossenschaft empfiehlt den gefährdeten Beschäftigten im Gesundheitsdienst dringend, von der Möglichkeit der für sie freiwilligen aktiven Schutzimpfung gegen Hepatitis B Gebrauch zu machen!

AIDS (erworbenes Immundefekt-Syndrom)

Der Begriff AIDS ist eine Abkürzung für ein erst seit 1981 als eigenständiges Krankheitsbild beschriebenes, durch eine Virusinfektion erworbenes Immundefekt-Syndrom.

AIDS engl. – **A**cquired **I**mmune **D**eficiency **S**yndrome (auf deutsch: erworbenes Immundefekt-Syndrom)

Krankheitsbild Das erworbene Immundefekt-Syndrom (AIDS) wird durch ein Virus hervorgerufen, das als **HIV** (**H**uman **I**mmunodeficiency **V**irus) bezeichnet wird. Man unterscheidet dabei zwei Virusarten, HIV-1 und HIV-2. (Die früheren Bezeichnungen HTLV III bzw. LAV werden heute nicht mehr verwendet.)

Die AIDS-Viren (HIV) befallen verschiedene Blutzellen, wobei sie vor allem die T-Helfer-Zellen schädigen, die eine zentrale Bedeutung für das Immunsystem haben (siehe S. 114). Durch AIDS wird somit die körpereigene Abwehr geschwächt, so daß Krankheitskeime, mit denen der Organismus sonst leicht fertig wird, zu schweren Erkrankungen und sogar zum Tod führen können.

Die meisten Patienten bleiben nach einer Infektion zunächst symptomlos. Einige Patienten haben jedoch wenige Wochen nach einer Infektion uncharakteristische Beschwerden, wie z. B. Fieber, Kopf- und Gliederschmerzen, Lymphknotenschwellungen und Durchfälle. Diese akuten Beschwerden gehen im allgemeinen nach einigen Wochen wieder zurück.

Sowohl bei den Patienten mit als auch ohne Symptomen bildet der Körper in der Regel nach einigen Wochen Antikörper gegen HIV, die durch einen **AIDS-Test** nachgewiesen werden können. Die Patienten sind somit infektiös, auch wenn sie viele Jahre symptomlos sein können.

Nach einer mehr oder minder langen Zeit kann es durch eine zunehmende Schwäche des Immunsystems zu hartnäckigen Lymphknotenschwellungen, Fieber, Nachtschweiß, starkem Gewichtsverlust, Leistungsabfall, Müdigkeit, Durchfällen und Hauterkrankungen kommen.

Beim Vollbild der AIDS-Erkrankung treten schließlich lebensbedrohliche Infektionen durch ansonsten harmlose Keime auf. Weiterhin kommen sonst seltene bösartige Tumoren im Haut- und Lymphknotenbereich vor. Die fortschreitende Abwehrschwäche führt schließlich zum Tod.

Übertragung Die AIDS-Viren werden durch direkten Kontakt mit infektiösen Körperflüssigkeiten übertragen. Die Viren kommen dabei in größeren Mengen in Blut, Sperma und Vaginalsekret vor, so daß Sexualkontakte und direkte Blutkontakte die Hauptübertragungswege sind.

Es gibt keine Tröpfcheninfektion und keine Infektion über Nahrungsmittel. Eine Ansteckung von Säuglingen durch infizierte Muttermilch ist jedoch denkbar.

Aufgrund der bekannten Übertragungswege kann man folgende **Risikogruppen für AIDS** feststellen:

1. durch Sexualkontakt
- Frauen und Männer mit häufig wechselnden Sexualkontakten (vor allem homo- und bisexuelle Männer)

2. durch infiziertes Blut:
- Drogenabhängige, durch wechselseitigen Gebrauch von Spritzbestecken
- Neugeborene von infizierten Müttern
- Patienten, die infiziertes Blut übertragen bekommen haben (vor allem Bluter). Seit dem 01.10.85 werden jedoch alle Blutspenden auf HIV-Antikörper getestet.

Das Infektionsrisiko ist bei AIDS generell deutlich niedriger als bei Hepatitis B. Die üblichen Schutzmaßnahmen vor Hepatitis B reichen somit auch zur Vorbeugung einer Übertragung des AIDS-Virus aus (siehe Kap. 2.4.1 und 3.3). Im Gegensatz zur Hepatitis B gibt es gegen AIDS keine Impfung!

Schlußfolgerungen AIDS ist eine tödliche Infektionskrankheit, vor der man sich durch Einhalten geeigneter Verhaltensmaßregeln schützen kann.

Jeder von uns sollte sich davor hüten, HIV-infizierte Patienten aufgrund der bekannten Risikogruppen zu diskriminieren. Dazu gehört auch, daß die Behandlung von infizierten Patienten in der Praxis nicht abgelehnt wird. Es besteht sonst die Gefahr, daß diese Patienten in Zukunft vor einer Behandlung nicht auf ihre Infektion hinweisen, um nicht als Erkrankte abgelehnt zu werden. Gerade der Hinweis auf eine HIV-Infektion ist jedoch besonders wichtig, um geeignete Vorsichtsmaßnahmen treffen zu können.

5.4 Karies

Keine Krankheit ist weltweit so verbreitet wie die **Karies (Zahnfäule).** In der Bundesrepublik leiden ca. 98 % der Erwachsenen an dieser Zerstörung der Zahnhartsubstanzen.
Karies beginnt an der Zahnoberfläche im Bereich von Schmelz oder freiliegendem Zement und schreitet in die Tiefe zum Dentin hin fort. Dabei kann die Karies zur Erkrankung der Pulpa und schließlich zum Verlust des Zahnes führen.
Durch Karies verlorengegangene Zahnhartsubstanz kann vom Körper nicht mehr ersetzt werden. Um ein Fortschreiten der Karies zu verhindern und die Funktionsfähigkeit des Zahnes wiederherzustellen, muß dieser kariöse Defekt daher beseitigt und der Zahn anschließend wieder aufgebaut werden.

5.4.1 Entstehung der Karies

Ursächliche Faktoren zur Kariesentstehung

Für die Entstehung von Karies müssen **4 ursächliche Faktoren** zusammentreffen. Fehlt nur einer dieser Faktoren, so kann keine Karies entstehen. Zusätzlich gibt es noch verschiedene **beeinflussende Faktoren,** die eine Kariesentstehung erleichtern oder erschweren können.

Abb. 5.17:
Die 4 ursächlichen Faktoren für die Kariesentstehung

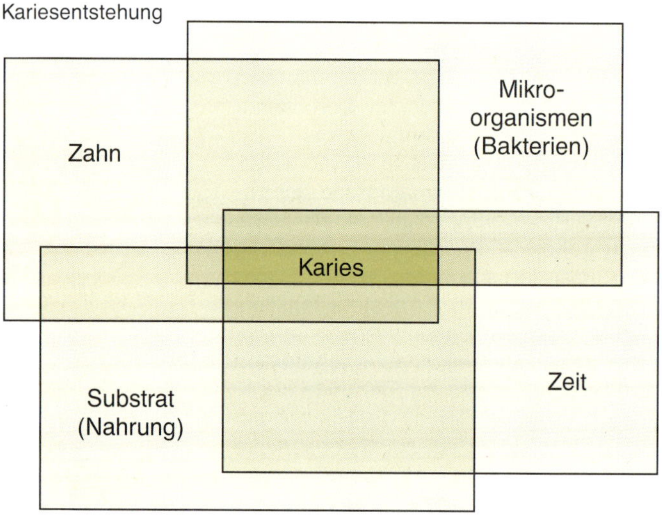

W. D. Miller stellte bereits 1889 die noch heute aktuelle Theorie zur Kariesentstehung nach exakten wissenschaftlichen Untersuchungen auf. Er bezeichnete die Zahnkaries als einen **chemisch-parasitären Vorgang.**
Das heutige Wissen zur Kariesentstehung kann man folgendermaßen zusammenfassen:

Karies entsteht, wenn **Mikroorganismen (Bakterien)** sich auf einem **Zahn** bei genügend vorhandenem **Substrat (Nahrung)** für längere **Zeit** festsetzen können. Durch den Bakterienstoffwechsel wird die Nahrung dabei zu Säuren abgebaut, die eine Entkalkung der Zahnhartsubstanzen bewirken.

Können sich also die in der Mundhöhle stets vorhandenen Bakterien (vor allem Streptokokken) bei mangelhafter Zahnreinigung und für sie günstiger Nahrung auf den Zähnen als **Zahnbelag (Plaque)** festsetzen, so kann Karies entstehen. Für die Bakterien günstige, leicht verdauliche Nahrung besteht dabei aus sogenannten niedermolekularen Kohlenhydraten. Dazu gehört vor allem der in der Nahrung häufig vorkommende Haushaltszucker **Saccharose (Rüben- oder Rohrzucker),** ein Doppelzucker, der aus je einem Molekül Glukose und Fruktose zusammengesetzt ist (siehe Tab. 4.2).
Der Bakterienstoffwechsel ist in der Lage, Saccharose aufzuspalten und zur Energiegewinnung abzubauen, wobei Säuren entstehen (vor allem Milchsäure). Gleichzeitig bilden die Bakterien eine zähklebrige Masse, die den Zahnbelag (Plaque) festigt.

Plaque (sprich: plak) ist ein festhaftender, nicht abspülbarer **bakterieller Belag.** Er muß mit einer geeigneten Zahnbürste entfernt werden.
Einzahl: die Plaque (sprich: plak)
Mehrzahl: die Plaques (sprich: plak)

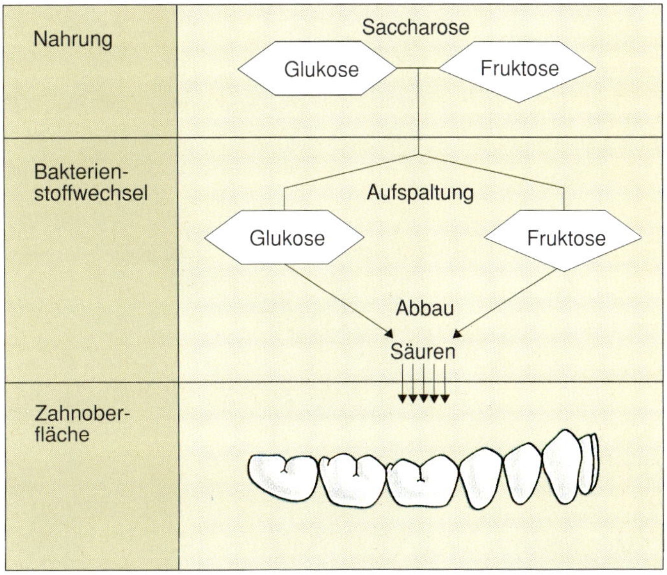

Abb. 5.18: Abbau des Haushaltszuckers Saccharose zu Säuren durch den Bakterienstoffwechsel.

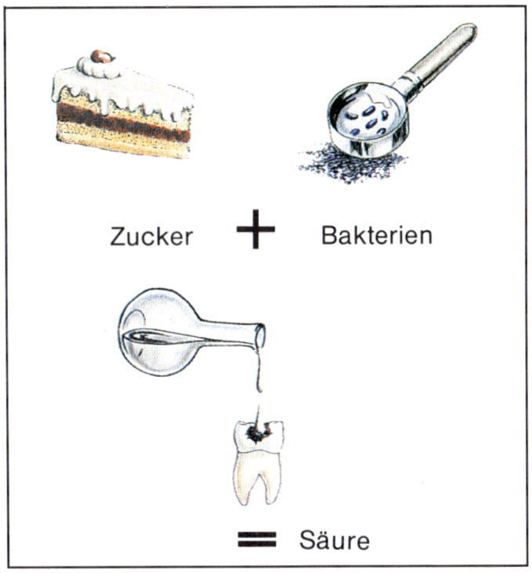

Abb. 5.19: Zucker und Speisereste werden durch Bakterien zu Säure abgebaut.

Im Gegensatz zur Plaque versteht man unter **Materia alba** lockere, weißlich-gelbe, nicht strukturierte Ablagerungen von Mikroorganismen, abgestoßenen Epithelzellen und Blutzellen. Materia alba befindet sich hauptsächlich in Schlupfwinkeln. Sie kann im Gegensatz zur Plaque mit kräftigem Wasserstrahl entfernt werden.

Von Materia alba und Plaque sind schließlich noch die Ablagerungen von **Nahrungsresten (food debris)** zu unterscheiden.

Beeinflussende Faktoren zur Kariesentstehung

Die folgenden Faktoren sind keine Voraussetzung für Karies, sie können jedoch die Kariesentstehung erleichtern oder erschweren.

Speichel Beim Erwachsenen werden täglich 1–1,5 Liter Speichel gebildet. Der Hauptanteil wird dabei von den drei großen, paarig angeordneten Speicheldrüsen (Ohrspeicheldrüse, Unterkiefer- und Unterzungenspeicheldrüse) abgesondert (siehe auch 4.6.1: Speicheldrüsen).

Speichel enthält:
- Wasser (ca. 99 %)
- Salze (bestehen aus Kalium, Natrium, Kalzium, Chlorid, Phosphor, Fluorid u. a.)
- Eiweiß (Enzyme, Muzine = Schleimstoffe)
- abgeschilferte Epithelzellen, Blutzellen und Bakterien.

Die im Zahnschmelz vorhandenen Bestandteile Kalzium, Phosphor und Fluorid können mit dem Speichel in Lösung gehen. Andererseits können Kalzium, Phosphor und Fluorid aus dem Speichel auch in den Schmelz eingebaut werden und so zur **Remineralisierung** beginnender Entkalkungen im Schmelz führen.

Auf den Zähnen befindliche **Plaque** kann durch die Speichelbestandteile verkalken, wodurch **Zahnstein** entsteht. Zahnstein setzt sich dabei im wesentlichen aus Kalziumphosphat zusammen, das mit Geweberesten und Mikroorganismen vermischt ist. Zahnsteinablagerungen findet man daher vor allem im Bereich der Ausführungsgänge der Speicheldrüsen an den Lingualflächen der unteren Frontzähne und Bukkalflächen der oberen Molaren.

Dünnflüssiger (seröser) Speichel kann im Mund aus Zucker entstehende Säure neutralisieren und so Karies im begrenzten Umfang verhindern. Zusätzlich hat

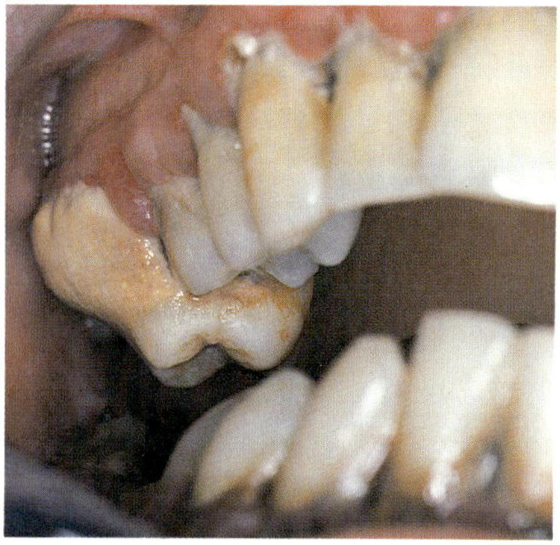

Abb. 5.20: Fortgeschrittene Zahnsteinablagerung im rechten Oberkiefer (vor allem auf der Bukkalfläche des Zahns 16).

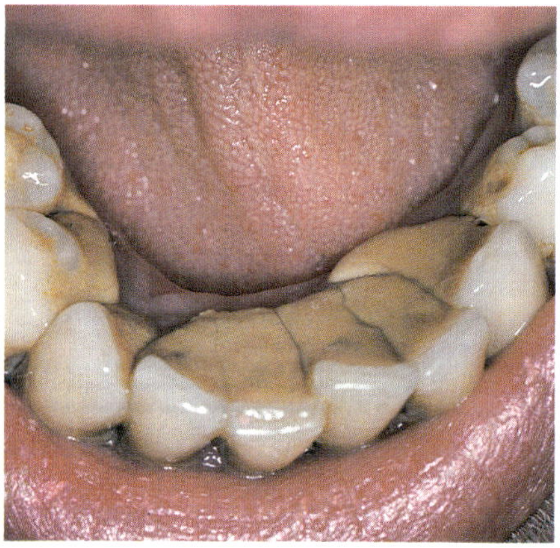

Abb. 5.21: Fortgeschrittene Zahnsteinablagerung im Unterkiefer (vor allem auf den Lingualflächen der unteren Frontzähne).

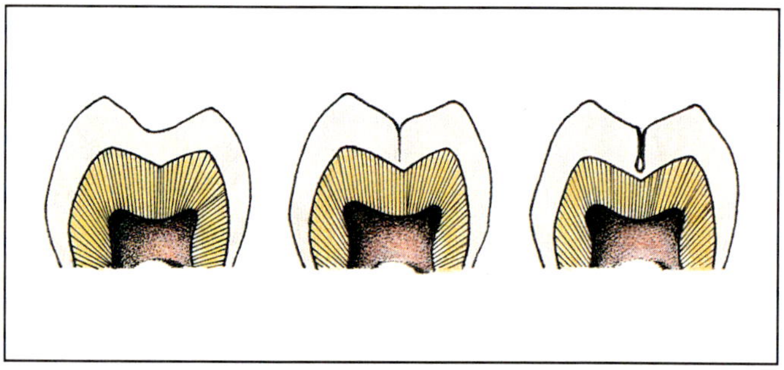

Abb. 5.22: Verschiedene Formen der Fissuren

Speichel eine reinigende und in geringem Maße antibakterielle Spülwirkung.
Für das Verdauungssystem erfüllt der Speichel wichtige Aufgaben, indem er die gekaute Nahrung anfeuchtet, Geschmacksstoffe aus ihr herauslöst und sie gleitfähig für den Schluckvorgang macht.

Weiterhin enthält Speichel das Verdauungsenzym **α-Amylase (= Ptyalin),** mit dem Stärke bereits im Mund in Malzzukker (Maltose) gespalten werden kann.
Zusammenfassend kann man feststellen, daß Speichel eine Schutzwirkung vor Karies hat.
Eine Kariesentstehung wird jedoch begünstigt durch:

- verminderte Speichelmenge
- zähen, mukösen (schleimigen) Speichel
- Mangel an Kalksalzen im Speichel
- verminderte neutralisierende Wirkung des Speichels.

Zahnform, Zahnstellung, Zahnstruktur Begünstigende Faktoren für eine Kariesentstehung sind bei der:

- Zahnform: z. B. tiefe Furchen (Fissuren)
- Zahnstellung: z. B. engstehende oder miteinander verschachtelte Zähne, unvollständig durchgebrochene Zähne sowie Zähne ohne Antagonisten
- Zahnstruktur: z. B. unvollkommene Ausbildung der Zahnhartsubstanzen (Hypoplasie), geringer Fluorgehalt des Schmelzes.

Muskeltätigkeit Die Muskulatur im Mundbereich kann zur Zahnreinigung beitragen. Die Zunge kann dabei mit ihrer rauhen Oberfläche vor allem die lingualen und palatinalen Zahnflächen säubern.

Mundatmung Die Mundatmung ist häufig Folge einer erschwerten oder behinderten Nasenatmung. Weitere Ursachen können unter anderem ein unzureichender Lippenschluß oder einfach nur eine ungünstige Angewohnheit sein.
Durch diese Fehlfunktion können verschiedene Kieferfehlbildungen entstehen (siehe Kap. 5.7). Weiterhin kommt es bei Mundatmung durch den ständigen Luftstrom zu einer andauernden Austrocknung der Mundhöhle, wodurch der Speichel seine kariesschützende Wirkung nicht mehr entfalten kann.

Beruf und soziale Lage Beschäftigte bei Süßwarenherstellern, Bäcker und Konditoren sowie Chemiearbeiter, die viel mit säurehaltigen Dämpfen zu tun haben, sind deutlich stärker kariesgefährdet als die übrige Bevölkerung. Ungünstige sanitäre Bedingungen in Haushalt oder Beruf, die eine ordnungsgemäße Zahnpflege nach jeder Mahlzeit behindern, sind weitere kariesbegünstigte Faktoren.
Leider sind viele öffentliche Waschräume häufig so unhygienisch, daß es oft vielleicht sogar besser ist, dort lieber auf eine Zahnpflege zu verzichten. Es ist daher nur um so deutlicher zu fordern, daß nicht nur öffentlich zur Kariesvorbeugung aufgerufen wird, sondern auch vernünftige Rahmenbedingungen für eine Zahnpflege am Arbeitsplatz oder in Restaurants und Kantinen geschaffen werden!

5.4.2 Krankheitsbild der Karies

Kariesverlauf

Karies beginnt stets an der Zahnoberfläche. Die durch den Bakterienstoffwechsel als Abbauprodukt entstehenden Säuren führen dabei zu einer Entkalkung des Zahnes.
Im Schmelzbereich dringt die Säure durch die Oberfläche in die Schmelzprismen ein und führt zu einer Entkalkung unter einer zunächst noch intakt erscheinenden Zahnoberfläche. Dadurch verliert der Schmelz seinen Glanz und seine Transparenz, während noch kein Defekt an der Oberfläche zu tasten ist. Man erkennt einen **weißen Fleck (white spot),** der nur zu Beginn noch durch die Kalksalze des Speichels sowie zugeführtes Fluor rückgängig gemacht werden kann.
Es folgt schnell eine **bräunliche Verfärbung.** Bei der Untersuchung mit einer Zahnsonde ist bald ein Schmelzdefekt zu tasten. Man spricht jetzt von einer **Schmelzkaries (Caries superficialis).**
Unbehandelt breitet sich die Karies zum Dentin hin aus. Sobald die Schmelz-Dentin-Grenze überschritten ist, spricht man von einer **Caries media.** Im Dentin läuft

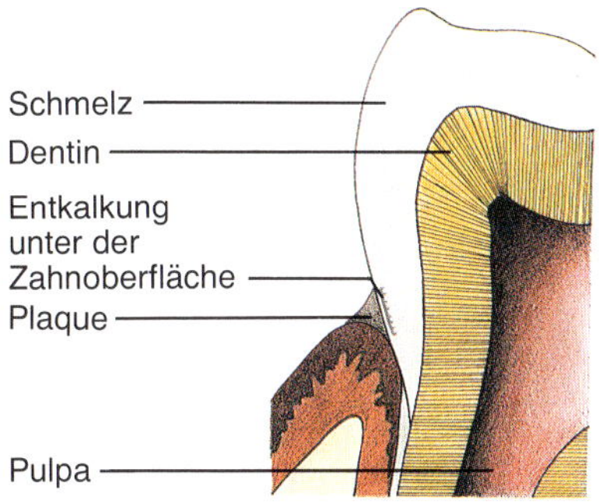

Abb. 5.23: Beginnende Entkalkung (Demineralisierung) unterhalb der intakt erscheinenden Zahnoberfläche (white spot)

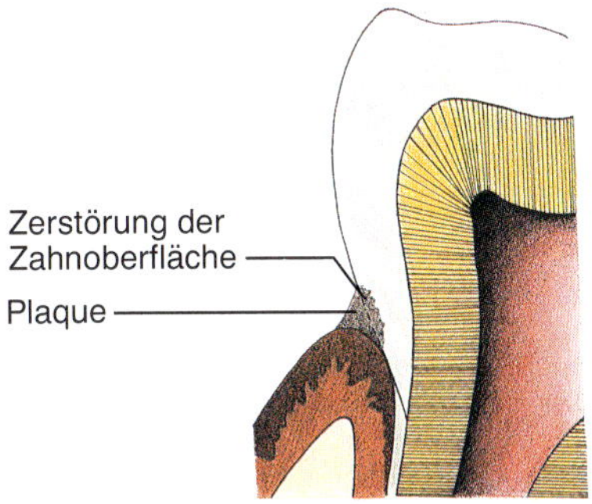

Abb. 5.24: Schmelzkaries (Caries superficialis)

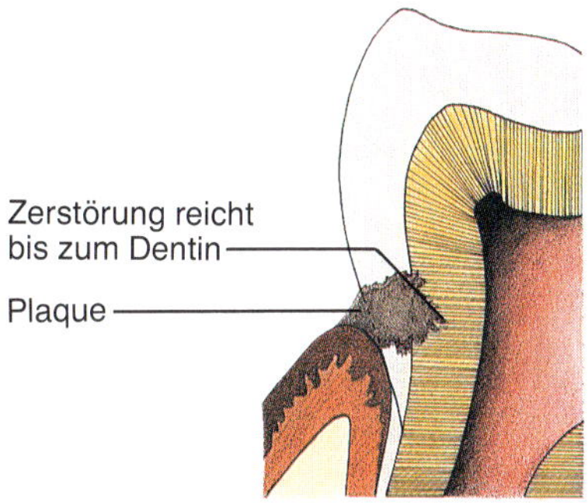

Abb. 5.25: Dentinkaries (Caries media)

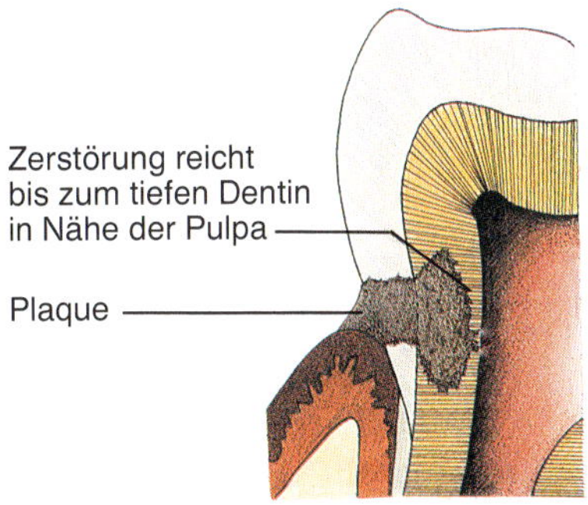

Abb. 5.26: Tiefe Dentinkaries (Caries profunda = CP)

der Zerstörungsprozeß schneller ab als im Schmelz, da hier mehr organische Substanz vorhanden ist. Die Karies breitet sich daher im Dentinbereich in der Regel ampullenartig unter dem Schmelz aus. Man spricht dann auch von einer unterminierenden Karies.

Abb. 5.27: Fortschreiten der Karies

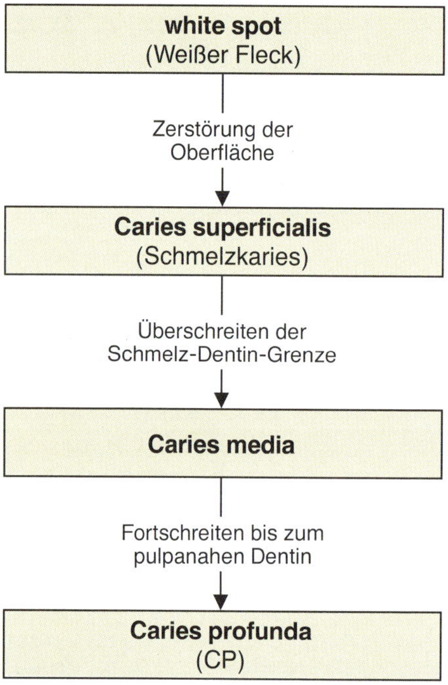

Abb. 5.28: Prädilektionsstellen der Karies

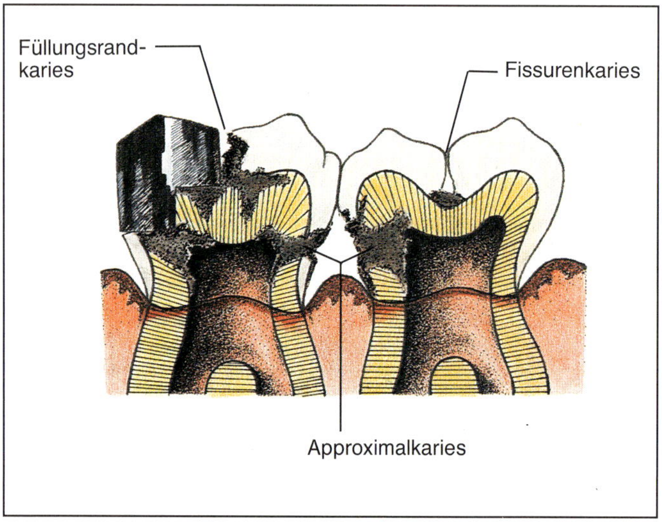

Die Karies schreitet entlang der Dentinkanälchen zur Pulpa hin weiter fort. Wenn auch das pulpennahe Dentin kariös ist, spricht man von einer **Caries profunda (CP = tiefe Karies).**
Über ihre Fortsätze in den Dentinkanälchen werden die Odontoblasten zur Bildung von **Sekundärdentin** angeregt. Die Markhöhle der Pulpa wird dadurch verkleinert. Man kann diese Sekundärdentinbildung als Versuch der Pulpa auffassen, sich vor der Karies zu schützen. Ohne zahnärztliche Behandlung kommt es jedoch in den meisten Fällen zu einer Entzündung der Pulpa (Pulpitis).
Treten Schmerzen bei süß, sauer, kalt oder warm auf, so hat sich der Defekt in der Regel schon weit im Dentin ausgebreitet. Davon sind jedoch Schmerzen bei überempfindlichen Zahnhälsen sorgfältig abzugrenzen.
Bei freiliegenden Zahnhälsen kommt es verstärkt zu einer sogenannten **Zementkaries.** Die Zementkaries ähnelt der Schmelzkaries. Es kommt hierbei jedoch häufiger zu einer ringförmig um den Zahn verlaufenden, oft nur langsam fortschreitenden Karies.

Prädilektionsstellen

Karies tritt selten an den Glattflächen der Zähne auf, da sich dort Plaque nur schwer festsetzen kann.
Bevorzugt betroffene Stellen (= Prädilektionsstellen) für Karies sind:
- Fissuren und Grübchen der Seitenzähne
- Foramen caecum in der palatinalen Fläche der oberen Schneidezähne
- Zahnhals am Übergang vom Schmelz zum Wurzelzement
- Approximalraum
- nicht korrekt gestaltete Füllungs- und Kronenränder.

Im Bereich der Oberkieferzähne findet man häufiger Karies als im Unterkiefer. Die mehr vom Speichel umspülten Unterkieferzähne im Prämolaren- und Frontzahnbereich haben nur selten Karies.

Insgesamt kommt Karies verstärkt im Bereich der Molaren vor, wobei die ersten Molaren am häufigsten kariös zerstört sind, da sie bereits mit dem 6. Lebensjahr durchbrechen.

5.4.3 Kariesfolgen

Von der Karies zur Pulpagangrän

Bei einer pulpennahen Karies (Caries profunda) gelangen Giftstoffe (Toxine) und nachfolgend Bakterien zur Pulpa.
Die Pulpa reagiert zunächst mit einer vermehrten Durchblutung (Hyperämie), um mehr Abwehrstoffe an den Ort der Schädigung zu bringen. Dabei können Schmerzen auftreten, die durch Temperaturreize (kalt, warm) oder chemische Reize (süß, sauer) ausgelöst werden können. Die Hyperämie kann jedoch auch schmerzlos sein.
Unbehandelt geht die Hyperämie in der Regel bald in eine Entzündung der Pulpa **(Pulpitis)** über. Dabei gelangt vermehrt Serum aus den Blutgefäßen in das Pulpagewebe. Man spricht von einer **Pulpitis serosa** (wäßrige Pulpaentzündung), die im Kronenbereich beginnt und sich zur Wurzelpulpa hin ausdehnt. Da die starren Wände der Pulpahöhle ein Anschwellen der Pulpa behindern, kommt es dabei zu einer deutlichen Druckeinwirkung des Pulpagewebes auf die Nerven und Gefäße. So können spontan teilweise heftige Schmerzen entstehen.
Es treten schließlich vermehrt weiße Blutkörperchen in der Pulpa auf, wobei vor allem Granulozyten (kleine Freßzellen) zu erkennen sind. Es kommt zu einer Vereiterung, die zunächst nur einen Teil der Pulpa erfaßt und sich schließlich auf die gesamte Pulpa ausdehnt. Die seröse Pulpitis geht somit in eine eitrige Pulpitis **(Pulpitis purulenta)** über.
Während es bei der serösen Pulpitis vorwiegend zu Schmerzen auf Kältereize hin gekommen ist, ist der Zahn bei einer Pulpitis purulenta vor allem wärme- und klopfempfindlich. Kälte kann in diesem Endstadium oft sogar vorübergehende Linderung verschaffen.

Bei einer Pulpitis purulenta stirbt das Pulpagewebe schließlich ab und es kommt zur **Pulpanekrose** (Gewebstod der Pulpa). Die Schmerzen können mit der Pulpanekrose völlig abklingen.
Nach einiger Zeit kommt es durch eine bakterielle Fäulnis zu einer Zersetzung der abgestorbenen Pulpa. Es entsteht eine **Pulpagangrän** (fauliger Zerfall der Pulpa).
Eine Karies kann somit ohne Behandlung zu einer Pulpagangrän führen. Während die Hyperämie bei entsprechender Behandlung häufig noch reversibel (rückführbar) ist, kann ein Zahn bei einer Pulpitis nur noch in den Anfangsstadien vital erhalten werden. Die Behandlung einer Caries profunda ist somit eine wichtige Maßnahme zur Vitalerhaltung der Pulpa!

Mögliche Folgen einer toten Pulpa

Vom toten Pulpagewebe können Giftstoffe und Krankheitserreger über das Foramen apikale in das umliegende periapikale Gewebe eindringen. Es kommt zu einer Entzündung des Zahnhalteapparates im Bereich der Wurzelspitze, die als **apikale Parodontitis** bezeichnet wird.
Von der Abwehrkraft des Körpers einerseits und der Virulenz (Stärke der krankheitserregenden Eigenschaften) der Bakterien andererseits hängt es ab, ob die apikale Parodontitis einen akuten oder chronischen Verlauf nimmt.

Akute apikale Parodontitis Bei einer akuten apikalen Parodontitis kommt es zu einer schmerzhaften Anschwellung des Zahnhalteapparates. Der Zahn schmerzt bereits bei leichter Berührung und wird aufbiß- und klopfempfindlich. Bohrt man den Zahn auf (Trepanation) und bereitet den Wurzelkanal auf, so verspürt der Patient bei einer akuten apikalen Parodontitis in den meisten Fällen eine sofortige Erleichterung.
Schreitet die akute Entzündung jedoch in die Markräume des umgebenden Knochens fort, so entsteht eine Knochenentzündung **(Ostitis).** Eine weitere Ausbreitung der Entzündung erfolgt in den mei-

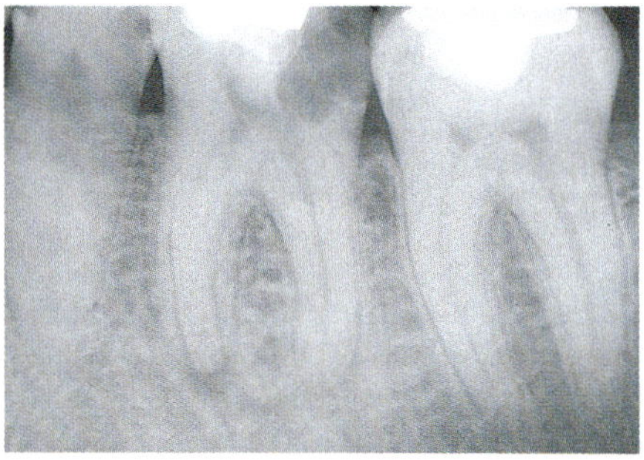

Abb. 5.29:
Röntgenbild einer apikalen Ostitis im Bereich des tief zerstörten Zahns 36, bei dem die Karies bis zur Pulpa fortgeschritten ist.

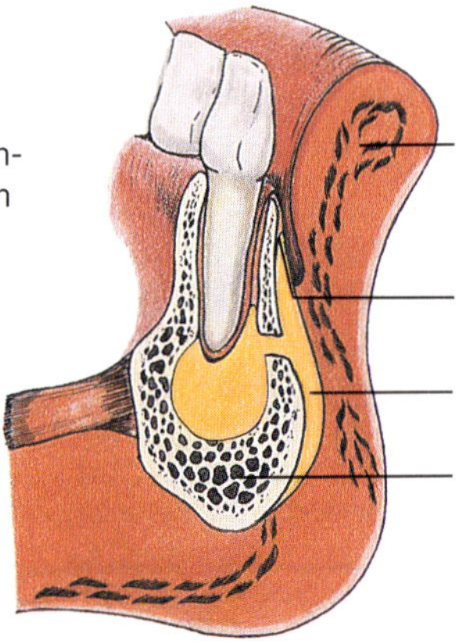

Abb. 5.30:
Subperiostaler Abszeß – unter der Knochenhaut gelegener Abszeß.
Die straffe Knochenhaut wird durch den Eiter abgehoben, wodurch teilweise heftige Schmerzen bei nur geringer Schwellung entstehen.

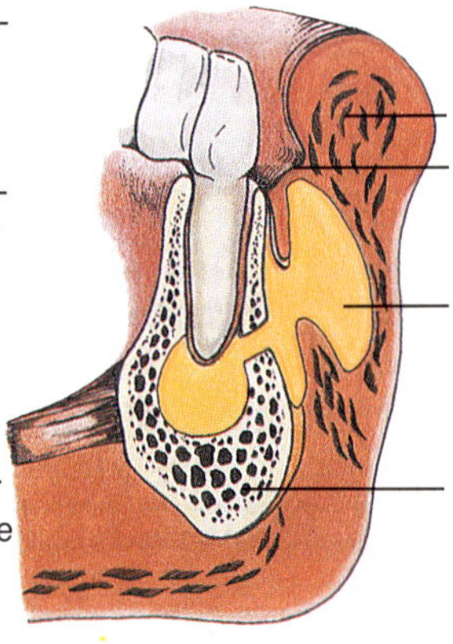

Abb. 5.31:
Submuköser Abszeß – unter der Schleimhaut gelegener Abszeß.
Der Eiter befindet sich im lockeren Bindegewebe unter der Schleimhaut. Die Schwellung ist gegenüber dem subperiostalen Abszeß größer, während die Schmerzen geringer sind. Der submuköse Abszeß ist der häufigste, von den Zähnen ausgehende Abszeß.

sten Fällen nach außen zur Knochenhaut hin, wo es zu einer teilweise sehr schmerzhaften Knochenhautentzündung **(Periostitis)** kommt. Sobald die Entzündung die Knochenhaut durchbrochen hat, lassen die Schmerzen häufig nach. Die Entzündung dringt in das umliegende Weichgewebe ein und bildet dort ein **entzündliches Infiltrat** (infiltrieren = eindringen).

In jedem Stadium dieses Entzündungsweges von der Parodontitis über die Ostitis und die Periostitis bis zum entzündlichen Weichteilinfiltrat kann es zu einer Vereiterung kommen. Der **Eiter** besteht dabei vor allem aus abgestorbenen Granulozyten (kleine Freßzellen), eingeschmolzenem Gewebe und Krankheitserregern. Ist die Vereiterung abgekapselt, so spricht man von einem **Abszeß.** Ist sie jedoch flächenhaft ohne erkennbare Grenze, so liegt eine **Phlegmone** vor. Bei einer Vereiterung der Kieferhöhle spricht man von einem **Kieferhöhlenempyem.**

Breitet sich die anfängliche Knochenentzündung (Ostitis) flächenhaft im Knochenmark aus, so entsteht eine **Osteomyelitis** (Knochenmarkentzündung). Dabei kann der erkrankte Knochenbereich absterben und als **Sequester** abgesondert werden (Sequester = abgestorbenes Knochenstück).

Für die Schwellung im Wangenbereich wird teilweise noch der alte Ausdruck **Parulis** („dicke Backe") gebraucht. Dieser Begriff ist jedoch unscharf, da er nur allgemein eine Wangenschwellung beschreibt, ohne näher auf die Ursache einzugehen.

Abszeßformen	
subperiostal	– unter der Knochenhaut
submukös	– unter der Schleimhaut
sublingual	– unter der Zunge
palatinal	– im Gaumenbereich
paramandibulär	– neben dem Unterkiefer
perimandibulär	– um den Unterkiefer herum
submandibulär	– unter dem Unterkiefer
subkutan	– unter der Haut

Die Behandlung eines Abszesses erfolgt durch eine **Inzision** (Einschnitt). Der Eiter kann dadurch abfließen und die akute Entzündung in ein chronisches Stadium übergehen. Gleichzeitig ist der schuldige Zahn zu trepanieren (aufzubohren).
Ist die akute Entzündung abgeklungen, so muß der verursachende Zahn noch definitiv versorgt oder extrahiert (entfernt) werden.

Bei allen Entzündungen von der Pulpitis bis zum Abszeß sind die 5 klassischen Hauptsymptome einer lokalen Entzündung mehr oder weniger stark ausgeprägt zu erkennen (siehe auch 5.2.2):

Rötung	– rubor
Wärme	– calor
Schwellung	– tumor
Schmerz	– dolor
eingeschränkte Funktion	– functio laesa

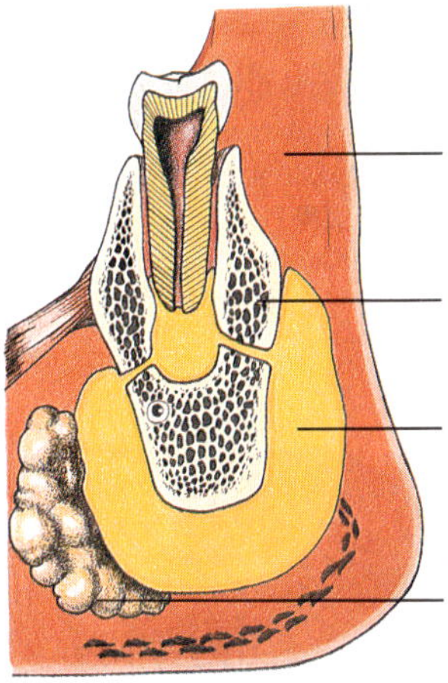

Abb. 5.32: Perimandibulärer Abszeß – Abszeß um den Unterkiefer herum.
Ein perimandibulärer Abszeß muß in der Regel von außen eröffnet (inzidiert) werden.

Chronische apikale Parodontitis
Kann die körpereigene Abwehr die Krankheitserreger abgrenzen, so nimmt die apikale Entzündung einen chronischen Verlauf. Im Röntgenbild kann man dann häufig einen geringgradig verbreiterten Parodontalspalt erkennen.
Als Zeichen der Abwehrreaktion kann es im Bereich der Wurzelspitze zur Ausbildung von Granulationsgewebe (granulum lat. – kleines Körnchen) kommen. Dieses Gewebe hat seinen Namen von der gekörnten Oberfläche. Jedes Körnchen entspricht dabei einem kleinen, reich verästelten Gefäßbaum. Zwischen den Gefäßen liegen zahlreiche Nerven und Abwehrzellen.
Das apikale Granulationsgewebe kann als ein Abwehrsystem angesehen werden, in dem sich die körpereigene Abwehr und die Krankheitserreger in einem Gleichgewicht befinden. Bei Verminderung der Abwehrkraft kann dieses chronische Stadium aber jederzeit in eine akute Entzündung übergehen.
Das apikale Granulationsgewebe wird auch als **apikales Granulom** bezeichnet.

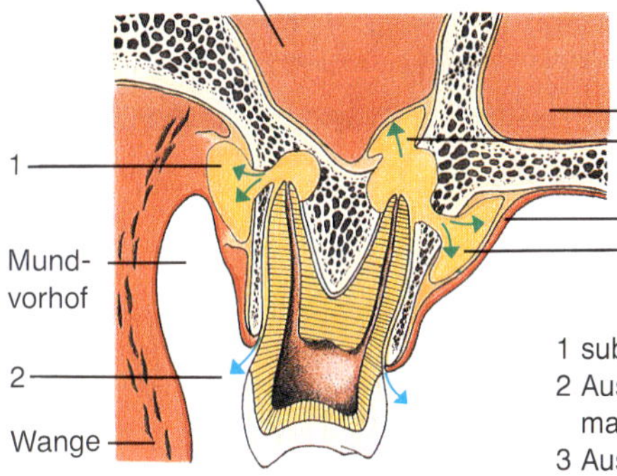

Abb. 5.33: Ausbreitungsmöglichkeiten einer eitrigen Entzündung, die von den Wurzelspitzen eines oberen Molaren ausgeht:

1 submuköser Abszeß
2 Ausbreitung zum marginalen Parodontium
3 Ausbreitung in die Kieferhöhle
4 palatinaler Abszeß

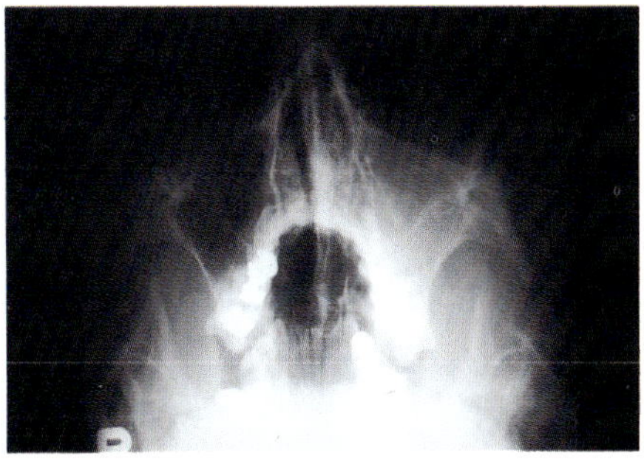

Abb. 5.34: Röntgenbild bei einer Kieferhöhlenentzündung (Sinusitis maxillaris) links, die von einem Oberkiefermolaren ausgeht. Dieses Röntgenbild wird als **N**asenneben**h**öhlenaufnahme (NNH) bezeichnet.

Im Röntgenbild ist es als **apikale Aufhellung** zu erkennen.

Das apikale Granulom kann als **chronischer Entzündungsherd** eine Fernwirkung haben und verschiedene, oft zunächst unklare Krankheiten verursachen. Man spricht auch von einem **Fokus** (focus lat. – Herd), von dem eine Fokalinfektion (Herderkrankung) ausgeht. Dabei kann es zu einer Streuung von Bakterien sowie ihren Stoffwechsel- und Abbauprodukten über den Blutweg kommen. Als Fokus kommen dabei nicht nur apikale Granulome, sondern auch chronische Mandelentzündungen, Nasennebenhöhlenentzündungen und andere Entzündungsherde bei den inneren Organen in Frage.

Typische von einem Fokus ausgehende Erkrankungen sind rheumatische Gelenkentzündungen, Entzündungen im Bereich des Herzens, Nervenentzündungen und Nierenentzündungen.

Die Therapie besteht in der Sanierung des chronischen Entzündungsherdes. Man kann jedoch vor der Behandlung nicht mit Sicherheit sagen, ob eine bestimmte Allgemeinerkrankung auch tatsächlich von diesem chronischen Entzündungsherd ausgeht!

Aus einem apikalen Granulom kann sich weiterhin auch eine **radikuläre Zyste** entwickeln. Dabei wird von Epithelzellen ein Hohlraum gebildet, dessen Inhalt sich verflüssigt. Dieser Hohlraum kann sich ballonartig vergrößern und so eine Zyste (gutartige Hohlgeschwulst) bilden. Da diese Zyste von der Wurzel (Radix) ausgeht, spricht man hier von einer radikulären Zyste.

Zysten können auch andere Ursachen haben. So können sie ebenfalls vom Zahnkeimgewebe (Zahnsack) ausgehen. Man nennt sie dann **follikuläre Zysten** (folliculus lat. – kleiner Sack).

Zysten wachsen sehr langsam und verursachen in der Regel keine Schmerzen. Häufig werden sie nur durch Zufall bei einer Röntgenuntersuchung festgestellt. Radikuläre Zysten können nur von pulpentoten Zähnen ausgehen!

In manchen Fällen kann von einem apikalen Granulom auch eine chronische **Fistel** ausgehen. Dabei entwickelt sich meistens ein strangförmiger Fistelgang von der Wurzelspitze zum Vestibulum, wo man dann ein kleines Fistelmaul erkennen kann. In seltenen Fällen verläuft die Fistel nach außen (extraoral). Das Fistelmaul liegt dann meistens seitlich vom Unterkiefer im Bereich der Molaren.

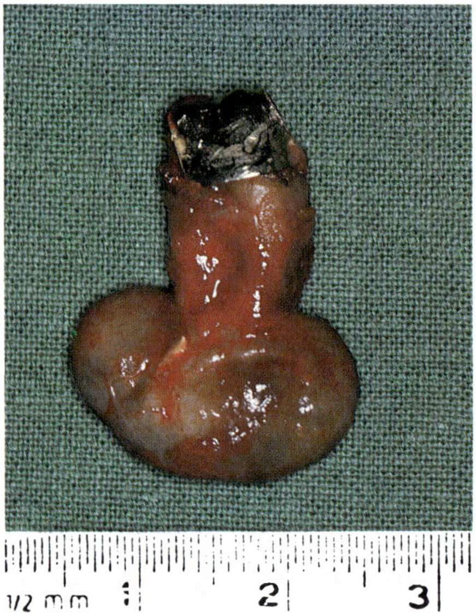

Abb. 5.35: Extrahierter Zahn mit radikulärer Zyste.

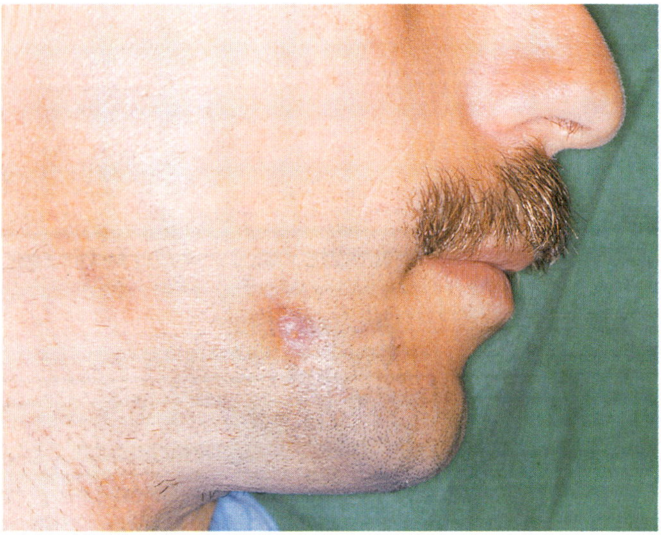

Abb. 5.36: Chronische Fistel im Bereich des Unterkiefers, die von einem tief zerstörten Zahn 46 ausgeht.

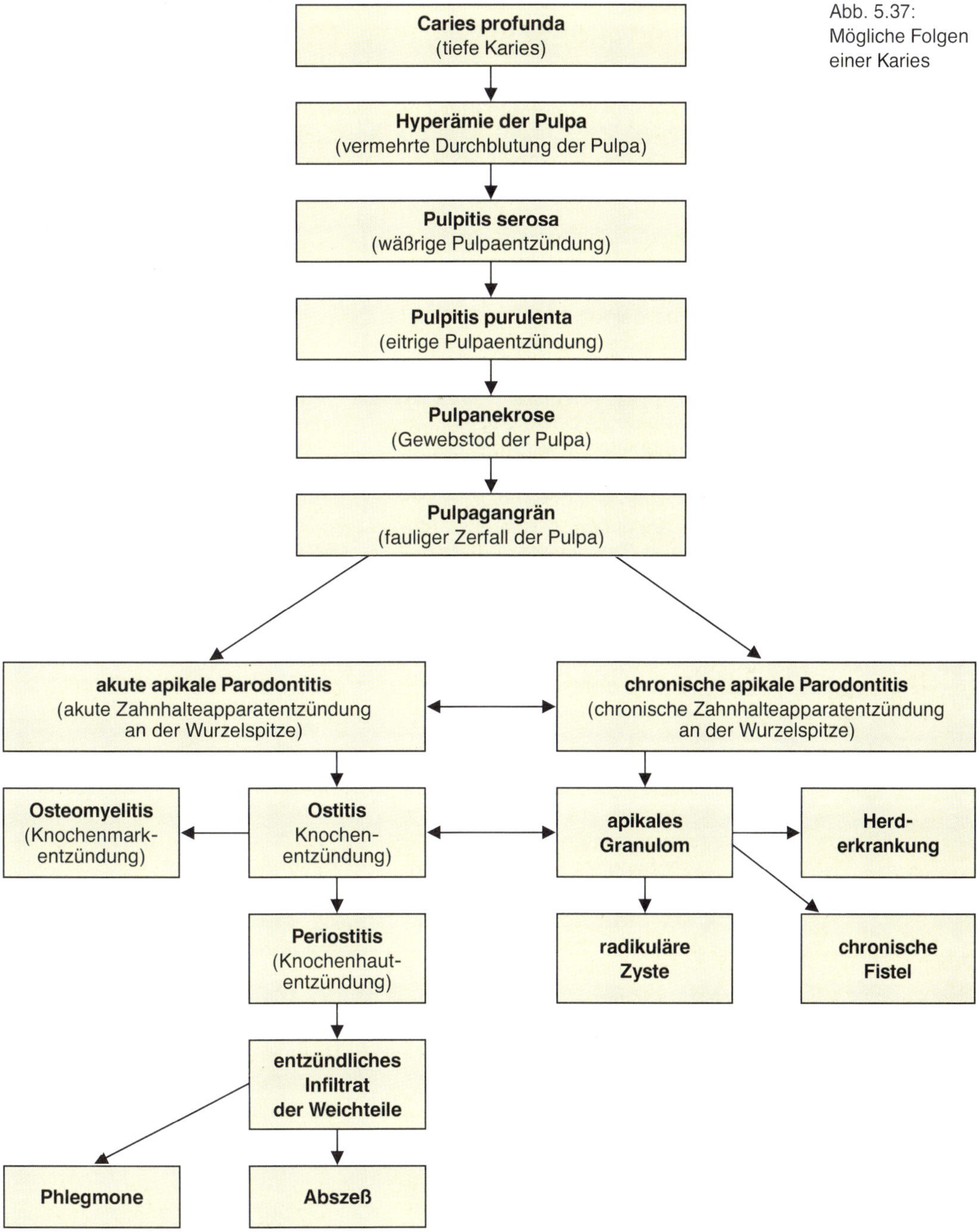

Abb. 5.37:
Mögliche Folgen einer Karies

5.5 Erkrankungen des marginalen Parodontiums (marginale Parodontopathien)

5.5.1 Einführung

Karies und Zahnhalteapparaterkrankungen (Parodontalerkrankungen) sind die häufigsten Ursachen für einen Zahnverlust. Dabei gehen etwa ab dem 35. Lebensjahr durchschnittlich mehr Zähne durch Parodontalerkrankungen als durch Karies verloren!

Die Lehre vom Zahnhalteapparat (Parodontium) und seinen Krankheiten wird als **Parodontologie** bezeichnet (para gr. — neben, um; odontos gr. — Zahn; logos gr. — Lehre).

Als übergeordnete Bezeichnung für alle Parodontalerkrankungen wird der Begriff **Parodontopathie** verwendet (pathos gr. — Leiden). Da man sich dabei in der Regel auf die Erkrankungen beschränkt, die vom marginalen Zahnfleischrand ausgehen, spricht man genauer von den **marginalen Parodontopathien.**

Im Gegensatz zur Karies können die Parodontalerkrankungen über einen langen Zeitraum ohne auffällige Symptome fortschreiten, so daß viele Patienten den Zahnarzt erst im fortgeschrittenen Stadium aufsuchen. Es ist daher wichtig, die Patienten nicht nur zur Kariesvorbeugung, sondern auch zur Vorbeugung von Parodontalerkrankungen anzuhalten.

Der von Laien benutzte Begriff **Parodontose** ist in den meisten Fällen falsch, da es sich in der überwiegenden Mehrzahl der Fälle um eine Zahnhalteapparatentzündung, also eine **Parodontitis** handelt. Die reine Parodontose ist dagegen eine relativ seltene Erkrankung. Es kommt dabei ohne Entzündung und somit ohne Bildung von Zahnfleischtaschen zu einem Schwund des Zahnhalteapparates.

Bei den **Ursachen** der Parodontalerkrankungen kann man 3 Komplexe unterscheiden:

- **lokale Ursachen,** die am Zahnfleischrand angreifen und von dort in die Tiefe fortschreiten können
- **funktionelle Ursachen,** die vor allem im Bereich der Wurzelhaut (Desmodont) und des Alveolarknochens angreifen
- **innere Ursachen,** die Einfluß auf die Abwehrkraft des Körpers haben und somit die Reaktionen auf lokale oder funktionelle Störungen bestimmen.

5.5.2 Einteilung der marginalen Parodontopathien

Die marginalen Parodontopathien werden nach der Empfehlung der Deutschen Gesellschaft für Parodontologie von 1988 in 5 Gruppen eingeteilt:

1. Entzündliche Formen
   - Gingivitis
   - marginale Parodontitis
2. Gingiva- und Parodontalveränderungen bei Allgemeinerkrankungen (= gingivo-parodontale Manifestationen systemischer Erkrankungen)
3. Formen mit vermehrter Gewebsbildung (= hyperplastische Formen)
   - Gingivahyperplasie
   - Epulis
4. Verletzungsbedingte Formen (= traumatogene Formen)
   - Verletzungen der Gingiva
   - Verletzungen des Desmodonts
5. Schwundformen (= involutive Formen)
   - Rezession
   - Alveolaratrophie.

5.5.3 Entzündliche Parodontalerkrankungen

Gingivitis — Zahnfleischentzündung ohne Zahnfleischtaschen und ohne Knochenabbau

marginale Parodontitis — Entzündung des marginalen Parodontiums mit Zahnfleischtaschen und Knochenabbau

Die Gingivitis und marginale Parodontitis werden durch bakterielle Beläge (Plaques) verursacht. Funktionsstörungen im Kausystem (funktionelle Ursachen) und

Störungen im allgemeinen Stoffwechsel (innere Ursachen) beeinflussen den Krankheitsverlauf.
Die Zahnbeläge (Plaques) haben somit sowohl für die Kariesentstehung als auch die Entstehung der entzündlichen Parodontalerkrankungen eine zentrale Bedeutung. Plaques sind nichts anderes als besiedelte Bakterienkolonien, die verschiedene Speichelbestandteile und Stoffwechselprodukte enthalten. Sie haften fest an der Zahnoberfläche und sind nur mit einer Zahnbürste oder anderen Instrumenten zu entfernen. Mit einem Wasserstrahl können sie nicht abgespült werden.

Von den Plaques gehen Toxine (Giftstoffe), Enzyme und Antigene aus und wirken auf das Zahnfleisch ein. Die Gingiva reagiert mit einer Entzündung **(Gingivitis)**, die reversibel (rückführbar) ist, wenn man die Zahnbeläge gründlich entfernt. Die Gingivitis kann dann ohne bleibende Folgen ausheilen.
Werden die bakteriellen Beläge jedoch nicht entfernt, so kann die Entzündung in die Tiefe fortschreiten und es kommt zu einer **marginalen Parodontitis.** Sie ist durch die Bildung von Zahnfleischtaschen mit einem Knochenabbau gekennzeichnet.

Abb. 5.38: Zentrale Bedeutung der Plaquebildung für Karies- und Parodontalerkrankungen.

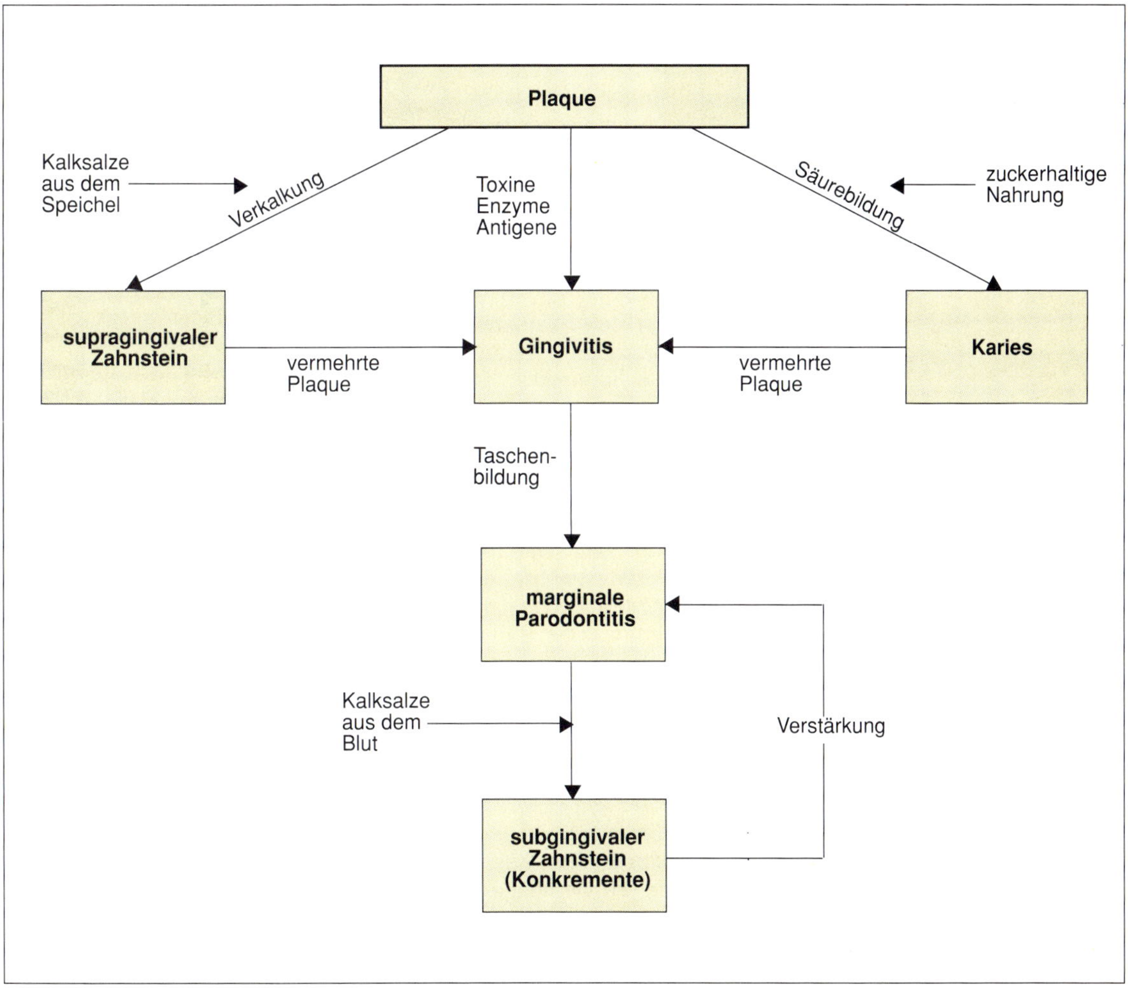

Durch Einlagerung von Kalksalzen können die Plaques verkalken. Kalksalze aus dem Speichel führen dabei zu **supragingivalem Zahnstein.** Kalksalze aus dem Blut können zur Verkalkung der Plaques in den Zahnfleischtaschen führen und dort **subgingivalen Zahnstein (Konkremente)** bilden.

Zahnstein ist verkalkte Plaque. Ohne Plaque entsteht kein Zahnstein!

Die Konkremente in den Zahnfleischtaschen verstärken die marginale Parodontitis, so daß der Abbau des Zahnhalteapparates beschleunigt wird. Auch bei guter Zahnpflege ist in diesem Stadium ohne weitere Therapie keine Ausheilung der Parodontitis zu erreichen. Die Zahnstein- und Konkremententfernung ist daher eine wesentliche Voraussetzung für eine systematische Parodontalbehandlung. Gleichzeitig müssen alle überstehenden Füllungs- und Kronenränder beseitigt werden, da sie das Parodontium mechanisch reizen und eine Plaquebildung fördern.
Die zentrale Bedeutung der Plaquebildung für Karies und Parodontalerkrankungen ist in Abb. 5.38 dargestellt. Es hängt dabei von der Menge der gebildeten Säure durch die Bakterien einerseits und den Gehalt an Kalksalzen im Speichel andererseits ab, ob es zu einer **Verkalkung der Plaque (Zahnsteinbildung)** oder einer **Entkalkung des Zahnes (Karies)** kommt. Da Zahnsteinbildung und Kariesentstehung entgegengesetzte Vorgänge sind, findet man unter Zahnstein in der Regel keine Karies. Unter dem Zahnstein können somit gesunde kariesfreie Zähne sein, deren Parodontium jedoch durch den Zahnstein angegriffen ist.

Zu den **lokalen Ursachen** von Gingivitis und marginaler Parodontitis gehören in erster Linie die bakteriellen Beläge. Zahnfehlstellungen im Kiefer, wie Drehungen, Kippungen oder Schachtelstellungen, können die Plaquebildung dabei begünstigen. Weitere lokale Ursachen für Entzündungen sind überstehende Füllungs- und Kronenränder, Randspalten und rauhe Oberflächen bei Füllungen und Kronen sowie zu tief liegende Prothesenklammern und abgesunkene Prothesensättel.

Funktionelle Störungen können die lokalen Ursachen verstärken. Unter funktionellen Störungen versteht man vor allem Okklusions- und Artikulationsstörungen, wie Frühkontakte beim Zusammenbeißen, Gleithindernisse bei den Kaubewegungen und einen tiefen Biß. Psychische Spannungszustände können die Funktionsstörungen dabei verstärken, in schweren Fällen sogar allein verursachen.
Als Folge funktioneller Störungen können die Zähne über-, unter- oder fehlbelastet werden. Diese ständige falsche Belastung kann zu einer Lockerung der Zähne führen. Besonders gefährlich sind dabei kippende Krafteinwirkungen, wodurch es zu Zahnwanderungen kommen kann. Besonders auffällig können sogenannte **Parafunktionen** wie Knirschen und Pressen sein, die unbewußt zu Überbelastungen der Zähne führen.
Die funktionellen Störungen verursachen alleine keine Gingivitis oder marginale Parodontitis. Sie können diese Erkrankungen jedoch beschleunigen, da die Entzündungen durch die abnormen Belastungen schneller in die Tiefe fortschreiten können.

Innere Faktoren wie Stoffwechselstörungen, Blutkrankheiten, allergische Reaktionen und durch Fehlernährung bedingte Erkrankungen können die Ausprägung der entzündlichen Parodontalerkrankungen wesentlich verstärken. Die inneren Faktoren senken dabei die Widerstandskraft des Körpers und erhöhen somit die Anfälligkeit des Parodontiums gegenüber den von außen kommenden Krankheitserregern.

Gingivitis — Zahnfleischentzündung (ohne Zahnfleischtaschen, ohne Knochenabbau)

Symptome: Rötung, Schwellung, Blutung nach Sondierung des Zahnfleischsulkus, verstärkte Flüssigkeitsabsonderung aus dem Zahnfleischsulkus, eventuell Ulkusbildung (Geschwürbildung), Pseudotaschen.

Formen:

- **akute Gingivitis:** akute Entzündung der Gingiva mit Rötung, Schwellung und erhöhter Flüssigkeitsabsonderung aus dem Zahnfleischsulkus. In den meisten Fällen sind bakterielle Beläge die Ursache. Werden diese Beläge nicht entfernt, so geht die akute Gingivitis in wenigen Tagen in eine chronische Gingivitis über.
- **akute nekrotisierende ulzeröse Gingivitis (ANUG):** meist schlagartig beginnende, sehr schmerzhafte Entzündung der Gingiva mit Nekrosen (Gewebstod) und Ulkusbildung (Geschwürbildung) zunächst der interdentalen, später auch der übrigen Gingiva.
- **chronische Gingivitis:** langfristig verlaufende Gingivitis, die z. B. durch Zahnfehlstellungen oder Veränderungen im Hormonhaushalt (bei Pubertätsgingivitis, Schwangerschaftsgingivitis) verstärkt werden kann.

Marginale Parodontitis – Entzündung des Zahnhalteapparates mit fortschreitendem Verlust von Stützgewebe

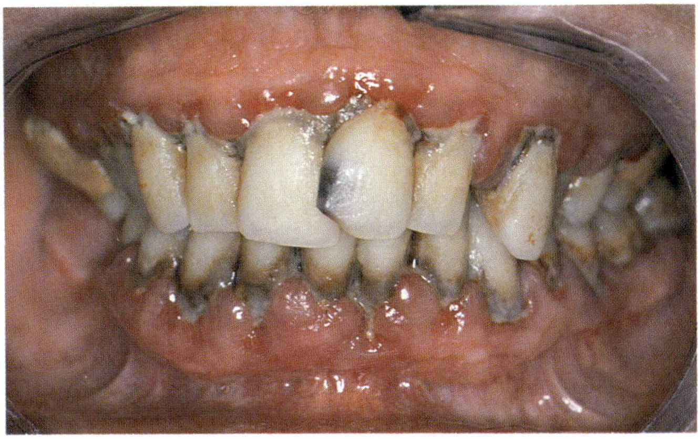

Abb. 5.39: Marginale Parodontitis

Symptome: alle Symptome der Gingivitis, zusätzlich Zahnfleischtaschen und Knochenabbau.
Spätsymptome sind erhöhte Zahnbeweglichkeit, Zahnwanderungen und Abszesse.

Formen:

- **Parodontitis marginalis superficialis:** Entzündung des Zahnhalteapparates mit Zahnfleischtaschen und Knochenabbau bis zu etwa 1/3 der Wurzellänge
- **Parodontitis marginalis profunda:** Entzündung des Zahnhalteapparates mit Zahnfleischtaschen und Knochenabbau von mehr als 1/3 der Wurzellänge oder mit Beteiligung der Bifurkation bzw. Trifurkation.

Abb. 5.40: Entzündliche Parodontalerkrankungen

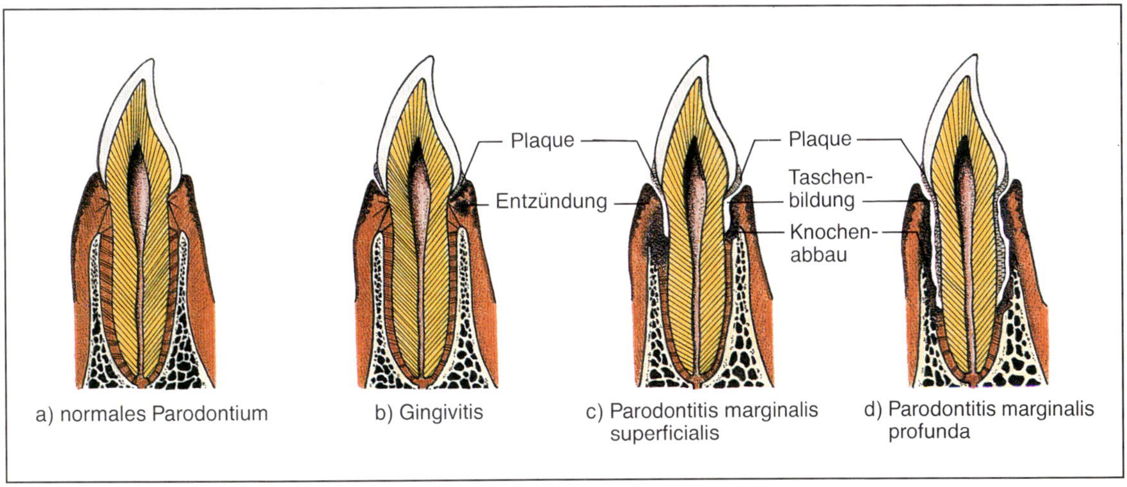

5.5.4 Gingiva- und Parodontalveränderungen bei Allgemeinerkrankungen

Bei einer großen Zahl von Allgemeinerkrankungen kann es auch zu krankhaften Veränderungen der Gingiva oder des Parodontiums kommen. Diese Veränderungen müssen von den durch bakterielle Zahnbeläge verursachten Entzündungen unterschieden werden. Da die Mundhygiene bei diesen Erkrankungen jedoch häufig beeinträchtigt ist, kommt es in vielen Fällen zusätzlich zur Bildung von Zahnbelägen mit nachfolgenden Entzündungen.
Beispiele:

- Stoffwechselerkrankungen: z. B. Diabetes mellitus Typ I sowie Ernährungsstörungen
- Blutkrankheiten: z. B. Mangel an weißen Blutkörperchen, Leukämie (bösartige Erkrankung der weißen Blutkörperchen)
- Hautkrankheiten: z. B. Lichen
- Viruskrankheiten: z. B. durch Herpesviren
- Erblich bedingte Erkrankungen: z. B. Down-Syndrom (Mongolismus).

Abb. 5.41: Gingivahyperplasie: Durch eine Verdikkung des Zahnfleisches entstehen Pseudotaschen, während der Epithelansatz an der Schmelz-Zement-Grenze im entzündungsfreien Stadium normal ist.

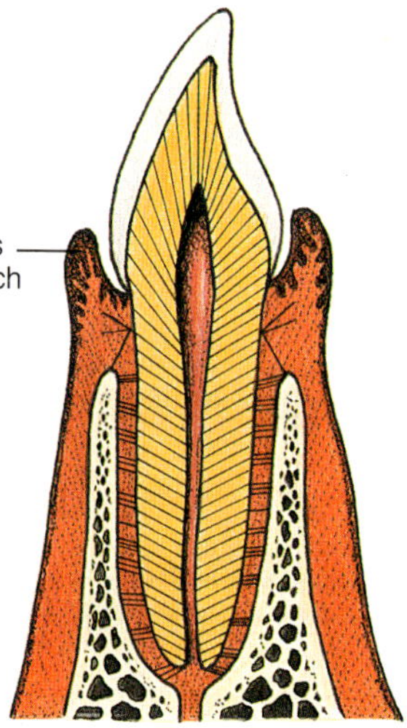

5.5.5 Parodontalerkrankungen mit vermehrter Gewebsbildung (Hyperplasie)

Gingivahyperplasie Bei einer Gingivahyperplasie kommt es generalisiert oder auf einzelne Zahngruppen begrenzt durch eine überschießende Bildung von faserigem Bindegewebe zu einer derben Verdickung der Gingiva. Diese Veränderung wird vor allem im Tuber- und Gaumenbereich der Molaren beobachtet.
Die verdickte Gingiva ist zunächst entzündungsfrei. Sie ist derb und hat eine normale blaßrosa Farbe. Weder bei Berührung noch bei Sondierung kommt es zu einer Blutung.
Durch die Gewebsvermehrung entstehen jedoch Pseudotaschen. Dabei ist das Desmodont nicht betroffen, so daß keine echten Taschen und kein Knochenabbau vorliegen. Die Mundhygiene ist durch die Pseudotaschen in vielen Fällen deutlich behindert, so daß es häufig zusätzlich zu einer Entzündung der Gingiva kommt.
Bestimmte Medikamente, wie sie z. B. bei der Behandlung von zentralen Anfallsleiden (Epilepsie) verwendet werden, können eine Gingivahyperplasie auslösen.

Epulis Bei einer Epulis liegt eine knotenförmige Wucherung der Gingiva im Bereich eines Zahnes oder weniger benachbarter Zähne vor. Diese Wucherungen können dabei mit verschiedenen Tumoren verwechselt werden.
Eine Epulis geht in der Regel vom Parodontium eines Zahnes aus. Bei der Behandlung müssen manchmal auch die benachbarten Zähne entfernt werden.

5.5.6 Verletzungsbedingte Parodontalerkrankungen

Funktionelle Störungen, wie sie bereits in Abschnitt 5.5.3 beschrieben wurden, können chronische Verletzungen bewirken. Dabei ist insbesondere an horizontal einwirkende Kräfte zu denken, die zu Kippbewegungen des Zahnes führen (Abb. 5.42).

Weitere Verletzungsmöglichkeiten bestehen durch falsches Zähnebürsten (z. B. horizontales Schrubben), kieferorthopädische Behandlungen (insbesondere bei Zahnbewegungen nach vestibulär) sowie durch chemische Substanzen und extreme Temperatureinwirkungen.
Nach der Schädigung unterscheidet man reine Gingivaverletzungen von Verletzungen des Desmodonts. Typisches Symptom für eine Verletzung des Desmodonts ist die frühzeitige Zahnlockerung, die vor allem durch Okklusions- und Artikulationsstörungen entsteht.

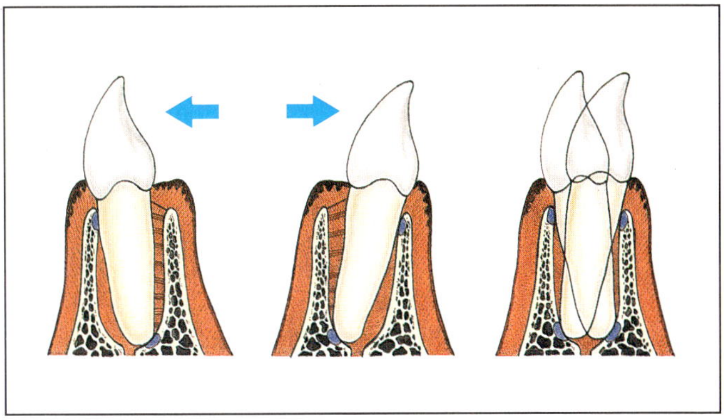

Abb. 5.42: Verletzung des Zahnhalteapparates durch horizontal einwirkende Kräfte, z. B. bei Okklusions- oder Artikulationsstörungen

5.5.7 Schwund (Atrophie) des Parodontiums

Bei einer Atrophie des Parodontiums liegt ein Schwund des Zahnhalteapparates ohne eine Entzündung vor. Sobald Entzündungszeichen zu erkennen sind, besteht entweder eine Gingivitis oder eine Parodontitis. Entsprechend sind reine Schwundformen des Parodontiums relativ selten.
Nach dem Vorkommen der Atrophie unterscheidet man parodontale Rezessionen und Alveolaratrophien.
Parodontale Rezessionen sind stets auf die vestibulären oder oralen Wurzelflächen der Zähne begrenzt. Dabei sind sie vestibulär häufiger als oral. Das Parodontium bildet sich ohne Entzündung zurück, so daß keine Taschen zu erkennen sind. Interdental liegen im wesentlichen keine Veränderungen vor. Die Gingiva kann wulstige Verdickungen aufweisen, die als McCall-Girlanden bezeichnet werden.

Bei einer **Alveolaratrophie** ist der Alveolarknochen einschließlich der Interdentalsepten ohne Entzündung zurückgegangen. Somit liegen die Wurzeloberflächen allseits frei. Der Knochen ist zurückgegangen, ohne daß Zahnfleischtaschen entstanden sind. Erst im fortgeschrittenen Stadium kommt es zu einer erhöhten Zahnbeweglichkeit. Die entzündungsfreie Alveolaratrophie wird auch als **Parodontose** bezeichnet.

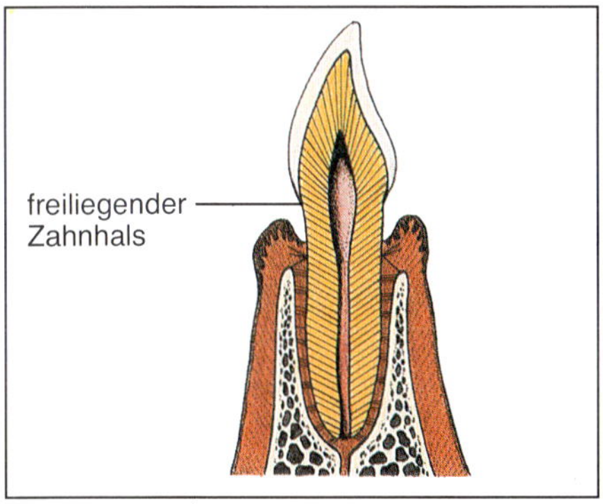

Abb. 5.43: Alveolaratrophie: Schwund des Alveolarknochens mit allseitig freiliegenden Wurzeloberflächen bei entzündungsfreier Gingiva ohne Taschenbildung

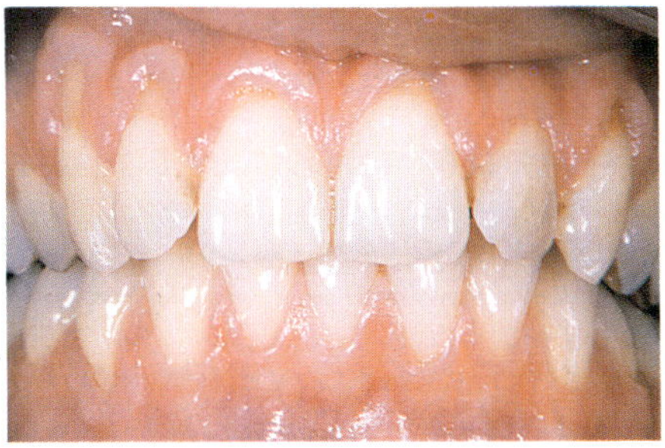

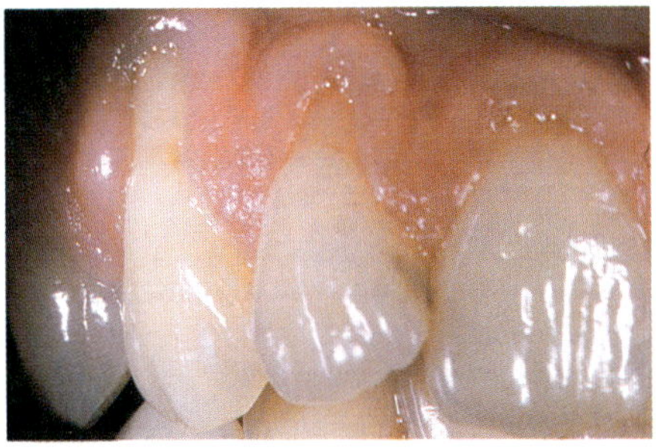

Abb. 5.44: Parodontale Rezessionen mit McCall-Girlanden im rechten Oberkiefer

5.6 Mundschleimhauterkrankungen

Die Mundhöhle ist als Eintrittspforte zum Verdauungs- und Atemtrakt tagtäglich vielen verschiedenen inneren und äußeren Reizen ausgesetzt. So wirken eine Vielzahl von Mikroorganismen und chemischen Substanzen sowie verschiedene mechanische Kräfte (z. B. beim Kauen) und teilweise recht unterschiedliche Temperaturen auf die Mundschleimhaut ein und können dort zu Erkrankungen führen. Für die Praxis spielen vor allem Infektionen, verschiedene gutartige und bösartige Tumoren sowie einige weitere Erkrankungen wie Aphthen, Prothesendruckstellen und Reaktionen der Mundschleimhaut auf Medikamente eine Rolle.

5.6.1 Infektionen

Bei einer Infektion dringen Mikroorganismen in den Körper ein und vermehren sich dort. Um Infektionen zu verhindern, muß der Körper daher im Bereich der Mundhöhle ständig von außen kommende Bakterien, Viren und Pilze abwehren. Eine wichtige Aufgabe haben dazu die beidseits zwischen den Gaumenbögen gelegenen Gaumenmandeln sowie die Rachen- und Zungenmandel.
Besonders leicht kann es am Übergang vom Zahn zum Zahnfleisch durch Mikroorganismen zu Entzündungen kommen. Die verschiedenen Formen einer Zahnfleischentzündung (Gingivitis) sind bereits in Kapitel 5.5 beschrieben worden. Kommt es allgemein zu einer Entzündung der Mundschleimhaut, so spricht man von einer **Stomatitis** (stoma gr. — Mund).

Gingivitis	— Zahnfleischentzündung
Stomatitis	— Entzündung der Mundschleimhaut

Bakterielle Infektionen Bakterielle Infektionen führen im allgemeinen zu unspezifischen Entzündungen mit den 5 klassischen Hauptsymptomen: Rötung, Wärme, Schwellung, Schmerzen und eingeschränkte Funktion. Die bakterielle Stomatitis kommt dabei häufig zusammen mit einer Gingivitis vor.
Einige Krankheitserreger führen zu spezifischen Gewebsveränderungen mit einem typischen Aufbau im mikroskopischen Bild. Diese Infektionskrankheiten werden deshalb auch als **spezifische Entzündungen** bezeichnet. Dazu gehören z. B. die Tuberkulose und die Geschlechtskrankheit Syphilis. Die Tuberkulose wird in der Regel vom Internisten und die Syphilis vom Dermatologen (Hautarzt) behandelt.

Viruserkrankungen Bei Viruserkrankungen dringen Viren in die Zellen des Körpers ein und vermehren sich dort. Im Bereich der Mundschleimhaut und der Lippen kommt es dabei besonders häufig durch Herpesviren zu Infektionen.
Beim **Herpes simplex** liegt in der Regel eine örtlich begrenzte Bläschenbildung vor. Nach anfänglichem Juckreiz und Spannungsgefühl entwickeln sich gruppenweise angeordnete Bläschen auf gerötetem Grund, die später eitrig eintrüben und zu Krusten eintrocknen können. Die Ausheilung erfolgt anschließend in der Regel ohne Narbenbildung. Die Entzündung kann häufig wiederkehren, wobei sie z. B. durch UV-Strahlen (Sonnenstrahlen) oder fieberhafte Erkrankungen ausgelöst wird.
Insgesamt unterscheidet man beim Herpes simplex zwei verschiedene Virusstämme. Stamm 1 liegt beim Herpes labialis im Bereich der Lippen, Stamm 2 beim Herpes genitalis im Bereich der Geschlechtsorgane vor.

Pilzerkrankungen (Mykosen) Pilze (mykes gr. — Pilz) führen im allgemeinen nur bei einer Abwehrschwäche zu einer Erkrankung der Mundschleimhaut.
Unter den verschiedenen Pilzerregern hat der Hefepilz Candida albicans die größte praktische Bedeutung. Die Erkrankung wird als **Candidose** bzw. **Soor** bezeichnet. Auf der Schleimhaut liegen dabei abwischbare weiße Beläge auf gerötetem Grund vor, so daß die Schleimhaut wie gezuckert aussieht.

5.6.2 Tumoren

Tumoren wurden bereits ausführlich in Kap. 5.2.3 beschrieben.
Während im weitesten Sinne jede örtliche Anschwellung von Gewebe ein Tumor (eine Geschwulst) ist, bezeichnet man im engeren Sinne nur Neubildungen als Tumor. Hauptmerkmal ist dabei das unkontrollierte selbständige (autonome) Wachstum.
Nach dem Verhalten unterscheidet man gutartige und bösartige Tumoren. Häufig gibt dabei bereits das klinische Bild Anhalte dafür, ob im Einzelfall ein gutartiger oder bösartiger Tumor vorliegt. Sicherheit gibt jedoch erst die feingewebliche Untersuchung beim Pathologen.
Die Entnahme einer Gewebeprobe wird als **Probeexzision (PE)** bezeichnet. Die Probeexzision gehört bei Verdacht auf einen bösartigen Tumor nicht mehr in die Hand des Zahnarztes, sondern des zuständigen Mund-Kiefer-Gesichtschirurgen.
Zur **Früherkennung** eines bösartigen Tumors in der Mundhöhle ist es wichtig, so frühzeitig wie möglich bei jeder nicht eindeutig erklärbaren Schleimhautveränderung überhaupt an das Vorliegen eines bösartigen Tumors zu denken!

Heilt ein **Ulkus** (Gewebedefekt, der über die Haut oder Schleimhaut hinaus in die Tiefe reicht) nach Ausschaltung möglicher lokaler Ursachen nicht innerhalb von **zwei Wochen** ab oder kommt es in dieser Zeit sogar zu einer Gewebsvermehrung, so ist der Patient wegen Krebsverdacht zu überweisen!

Eine besondere Bedeutung zur Früherkennung hat die **Leukoplakie** (leukos gr. — weiß; plakos gr. — Platte). Dies ist ein weißer, nicht abwischbarer Fleck der Schleimhaut, der keiner anderen Krankheit zugeordnet werden kann.
Eine Leukoplakie kann eine **Krebsvorstufe (Präkanzerose)** sein. Dabei ist jedoch längst nicht jede Leukoplakie eine Präkanzerose. Verdächtige Schleimhautveränderungen müssen aber auf jeden Fall feingeweblich untersucht werden!

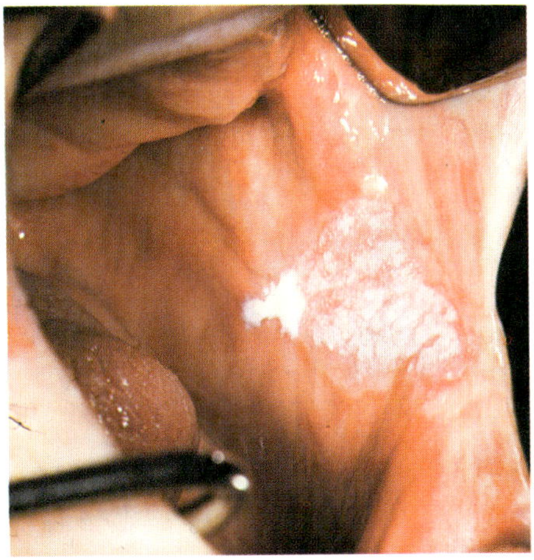

Abb. 5.45: Leukoplakie im Bereich der Wangenschleimhaut

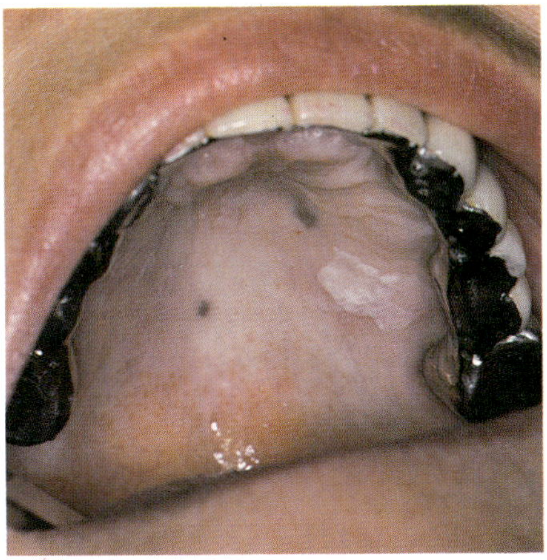

Abb. 5.46: Leukoplakie im Bereich des Gaumens

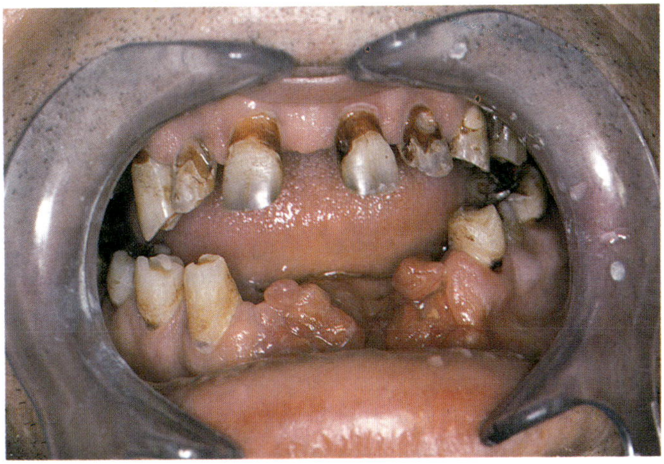

Abb. 5.47: Karzinom im Bereich des Alveolarfortsatzes im Unterkiefer

5.6.3 Weitere Mundschleimhauterkrankungen

Aphthen Aphthen sind entzündliche Schleimhautveränderungen mit einem oberflächlichen Schleimhautdefekt (Erosion). Es sind meist etwa linsengroße, rundliche, deutlich gerötete Schleimhautdefekte mit einem festhaftenden weißen Belag. Sie können sehr schmerzhaft sein und zu Lymphknotenschwellungen vor allem im Kieferwinkelbereich führen.

Aphthen treten als Begleitsymptom bei Allgemeinerkrankungen sowie gehäuft bei körperlicher Abwehrschwäche, vor allem bei Verdauungs- und Menstruationsstörungen auf. Sie sind nicht infektiös und heilen ohne Folgen ab.

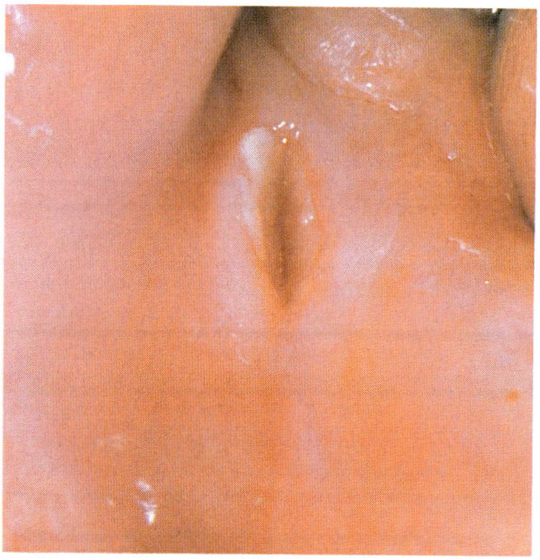

Abb. 5.48: Prothesendruckstelle im Vestibulum des Unterkiefers rechts

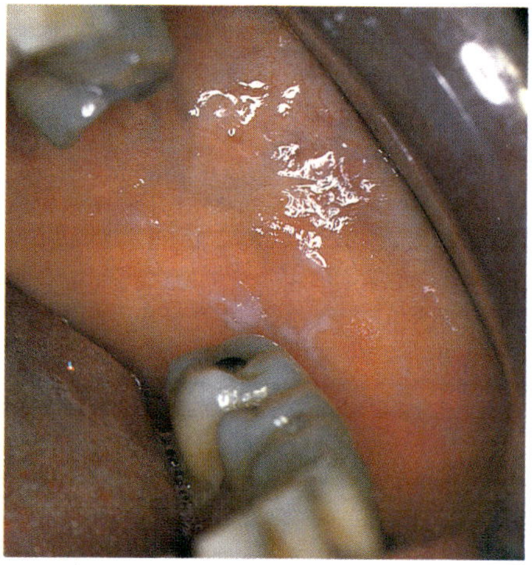

Abb. 5.49: Lichen der Mundschleimhaut auf der Wangeninnenseite

Druckstellen Eine ständige auf die Schleimhaut einwirkende Druckbelastung kann zu einer schmerzhaften Druckstelle führen. Dabei kann ein örtlicher Gewebedefekt bis unter die Schleimhaut entstehen, der als **Ulkus (Geschwür)** bezeichnet wird.

Druckstellen kommen vor allem bei neu eingegliederten Prothesen und kieferorthopädischen Apparaturen vor. Sobald der auslösende mechanische Reiz beseitigt wird (z. B. durch Ausschleifen der störenden Stelle auf der Prothesenunterseite), heilt das Ulkus in der Regel rasch ab.

Rhagaden (Schrunden) Rhagaden sind kleine, oft sehr schmerzhafte spaltförmige Einrisse der Haut. Sie kommen bei Schnupfen am Naseneingang und als sogenannte Faulecken am Mundwinkel vor. Dabei können sie sehr hartnäckig sein, da die Schrunden beim Mundöffnen immer wieder einreißen und somit nicht abheilen können.

Als Ursache kommen unter anderem ein abgesunkener Biß bei Zahnlosigkeit und verschiedene innere Krankheiten in Frage. So tritt bei einem Diabetes mellitus häufig eine Pilzinfektion im Bereich der Mundwinkel mit dem Erreger Candida albicans auf, eine sogenannte **Candidose** bzw. **Soor.**

Lichen ruber planus Der Lichen ruber planus (flache Knötchenflechte) ist eine Hautkrankheit vor allem im Bereich der Beugeseiten der Arme und Beine, an den Handgelenken, den Unterschenkeln sowie im Bereich der Genitale und der Mundschleimhaut. Diese Erkrankung unbekannter Ursache liegt zu etwa 30 % aller Fälle ausschließlich in der Mundhöhle vor.

Für den Lichen sind netzförmige, milchige Streifen auf der Wangeninnenseite typisch. Teilweise ist ein Lichen jedoch nur schwer von einer Leukoplakie abzugrenzen.

Schleimhautreaktionen auf Arzneimittel Medikamente können sowohl direkt bei örtlicher Anwendung als auch indirekt nach Einnahme über den Magen-Darm-Trakt oder nach Injektionen zu Mundschleimhautveränderungen führen.
So können manche ätzende Medikamente bei längerem Verweilen in der Mundhöhle die Schleimhaut direkt schädigen. Dies kann z. B. bei manchen Schmerztabletten geschehen, wenn sie entgegen der Gebrauchsanweisung in die Umschlagfalte gelegt werden.
Von diesen lokalen Verätzungen durch falsche Anwendung sind sorgfältig die Nebenwirkungen verschiedener Medikamente bei regelrechter Einnahme zu unterscheiden. So kann es bei Antibiotika zu einer Störung des Gleichgewichts der Mikroorganismen in der Mundhöhle kommen, wodurch Pilzinfektionen begünstigt werden.
Eine der bekanntesten Medikamentennebenwirkungen auf das Zahnfleisch ist die Gingivahyperplasie durch verschiedene Medikamente zur Behandlung von zentralen Anfallsleiden (Epilepsie) und verschiedenen Nervenerkrankungen.
Durch **Überempfindlichkeit (Allergie)** auf ein Medikament kann es schließlich auch zu Schleimhautentzündungen mit teilweise massiven Schwellungen sowie deutlicher Rötung kommen. In schweren Fällen können Blasen oder Geschwüre entstehen. Zusätzliche Symptome können unter anderem Schleimhautbrennen, Hitzegefühl und Geschmacksstörungen sein.

5.7 Zahn- und Kieferanomalien

5.7.1 Einführung

Es gibt eine Fülle von Zahn- und Kieferanomalien. Dazu gehören Abweichungen der:
- Zähne in Zahl, Form, Größe, Struktur und Stellung
- Okklusion
- Form und Stellung der Kiefer
- Lage des Gebisses zum Schädel.

Liegt ein regelrechtes Kauorgan vor, das anatomisch wohlgeformt und funktionell einwandfrei ist, so spricht man von **Eugnathie** (eu gr. – gut; gnathos gr. – Kiefer). Abweichungen von diesem Idealzustand werden als **Dysgnathie** (dys gr. – Vorsilbe für eine Störung) bezeichnet.

Eugnathie	– regelrechtes, wohlgeformtes und funktionell einwandfreies Kauorgan (regelrechtes Gebiß)
Dysgnathie	– Fehlentwicklung des Kauorgans (Gebißfehlentwicklung)

Um die verschiedenen Stellungsanomalien exakt beschreiben zu können, orientiert man sich an den 3 Raumebenen in sagittaler, transversaler und senkrechter Richtung (siehe Abb. 4.2). Vorbeugung, Erkennung und Behandlung von Zahn- und Kieferstellungsabweichungen sind Aufgaben der **Kieferorthopädie** (siehe Kap. 12).

5.7.2 Zahnanomalien

Zahnzahlabweichungen

Es ist sowohl eine Zahnüberzahl als auch Zahnunterzahl möglich.
Zahnüberzahl Eine Zahnüberzahl kann durch eine zusätzliche Zahnanlage entstehen. Hinter den Weisheitszähnen gelegene überzählige Zähne werden dabei als **Distomolaren** bezeichnet. Ein überzähliger, zwischen den mittleren Schneidezähnen gelegener Zahn wird **Mesiodens** genannt. Allgemein wird eine Zahnüberzahl als **Hyperdontie** bezeichnet.

Eine überzählige Zahnanlage kann jedoch auch vorgetäuscht werden, wenn sich ein Milchzahn noch im Mund befindet, während der nachfolgende bleibende Zahn schon durchgebrochen ist. Der Verbleib eines Milchzahnes über die Zeit des normalen Zahnwechsels hinaus, wird als **Persistenz** bezeichnet.

Zahnunterzahl Eine Zahnunterzahl entsteht, wenn ein Zahn nicht angelegt ist. Eine Nichtanlage wird allgemein als **Aplasie** bezeichnet.
Eine Nichtanlage kann jedoch auch vorgetäuscht werden, wenn Zähne verspätet oder gar nicht durchbrechen. Um eine Aplasie zweifelsfrei feststellen zu können, muß daher stets ein Röntgenbild gemacht werden.
Fehlen einzelne Zähne, so wird diese Zahnunterzahl auch als **Hypodontie** bezeichnet. Eine völlige Zahnlosigkeit durch Nichtanlage aller Zähne wird **Anodontie** genannt.

Zahnformabweichungen

Es gibt vielfältige Abweichungen von der normalen Zahnform. So kommen unter anderem Verkümmerungsformen, Zahnverschmelzungen und verschiedene Formabweichungen durch Entzündungen oder schädigende Medikamente vor.
Weiterhin kann ebenfalls eine unvollkommene Schmelzbildung **(Schmelzhypoplasie)** oder Dentinbildung **(Dentinhypoplasie)** zu Abweichungen der Zahnform führen.

Abb. 5.50: Schmelzhypoplasie

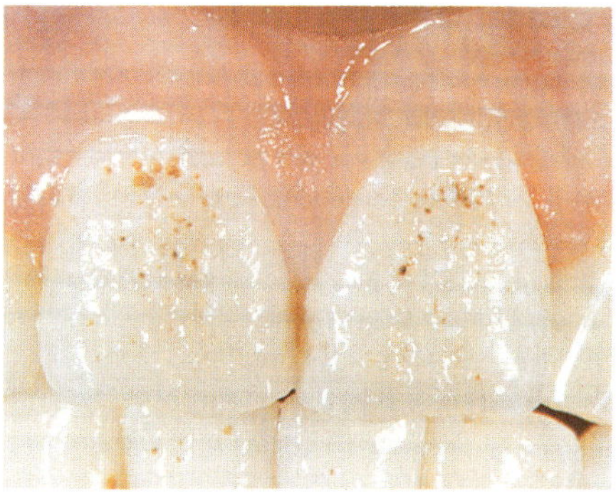

Störungen des Zahndurchbruches

Bleibt ein Zahn über seine normale Durchbruchszeit hinaus im Kiefer, so spricht man von einer **Retention.** Als Ursache kommen unter anderem Platzmangel, Zahnverlagerung, Überzahl von Zähnen, Zysten, verletzungsbedingte Schädigungen sowie eine Spätentwicklung in Frage. Retinierte Zähne sind dabei oft verlagert.
Insbesondere bei unteren Weisheitszähnen kommt es häufig aufgrund eines Platzmangels zu einem erschwerten Zahndurchbruch **(Dentitio difficilis).** Dabei können heftige Schmerzen bei einem bereits zum Teil durchgebrochenen Zahn durch eine Schlupfwinkelinfektion zwischen Zahn und Schleimhaut entstehen. Eine Dentitio difficilis kann dabei auch zu einem Abszeß führen.
Ist ein Zahn nur zum Teil durchgebrochen, jedoch am weiteren Zahndurchbruch gehindert, so spricht man auch von einem **teilretinierten** Zahn.

Zahnstellungsabweichungen

Zähne können gedreht, gekippt oder im ganzen an einem falschen Platz stehen.
Dabei unterscheidet man:

Mesialstand:	Zahn steht mesial vom richtigen Platz
Distalstand:	Zahn steht distal vom richtigen Platz
Labialstand:	Zahn steht labial vom richtigen Platz
Bukkalstand:	Zahn steht bukkal vom richtigen Platz
Lingualstand:	Zahn steht lingual vom richtigen Platz
Palatinalstand:	Zahn steht palatinal vom richtigen Platz.

Stehen die Frontzähne insgesamt zu weit nach vorne, so spricht man von einer **Protrusion.** Den umgekehrten Fall mit zurückstehenden Frontzähnen nennt man **Retrusion.**
Eine Lückenbildung zwischen einzelnen Zähnen bezeichnet man als **Diastema** (diastema gr. — Zwischenraum, Abstand). Zwischen den mittleren Schneidezähnen

kann ein Diastema durch eine Überentwicklung des Lippenbändchens entstehen.
Zahnstellungsabweichungen werden häufig durch einen **frühzeitigen Zahnverlust** verursacht. Dabei ist nicht nur auf den Erhalt der bleibenden Zähne, sondern auch der Milchzähne bis zum Zahnwechsel zu achten, da die Milchzähne eine wichtige Platzhalterfunktion für die bleibenden Zähne haben. So besteht bei einem frühzeitigen Verlust der Milchmolaren die Gefahr, daß der bleibende 6-Jahres-Molar zu weit mesial durchbricht. In der Folge kommt es zu einem Platzmangel für die nachfolgenden Prämolaren und den bleibenden Eckzahn.

5.7.3 Okklusionsanomalien

Bei **regelrechter Okklusion** stimmen die Mittellinien des oberen und unteren Zahnbogens im Frontzahnbereich überein. Die Schneidekanten der oberen Frontzähne überdecken die Schneidekanten der unteren Frontzähne geringgradig, so daß ein leichter Scherenbiß entsteht. Im Seitenzahnbereich ragt die Spitze des oberen Eckzahns zwischen den unteren Eckzahn und den ersten Prämolaren. Der mesiobukkale Höcker des ersten Molaren im Oberkiefer greift in die mesio-bukkale Fissur des ersten unteren Molaren. Diese regelrechte Verzahnung wird auch als **Neutralbiß** bezeichnet.

Abb. 5.51: Mögliche Folgen des Verlustes von Zahn 46

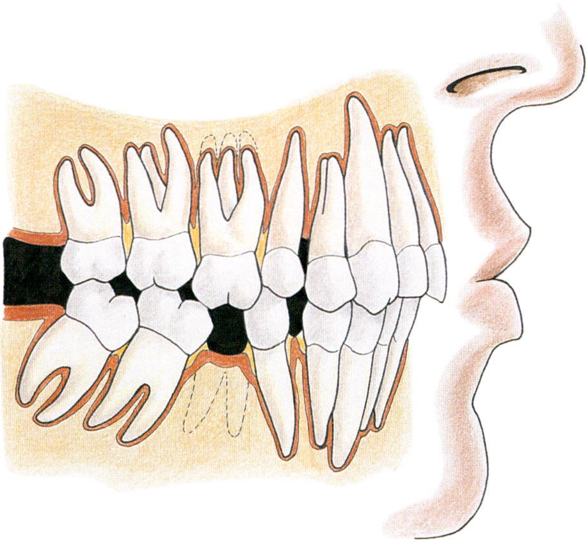

Die Zähne 45 und 47 sind in die Lücke gekippt, während der Zahn 16 durch fehlenden Antagonistenkontakt verlängert (elongiert) ist.

Beim **Mesialbiß** haben die Unterkieferzähne weiter mesial Kontakt mit den Oberkieferzähnen als beim Neutralbiß.

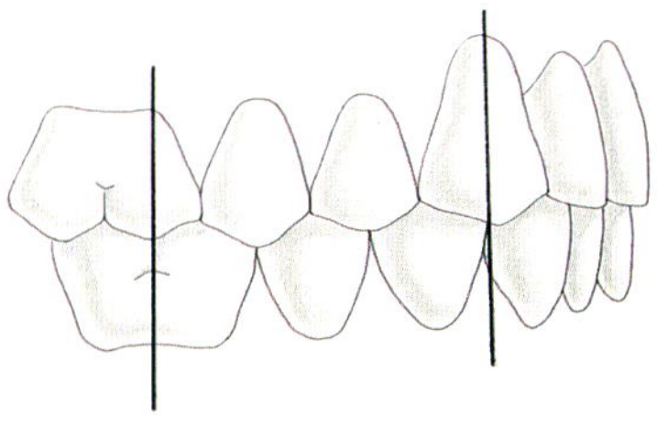

Neutralbiß

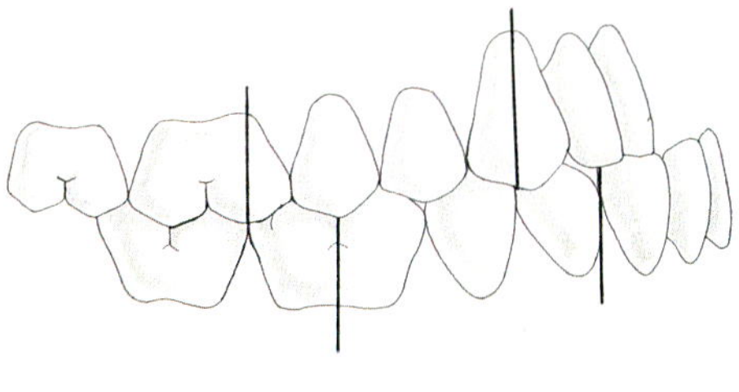

Mesialbiß

Beim **Distalbiß** haben die Unterkieferzähne weiter distal Kontakt mit den Oberkieferzähnen als beim Neutralbiß.

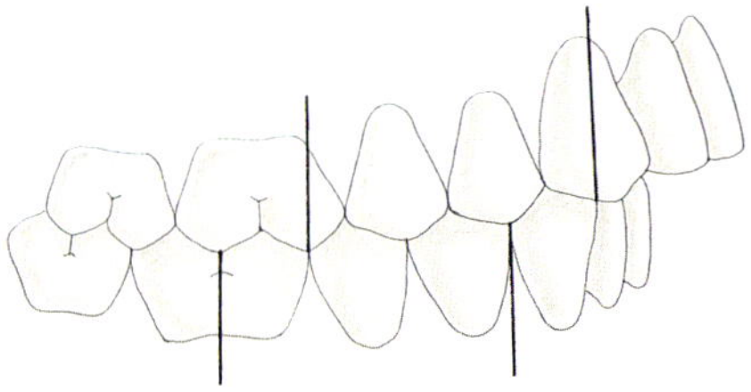

Distalbiß

Bei einem **tiefen Biß** überragen die oberen Schneidezähne die unteren bei geschlossener Zahnreihe um mehr als 2 mm.

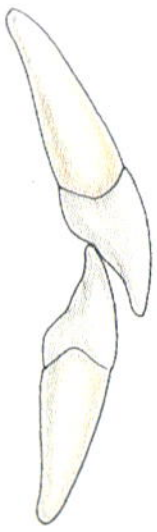

Tiefer Biß

Beim **Kopfbiß** beißen die Schneidekanten der Frontzähne bzw. Höcker der Seitenzähne aufeinander. Während der Kopfbiß im Bereich der Schneidezähne noch als regelrechte Verzahnung gilt, trifft dies im Seitenzahnbereich nicht zu. Dort findet man normalerweise eine Höcker-Fissuren-Verzahnung.

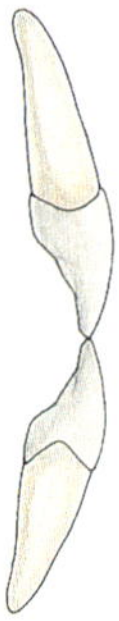

Kopfbiß

Beim **offenen Biß** klafft in Schlußbißstellung ein Spalt zwischen der oberen und unteren Zahnreihe. Man unterscheidet dabei zwischen einem frontal offenen Biß und seitlich offenen Biß.
Eine mögliche Ursache für einen offenen Biß ist eine Verformung der Kiefer bei **Rachitis,** einer Knochenerweichung durch Kalkmangel im Kindesalter, vor allem durch Mangel an Vitamin D.

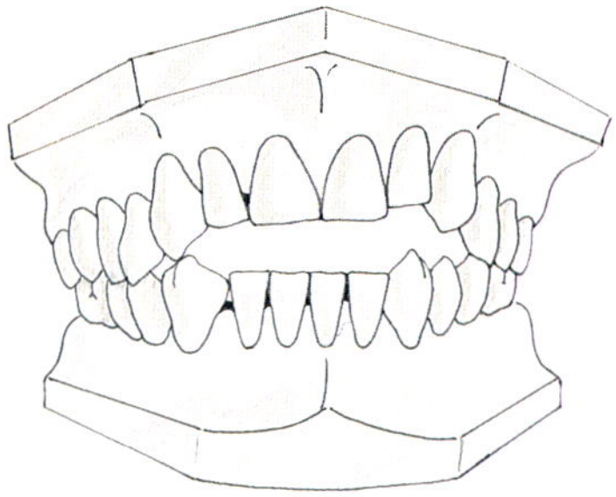

Frontal offener Biß

Beim **Kreuzbiß** kreuzen sich die untere und obere Zahnreihe. Dabei unterscheidet man einen frontalen und seitlichen Kreuzbiß.
Frontaler Kreuzbiß: In Schlußbißstellung stehen die unteren Schneidezähne vor den oberen.
Seitlicher Kreuzbiß: In Schlußbißstellung stehen die bukkalen Höcker der unteren Seitenzähne weiter bukkal als die oberen.

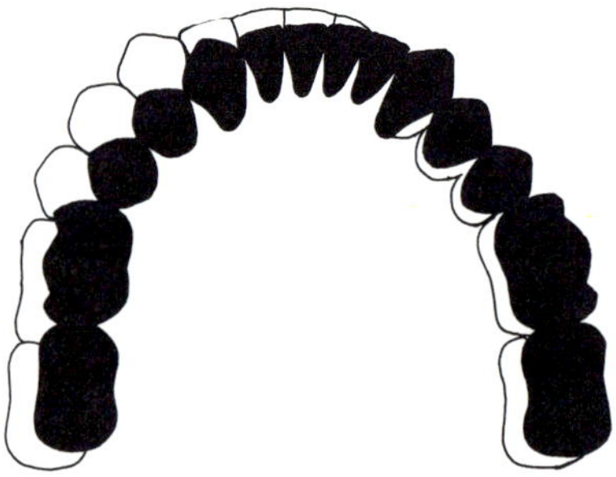

Einseitiger seitlicher Kreuzbiß

Stimmt die Mittellinie von Ober- und Unterkiefer nicht mit der Gesichtsmitte überein, so spricht man von einer **Mittellinienverschiebung.**

Angle-Klassifikation

Edward H. Angle (1855—1930) teilte die Gebißanomalien 1899 nach der Lage der ersten Molaren als „Schlüssel der Okklusion" ein. Er unterschied drei Klassen, wobei er Klasse II noch weiter unterteilte.

Klasse I : Anomalien mit Neutralbiß

Klasse II_1: Anomalien mit Distalbiß und vorstehenden oberen Schneidezähnen (Protrusion)

Klasse II_2: Anomalien mit Distalbiß und zurückstehenden oberen Schneidezähnen (Retrusion)

Klasse III: Anomalien mit Mesialbiß

5.7.4 Kieferanomalien

Progenie

Progenie heißt wörtlich übersetzt „vorstehendes Kinn" (pro lat. — vor; geneion gr. — Kinn). Unter dieser Bezeichnung werden Anomalien zusammengefaßt, bei denen ein umgekehrter Frontzahnüberbiß vorliegt, bei denen also die unteren Frontzähne in Schlußbißstellung vor den oberen stehen (frontaler Kreuzbiß).

Die **echte Progenie** beruht auf einer Überentwicklung des Unterkiefers in sagittaler Richtung. Da hierbei nicht nur das Kinn, sondern der gesamte Unterkiefer überentwickelt ist, spricht man genauer von einer **mandibulären Prognathie** als von einer Progenie.

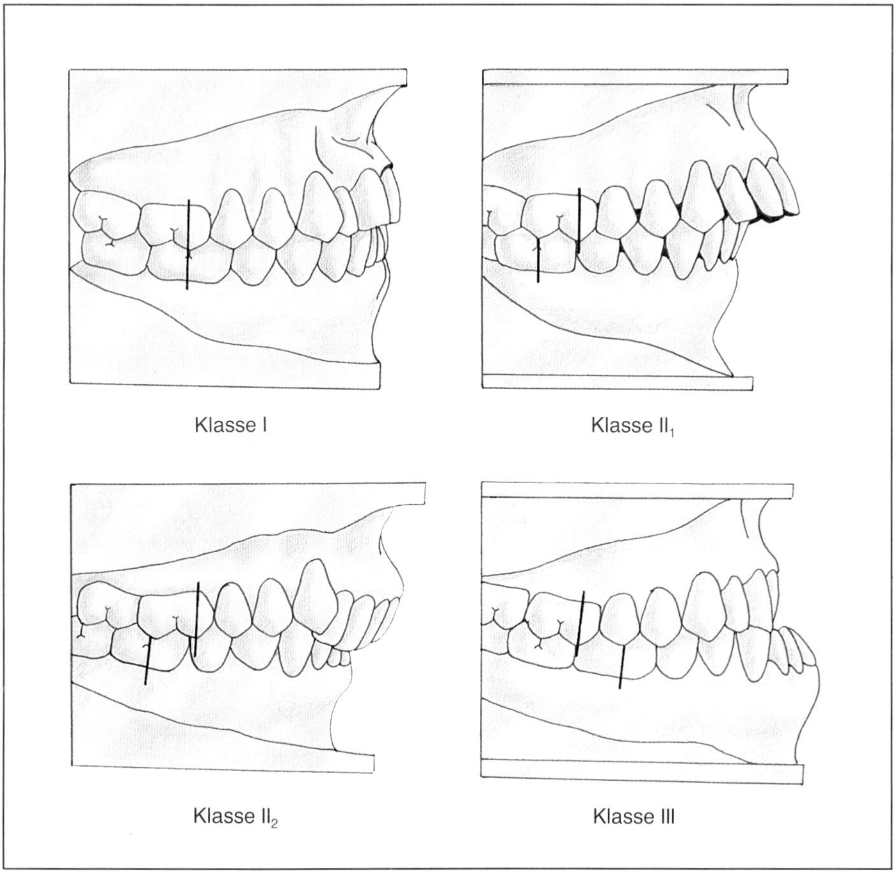

Abb. 5.52: Angle-Klassifikation

Beim **progenen Zwangsbiß** rutscht der Unterkiefer in der letzten Phase des Schlußbisses durch die Stellung der Frontzähne in eine progene Verzahnung. Die oberen und unteren Frontzähne sind beim progenen Zwangsbiß somit stets in Kontakt.

Bei der **unechten Progenie (Pseudoprogenie)** besteht ein umgekehrter Frontzahnüberbiß durch eine Wachstumshemmung des Oberkiefers bei normal entwikkeltem Unterkiefer. Als Ursache kommen unter anderem vorzeitige Zahnverluste im Oberkiefer, Nichtanlagen von Oberkieferzähnen und Lippen-Kiefer-Gaumenspalten in Frage.

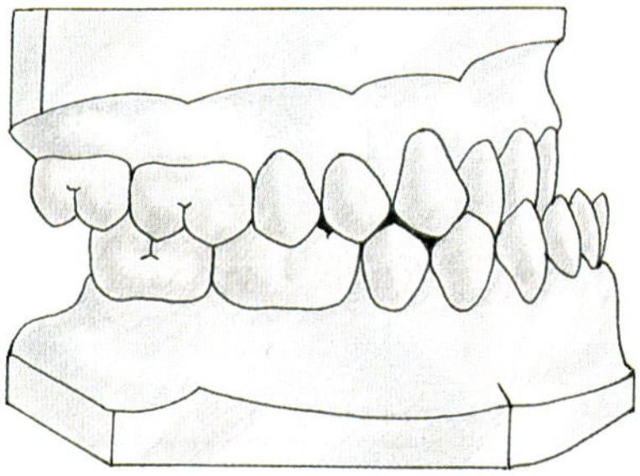

Progenie (Mandibuläre Prognathie)

Prognathie

Prognathie heißt wörtlich übersetzt „vorstehender Kiefer" (pro lat. – vor; gnathos gr. – Kiefer). Dieser Begriff kann daher sowohl für einen vorstehenden Ober- als

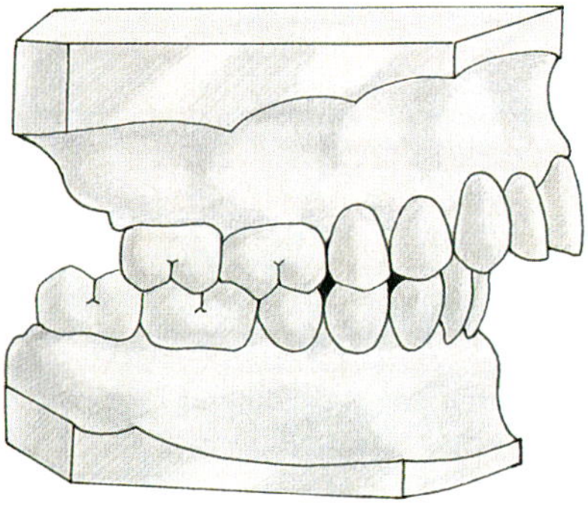

Maxilläre Prognathie

auch Unterkiefer verwendet werden. Im deutschen Sprachraum wird der Begriff Prognathie jedoch häufig nur für den Oberkiefer verwendet, während für den Unterkiefer der Begriff Progenie benutzt wird. Der exakte Begriff für eine Überentwicklung des Oberkiefers ist **maxilläre Prognathie.**

Bezeichnungen für sagittale Entwicklungsstörungen von Ober- und Unterkiefer

vorstehender Unterkiefer	Progenie (genauer: mandibuläre Prognathie)
vorstehender Oberkiefer	Prognathie (genauer: maxilläre Prognathie)
zurückstehender Unterkiefer	manibuläre Retrognathie
zurückstehender Oberkiefer	maxilläre Retrognathie

Mikrogenie

Als Mikrogenie (wörtlich: kleines Kinn) bezeichnet man eine Unterentwicklung des Unterkiefers. Das Kinn liegt dadurch zurück (fliehendes Kinn). Da hierbei nicht nur das Kinn, sondern der gesamte Unterkiefer unterentwickelt ist, spricht man genauer von einer **mandibulären Mikrognathie.**

Mikrognathie

Als Mikrognathie (wörtlich: kleiner Kiefer) bezeichnet man eine Unterentwicklung des Oberkiefers. Zur genaueren Beschreibung empfiehlt sich der Begriff **maxilläre Mikrognathie.** Durch die Unterentwicklung des Oberkiefers kann eine progene Verzahnung entstehen. Man nennt dies eine **unechte Progenie,** da die Ursache nicht eine Überentwicklung des Unterkiefers, sondern eine Unterentwicklung des Oberkiefers ist.

Deckbiß

Beim Deckbiß besteht ein Schneidezahnüberbiß, bei dem die steilgestellten oberen Frontzähne die unteren in der Schlußbißstellung überdecken. Es liegt somit ein

tiefer Biß bei einer **Steilstellung der oberen Frontzähne** vor.
Der Deckbiß ist keine isolierte Stellungsanomalie der Frontzähne. Vielmehr ist die gesamte Oberkieferbasis überentwickelt. Auffällig ist zusätzlich eine häufig deutlich ausgeprägte Lippen-Kinn-Falte.

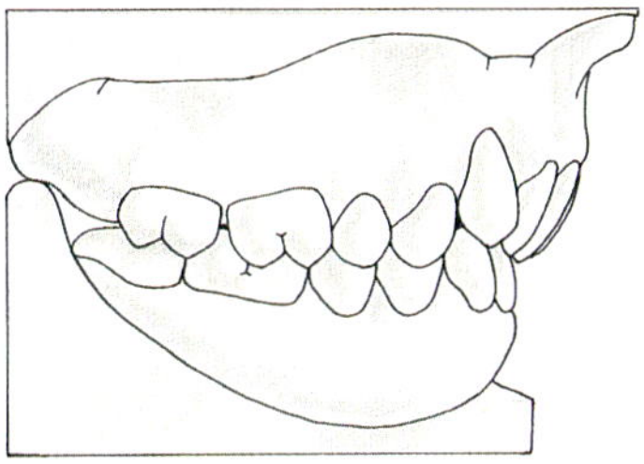

Deckbiß

Kieferkompression

Bei einer Kieferkompression (Kompressionsanomalie) ist der Oberkiefer übermäßig schmal. Er wirkt dabei wie zusammengepreßt (komprimiert). Aufgrund des Schmalkiefers haben die Frontzähne nicht genügend Platz zur korrekten Einstellung in den Zahnbogen. Es entsteht ein frontaler Engstand bei gleichzeitig hohem Gaumen.

Eine wesentliche Ursache für eine Kompression des Oberkiefers ist die **Mundatmung.** Bei der Mundatmung liegt die Zunge dem Unterkiefer und nicht – wie bei der Nasenatmung – dem Gaumen an. Das funktionelle Gleichgewicht von Zungen- und Wangendruck ist dadurch gestört. In der Folge kann es zu einer Kompression des Oberkiefers und damit Hebung des Gaumendaches kommen, die zu einer Erschwerung der Nasenatmung mit Verkrümmung der Nasenscheidewand führen kann.

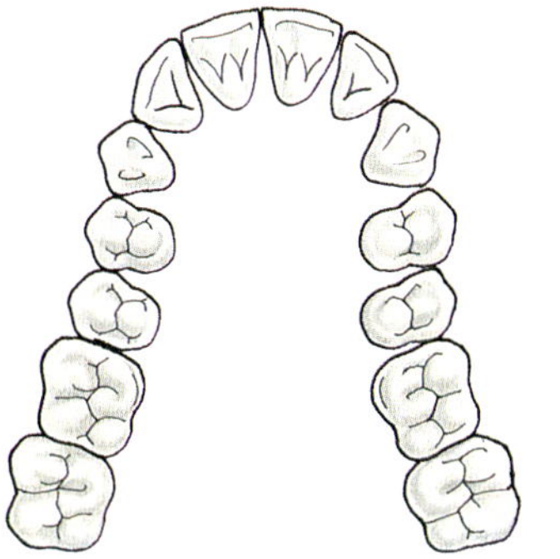

Kieferkompression

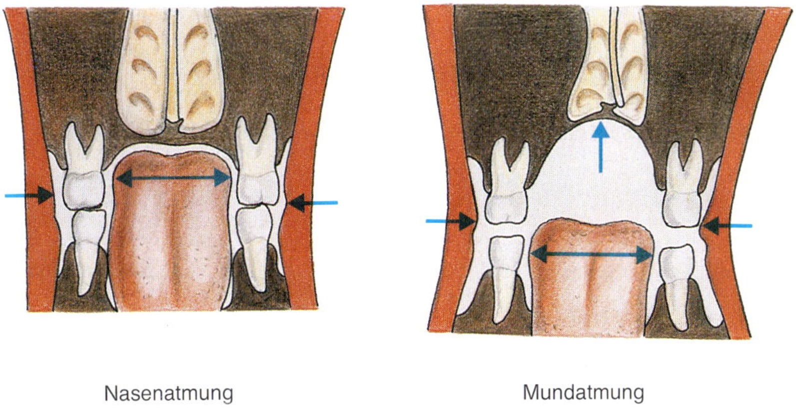

Abb. 5.53: Ruhelage der Zunge bei Nasenatmung (links) und Mundatmung (rechts). Eine Störung des Gleichgewichts von Zungen- und Wangenmuskulatur bei Mundatmung kann zur Hebung des Gaumendachs und damit Behinderung der Nasenatmung führen.

6 Präventive Zahnheilkunde

6.1 Grundlagen

Karies und Parodontalerkrankungen sind die häufigsten Krankheiten in unserer modernen Industriegesellschaft.
Zahnschäden sind jedoch vermeidbar. Man muß diese Zivilisationskrankheiten nicht bekommen, wenn man ihnen entsprechend vorbeugt. Man hat es – im wahrsten Sinn des Wortes – selbst in der Hand, sich wirksam und dauerhaft vor Zahnschäden zu schützen.
Karies und Parodontalerkrankungen werden durch **Plaque** verursacht. In den Kapiteln 5.4 und 5.5 wurde die Entstehung dieser Erkrankungen bereits ausführlich erläutert. Dabei wurde bereits die zentrale Bedeutung der Plaque für Karies und Parodontalerkrankungen hervorgehoben (siehe Abb. 5.38).
Plaque ist ein festhaftender, nicht abspülbarer bakterieller Belag, der sich schnell auf den Zahnoberflächen festsetzen kann. Wenn zuckerhaltige Nahrungsmittel verzehrt werden, gelangt stets ein Teil des Zuckers in die Plaque. Die Bakterien zerlegen den Zucker, um Energie für Ihren Stoffwechsel zu gewinnen. Dabei entstehen Säuren, die eine Entkalkung der Zahnhartsubstanzen bewirken. Gleichzeitig vermehren sich die Bakterien stark, wodurch die Beläge zunehmen.
Die Bakterien in der Plaque bilden neben der Säure auch Giftstoffe, sogenannte Toxine. Diese Giftstoffe wirken auf das Zahnfleisch ein und verursachen dort eine Entzündung. Es kommt zunächst zu einer Gingivitis, die durch Taschenbildung und Knochenabbau zu einer marginalen Parodontitis führen kann.

Neben der regelmäßigen Kontrolle durch den Zahnarzt steht die Karies- und Parodontalprophylaxe auf 3 Säulen:
– richtige Ernährung
– optimale Mundhygiene
– regelmäßige Fluoridierung.

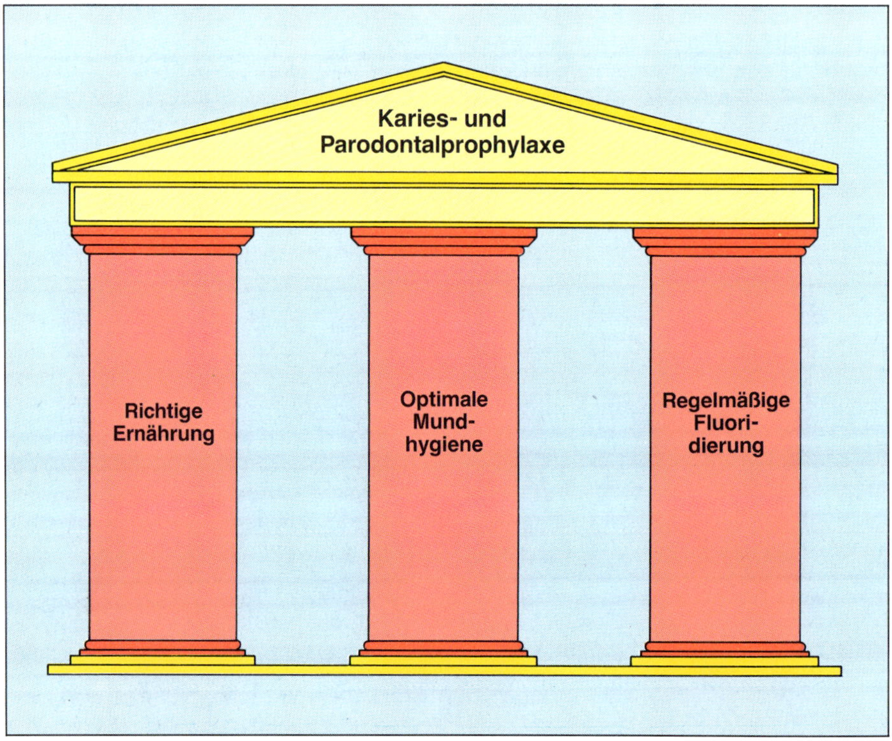

Abb. 6.1: Die 3 Säulen der Prophylaxe von Karies und Parodontalerkrankungen

6.2 Richtige Ernährung

Durch falsche Ernährung können typische Zivilisationskrankheiten wie Karies, Zahnhalteapparaterkrankungen, Diabetes mellitus, Gicht und Übergewicht entstehen. Es ist daher nicht nur zur Karies- und Parodontalprophylaxe auf eine vollwertige Ernährung zu achten.

Regeln für eine vollwertige Ernährung

- Vielseitig essen, jedoch nicht zuviel.
- Zurückhaltend mit Süßigkeiten sowie Fett und fettreichen Lebensmitteln sein, wie z.B. Fleisch, Wurst oder Schokolade.
- Vor allem Vollkornprodukte, Gemüse, Kartoffeln, Hülsenfrüchte und Obst essen. Diese Lebensmittel enthalten wichtiges pflanzliches Eiweiß, günstige Kohlenhydrate, lebenswichtige Vitamine, Mineralstoffe und Spurenelemente sowie verdauungsfördernde Ballaststoffe. Harte und faserige Nahrung (z. B. körniges Brot, Obst) vermindert dabei die Bildung von Zahnbelägen und unterstützt beim Heranwachsenden die Ausformung der Kiefer durch den Kauakt.
- Würzig, aber nicht salzig essen.
- Flüssigkeit vorwiegend in Form von Mineralwasser, ungesüßtem Früchtetee, verdünntem Obstsaft oder Milch einnehmen. Nur in Maßen schwarzen Tee oder Kaffee trinken. Große Zurückhaltung dagegen mit Alkohol. Er ist kalorienreich, schadet in größeren Mengen der Leber und kann zur Abhängigkeit führen.
- Statt der üblichen 3 Hauptmahlzeiten besser 5 kleinere Mahlzeiten einnehmen. Dabei auf Zwischenmahlzeiten – insbesondere Süßigkeiten zwischendurch – verzichten.
- Nahrung schmackhaft und nährstoffschonend zubereiten. Daher nur kurz mit wenig Wasser und Fett garen. Insbesondere durch zu langes Kochen mit zuviel Wasser werden viele lebensnotwendige Nährstoffe zerstört oder ausgelaugt.

Die Plaquebildung wird vor allem durch regelmäßige Einnahme von Zucker gefördert, der aus kleinen, leicht spaltbaren Molekülen besteht und somit schnell von den Bakterien verdaut werden kann. Dies sind vor allem die Einfach- und Doppelzucker, die auch als **niedermolekulare Kohlenhydrate** bezeichnet werden.

Am stärksten kariogen (Karies verursachend) sind die Disaccharide (Doppelzucker) und darunter vor allem der in der Nahrung häufig vorkommende Haushaltszucker **Saccharose (Rüben- oder Rohrzucker).** Dieser Doppelzucker ist aus je einem Molekül Glukose (Traubenzucker) und Fruktose (Fruchtzucker) zusammengesetzt. Die Belagbakterien sind in der Lage, Saccharose aufzuspalten und zur Energiegewinnung abzubauen, wobei es zur Bildung von Säure kommt (siehe Abb. 5.18).

Die **Fruktose (Fruchtzucker)** in frischem Obst wirkt dagegen kaum kariogen, wenn die Früchte nicht so klebrig sind, wie Bananen, Dörrfrüchte oder Feigen. Frische, nicht klebrige Früchte (z. B. Äpfel oder Orangen) sind daher als Zwischenmahlzeiten zu empfehlen. Der Speichelfluß wird dabei durch die Fruchtsäure und die erforderlichen Kaubewegungen angeregt.

Bei häufigem Verzehr von **Glukose (Dextrose, Traubenzucker)** passen sich die Mundbakterien an den Traubenzucker an, so daß er ebenfalls kariogen wird.

Im Gegensatz zu den Einfach- und Doppelzuckern werden die **hochmolekularen Kohlenhydrate** (z. B. pflanzliche Stärke in Kartoffeln und Brot) von den Belagbakterien nur langsam abgebaut, so daß die entstehende Säure leicht vom Speichel neutralisiert und damit unschädlich gemacht werden kann.

Nach dem deutschen Lebensmittelgesetz heißt „nicht gezuckert" nur saccharosefrei! Diese Lebensmittel müssen also nicht zuckerfrei sein. Sie können z. B. Glukose oder Fruktose enthalten und somit Karies verursachen. Dabei ist vor allem vor den gesüßten Fertigtees für Kleinkinder und Säuglinge zu warnen,

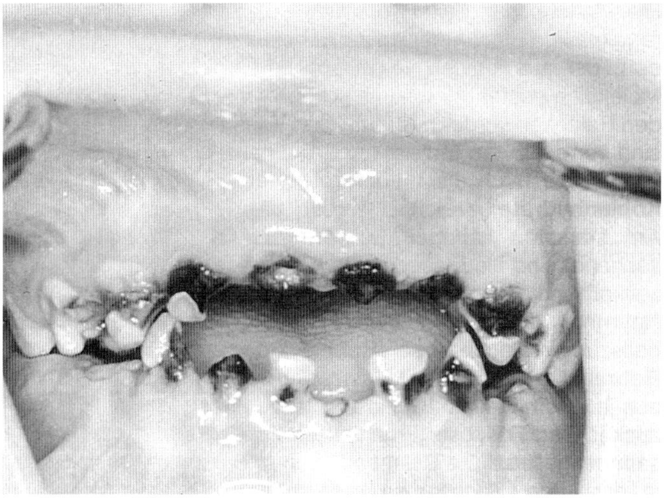

Abb. 6.2: Kariös zerstörtes Milchgebiß durch regelmäßige Einnahme von gesüßtem Fertigtee

auch wenn sie laut Hersteller nicht gezuckert sind!

Zuckeraustauschstoffe Zu den natürlichen Zuckeraustauschstoffen gehören Sorbit und Xylit.
Sorbit ist nur etwa halb so süß wie Haushaltszucker. Es wird nur langsam abgebaut, wobei keine Milchsäure, sondern nur in geringen Mengen die nicht so aggressive Essigsäure gebildet wird. Daher sind Süßigkeiten mit Sorbit nur wenig kariogen, aber auch nicht vollkommen unschädlich für die Zähne.
Sorbit wird bei Diabetikern als Zuckeraustauschstoff verwendet. Bei Einnahme größerer Mengen von Sorbit kann es durch die verzögerte Resorption im Darm zu Durchfall kommen.

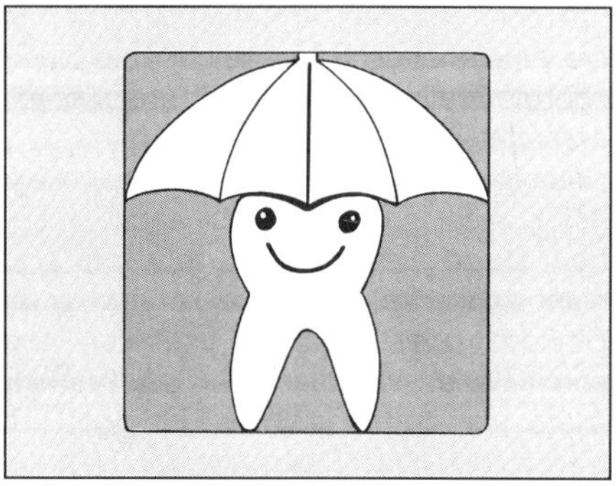

Abb. 6.3: Das Zahnmännchen mit Schirm kennzeichnet zahnfreundliche Süßwaren, die zuckerfrei sind und daher keine Karies verursachen.

Xylit hat in etwa die gleiche Süßkraft wie Haushaltszucker. Da Xylit von den Belagbakterien nicht verwertet werden kann, ist dieser Zuckeraustauschstoff nicht kariogen. Aufgrund der aufwendigen Herstellung ist Xylit jedoch erheblich teurer als Zucker.

Zuckerersatzstoffe Um zuckerfrei süßen zu können, kann man Zuckerersatzstoffe verwenden. Zu diesen künstlichen Süßstoffen gehören unter anderem das **Saccharin** (ca. 500fache Süßkraft von Saccharose) und das **Cyclamat** (ca. 50fache Süßkraft). Sie haben keinen Nährwert und können keine Karies verursachen.

Zwischenmahlzeiten Der Zeitfaktor ist entscheidend für die Entstehung von Karies und Parodontalerkrankungen. Daher sollte auf jede Mahlzeit eine gründliche Mundpflege folgen, um die Einwirkungszeit der durch den Abbau der Nahrung entstehenden Säuren zu verkürzen. Werden jedoch zusätzlich zu den Hauptmahlzeiten zuckerhaltige Zwischenmahlzeiten eingenommen, so können ständig im Mund gebildete Säuren auf die Zähne einwirken. Bei gleichzeitig vernachlässigter Mundpflege kommt es dann fast zwangsläufig zu Zahnschäden.

6.3 Mundhygiene

Durch die Mundhygiene sollen Speisereste und Beläge von den Zähnen entfernt werden. Bei korrekter Zahnreinigung wird das Zahnfleisch gleichzeitig massiert und die Durchblutung dadurch angeregt.
Ein sauberer Zahn wird nicht kariös. Eine vollständige mechanische Entfernung der Plaque ist jedoch insbesondere in den Zwischenräumen schwierig. Zur Mundhygiene stehen daher neben der normalen Zahnbürste noch verschiedene Hilfsmittel zur Verfügung, wie Zahnseide, Zahnhölzer, Zahnzwischenraumbürsten und Munddusche.

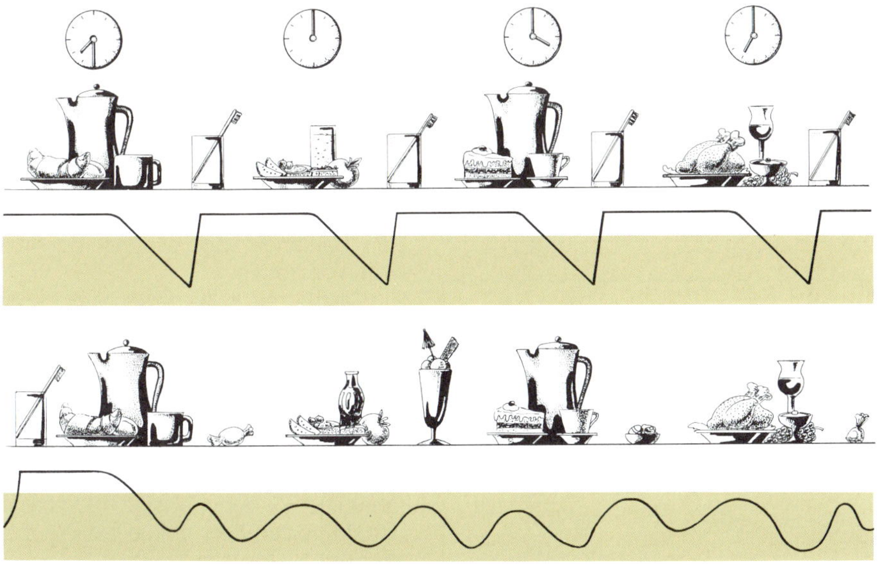

Abb. 6.4: Säurebildung nach Nahrungsaufnahme: Verläuft die Kurve im unteren grünen Bereich, so wird Säure gebildet. Süße Zwischenmahlzeiten führen zu einer andauernden Säureeinwirkung auf die Zähne.

Nach jeder Mahlzeit sollten die Zähne mit der Zahnbürste gereinigt werden, um die Säurebildung in der Mundhöhle möglichst gering zu halten (siehe Abb. 6.4). Wichtig ist die Zahnreinigung insbesondere **morgens nach dem Frühstück, abends vor dem Schlafengehen** sowie **nach jedem Genuß von zuckerhaltigen Speisen.** Die mittlere Putzdauer sollte mindestens 3 Minuten betragen.

Zahnbürste

Die Industrie bietet eine Vielzahl von unterschiedlich geformten Zahnbürsten an. Folgende Merkmale kennzeichnen eine gute Zahnbürste:

- Die Zahnbürste muß gut und sicher in der Hand liegen. Der Stiel muß daher griffig und abrutschsicher sein.
- Die Form des Stiels spielt keine entscheidende Rolle. Ein gerader oder leicht geknickter Stiel mit vorn abgerundetem Bürstenkopf ist am zweckdienlichsten.
- Der Bürstenkopf darf nicht zu groß sein, damit er im Mund — insbesondere zur Reinigung der lingualen und palatinalen Zahnflächen — ausreichend bewegt werden kann. Das Borstenfeld sollte für Erwachsene 2,5 — 3 cm und für Kinder 2 — 2,5 cm lang sein.
- Die einzelnen Borsten sollten zu Büscheln zusammengefaßt sein. Eine Zahnbürste mit vielen Büscheln wird als multi-tufted bezeichnet (tuft engl. — Büschel).
- Die Zahnbürste sollte ein planes Borstenfeld aufweisen mit einer großen Zahl von Borstenbüscheln. Dadurch kann sie nicht nur die Zähne reinigen, sondern auch das Zahnfleisch massieren.
- Die einzelnen Borsten sollen aus Kunststoff sein, wobei die Enden abgerundet sein müssen. Naturborsten sind nicht empfehlenswert, da ihr Markkanal einen Schlupfwinkel für Bakterien bietet. Weiterhin splittern Naturborsten leicht, wodurch sie Zähne und Zahnfleisch verletzen können. Ihre Enden können außerdem nicht abgerundet werden.
- Im allgemeinen sollten Zahnbürsten mit mittelharten Borsten verwendet werden. Bei empfindlichem, leicht blutendem Zahnfleisch können vorübergehend weiche Borsten benutzt werden.

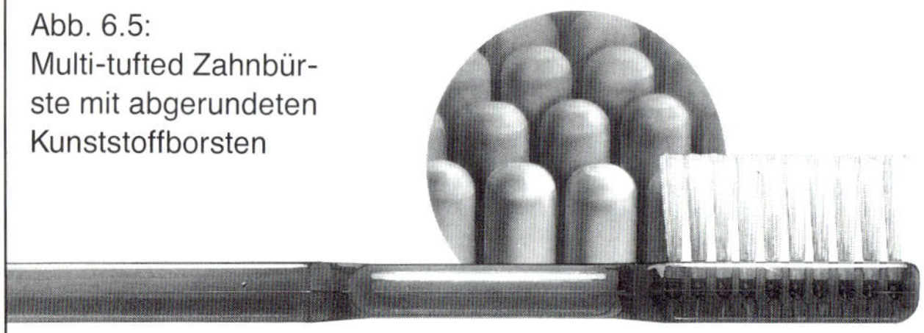

Abb. 6.5:
Multi-tufted Zahnbürste mit abgerundeten Kunststoffborsten

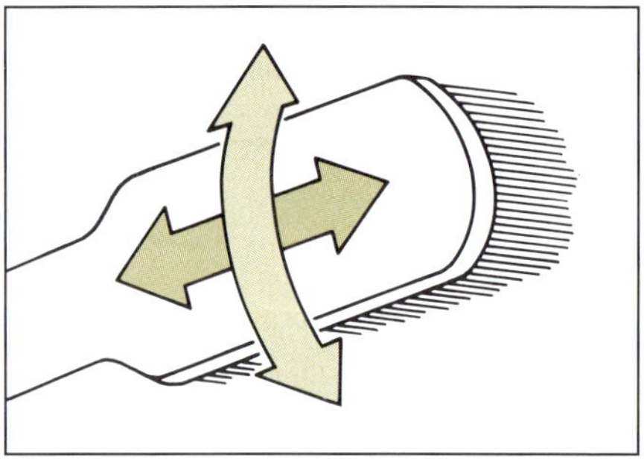

Abb. 6.6:
Horizontale und vertikale Bürstenbewegung bei einer elektrischen Zahnbürste

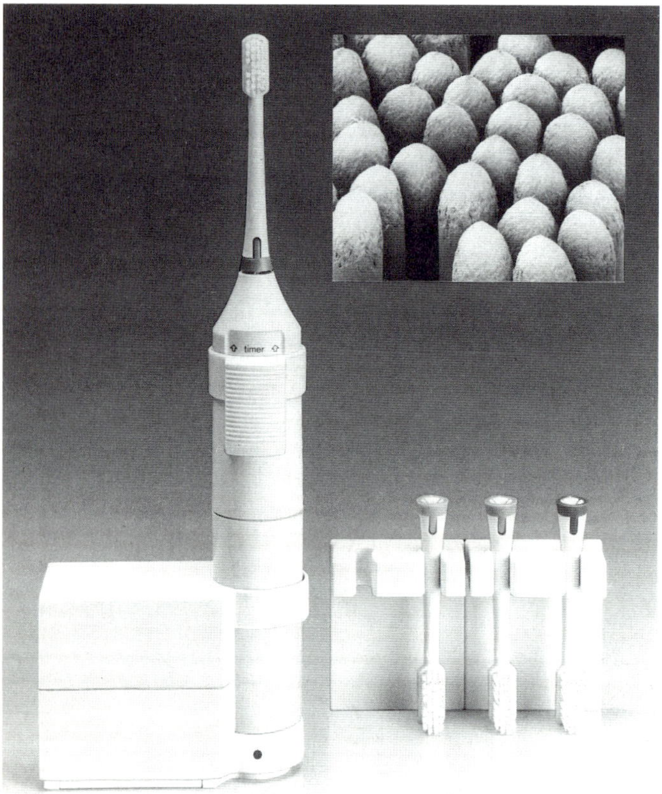

Abb. 6.7:
Elektrische Zahnbürste: Im Detail kann man gut die abgerundeten Kunststoffborsten erkennen.

Nach Gebrauch ist die Zahnbürste gründlich zu spülen. Zahnpastereste sind dabei zu entfernen. Anschließend ist die Zahnbürste so aufzubewahren, daß die Borsten gut trocknen können. Es ist dazu günstig, die Zahnbürste mit erhobenem Bürstenkopf in den Zahnbecher zu stellen, wobei die einzelnen Borsten nach unten abtrocknen können (siehe Abb. 6.4). Den Bakterien wird dadurch der Nährboden entzogen.
Die Zahnbürste sollte gewechselt werden, wenn die Borsten verbogen sind. Grundsätzlich sollte keine Zahnbürste länger als 8 Wochen verwendet werden.

Für die Mundpflege sollte eine multitufted Kurzkopfbürste mit abgerundeten, mittelharten Kunststoffborsten in einem planen Borstenfeld benutzt werden.

Elektrische Zahnbürsten Zur Erleichterung der Putzarbeit kann statt einer Handzahnbürste auch eine elektrische Zahnbürste verwendet werden. Es gibt dazu elektrische Zahnbürsten mit Batterien, elektrischem Anschluß über ein Kabel oder Auflademöglichkeit durch ein Ladegerät.
Eine besonders gründliche Reinigung erfolgt durch eine kombinierte horizontale und vertikale Bürstenbewegung (siehe Abb. 6.6). Selbstverständlich sollten multi-tufted Kurzkopfbürsten mit abgerundeten Kunststoffborsten benutzt werden.
Unabhängig davon, ob die Zähne mit der Hand oder elektrisch geputzt werden, muß stets eine Putzzeit von mindestens 3 Minuten eingehalten werden.

Zusätzliche Hilfsmittel zur Zahnreinigung

Zahnseide dient zur Entfernung von weichen Belägen in den Zahnzwischenräumen, die mit einer Zahnbürste nicht erreicht werden können. Von den verschiedenen Arten hat die ungewachste, abgeplattete Zahnseide die größte Reinigungswirkung, da sich die einzelnen

Abb. 6.8: Handhabung von Zahnseide

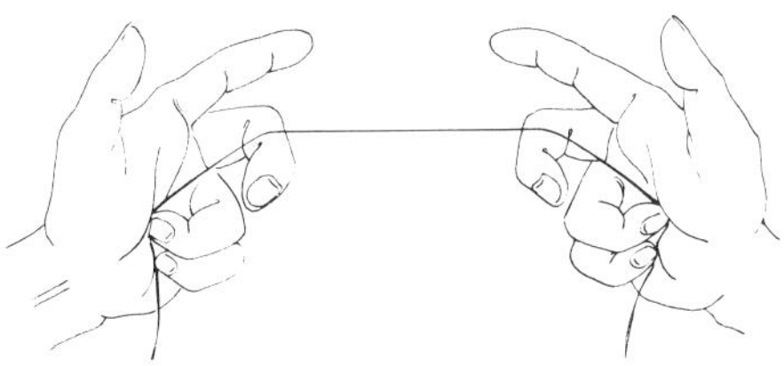

a) Man reißt ca. 50 cm Zahnseide vom Zahnseidespender ab und legt sie über beide Mittelfinger.

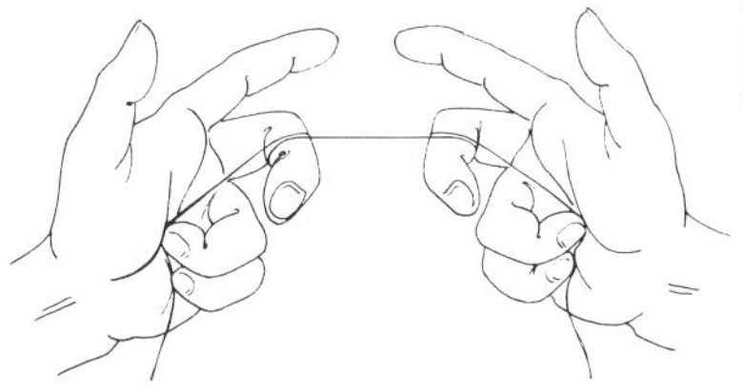

b) Der Faden wird beidseits um die Mittelfinger gewickelt, wobei ca. 10 cm zwischen den Händen freibleiben.

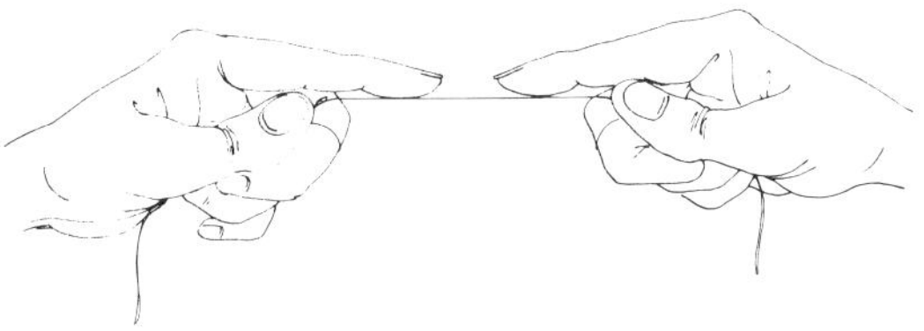

c) Zur Reinigung der Zahnzwischenräume werden ca. 2 cm der Zahnseide straff über die Zeigefingerkuppen gespannt.

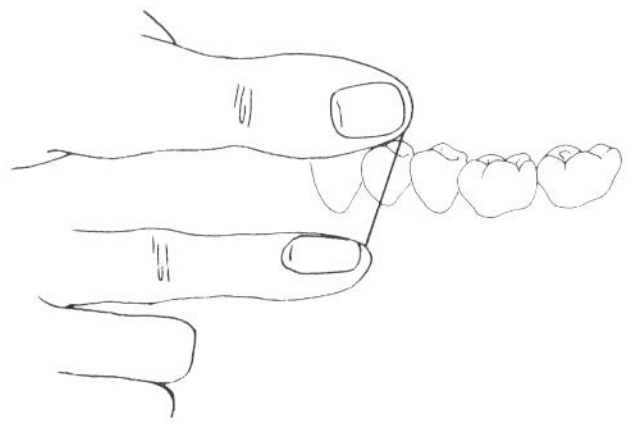

d) Vorsichtig wird die Zahnseide mit schräg geführten Sägebewegungen in die Zahnzwischenräume geführt.

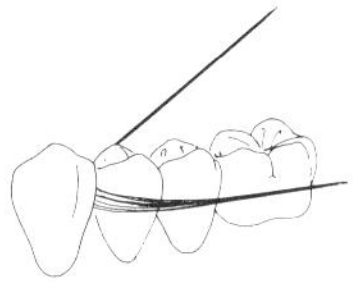

e) In den Zahnzwischenräumen werden die Zahnbeläge durch schabende Auf- und Abbewegungen entfernt. Dabei wird die Zahnseide bis unter das Zahnfleisch geführt.

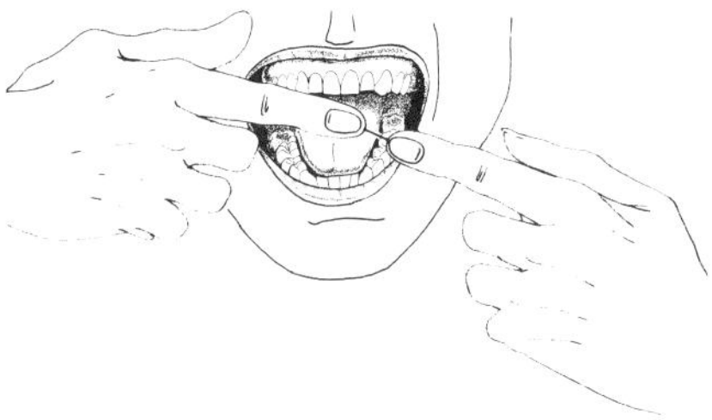

f) Anwendung im Seitenzahnbereich des Unterkiefers

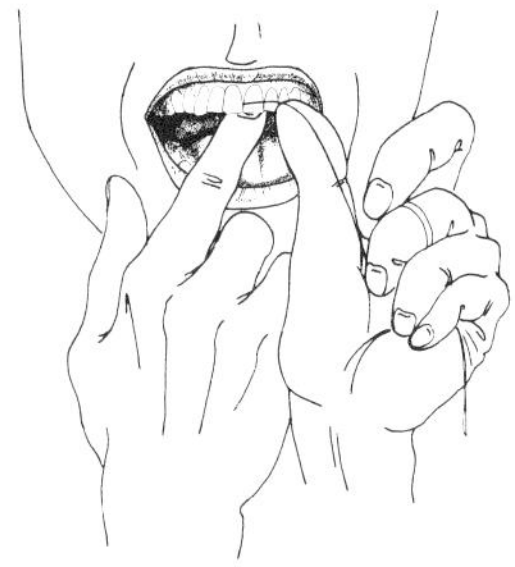

g) Anwendung im Frontzahnbereich des Oberkiefers

Fäden im Zahnzwischenraum auffächern können. Für Ungeübte ist jedoch zunächst die gewachste Zahnseide aufgrund ihrer höheren Gleitfähigkeit zu empfehlen.

Zur Reinigung größerer Approximalräume eignet sich „Superfloss". Diese spezielle Zahnseide unterscheidet sich von der üblichen Zahnseide durch einen flauschigen Faseranteil.

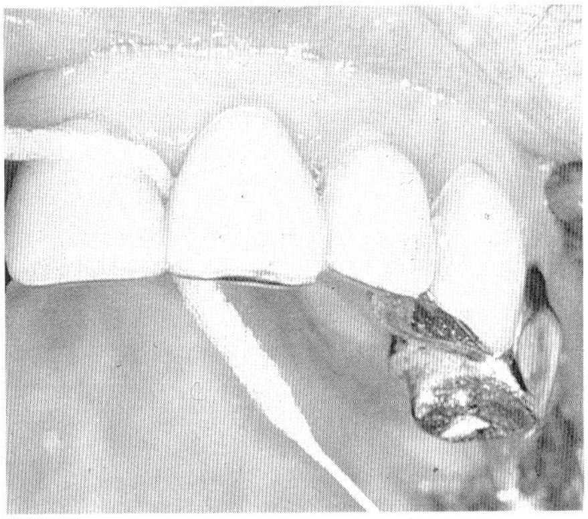

Abb. 6.9: Anwendung von Superfloss

Bei der Handhabung von Zahnseide achte man darauf, daß man das interdentale Zahnfleisch nicht durch starke Sägebewegungen verletzt. Zahnzwischenräume, in denen die Zahnseide aufgefasert wird, sind Retentionsstellen für Beläge. Sie müssen daher vom Zahnarzt kontrolliert werden.

Als Hilfsmittel zur Anwendung von Zahnseide bietet die Industrie spezielle Zahnseidenhalter an. Die Handhabung der Zahnseide wird als „Fädeln“ oder „Flossing“ bezeichnet.

Abb. 6.10: Zahnseidenhalter

Abb. 6.11: Zahnzwischenraum-bürste

Abb. 6.12: Medizinische Zahnhölzer

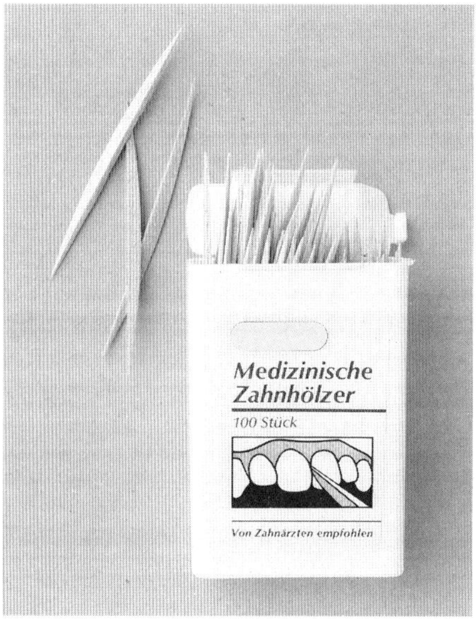

Interdentalbürsten (Zahnzwischenraumbürsten) dienen der Reinigung von Zahnzwischenräumen, die mit einer normalen Zahnbürste nicht erreicht werden können. Diese Bürsten haben nur ein einzelnes zugespitztes Borstenbündel, mit dem die großen Interdentalräume bei einem parodontal geschädigtem Gebiß gut gereinigt werden können. Weiterhin eignen sich diese Bürsten zur Säuberung von Zwischenräumen unter festsitzendem Zahnersatz sowie bei festsitzenden kieferorthopädischen Geräten.

Einbüschel-Zahnbürsten können zusätzlich bei unregelmäßigen Zahnständen, Zahnlücken, Brücken oder kieferorthopädischen Apparaturen verwendet werden. Durch ihren kompakten Borstenbüschel können sie jede beliebige Stelle erreichen und reinigen.

Medizinische Zahnhölzer dienen ebenfalls der Reinigung von Zahnzwischenräumen. Sie sollten aus weichem, nicht splitterndem Holz bestehen, den Zahnzwischenräumen durch eine dreieckige Form angepaßt sein und vorn spitz zulaufen. Vor Gebrauch sind sie mit Speichel anzufeuchten.

Neben der Zahnreinigung eignen sich Zahnhölzer auch zur Massage von abgeflachten Zahnfleischpapillen.

Stimulatoren (stimulare lat. – antreiben, anregen) sind spezielle Instrumente zur Massage der Gingiva bei abgeflachten Zahnfleischpapillen. Bei der Massage des Zahnfleisches erfolgt auch eine begrenzte Reinigung der Approximalflächen.

Sulkus-Zahnbürsten haben lediglich 2 multi-tufted Borstenreihen. Sie dienen zur Reinigung und Massage von Zahnfleischtaschen sowie Zwischenräumen bei überkronten Zähnen und festsitzenden kieferorthopädischen Apparaten. Daneben gibt es auch spezielle Zahnbürsten zur Reinigung bei kieferorthopädischen Multiband-Apparaturen.

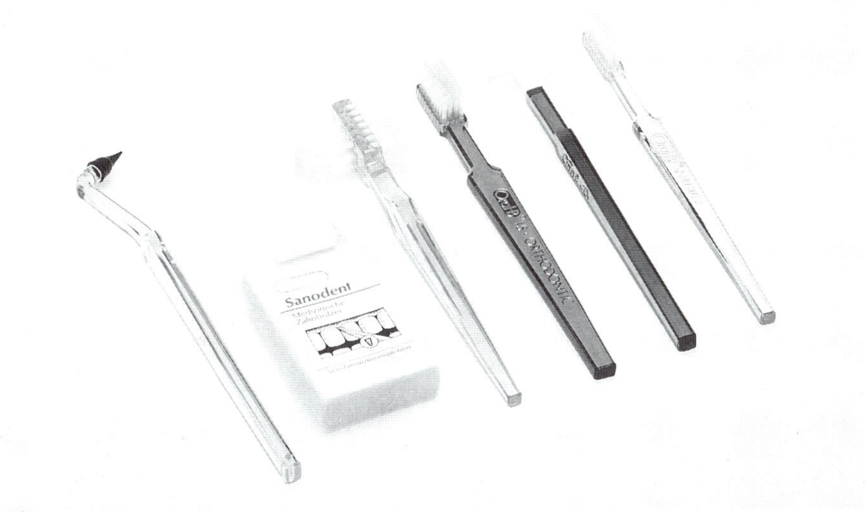

Abb. 6.13:
Hilfsmittel zur Zahnreinigung von links nach rechts:
- Stimulator
- Zahnhölzer
- Prothesenzahnbürste
- Zahnbürste zum Gebrauch bei kieferorthopädischen Apparaturen
- Einbüschel-Zahnbürste
- Sulkus-Zahnbürste

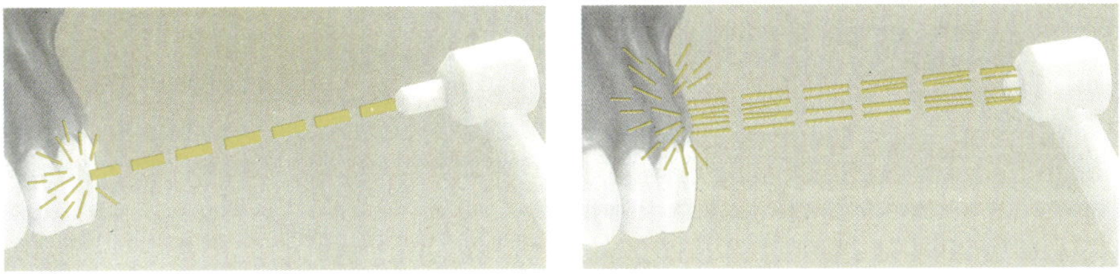

a) b)

Abb. 6.14:
Anwendung einer Munddusche
a) pulsierender Einfachstrahl zur Zahnreinigung
b) pulsierender Mehrfachstrahl zur Zahnfleischmassage

Mundduschen dienen vor allem der Zahnfleischmassage. Zusätzlich können mit ihnen nach dem Zähneputzen gelockerte Speisereste aus den Zahnzwischenräumen herausgespült werden. Festhaftende Zahnbeläge können mit einer Munddusche jedoch nicht entfernt werden!
Zur Zahnfleischmassage eignet sich vor allem ein pulsierender Mehrfachstrahl. Die Durchblutung wird dadurch angeregt. Zur Zahnreinigung ist vor allem ein pulsierender Einfachstrahl empfehlenswert.
Bei falscher Richtung des Wasserstrahls in die Zahnfleischfurchen hinein, kann es jedoch auch zu einer Schädigung des Zahnhalteapparates kommen. Es ist daher sorgfältig darauf zu achten, daß keine Speisereste oder gelockerte Beläge in die Zahnfleischfurchen hineingetrieben werden.

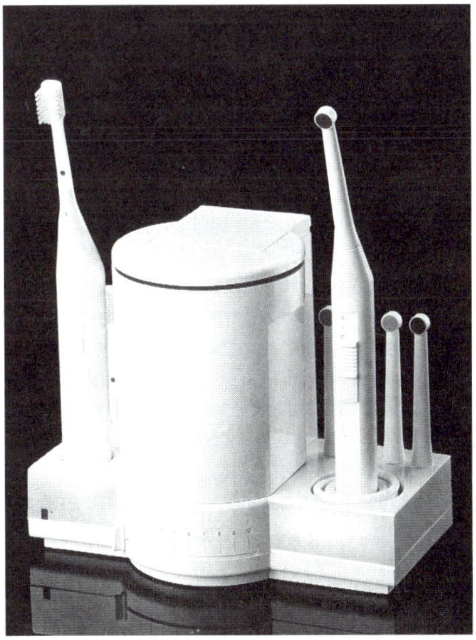

Abb. 6.15:
Kombination einer Munddusche mit einer elektrischen Zahnbürste

Zahnpasten erhöhen den Reinigungseffekt beim Zähneputzen mit eine Zahnbürste. Sie enthalten Putzkörper, Feuchthaltemittel, Bindemittel, schaumbildende Netzmittel, Farbstoffe, Aromastoffe, Süßstoffe, Konservierungsmittel und Fluoridzusätze.
Sind die Putzkörper in der Zahnpaste jedoch zu grob, so können Schäden an den natürlichen Zähnen, Füllungen und vor allem Kunststoffverblendungen entstehen.
Der Fluoridanteil erhöht die Widerstandsfähigkeit des Zahnschmelzes gegenüber Säuren, beschleunigt die Remineralisierung von oberflächlichen Entkalkungen und hemmt die Plaquebakterien. Kinder sollen Fluoridzahnpasten jedoch erst ab dem 4. Lebensjahr benutzen, wenn sie das Ausspülen einwandfrei beherrschen.

Neben den Zahnpasten, die vor allem den mechanischen Reinigungseffekt steigern, gibt es auch **Medikamente** zur Verminderung der Plaque. Das wirksamste Antiplaquemittel ist **Chlorhexidin-diglukonat.** Es kann als Spüllösung oder Gel verwendet werden und wirkt antibakteriell und antimykotisch (gegen Pilze).
Mit diesem Mittel kann die Plaquebildung deutlich vermindert werden. Bei längerem Gebrauch kann es jedoch zu Geschmacksstörungen, Schleimhautveränderungen und Verfärbungen von Zunge und Zähnen kommen. Daher sollte Chlorhexidin-diglukonat nur gezielt und zeitlich begrenzt angewendet werden, z. B. vor und nach chirurgischen Eingriffen oder bei schweren Zahnfleischentzündungen.

Färbemittel machen Zahnbeläge sichtbar. Sie werden in Form von Tabletten, imprägnierten Färbestäbchen oder Pellets, Flüssigkeiten und Gelees angeboten. Sie enthalten Farbstoffe, wie z. B. Erythrosin oder Fluoreszenzfarbstoffe.
Wendet der Patient Tabletten oder Lösungen zur Belagfeststellung selbst an, so muß er den Farbstoff ca. 1 Minute lang im Mund durch kräftiges Umspülen verteilen. Dabei wird nicht nur der Zahnbelag angefärbt, sondern auch die Mundschleimhaut vor allem im Bereich von Zunge, Wange und Lippen.
In der Zahnarztpraxis ist es sinnvoll, eine Lösung oder ein Gel mit einem Wattepellet auf die Zähne und den Gingivalrand aufzutragen, um Beläge sichtbar zu machen.

Plaqueindizes

Das Ergebnis nach dem Anfärben kann in Form eines **Plaqueindex** dokumentiert werden. Unter den verschiedenen Methoden eignen sich für die Praxis z. B. der Plaqueindex nach Quigley und Hein sowie der Approximalraum-Plaque-Index (API) nach Lange.

Beim **Plaqueindex nach Quigley-Hein** werden die Zahnbeläge nach Einfärbung mit einem Plaquefärbemittel und anschließendem gründlichen Ausspülen wie folgt bewertet:

Grad 0 = Keine Plaque
Grad 1 = vereinzelte Plaque-Inseln
Grad 2 = deutliche Plaquelinie längs des Gingivarandes
Grad 3 = Plaque im zervikalen Drittel der Zahnkrone
Grad 4 = Plaque bis ins mittlere Kronendrittel
Grad 5 = Plaque über das mittlere Kronendrittel hinaus.

Die Grade 2 – 5 werden auch gegeben, wenn die Plaque nur mesial oder distal so weit ausgedehnt ist.
Zur Berechnung des Plaqueindex nach Quigley-Hein werden die einzelnen Bewertungsgrade zusammengezählt und die Summe anschließend durch die Zahl der bewerteten Zahnflächen geteilt.

Beim **Approximalraum-Plaque-Index (API)** wird beurteilt, ob Beläge im Approximalraum vorhanden sind oder nicht. Es erfolgt also lediglich eine Ja/Nein-Entscheidung ohne Beurteilung der Plaqueausdehnung.
Zur Berechnung des API wird die Zahl der ermittelten Plaquestellen mit 100 multipliziert und anschließend durch die Zahl der

Meßpunkte geteilt. Man erhält dann eine Prozentzahl.

Gingivaindizes

Neben dem Plaqueindex kann man auch einen **Gingivaindex** zur Diagnostik des erkrankten Zahnfleisches feststellen. Dazu eignen sich unter anderem der Papillen-Blutungs-Index (PBI) nach Saxer und Mühlemann sowie der Sulkus-Blutungs-Index (SBI) nach Mühlemann und Son.

Beim **Papillen-Blutungs-Index (PBI)** erfolgt eine schonende Sondierung des Zahnfleischsulkus im Papillenbereich mit einer stumpfen Parodontalsonde. Die Sonde wird dabei bis zum Sulkusboden eingeführt. Die Stärke der dadurch provozierten Blutung wird folgendermaßen beurteilt:

Grad 0 = kein Blut
Grad 1 = nach einigen Sekunden erscheint nur ein einzelner Blutungspunkt
Grad 2 = nach dem Sondieren treten mehrere Blutungspunkte oder ein kleiner Blutfleck auf
Grad 3 = das interdentale Dreieck füllt sich kurz nach der Sondierung mit Blut
Grad 4 = profuse Blutung beim Sondieren; Blut fließt sofort in den marginalen Sulkus.

Der Befund wird in ein dafür geeignetes Schema eingetragen. Der Index wird berechnet, indem die einzelnen Grade addiert und durch die Zahl der Meßpunkte geteilt werden.

Nur entzündete Papillen bluten. Dem Patienten kann mit diesem Blutungsindex der Grad der Entzündung leicht deutlich gemacht werden. Man kann sich auch – wie beim API – auf die Feststellung einer Blutung ohne weitere Einteilung beschränken.

Beim **Sulkus-Blutungs-Index (SBI)** erfolgt ebenfalls eine schonende Sondierung des Zahnfleischsulkus mit einer stumpfen Parodontalsonde – hier jedoch nicht nur im Papillenbereich. Dabei werden auftretende Blutungen sowie Farb- und Formveränderungen der Gingiva beurteilt.

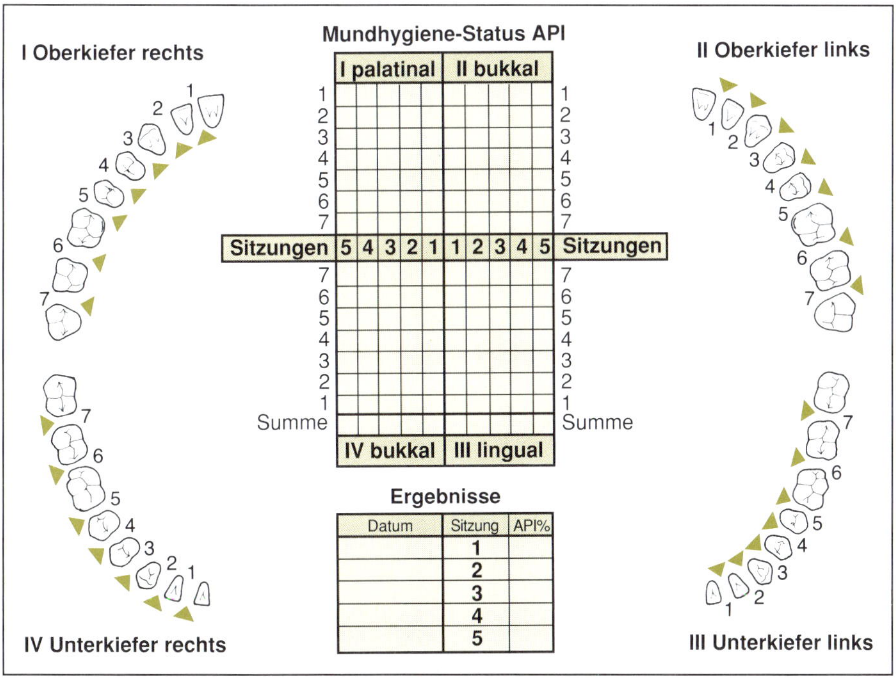

Abb. 6.16: Mögliches Schema zur Dokumentation des Approximalraum-Plaque-Index (API) nach Lange: Nach Anfärben werden die Interdentalräume in den Quadranten 1 und 3 oral sowie 2 und 4 vestibulär beurteilt. Der Befund (Plaque ja oder nein) wird in Form eines Plus- oder Minuszeichens im entsprechenden Kästchen vermerkt. Anschließend wird der prozentuale Plaquebefall errechnet. Eine gute Mundhygiene liegt bei Werten unter 35 % vor.

Folgende Bewertungsgrade werden unterschieden:

Grad 0 = keine Blutung bei Sondierung, normal aussehende Gingiva

Grad 1 = Blutung bei schonender Sondierung, keine Farb- oder Formveränderung

Grad 2 = Blutung bei Sondierung, entzündungsbedingte Rötung der Gingiva, keine Formveränderung

Grad 3 = Blutung bei Sondierung, Rötung und leichte Schwellung der Gingiva

Grad 4 = Blutung bei Sondierung, Rötung und deutliche Schwellung der Gingiva

Grad 5 = Blutung bei Sondierung, Spontanblutung, deutliche Rötung und starke Schwellung, eventuell auch Ulkusbildung (Geschwürbildung).

Der Index wird berechnet, indem die Bewertungsgrade addiert und durch die Zahl der bewerteten Meßpunkte geteilt werden.

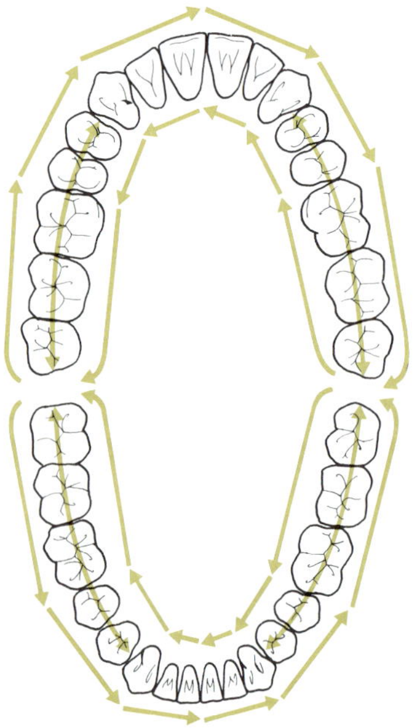

Abb. 6.17: Systematische Zahnreinigung
a) Außenflächen
b) Innenflächen
c) Okklusalflächen

Neben der Möglichkeit einen **Plaqueindex** und **Gingivaindex** festzustellen, kann auch das **Taschensekret** mit einem in den Sulkus eingebrachten Filterpapierstreifen gemessen werden. Je stärker die Entzündung ist, desto mehr Sekret wird durch Anfärbung des Streifens sichtbar. Der Filterpapierstreifen wird im allgemeinen 3 Minuten lang in den Sulkus eingebracht.

Zahnputzmethoden

Systematik Die Zähne müssen vollständig und gründlich gereinigt werden. Damit keine Zahnfläche ausgelassen wird, muß die Zahnreinigung systematisch erfolgen. Dazu empfiehlt es sich, zunächst die Außenflächen der Zähne, darauf die Innenflächen und abschließend die Kauflächen zu putzen.

Man bedenke beim Zähneputzen, daß für Rechtshänder die rechte Seite und für Linkshänder die linke Seite schwieriger zu putzen ist. Auf dieser Seite muß man sich entsprechend mehr Mühe geben. Die Reinigung erfolgt abschnittsweise, jeweils im Bereich von 2 – 3 Zähnen, entsprechend der Größe des Borstenfeldes.

Bei Kleinkindern ist es zunächst wichtig, daß sie überhaupt die Zähne putzen. Eine ausgefeilte Technik ist bei ihnen noch nicht zu erwarten. Im Alter von 3 – 5 Jahren reicht im allgemeinen das horizontale Bürsten der Kauflächen zur Zahnreinigung aus. Anschließend ist die Technik langsam zu verbessern.

Zahnputztechnik nach Bass Das Borstenfeld wird schräg im Winkel von ca. 45° zum Zahnfleisch gerichtet. Die Zahnbürste ruht dabei jeweils zum Teil auf dem Zahnfleisch und der Zahnoberfläche. Von dieser Grundhaltung aus erfolgen kleine rüttelnde Hin- und Herbewegungen, die in jedem Zahnabschnitt ca. 10mal ausgeführt werden. Dabei dringen die Borsten gezielt in die Interdentalräume und entfernen supra- und subgingivale Plaque. Gleichzeitig wird die marginale Gingiva stimuliert.

Abb. 6.18: Zahnputztechnik nach Bass

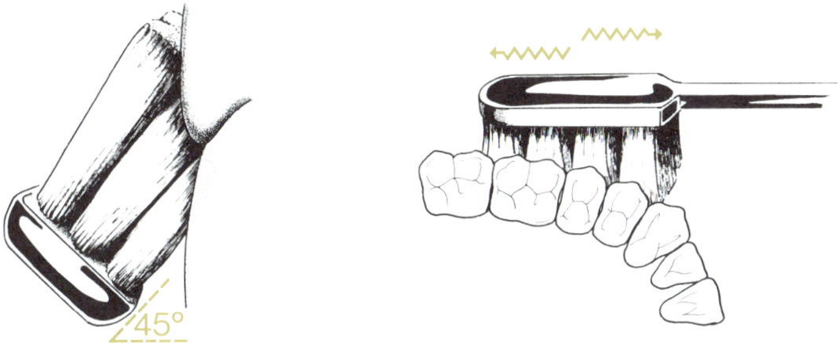

a) Grundhaltung der Zahnbürste am Zahnsaum

b) Rüttelnde Hin- und Herbewegungen in jedem Zahnputzabschnitt

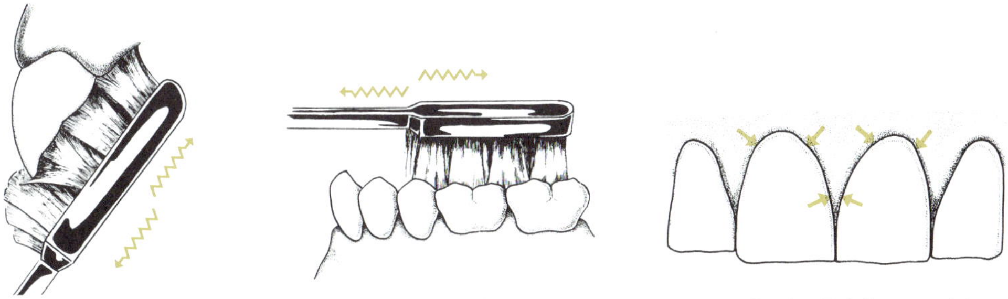

c) Haltung der Zahnbürste, um die Rückseite der Schneidezähne zu putzen

d) Haltung der Zahnbürste, um die Kauflächen zu reinigen

e) Kontrolle des Reinigungserfolges am Zahnfleischrand und im Interdentalbereich

Um die Rückseite der Schneidezähne zu putzen, stellt man die Zahnbürste senkrecht und putzt auch hier mit kleinen Hin- und Herbewegungen. Die Kauflächen werden mit senkrecht aufliegenden Borsten gesäubert.

Die Zahnputztechnik nach Bass ist für Jugendliche und Erwachsene die am meisten geeignete Methode zur Zahnreinigung. Neben einer guten Reinigung der Zähne – insbesondere an den schwer zugänglichen Bereichen am Zahnfleischsulkus und interdental – bewirkt sie auch eine gute Massage der Gingiva.

Zahnputztechnik nach Charters

Diese Methode wird mehr zur Zahnfleischmassage als zur Zahnreinigung angewendet. Sie ist daher vor allem bei und nach Behandlung von Zahnhalteapparaterkrankungen angezeigt.

Das Borstenfeld wird kronenwärts im Winkel von ca. 45° zur Zahnachse gerichtet. Anschließend wird das Borstenfeld rüttelnd in einer Abrollbewegung von der Kaufläche zum Zahnfleisch geführt. Durch kleine kreisende und vibrierende Bewegungen erfolgt dabei eine intensive Massage der Gingiva. Bei korrekter Anwendung dauert diese Methode mindestens 8 Minuten.

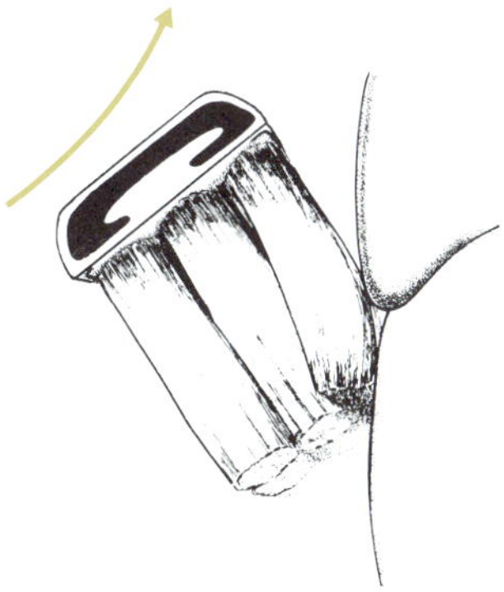

Abb. 6.19: Zahnputztechnik nach Charters

Abb. 6.20:
Zahnputztechnik nach Stillman

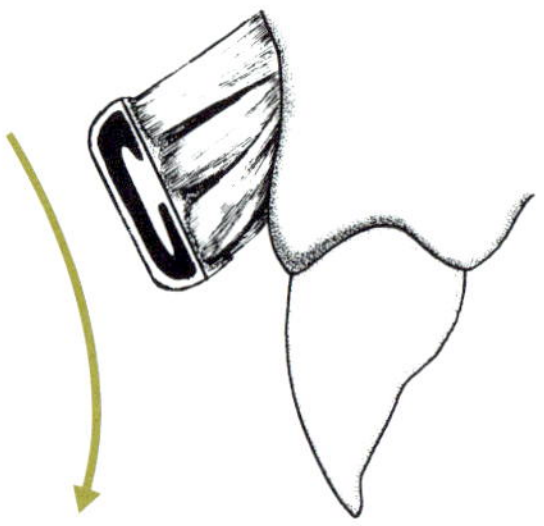

a) Grundhaltung der Zahnbürste auf dem Zahnfleisch

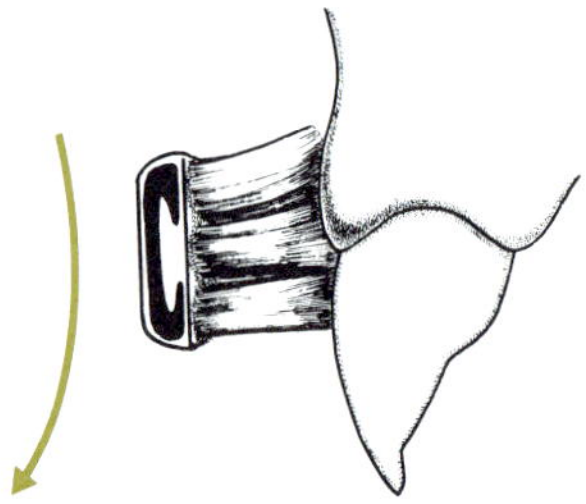

b) Kombinierte Rüttel- und Rollbewegung zur Kaufläche hin

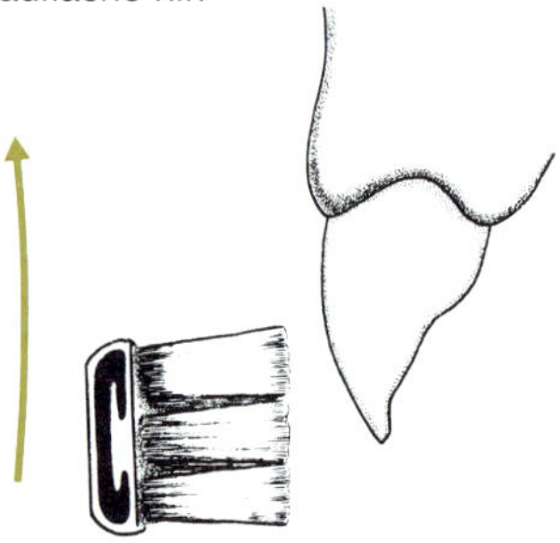

c) Rückführbewegung ohne Berührung des Zahnes

Zahnputztechnik nach Stillman
Das Borstenfeld wird schräg im Winkel von ca. 45° zur Zahnachse auf die Gingiva gedrückt, so daß sie leicht blaß wird. Von dieser Grundhaltung aus wird das Borstenfeld mit leichten Rüttelbewegungen zur Kaufläche hin abgerollt. Zum Schluß der Bewegung befindet sich das Borstenfeld nahezu im rechten Winkel zur Kaufläche. Diese Bewegung wird in jedem Anschnitt etwa 5mal wiederholt, wobei das Borstenfeld jeweils ohne Berührung von Zahn oder Gingiva in die Grundhaltung zurückgeführt wird.
Das Zahnfleisch wird bei dieser Technik gut massiert. Die Reinigung der Zahnfleischfurche ist bei dieser Methode jedoch nicht so gut wie bei der Technik nach Bass.

Rotationsmethode nach Fones Die Zähne stehen im Schneidekantenkontakt, während das Borstenfeld senkrecht auf die Zahnaußenflächen gedrückt wird. Anschließend wird die Zahnbürste in großen Kreisbewegungen über das Zahnfleisch und die Zähne von Ober- und Unterkiefer geführt. Die lingualen und palatinalen Flächen werden entsprechend bei geöffnetem Mund mit kleinen Kreisbewegungen gesäubert.
Diese Technik ist leicht von Kindern zu erlernen. Der Reinigungseffekt im Bereich der Zahnfleischfurchen und Approximalräume ist jedoch nicht ausreichend. Aufgrund der leicht zu erlernenden Technik, sollte diese Methode vor allem von Kindern angewendet werden.

Abb. 6.21:
Rotationsmethode nach Fones: Die Kreisbewegungen können für Ober- und Unterkiefer gleichzeitig oder getrennt durchgeführt werden.

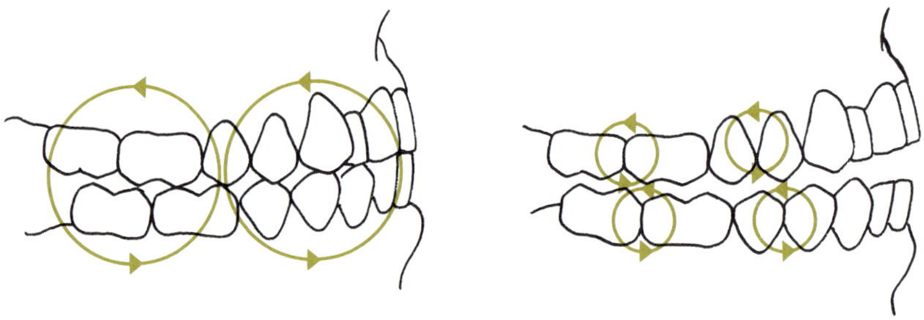

Vertikale Rot-nach-Weiß-Methode Die Zähne stehen im Schneidekantenkontakt, während das Borstenfeld senkrecht auf das Zahnfleisch gedrückt wird. Anschließend wird die Zahnbürste senkrecht vom Zahnfleisch zur Kaufläche geführt (rot nach weiß).
Diese Methode ist leicht zu erlernen. Das Borstenfeld überspringt jedoch die Zahnfleischfurche, so daß die Reinigung dort nur unzureichend ist.

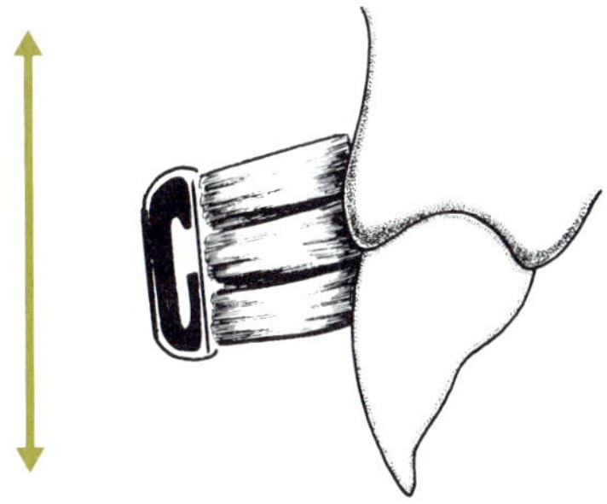

Abb. 6.22: Vertikale Rot-nach-Weiß-Methode

Horizontale „Schrubbmethode" Es handelt sich hierbei um eine unsystematische Zahnputztechnik, bei der das Borstenfeld senkrecht auf die Zahnflächen gedrückt und anschließend hin- und herbewegt wird. Diese Methode kann nur für Kinder als Einstieg in die Zahnpflege akzeptiert werden.
Die Zahnzwischenräume werden dabei nicht gesäubert. Der Zahnfleischsaum kann geschädigt werden, so daß er zurückweicht. Damit können im freiliegenden weichen Zahnzement am Zahnhals keilförmige Defekte entstehen.

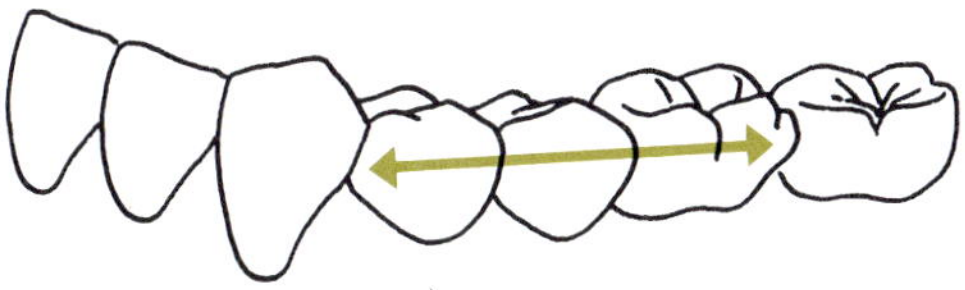

Abb. 6.23: Horizontale Schrubbmethode

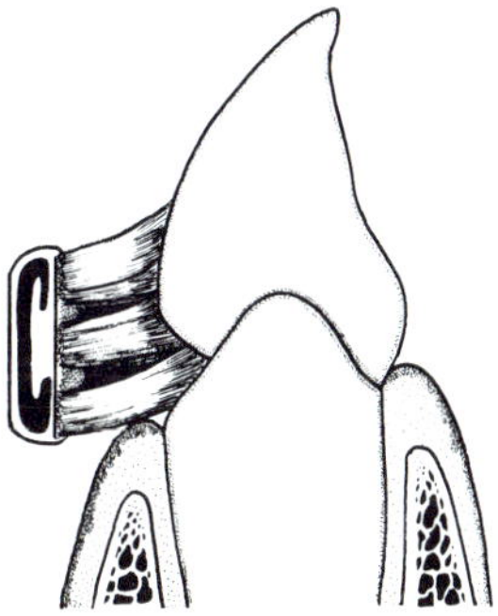

Abb. 6.24: Entstehung eines keilförmigen Defektes durch die horizontale Schrubbmethode

6.4 Fluoridierung

Fluorid erhöht die Widerstandsfähigkeit des Schmelzes gegenüber Säuren, beschleunigt die Remineralisation des Schmelzes und hemmt den Stoffwechsel der Mikroorganismen in der Plaque.

Fluor kommt in gebundener Form als Fluorid in den Nahrungsmitteln und im Wasser vor. Dort ist es jedoch nur in geringen Mengen enthalten, die nicht für eine ausreichende Karieshemmung sorgen. Vermehrt Fluorid findet man nur in Seefischen, rohem Meersalz, bestimmten Mineralwässern und einigen Teesorten. Täglich nimmt man mit der Nahrung durchschnittlich 0,2 – 0,5 mg Fluorid auf. Fluorid wirkt über 3 Mechanismen karieshemmend:

- Verringerung der Säurelöslichkeit des Schmelzes durch Einbau des Fluorids. Der Schmelz wird dadurch nicht härter, sondern nur widerstandsfähiger gegen Säuren.
- Beschleunigung der Remineralisation von entkalktem Schmelz durch Bindung von Kalzium und Phosphat aus dem Speichel und Bildung von Fluorapatit.
- Verringerung der Plaquebildung durch Hemmung der Enzymaktivität der Plaquebakterien.

Möglichkeiten der Fluoridierung

Schon vor dem Durchbruch der Zähne ist eine Fluoridierung sinnvoll, um die Zähne schon während des Aufbaus widerstandsfähig gegen Säuren zu machen. Dazu eignet sich die Anwendung von Fluoridtabletten bereits vom Säuglingsalter an.

Fluoridhaltige Lösungen, Gele und Zahnpasten sind erst empfehlenswert, wenn Kinder mit Sicherheit ausspülen können. Dies ist etwa ab dem 4. Lebensjahr der Fall.

Werden Maßnahmen zur Fluoridierung ergriffen, so sollte die richtige Dosierung mit dem Zahnarzt besprochen werden. In jedem Fall ist die Fluoridierung nur sinnvoll, wenn sie regelmäßig erfolgt, da ihre Wirksamkeit sonst bald verlorengeht.

Die besonders wirkungsvolle Trinkwasserfluoridierung ist in der Bundesrepublik nicht gestattet. In anderen Ländern konnten damit große Erfolge erzielt werden, z. B. in den USA und der Schweiz.

Fluoridierung durch Tabletten Mit Tabletten können die Zähne bereits vor dem Durchbruch während des Aufbaus der Zahnhartsubstanzen widerstandsfähig gegen Säuren gemacht werden. Nach dem Zahndurchbruch ist der direkte Kontakt des Fluorids mit dem Schmelz wichtig. Die Tabletten soll man daher lutschen oder in der Umschlagfalte zergehen lassen. Anschließend wird die Lösung geschluckt.

Die Tablettenfluoridierung ist mit anderen Maßnahmen kombinierbar, jedoch sollte die Tablette am Zahnputztag mit Fluoridgel oder Fluoridlösung weggelassen werden.

Dosierungsempfehlung der Deutschen Ges. f. Zahn-, Mund- und Kieferheilkunde und der Deutschen Ges. f. Ernährung zur Tablettenfluoridierung.

Alter	Dosis pro Tag
1. und 2. Lebensjahr	0,25 mg F^-
3. Lebensjahr	0,50 mg F^-
4., 5. und 6. Lebensjahr	0,75 mg F^-
7.—14. Lebensjahr	1,00 mg F^-

Im Anschluß an die Tabletteneinnahme sollte man für ca. 30 Minuten nichts essen oder trinken. Die Verabreichung sollte nach dem Zähneputzen erfolgen.

Säuglinge erhalten die Tabletten in Milch oder Brei zerdrückt bzw. aufgelöst. In Absprache mit dem Kinderarzt erfolgt in den ersten Lebensmonaten bzw. -jahren eine kombinierte Prophylaxe von Rachitis und Karies. Dazu können z. B. D-Fluoretten verabreicht werden, die Vitamin D und Fluorid enthalten.

Die Fluoriddosierung muß sorgfältig erfolgen. Eine längere Einnahme zu hoher Dosen kann zu Zahnschäden mit weißen Schmelzflecken führen. Deshalb darf die Tabletteneinnahme den Kindern nicht unkontrolliert überlassen werden!

Fluoridierung durch Lösungen oder Gele Fluoridhaltige Lösungen oder Gele können einmal in der Woche nach vorheriger gründlicher Zahnreinigung mit einer Zahnbürste auf die Zähne aufgetragen werden. Das Einbürsten sollte mindestens 2 Minuten lang erfolgen, wobei der Zahnfleischrand mit einzubeziehen ist. Der beim Bürsten entstehende weiße Schaum soll nach einer kurzen Einwirkungszeit von ca. 1/2 Minute ausgespuckt werden. Am Zahnputztag mit Fluorid-Gel sollte keine Fluoridtablette eingenommen werden.

Bei Lösungen kann die Fluoridierung nach der Zahnreinigung auch ohne Zahnbürste durch einfaches Umspülen für 2 Minuten erfolgen.

In der zahnärztlichen Praxis erfolgt die Fluoridierung vor allem durch Einpinseln (Touchieren) mit Fluoridlösungen, durch Einbürsten mit Fluorid-Gelen, durch fluoridierte Lacke oder durch Löffel, die mit Fluorid-Gel beschichtet sind.

Fluoridierung durch Zahnpasten

Es sollten generell nur Zahnpasten mit Fluorid benutzt werden. Dabei haben Aminfluoride eine besonders gute Wirkung. Kinder dürfen fluoridierte Zahnpasten erst ab dem 4. Lebensjahr benutzen, wenn sie richtig ausspülen können.

6.5 Zahnärztliche Maßnahmen

Alle 6 Monate sollte eine regelmäßige Kontrolle durch den Zahnarzt erfolgen. Nur so können Zahnerkrankungen frühzeitig erkannt und somit rechtzeitig behandelt werden. Zur Kariesvorbeugung kann der Zahnarzt auch in der Praxis eine Fluoridierung durchführen.

Zur Vorbeugung von Fissurenkaries ist eine **Fissurenversiegelung** insbesondere bei ungünstiger Form der Fissuren (siehe Abb. 5.22) sinnvoll.

Die Fissurenversiegelung erfolgt mit Kunststoff. Da er auf dem glatten Schmelz nicht haftet, muß die Zahnsubstanz vorher mit Phosphorsäure angeätzt werden. Anschließend wird der Kunststoff aufgetragen. Die Versiegelung ist jedoch nicht von Dauer, da sie wieder langsam abgekaut wird. Das Ergebnis der Versiegelung muß daher zweimal im Jahr kontrolliert werden.

Beim praktischen Vorgehen wird die Kaufläche vor der Versiegelung zunächst gründlich mit einer Polierpaste gereinigt, anschließend sorgfältig gespült und trockengelegt. Darauf wird die Ätzlösung mit Wattepellets, Kunststoffschwämmchen oder einem dünnen Pinsel aufgetragen. Nach 60 — 150 Sekunden wird die Ätzlösung gründlich abgespült. Ausreichend geätzter Schmelz erscheint anschließend opak (undurchsichtig) weiß. Nun kann der Kunststoffversiegler in einer dünnen Schicht aufgetragen werden. Während des gesamten Vorgangs muß die Kaufläche trocken bleiben.

Geätzter, jedoch nicht versiegelter Schmelz ist nicht stärker kariesanfällig als normaler Schmelz, da das Ätzmuster durch Auftragen einer Fluoridlösung direkt beseitigt und die Remineralisation dadurch eingeleitet werden kann.

Zur **Parodontalprophylaxe** ist die Entfernung von Zahnstein und Konkrementen wichtig (siehe Kap. 10). Bei der konservierenden und prothetischen Behandlung ist stets sorgfältig darauf zu achten, daß keine Schmutznischen geschaffen werden.

Die **kieferorthopädische Behandlung** vermindert Retentionsstellen für Plaque, indem Zahnfehlstellungen behoben werden und das Gebiß dadurch leichter zu reinigen ist.

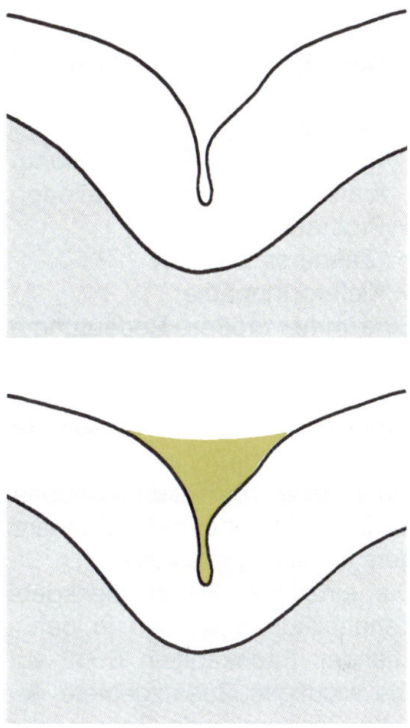

Abb. 6.25: Versiegelung einer ampullenförmigen Fissur

7 Einführung in Diagnostik und Therapie

7.1 Gebiete der Zahnheilkunde

Die moderne Zahnheilkunde hat sich zu einem breitgefächerten Fachbereich mit folgenden Hauptarbeitsgebieten entwikkelt:
- Präventive Zahnheilkunde (Vorbeugende Zahnheilkunde)
- Konservierende Zahnheilkunde (Zahnerhaltungskunde)
- Zahnärztliche Chirurgie
- Parodontologie (Erkennung und Behandlung von Erkrankungen des Zahnhalteapparates)
- Prothetik (Zahnersatzkunde)
- Kieferorthopädie.

Eine immer größere Bedeutung bekommt dabei die präventive Zahnheilkunde, um Karies und Parodontalerkrankungen erst gar nicht entstehen zu lassen. Gerade bei der Motivation und Instruktion der Patienten zu einer optimalen Mundpflege kann die Zahnarzthelferin den Zahnarzt besonders hilfreich unterstützen.

Die einzelnen Hauptarbeitsgebiete der Zahnheilkunde werden in den entsprechenden Fachkapiteln 6–12 vorgestellt. Die wichtigen Zusatzgebiete der Ersten Hilfe, Röntgenkunde, Patientenbetreuung und Arzneimittellehre folgen in den anschließenden Kapiteln 13–16.

7.2 Anamnese und Befunderhebung

7.2.1 Anamnese

Als Anamnese (anamnesis gr. – Erinnerung) bezeichnet man die Vorgeschichte eines Patienten.

Allgemeine Anamnese Bei Patienten, die zum ersten Mal die Praxis aufsuchen, muß zunächst eine allgemeine Anamnese erhoben werden. Dazu ist ein vorgedruckter Fragebogen hilfreich. Der Patient kann diesen Anamnesebogen bereits vor der Behandlung im Wartezimmer in einer entsprechenden Schreibecke ausfüllen.

Der Zahnarzt kann sich dann zu Beginn der Untersuchung anhand dieses Anamnesebogens zunächst über das Allgemeinbefinden des Patienten orientieren und gezielt weitere Fragen stellen.

Spezielle Anamnese Der Patient berichtet, weshalb er den Zahnarzt aufsucht.
- Hat er Schmerzen?
- Nimmt er deshalb Medikamente ein?
- Wann war er zum letzten Mal beim Zahnarzt?
- Wie pflegt er sein Gebiß (Mundhygieneverhalten)?

7.2.2 Befunderhebung

Allgemeinbefund

In der zahnärztlichen Praxis kann in der Regel nur ein orientierender Allgemeinbefund erhoben werden. Besteht dabei der Verdacht auf eine schwerwiegende Allgemeinerkrankung, so muß eine weitergehende Untersuchung durch den Hausarzt erfolgen.

Für die Praxis ist es wichtig, daß jede Zahnarzthelferin Puls und Blutdruck messen kann. Insbesondere bei Zwischenfällen kommt es auf eine sichere Beurteilung von Puls und Blutdruck an.

Pulsmessung Mit jeder Kontraktion des Herzens wird das Blut stoßweise durch das Gefäßsystem gepumpt. Dies kann als Pulsschlag an oberflächlich verlaufenden Arterien gemessen werden. Zur Pulsmessung eignen sich dabei folgende Arterien besonders gut:

Speichenschlagader – A. radialis
Halsschlagader – A. carotis.

Die Speichenschlagader liegt auf der Daumenseite des Unterarms. Zum Pulsfühlen tastet man diese Schlagader mit den Fingerkuppen oberhalb des Handgelenks zwischen der Speiche und Sehnen, die zur Hand ziehen (siehe Abb. 7.2). Mit dem Daumen kann man sich dabei auf der Rückseite des Unterarms abstützen.

Zur Pulsmessung benötigt man eine Uhr mit Sekundenzeiger. Man zählt damit die Pulsschläge innerhalb einer Viertelminute und multipliziert den so gemessenen Wert anschließend mit 4. Ist der Puls jedoch langsam oder unregelmäßig, so muß eine ganze Minute gezählt werden.

Abb. 7.1: Beispiel für einen Anamnesebogen

Sehr geehrter Patient,

beantworten Sie bitte die nachfolgenden Fragen, so daß wir uns über eventuell bestehende Allgemeinerkrankungen orientieren können.
Geben Sie uns bitte auch Ihre Personalien und die Anschrift Ihres Hausarztes an.

Name des Versicherten — Vorname — geb. am

Name des Patienten — Vorname — geb. am

Arbeitgeber

Anschrift des Patienten — Telefon-Nr.

Krankenkasse

Name des Hausarztes — Anschrift

Kreuzen Sie bitte die zutreffende Antwort an! **ja** **nein**

1. Waren Sie in letzter Zeit in ärztlicher Behandlung? Wenn ja, weshalb?
2. Nehmen Sie regelmäßig Medikamente ein? Wenn ja, welche?
3. Wurden Sie schon einmal operiert? Wenn ja, weshalb und wann?
4. Haben Sie eine Blutgerinnungsstörung?
   Nehmen Sie gerinnungshemmende Mittel (z. B. Marcumar) ein?
   Neigen Sie zu Blutergüssen, Nasenbluten oder stärkeren Blutungen nach Verletzungen?
5. Haben Sie eine Allergie? (z. B. Heuschnupfen, Überempfindlichkeit gegen Nahrungsmittel, Medikamente, Pflaster). Wenn ja, was vertragen Sie nicht?

ja **nein**

6. Haben oder hatten Sie eine der folgenden Krankheiten?
   - zu hoher Blutdruck?
   - zu niedriger Blutdruck
   - Durchblutungsstörungen (z. B. Krampfadern, Thrombosen)
   - Kreislaufstörungen
   - Herzerkrankungen (z. B. Herzinfarkt, Angina pectoris, Herzfehler, Rhythmusstörungen)
   - Lungen- oder Atemwegserkrankungen (z. B. Tuberkulose, Staublunge, Asthma, Lungenentzündung, chronische Bronchitis)
   - Lebererkrankungen (z. B. Gelbsucht – Hepatitis, Leberzirrhose)
   - Magen-Darm-Erkrankungen (z. B. Magenschleimhautentzündung)
   - Nierenerkrankungen (z. B. Nierenentzündung, Nierensteine)
   - Stoffwechselstörungen (z. B. Zuckerkrankheit – Diabetes, Gicht)
   - Schilddrüsenerkrankungen
   - Nerven- oder Gemütsleiden (z. B. Epilepsie, Lähmungen, Depressionen)
   - Grüner Star (Glaukom)
   - Rheumatische Erkrankung
7. Leiden Sie an einer anderen, hier nicht aufgeführten Erkrankung? (z. B. Infektionskrankheit, Immunschwäche). Wenn ja, welche?
8. Haben Sie einen Herzschrittmacher?
9. Rauchen Sie? Wenn ja, wieviel durchschnittlich pro Tag? ________
10. Trinken Sie Alkohol? Wenn ja, wieviel durchschnittlich pro Tag? ________
11. Gab es bei früheren zahnärztlichen Behandlungen Komplikationen?
12. Für weibliche Patienten: Sind Sie schwanger?
13. Wann erfolgte die letzte Röntgenuntersuchung im Mund-Kieferbereich?

Datum — Unterschrift

Abb. 7.2:
Pulsmessung am Handgelenk

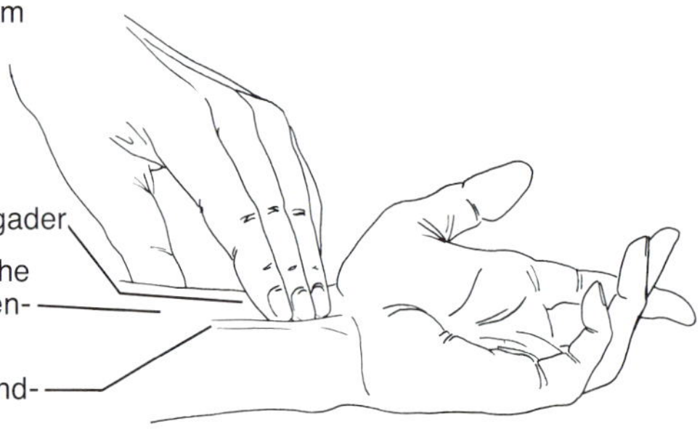

Normalwerte der Pulsschläge pro Minute	
Neugeborene	ca. 140/min.
Kinder 2 Jahre	ca. 120/min.
4 Jahre	ca. 100/min.
10 Jahre	ca. 90/min.
14 Jahre	ca. 85/min.
Erwachsene	60 – 80/min.

Blutdruckmessung Der in den Gefäßen herrschende Blutdruck wurde bereits ausführlich auf der Seite 120 beschrieben. Die Blutdruckmessung erfolgt im allgemeinen mit der Methode nach Riva-Rocci (Arzt in Pavia, 1863–1937). Dazu benötigt man eine aufblasbare Manschette, die über einen Schlauch mit einer Pumpe und einem Manometer zur Druckmessung verbunden ist. An der Pumpe befindet sich dabei ein Ventil, mit dem Luft aus dem Schlauchsystem wieder abgelassen werden kann.

Abb. 7.3:
Blutdruckmeßgerät und Stethoskop

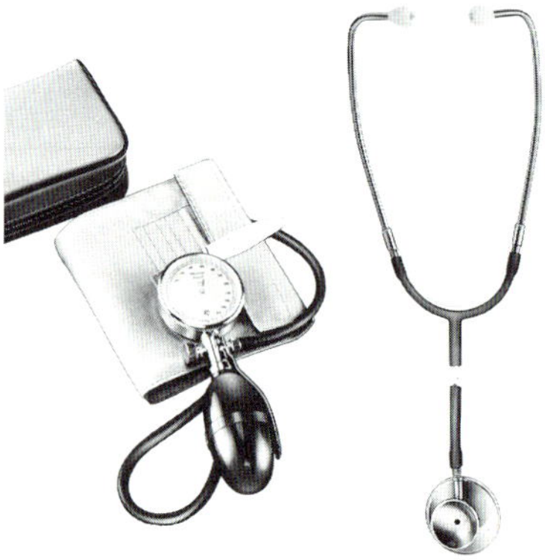

Technik der Blutdruckmessung: Zur Blutdruckmessung macht man zunächst die Manschette luftleer und legt sie straff um den Oberarm des Patienten, wobei man die Ellenbeuge freiläßt. Anschließend wird das Ventil des Blutdruckapparates geschlossen und Luft in die Manschette gepumpt, bis kein Puls mehr an der Speichenarterie zu tasten oder mit dem Stethoskop an der Ellenbeuge zu hören ist. Durch den Druck der Oberarmmanschette wird dann die Oberarmarterie zusammengedrückt.

Nun öffnet man das Ventil langsam, so daß der Druck auf die Oberarmarterie nachläßt. Der **obere (systolische) Blutdruckwert** wird nun am Manometer abgelesen, sobald der Blutdruck gerade den Manschettendruck überwindet. Dies ist dann der Fall, wenn erstmals wieder ein Puls an der Speichenarterie zu tasten oder mit dem Stethoskop an der Ellenbeuge zu hören ist.

Die mit dem Stethoskop hörbaren Strömungsgeräusche werden mit weiter sinkendem Manschettendruck zunächst immer lauter. Sie entstehen dabei durch Verwirbelungen des Blutes im Bereich der durch die Manschette verengten Arterie.

Mit weiter nachlassendem Manschettendruck wird die Oberarmarterie immer weniger eingeengt, so daß die mit dem Stethoskop hörbaren Strömungsgeräusche wieder so leise werden, daß man sie schließlich in der Regel nicht mehr hören kann. Der **untere (diastolische) Blutdruckwert** wird nun abgelesen, sobald kein Geräusch mehr mit dem Stethoskop zu hören ist oder das Geräusch deutlich nachgelassen hat.

systolischer Blutdruckwert	– oberer Grenzwert der hörbaren Strömungsgeräusche
diastolischer Blutdruckwert	– unterer Grenzwert der hörbaren Strömungsgeräusche

Die Blutdruckwerte werden nach **Riva-Rocci** mit der Abkürzung **RR** geschrieben. Als erstes wird stets der systolische Wert geschrieben, anschließend folgt nach einem Schrägstrich der diastolische Wert. Bei einem Blutdruck von systolisch 120 mmHg und diastolisch 70 mmHg schreibt man also abgekürzt RR 120/70 mmHg.
Um vergleichbare Blutdruckwerte zu erhalten, sollte man den Blutdruck stets am gleichen Arm messen und den Patienten bei der Blutdruckmessung entspannt sitzen oder liegen lassen.

Beurteilung der Blutdruckwerte

Normalwerte	systolisch	diastolisch
Mann	110 – 140 mmHg	60 – 90 mmHg
Frau	100 – 140 mmHg	60 – 90 mmHg
Grenzwert zur Hypertonie	140 – 160 mmHg	90 – 95 mmHg
Hypertonie (Bluthochdruck)	über 160 mmHg	über 95 mmHg

Bei Blutdruckwerten unter den oben angegebenen Normalwerten spricht man von einer Hypotonie.
Bei Kindern liegen die Blutdruckwerte generell niedriger als bei Erwachsenen. So sind z. B. beim Schulkind ca. 90 mmHg systolisch und 60 mmHg diastolisch normal. Mit zunehmendem Alter steigt der Blutdruck aufgrund der abnehmenden Elastizität der Gefäße langsam an.

Spezieller Befund

Bei der speziellen Befunderhebung unterscheidet man zwischen extraoralem und intraoralem Befund.
Grundlegende Untersuchungsmethoden des Zahnarztes zur Befunderhebung sind:
Inspektion – Betrachten
Palpation – Tasten
Perkussion – Beklopfen
Auskultation – Hören
Vitalitäts- bzw. Sensibilitätsprobe der Zähne mit Kälte oder elektrischem Strom, Röntgenuntersuchung.

Extraoraler Befund Es erfolgt eine kurze **Inspektion** des Kopf- und Halsbereiches. Dabei wird unter anderem auf Hautveränderungen und eventuell vorhandene Schwellungen geachtet. Sind Mundwinkelrhagaden vorhanden, so reibe man sie mit Vaseline ein.
Die Untersuchung der Lymphknoten erfolgt durch **Palpation.** Vergrößerte, schmerzempfindliche Lymphknoten können auf Entzündungen hinweisen.
Zur Untersuchung des Kiefergelenks kann eine Palpation der Gelenkköpfe mit den Zeigefingerkuppen vor dem Ohrläppchen bei Mundöffnung und Seitwärtsbewegungen des Unterkiefers erfolgen. Um Gelenkgeräusche exakt feststellen zu können, kann das Kiefergelenk dabei auch mit einem Stethoskop abgehört werden.

Intraoraler Befund Bei der intraoralen Untersuchung erfolgt zunächst eine gründliche **Inspektion** der Mundhöhle. Dabei werden Lippen, Mundvorhof, Alveolarfortsätze, Gaumen, Zunge, Mundboden und Rachen betrachtet. Ergänzend kann eine **Palpation** von auffälligen Befunden mit einem Zeigefinger erfolgen.
Anschließend wird der **Zahnstatus** aufgenommen. Dabei geht man systematisch vor und beginnt im oberen rechten Quadranten beim Zahn 18. Von dort ausgehend werden zunächst die Zähne des Oberkiefers bis zum Zahn 28 untersucht. Anschließend fährt man im Unterkiefer beim Zahn 38 von links nach rechts bis zum Zahn 48 fort. Man notiert, welche Zähne klinisch nicht sichtbar sind und untersucht die vorhandenen Zähne auf:
- Karies
- Zerstörungsgrad
- Füllungen
- Zahnfrakturen
- Kronen und Brücken
- Zahnstein
- Lockerungsgrad.

Die Untersuchung der Zähne erfolgt mit Spiegel und Sonde, wobei eine Hakensonde besonders geeignet ist, um Defekte im distalen Bereich eines Zahns festzustellen. Ergänzend kann zur Feststellung von Karies ein Seidenfaden zur Beurteilung des Approximalraums sowie eine Mundlampe bzw. ein Kaltlicht verwendet werden.

Eine gute Hilfe zur Feststellung von Approximalkaries sind zusätzliche Bißflügel-Röntgenaufnahmen (siehe Abb. 14.15). Mit diesen speziellen Röntgenaufnahmen können ebenfalls Parodontalerkrankungen gut untersucht werden.
Um festzustellen, ob ein Zahn vital ist, kann man eine **Vitalitätsprobe** machen. Dabei erfolgt in der Regel eine Reizung der Pulpa mit Kälte oder elektrischem Strom. Wenn der Patient diese Reizung verspürt, so ist der Zahn vital. Genaugenommen wird mit dieser Reizung jedoch nicht die Vitalität des Zahnes, sondern nur seine Empfindlichkeit (Sensibilität) überprüft.
Insbesondere bei älteren Patienten und überkronten Zähnen kann es vorkommen, daß eine vitale Pulpa trotz starker Reizung nicht sensibel reagiert. In Zweifelsfällen kann zur Klärung ein Trepanationsversuch durchgeführt werden. Bei einem devitalen Zahn ist die Trepanation (Eröffnung) im allgemeinen schmerzlos. Bei einem vitalen Zahn spürt der Patient jedoch Schmerzen und der Trepanationsversuch wird abgebrochen.
Eine weitere Untersuchungsmethode ist die **Perkussionsprobe.** Dabei klopft man mit einem Spiegelgriff auf den zu prüfenden Zahn. Dadurch erfolgt eine Reizung des Zahnhalteapparates. Bei gesundem Zahnhalteapparat ist diese Probe schmerzlos. Liegt jedoch eine Entzündung des Zahnhalteapparates im Bereich der Wurzelspitze vor (apikale Parodontitis), so kann das Klopfen sehr schmerzhaft sein. Mit Hilfe der Perkussionsprobe kann insbesondere eine akute apikale Parodontitis festgestellt werden.
Zum Vergleich müssen bei einer Vitalitätsprobe bzw. Perkussionsprobe stets auch die gesunden Nachbarzähne getestet werden.

7.3 Anästhesie

Als Anästhesie bezeichnet man eine Unempfindlichkeit gegen Schmerz-, Temperatur- und Berührungsreize (anaisthesia gr. — Unempfindlichkeit). Eine künstlich herbeigeführte Anästhesie ist dabei eine wichtige Voraussetzung für viele medizinische Behandlungsmaßnahmen. Grundsätzlich unterscheidet man zwischen Allgemeinanästhesie (Narkose) und Lokalanästhesie (örtliche Betäubung).
Die Angst vor dem Zahnarzt ist vor allem eine Angst vor den Schmerzen bei der zahnärztlichen Behandlung. Daher hat die Schmerzausschaltung eine besonders große Bedeutung, um die Behandlung zu erleichtern oder erst möglich zu machen. Schmerz wird von jedem unterschiedlich empfunden und hängt in starkem Maße von der inneren Verfassung des Patienten ab. Die Schmerzausschaltung ist daher nicht nur ein technisches Problem. Vielmehr muß auch vertrauensvoll auf die seelische Anspannung des Patienten in der Zahnarztpraxis eingegangen werden.
Aus heutiger Sicht ist es geradezu erstaunlich, daß erst 1842 die erste Narkose und 1884 die erste örtliche Betäubung durchgeführt wurde. Vorher erfolgten alle Eingriffe grundsätzlich ohne Betäubung!

Örtliche Betäubung (Lokalanästhesie)

Bei der örtlichen Betäubung wird das Empfinden in einem begrenzten Gebiet ausgeschaltet, während das Bewußtsein erhalten bleibt.
Man unterscheidet in der Zahnheilkunde 4 Arten der örtlichen Betäubung:
- Oberflächenanästhesie
- Infiltrationsanästhesie
- intraligamentäre Anästhesie
- Leitungsanästhesie.

Die örtlichen Betäubungsmittel bezeichnet man als Lokalanästhetika (Einzahl: Lokalanästhetikum).

Oberflächenanästhesie Bei dieser Form der örtlichen Betäubung wird ein Schleimhautbezirk durch Auftragen eines Lokalanästhetikums unempfindlich gemacht.

Die Oberflächenanästhesie kann auf folgende Arten durchgeführt werden:

- durch Aufpinseln einer speziellen Lösung zur Oberflächenanästhesie
- durch ein Spray zur Oberflächenanästhesie
- durch Einreiben mit einer anästhesierenden Salbe
- durch Vereisung. Dies kann durch Aufspritzen von Chloräthyl oder Kohlensäure auf die Haut bzw. Schleimhaut erfolgen. Durch die Verdunstung entsteht dabei Kälte.

Bei der Oberflächenanästhesie wird nur die oberflächliche Haut bzw. Schleimhaut betäubt. Mit dieser einfachen Anästhesieform kann man z. B. den Würgereiz bei Abformungen oder Röntgenaufnahmen vermindern und den Schmerz beim Einstich einer Spritze mildern.

Infiltrationsanästhesie Bei der Infiltrationsanästhesie wird eine Anästhesielösung im Behandlungsbereich eingespritzt (injiziert). Das Lokalanästhetikum kann dann in das umgebende Gewebe eindringen (infiltrieren).

Um die Zahnnerven zu erreichen, muß die Anästhesielösung auch in den Knochen eindringen. Dies ist jedoch nur möglich, wenn die äußere Knochenschicht nicht zu dick ist.

Im Seitenzahnbereich des Unterkiefers können die Zahnnerven aufgrund der dicken Kompakta bei der Infiltrationsanästhesie nicht erreicht werden. Im Oberkiefer sowie im Frontzahnbereich des Unterkiefers ist der Knochen jedoch leichter durchgängig für Anästhesielösungen, so daß die Infiltrationsanästhesie vor allem bei Zahnbehandlungen im Oberkiefer und Unterkiefer-Frontzahnbereich angewendet werden kann.

Intraligamentäre Anästhesie Bei der intraligamentären Anästhesie erfolgt die Injektion eines Lokalanästhetikums zwischen Zahn und Alveolarknochen im Bereich der Ligamente (Bänder) des Zahnhalteapparates. Dadurch können mit sehr geringen Anästhesiemengen einzelne Zähne betäubt werden. Da hierzu gegenüber der Infiltrationsanästhesie ein höherer Druck ausgeübt werden muß, werden von der Industrie spezielle Injektionsspritzen für die intraligamentäre Anästhesie angeboten. Gleichzeitig werden besonders dünne Kanülen verwendet.

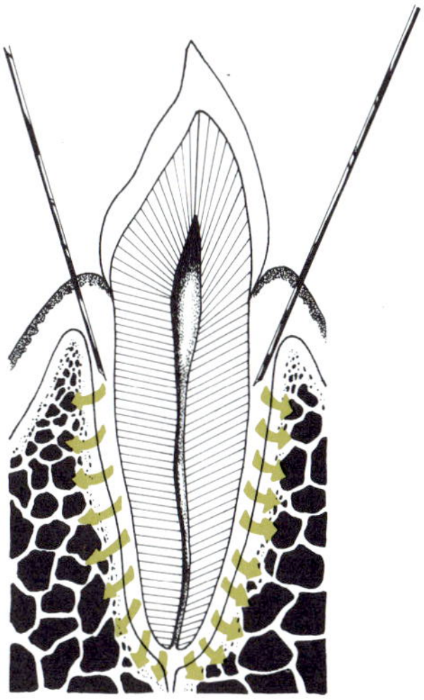

Abb. 7.4: Intraligamentäre Anästhesie

Leitungsanästhesie Bei der Leitungsanästhesie wird ein örtliches Betäubungsmittel in unmittelbarer Nähe eines Nerven injiziert. Dadurch wird die Erregungsleitung im Nervenstrang blockiert, so daß der durch diesen Nerven versorgte Körperbereich unempfindlich wird.

In der Zahnheilkunde wird die Leitungsanästhesie vor allem im Bereich des N. alveolaris inferior durchgeführt. Dazu injiziert man ein Lokalanästhetikum in der Nähe des Foramen mandibulae. Dadurch erzielt man eine Unempfindlichkeit der betreffenden Unterkieferseite bis zur Mitte der Schneidezähne sowie der entsprechenden Seite der Unterlippe. Kurze Zeit nach der Injektion verspürt der Patient zunächst ein Kribbeln im Bereich der Unterlippe, das mit zunehmender Wirkung der Betäubung nachläßt.

Im Oberkiefer kann man eine Leitungsanästhesie unter anderem im Bereich des Tuber maxillae und Foramen infraorbitale durchführen.

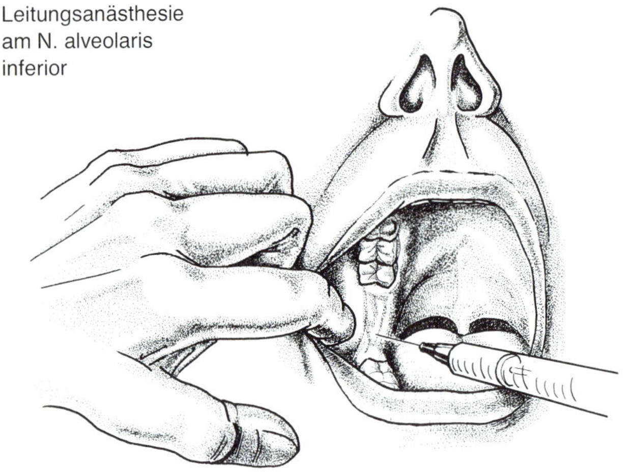

Abb. 7.5: Leitungsanästhesie am N. alveolaris inferior

Narkose (Allgemeinanästhesie)

Bei einer **Narkose** werden Bewußtsein und Schmerzempfinden durch Zufuhr eines Narkosemittels (Betäubungsmittels) für einen befristeten Zeitraum ausgeschaltet, um Eingriffe schmerzfrei durchführen zu können.

Eine Narkose umfaßt:

- Bewußtlosigkeit
- Schmerzlosigkeit (Analgesie)
- Verminderung oder Ausschaltung der Reflexe
- Muskelerschlaffung.

In vielen Fällen wird eine Narkose durch Injektion eines Narkosemittels in eine Vene eingeleitet (Injektionsnarkose) und anschließend durch Beatmung mit einem Narkosegas fortgeführt (Inhalationsnarkose).

Neben dieser Kombination von Injektion und Inhalation gibt es auch alleinige Injektionsnarkosen bzw. Inhalationsnarkosen.

Bei der Narkosetiefe unterscheidet man 4 klassische Narkosestadien:

I Schmerzlosigkeit – Analgesie
Anfangsstadium bis zum Verlust des Bewußtseins mit abnehmendem Schmerzempfinden

II Erregungsstadium – Exzitation
Übergangsstadium zwischen dem Bewußtseinsverlust in Stadium I und dem erwünschten Narkosestadium III. In diesem Stadium kann es bei gesteigerten Reflexen und unregelmäßiger, verstärkter Atmung zu heftigen Abwehrreaktionen des Patienten kommen. Dieses Stadium wird daher bei Narkosen möglichst schnell überwunden.

III Toleranzstadium
Erwünschtes Narkosestadium mit regelmäßiger Atmung und Herztätigkeit bei gleichzeitig erschlaffter Muskulatur und abgeschwächten bzw. ausgelöschten Reflexen. In diesem Stadium wird operiert.

IV Atemstillstand – Asphyxie
In diesem gefährlichen Stadium kommt es durch Lähmung lebenswichtiger Hirnzentren zum Atemstillstand. Es müssen dann sofort alle Narkosemittel abgesetzt werden und der Patient muß künstlich beatmet werden.

Bei einer Narkose in der zahnärztlichen Praxis ist neben dem behandelnden Zahnarzt die Anwesenheit eines zweiten Kollegen mit Anästhesieerfahrung erforderlich. Dies ist in der Praxis im allgemeinen ein entsprechend ausgebildeter Arzt für Anästhesie.

Das **Stadium I (Analgesie)** einer Narkose kann auch durch alleinige Anwendung von **Lachgas (N_2O)** in Kombination mit Sauerstoff erzielt werden. Lachgas ist

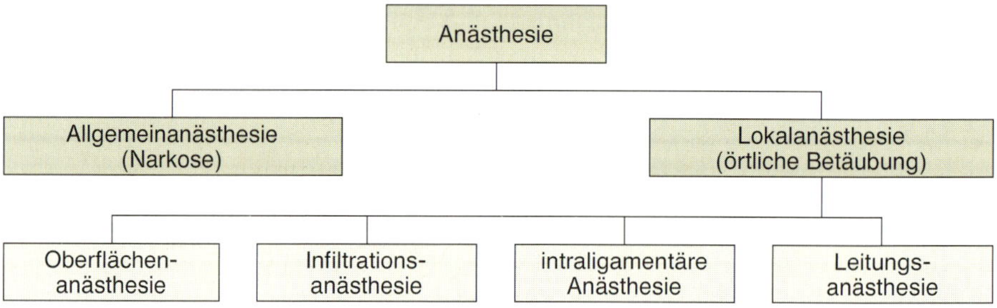

ein geruchloses Gas mit einer guten schmerzausschaltenden Wirkung, das erst bei höherer Dosierung zu einer deutlichen Bewußtseinsverminderung führt. Bei der Anwendung von Lachgas muß für die Atmung stets ein Sauerstoffanteil von mindestens 20 % vorhanden sein.

Injektionsspritzen und -kanülen

Spritzen Eine Spritze besteht aus einem Gehäuse und einem darin beweglichen Kolben. Am vorderen Ende befindet sich der Spritzenkonus, auf den Kanülen (siehe S. 216) aufgesetzt werden können. Zur exakten Volumenbestimmung ist auf der Spritze im allgemeinen eine Stricheinteilung mit Zahlen aufgedruckt.
Generell unterscheidet man:

- **Einmalspritzen aus Kunststoff:** Sie sind in der Herstellung so preiswert, daß sie in der Regel nur einmal verwendet werden.
- **Rekordspritzen:** Bei ihnen besteht der Spritzenzylinder aus Glas, während alle übrigen Teile aus Metall gefertigt sind (siehe Abb. 7.6).
- **Glasspritzen:** Bei ihnen sind Gehäuse und Stempel aus Glas gefertigt.

Rekord- und Glasspritzen werden stets wiederverwendet. Dazu müssen sie in gewohnter Reihenfolge desinfiziert, gereinigt und sterilisiert werden (siehe auch S. 57). Ein Heißluftsterilisator darf dabei jedoch nur dann benutzt werden, wenn die Glasartikel den Aufdruck 200 °C haben. Da sich Metall bei Wärme stärker ausdehnt als Glas, müssen vor der Sterilisation alle Metallteile von den Glasbestandteilen getrennt werden. Es könnte sonst durch die Hitze während der Sterilisation zum Bruch der Instrumente kommen.
Neben den üblichen Spritzen gibt es in der Zahnheilkunde spezielle Spritzensysteme für Zylinderampullen.

Zylinderampullen sind gebrauchsfertig mit einer Injektionslösung gefüllte Ampullen, die an beiden Enden mit einem Gummistopfen versehen sind. Die Zylinderampullen können direkt in speziell dafür vorgesehene Spritzen eingelegt werden. Zur Injektion wird eine entsprechende Kanüle aufgesteckt und festgeschraubt, die durch den Gummistopfen der Zylinderampulle dringt und so die Verbindung zur Injektionslösung herstellt. Die Zylinderampullen haben somit gegenüber den üblichen Ampullen den Vorteil, daß die Anästhesielösung vor Gebrauch nicht erst aus der Ampulle in die Spritze aufgezogen werden muß.
Zylinderampullen werden auch als **Carpulen** bezeichnet. Es handelt sich dabei um einen geschützten Handelsnamen einer Firma. Die Zylinderampullenspritzen werden entsprechend auch als Carpulenspritzen bezeichnet.
Für die intraligamentäre Anästhesie gibt es spezielle Zylinderampullenspritzen mit denen ein höherer Druck bei der Injektion ausgeübt werden kann, als mit üblichen Spritzen (Abb. 7.7).

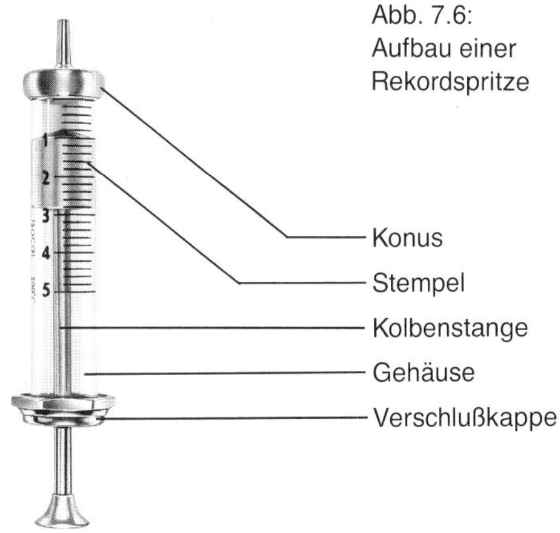

Abb. 7.6: Aufbau einer Rekordspritze

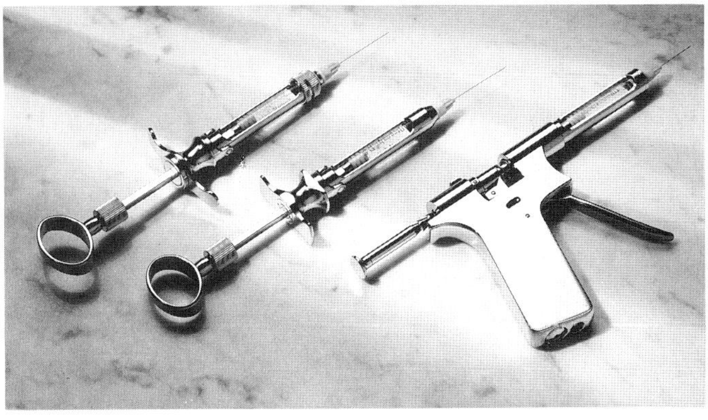

Abb. 7.7: Zylinderampullenspritzen: Die rechte Spritze dient zur intraligamentären Anästhesie.

Kanülen Eine Kanüle (canule frz. – Röhrchen) ist eine Hohlnadel aus Metall mit einer geschliffenen Spitze und einem Ansatz zum Aufstecken auf eine Spritze. Für die verschiedenen Einsatzgebiete gibt es Kanülen in unterschiedlichen Ausführungen. Während man für die Infiltrationsanästhesie kurze Kanülen verwenden kann, benötigt man für die Leitungsanästhesie lange Kanülen. Bei der intraligamentären Anästhesie werden besonders dünne Kanülen benutzt.
Bei der Entsorgung von gebrauchten Kanülen muß sorgfältig darauf geachtet werden, daß sich niemand an den Kanülen verletzen kann. Sie gehören daher in einen stabilen Abfallbehälter.

Abb. 7.8:
Öffnen einer Ampulle

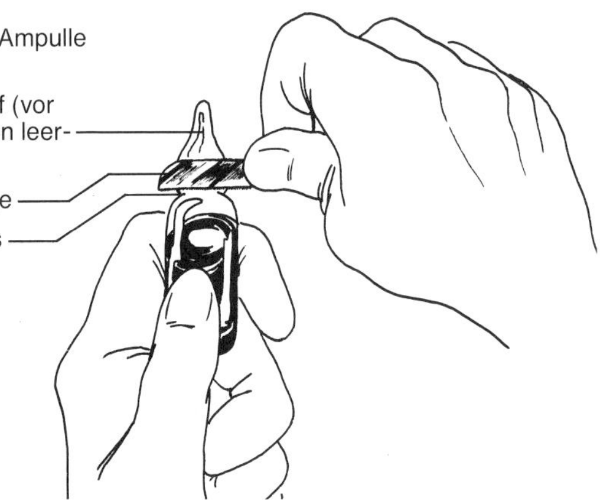

Abb. 7.9:
Aufziehen einer Spritze

a) Aufziehen aus einer kleinen Ampulle

b) Aufziehen des Medikamentenrestes aus einer großen Ampulle

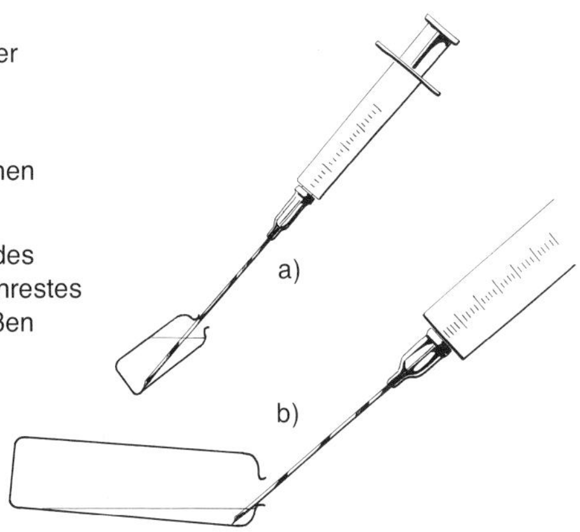

Assistenz bei der Lokalanästhesie

Benutzt man keine Zylinderampullen, so muß das Lokalanästhetikum zunächst aus einer Ampulle oder einer kleinen Flasche aufgezogen werden.
Ampullen werden im Bereich des Ampullenhalses mit einer kleinen Ampullensäge angesägt, so daß der Ampullenkopf anschließend abgebrochen werden kann (Abb. 7.8). Vorher muß der Ampullenkopf jedoch leergeklopft werden, damit die Anästhesielösung anschließend vollständig aus dem unteren Ampullenbereich aufgezogen werden kann.
Bei einigen Ampullen kann der Ampullenkopf auch ohne vorheriges Ansägen abgebrochen werden. Zum Schutz vor Verletzungen wird dabei empfohlen, den Ampullenkopf beim Abbrechen mit einem Tupfer anzufassen.

Das Lokalanästhetikum wird anschließend mit einer Kanüle in die Spritze aufgezogen (Abb. 7.9). In den meisten Fällen gelangt dabei auch etwas Luft in die Spritze. Diese Luft muß bei senkrecht nach oben gehaltener Spritze wieder herausgedrückt werden, damit sie nicht versehentlich in das Gewebe eingespritzt wird. Zur Injektion beim Patienten wird eine neue Kanüle verwendet, da die erste Kanüle beim Aufziehen des Medikamentes aus der Ampulle unsteril und an der Spitze beschädigt worden sein kann. Wird die aufgezogene Spritze nicht sofort benutzt, so legt man die leere Ampulle neben die fertige Spritze. So kann man später sofort erkennen, welches Medikament die Spritze enthält.

Bei der örtlichen Betäubung ist es wichtig, daß man nicht in ein Gefäß injiziert. Der Zahnarzt führt daher nach dem Einstich zunächst eine **Aspiration** (Ansaugung) durch. Dazu zieht er den Spritzenkolben kurz zurück. Wurde in ein Blutgefäß eingestochen, so wird beim Aspirieren Blut in die Spritze eingesaugt. Die Anästhesielösung darf dann nicht eingespritzt werden, da sie sonst sofort in den Blutkreislauf gelangen würde und so zu Komplikationen führen könnte.

7.4 Instrumente zur zahnärztlichen Präparationstechnik

7.4.1 Antriebe

Die zahnärztliche Präparationstechnik ist durch moderne Antriebssysteme deutlich erleichtert worden. Bis in die 60er Jahre war die elektrische Bohrmaschine mit mechanischer Kraftübertragung über ein Gestänge mit Hilfe einer Schnur noch der Hauptantrieb in der Zahnarztpraxis! Die heutige Behandlung erfolgt dagegen vor allem mit elektrisch betriebenen Mikromotoren und luftgetriebenen Turbinen. Dabei sind Arbeitsgeräte mit integrierten Lichtleitern eine große Hilfe.

Zur Beschreibung der verschiedenen Antriebe wird häufig die Zahl ihrer Umdrehungen pro Minute (min^{-1}) genannt. Die Umdrehungszahlen können bei den Mikromotoren durch aufgesetzte Winkelstücke mit Über- oder Untersetzung in einem breiten Spektrum variiert werden. Die maximale Drehzahl für Schnellauf-Winkelstücke beträgt 180000 min^{-1}. Bei Turbinen ist eine maximale Drehzahl von 500000 min^{-1} im Leerlauf möglich.
Eine hohe Drehzahl ist jedoch bei vielen zahnärztlichen Behandlungsschritten nicht sinnvoll. So benötigt man niedrige Drehzahlen zum Entfernen von Karies und mittlere Drehzahlen zum Glätten und Polieren von Füllungen.
Bei hohen Drehzahlen wird die **Kühlung** durch die zunehmende Reibungswärme immer problematischer. Es ist daher stets sehr genau darauf zu achten, daß die Öffnungen für die Spraykühlung bei den Winkelstücken stets durchgängig sind!

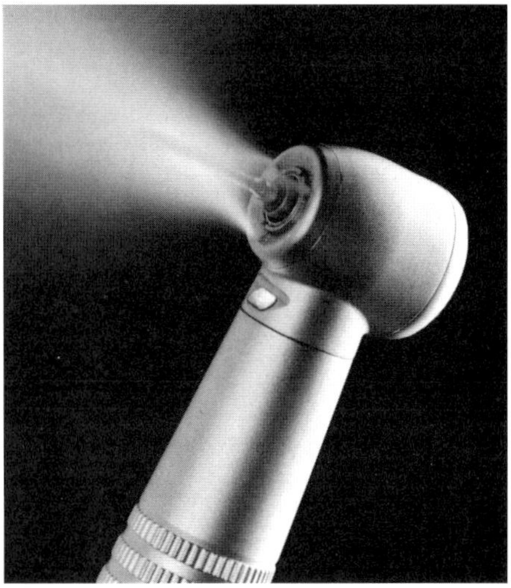

Abb. 7.10: Winkelstück mit integriertem Lichtleiter und 3 Kühlöffnungen für atraumatisches Präparieren.

Für ein atraumatisches Präparieren sind dabei 3 Kühlöffnungen ideal (Abb. 7.10).
Für Zahnarzt und Patient haben hohe Drehzahlen bei guter Kühlung den Vorteil, daß sie ein schnelles Arbeiten und somit eine kurze Behandlungszeit ermöglichen. Das hochtourige Arbeiten ist für den Patienten zusätzlich vorteilhaft, da die sonst oft unangenehmen Vibrationen dabei geringer sind als bei niedrigen Drehzahlen.
Die beim hochtourigen Arbeiten unbedingt erforderliche Kühlung macht eine sichere Absaug- und Haltetechnik erforderlich. Dabei muß nicht nur das sich ansammelnde Kühlwasser, sondern auch der aufgewirbelte Sprühnebel (Aerosol) abgesaugt werden, der sonst die Sicht verdecken kann. Zum Infektionsschutz vor dem mit Mundkeimen beladenen Aerosol muß ein Mund- und Augenschutz getragen werden.

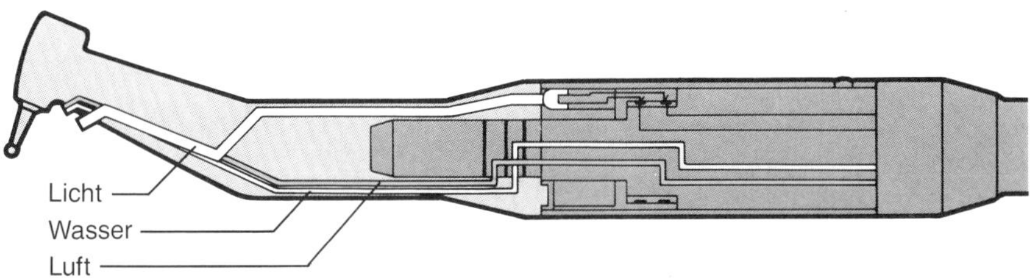

Abb. 7.11: Schematischer Querschnitt durch Mikromotor und Winkelstück mit integriertem Lichtleiter und getrennten Leitungen für Wasser und Luft.

Elektrische Bohrmaschinen Bei den früher in der Zahnarztpraxis verwendeten elektrischen Bohrmaschinen wurde die Kraft über eine Schnur zum Hand- bzw. Winkelstück geleitet. Die Schnur wurde dabei über ein sogenanntes **Doriot-Gestänge** geführt (Doriot, Zahnarzt in Paris, 1893). Durch eine Übersetzung im Endglied des Doriot-Gestänges konnte die Umdrehungszahl dabei vergrößert werden.

Mikromotoren Mit zunehmendem technischen Fortschritt konnten die Antriebsmaschinen deutlich verkleinert werden. Das Ergebnis sind die modernen handlichen Mikromotoren, die am Ende eines flexiblen Schlauchs angebracht und mühelos mit einer Hand gehalten werden können. Die Hand- und Winkelstücke können über eine Kupplung direkt an den Mikromotoren angeschlossen werden, so daß auf ein kompliziertes Gestänge verzichtet werden kann.
Die meisten Mikromotoren werden elektrisch betrieben, nur eine geringe Anzahl wird mit Luft angetrieben. Man kann mit Mikromotoren eine maximale Drehzahl von 40 000 min^{-1} erreichen, die mit entsprechenden Hand- bzw. Winkelstücken auf eine maximale Drehzahl bis zu 180 000 min^{-1} gesteigert werden kann.
Die verschiedenen Hand- bzw. Winkelstücke sind zur Unterscheidung ihrer Über- bzw. Untersetzung farbig markiert:
grün – Verminderung der Drehzahl
blau – keine Änderung der Drehzahl (Übertragung im Verhältnis 1:1)
rot – Erhöhung der Drehzahl.
Bei den roten Winkelstücken werden die rotierenden Instrumente in der Regel nur durch Reibhaftung (FG = friction grip) ohne zusätzliche Befestigung wie bei grünen oder blauen Winkelstücken gehalten.

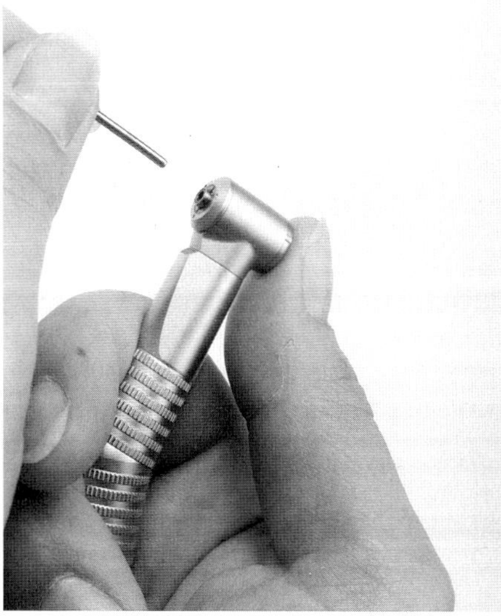
Abb. 7.12: Einfaches Wechseln der FG-Instrumente bei einem Winkelstück mit Druckknopf

Turbinen Bereits in den 50er Jahren wurden zahnärztliche Turbinen entwikkelt. Sie enthalten jeweils ein kleines Schaufelrad, das durch die Druckluft des Kompressors angetrieben wird. Bei den modernen Turbinen können dabei im Leerlauf maximale Drehzahlen von bis zu 500 000 min^{-1} erreicht werden. Bei üblicher Anpreßkraft während des Beschleifens reduziert sich diese Drehzahl jedoch auf ca. 150 000–250 000 min^{-1}.
Nach dem technischen Aufbau unterscheidet man Turbinen mit Kugellager oder Luftlager. Bei den luftgelagerten Turbinen ruht das Schaufelrad dabei auf einem Luftpolster.
Bei Turbinen können nur FG-Instrumente verwendet werden. Die rotierenden Instrumente müssen jeweils bis zum Anschlag eingedrückt werden, da sich das Luftschaufelrad sonst nicht im Gleichgewicht befindet und das Lager überlastet wird.

Wartung der Hand- und Winkelstücke Die Wartung der Hand- und Winkelstücke erfolgt stets nach Angaben der Hersteller. Allgemein gilt folgende Reihenfolge:
– Desinfektion
– Reinigung
– Pflege
– Sterilisation.

In der Praxis hat sich die schnelle und gründliche Pflege mit einem speziellen Spray bewährt. Die Instrumente werden dabei durchgesprüht und gleichzeitig in Rotation versetzt. Dadurch erfolgt eine gute Reinigung und Ölung der Instrumente. Die hygienische Anwendung eines Spray-Systems ist in Abb. 7.14 dargestellt. Nach der Anwendung dieses Systems sollten die Hand- und Winkelstücke senkrecht auf einem Ständer aufgestellt werden, damit sie gut abtropfen können.

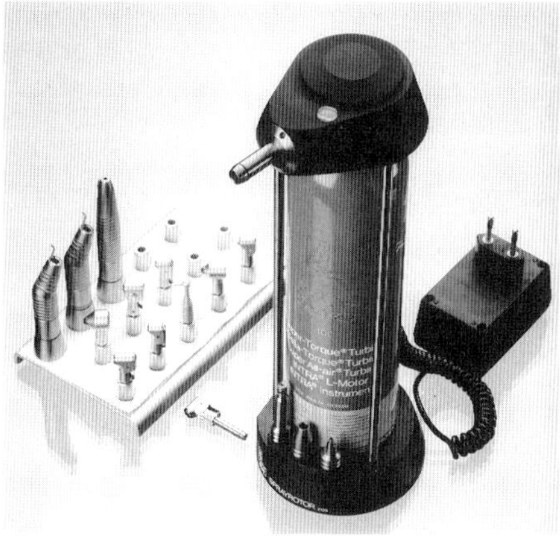

Abb. 7.13: Spray-System zur Pflege der Hand- und Winkelstücke mit Ständer zum anschließenden Abtropfen der Instrumente.

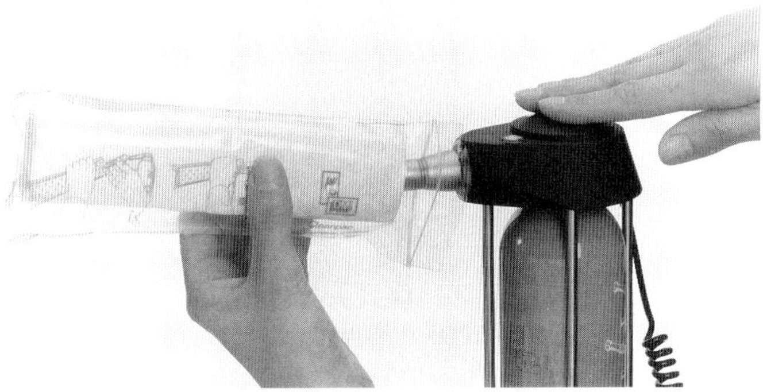

Abb. 7.14: Anwendung eines Spray-Systems zur Pflege der Hand- und Winkelstücke.

7.4.2 Rotierende Instrumente

Von der Industrie werden rotierende Instrumente in einer Fülle von verschiedenen Ausführungen, Formen und Größen angeboten.
Für die unterschiedlichen Präparationsaufgaben müssen die richtigen Instrumente aus dieser Vielzahl sorgfältig ausgewählt werden, um bei fachgerechtem Einsatz folgende Ziele zu erreichen:
- schonende (atraumatische) Präparation
- optimales Arbeitsergebnis
- rationelle Arbeitsgestaltung.

Man unterscheidet bei den rotierenden Instrumenten:
- **Instrumente zum Bohren und Fräsen** aus Werkzeugstahl, rostfreiem Stahl oder Hartmetall.
- **Instrumente zum Schleifen** mit Diamant-, Edelkorund- oder Siliziumkarbidbelag.

Bohrer und Fräser

Bohrer und Fräser sind Instrumente mit geometrisch bestimmten Schneiden.
Dabei unterscheidet man folgende Verzahnungsarten:
- gerade verzahnt
- gewunden verzahnt mit Rechtsdrall
- gewunden verzahnt mit Linksdrall
- Verzahnung mit Querhieb
- Kreuzverzahnung.

Neben den üblichen Bohrern und Fräsern gibt es spezielle **Finierer** zum Glätten, z. B. einer Füllung oder der Ränder einer Kavität (finire lat. — vollenden). Sie weisen eine besonders feine Verzahnung auf.
Bohrer und Fräser aus rostfreiem Edelstahl oder Hartmetall sind korrosionsbeständig, Instrumente aus Werkzeugstahl sind dagegen korrosionsanfällig.

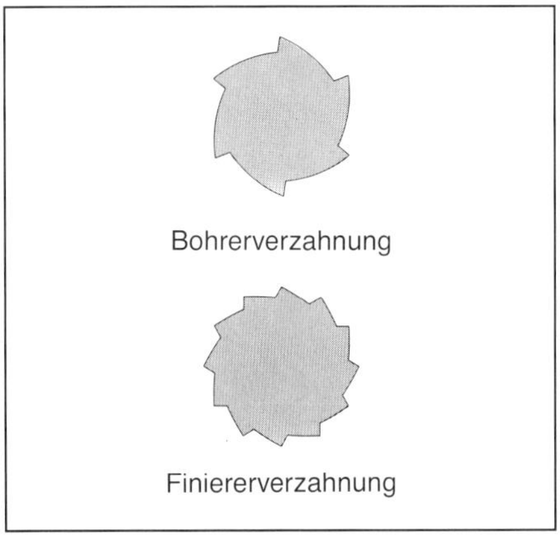

Abb. 7.15: Verzahnungsarten bei Hartmetallbohrern

Beschreibung	Abbildung	Anwendung
Verzahnung bei einem Rosenbohrer	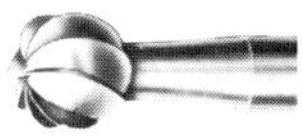	Exkavieren der Kavität
Verzahnung bei einem birnenförmigen Bohrer	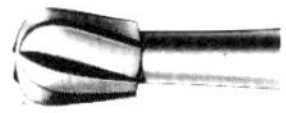	Kavitätenpräparation
rechtsgewundene Verzahnung bei einem Fissurenbohrer	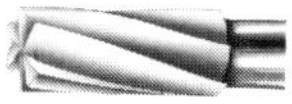	Kavitätenpräparation
rechtsgewundene Verzahnung mit Querhieb bei einem Fissurenbohrer	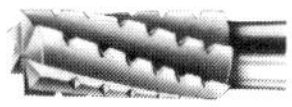	Kavitätenpräparation
Verzahnung mit feinem Querhieb bei einem birnenförmigen Bohrer	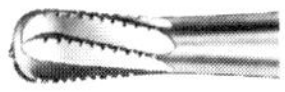	Ausbohren von Füllungen, Auftrennen von Kronen und Brücken
Kreuzverzahnung bei einem abgerundeten zylindrischen Bohrer	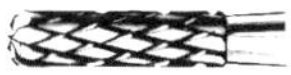	Kavitätenpräparation, Ausbohren von Füllungen, Auftrennen von Kronen und Brücken

Abb. 7.16: Verzahnungsarten bei Hartmetallfinierern

Beschreibung	Abbildung	Anwendung
gerade Verzahnung bei einem konischen, spitz zulaufenden Finierer	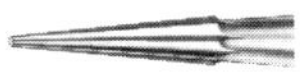	Finieren von Kompositfüllungen
rechtsgewundene Verzahnung – bei einem flammenförmigen Finierer	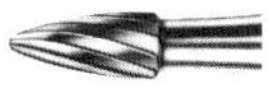	Finieren von Amalgamfüllungen
– bei einem torpedoförmigen Finierer	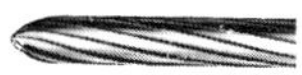	Finieren von Kronenstümpfen
Kreuzverzahnung bei einem torpedoförmigen Finierer	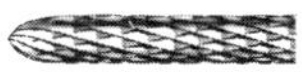	Finieren von Kronenstümpfen

Schleifinstrumente

Schleifinstrumente enthalten einzelne Schleifkörner, die durch eine spezielle Bindungsschicht am Instrument befestigt sind.
Die gebräuchlichsten Schleifmittel sind:
– Diamant
– Siliziumkarbid
– Edelkorund.
Grundsätzlich gilt, daß Schleifinstrumente mit grobem Korn zur Vorpräparation und mit feinem Korn zum Finieren eingesetzt werden.
Eine Sonderform stellen die Cardia-Instrumente dar. Das Arbeitsteil eines Cardia-Instrumentes besteht an der Spitze aus Hartmetallschneiden und ist im hinteren Bereich mit Diamantkörnern belegt.

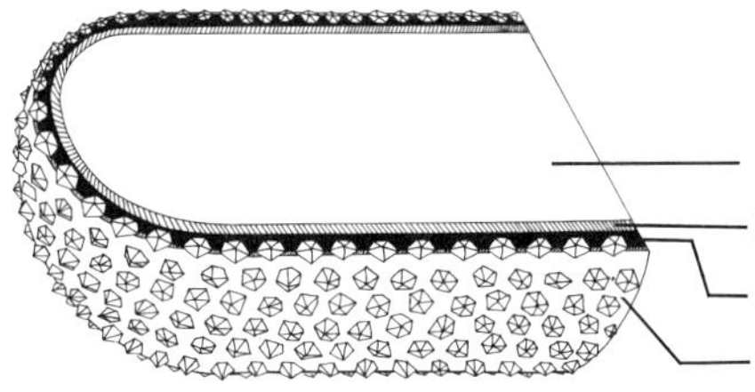

Abb. 7.17: Aufbau eines rotierenden Schleifinstrumentes

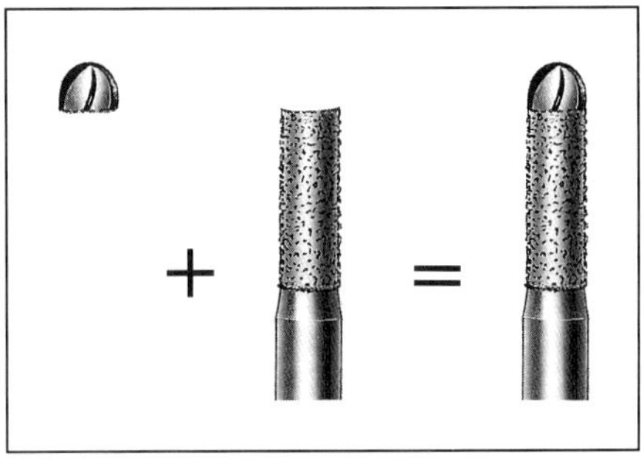

Abb. 7.18: Aufbau eines Cardia-Instrumentes

Abb. 7.19: Auswahl häufig eingesetzter Instrumente zur zahnärztlichen Präparation

	Kavitätenpräparation					Kronenstumpfpräparation
Diamant-Schleifinstrumente	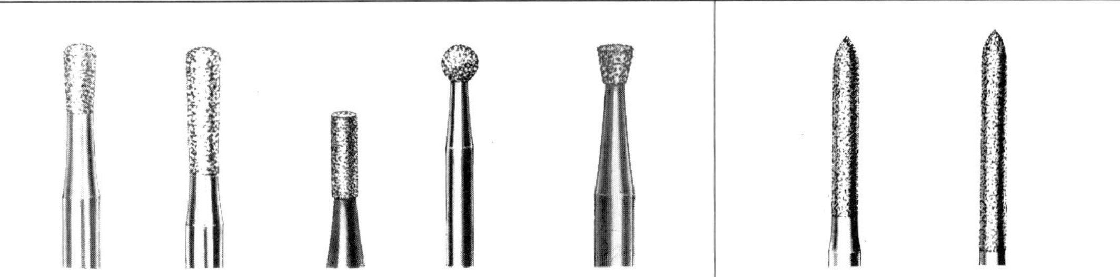					
	birnenförmig	birnenförmig	zylindrisch	Kugel	umgekehrter Kegel	torpedoförmig
Hartmetall-Instrumente	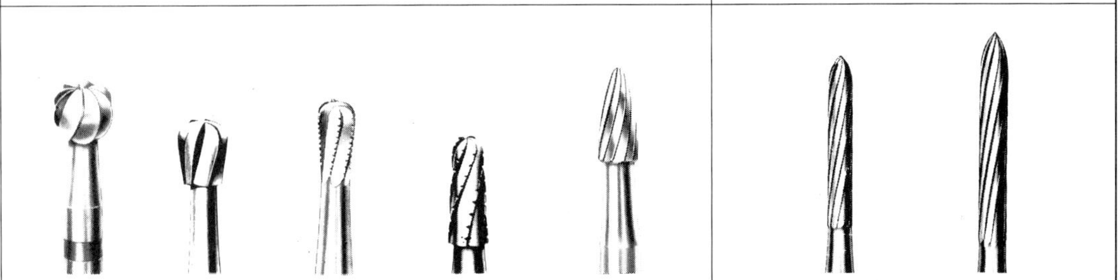					
	Rosenbohrer	birnenförmig	birnenförmig	abgerundeter Konus	flammenförmig	torpedoförmig

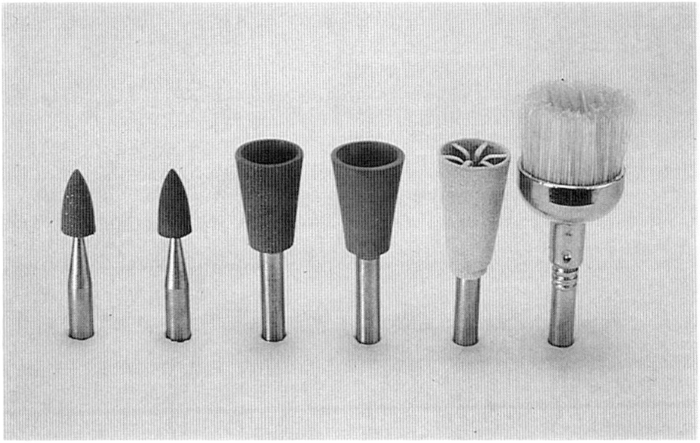

Abb. 7.20:
Rotierende Instrumente zum Polieren

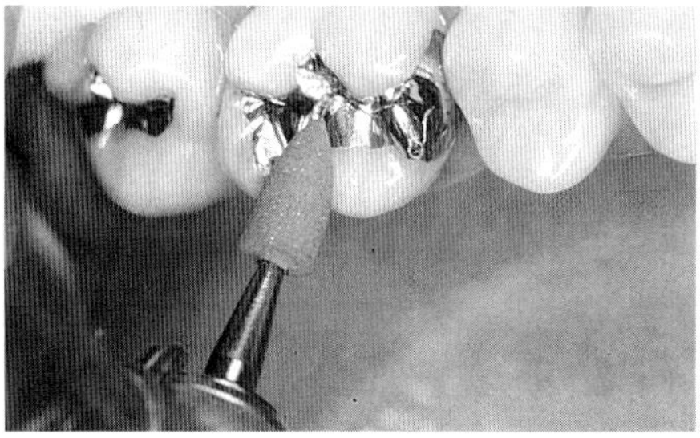

Abb. 7.21:
Anwendung eines Polierers im Mund

Polierer

Unter Polieren versteht man das Glätten und Einebnen von Materialoberflächen. Die Politur bildet häufig den Abschluß einer zahnärztlichen Arbeit. Dabei wird in der Regel in 2 Schritten poliert:

- **Vorpolitur** zum Einebnen, Glätten und Verdichten der Oberflächen
- **Feinpolitur** zum Erzielen feinster Oberflächen.

Durch die Politur wird die Oberflächengüte gesteigert und die Arbeit dadurch konserviert. Gut polierte Oberflächen bieten Schutz vor Korrosion sowie vor Ablagerungen von Plaque und Zahnstein. Sie lassen sich gut reinigen, so daß die Gefahr von Entzündungen der Schleimhäute vermindert wird.

Zum Polieren kann man verwenden:

- Elastische Polierer, die ein Schleifmittel enthalten (z. B. Normalkorund, Siliziumkarbid)
- Poliermittelträger, z. B. elastische Polierer ohne Schleifkorn oder kleine Bürsten.

Abb. 7.22:
Träger zur Aufnahme unmontierter Schleif- und Polierkörper

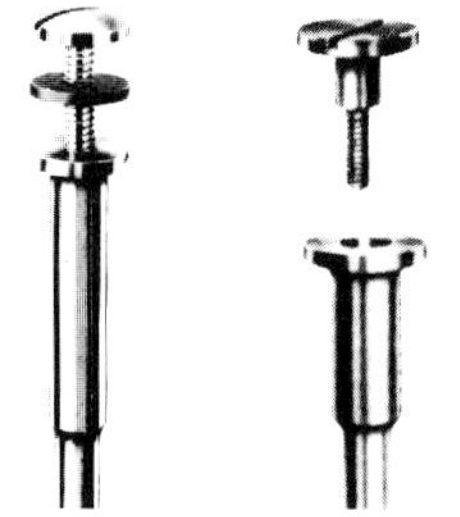

Scheibenträger (Mandrel)

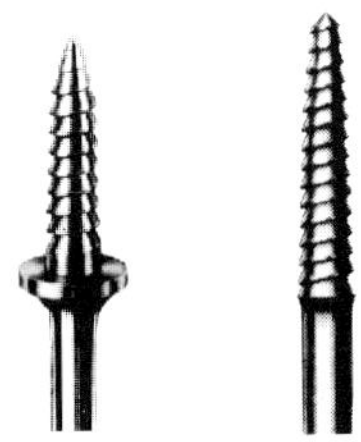

Spindelträger für
walzenförmige Schleif- und Polierkörper

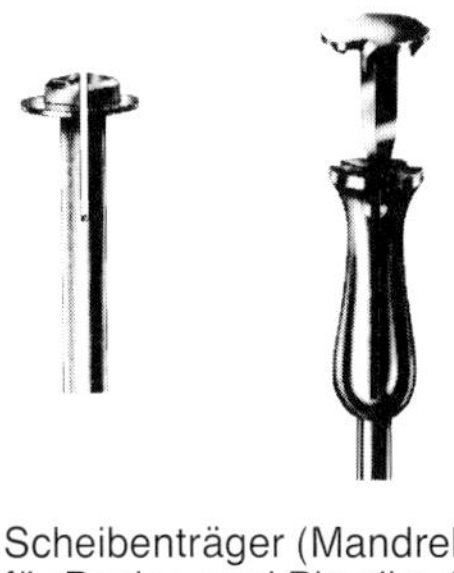

Scheibenträger (Mandrel)
für Papier- und Plastikscheiben

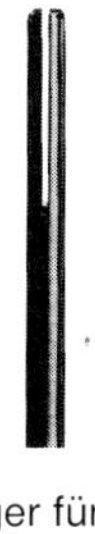

Spezialträger für
Schmirgelstreifen

Normung der rotierenden Instrumente

Verschiedene Bereiche der rotierenden Instrumente sind international genormt. Dazu gehören die Schaftarten, die Anschlußmaße mit dem Schaftdurchmesser und die Größen. Die einzelnen Instrumentenbezeichnungen sind dabei international durch das **ISO-Nummernsystem** vereinheitlicht worden (ISO = International Organization for Standardization).

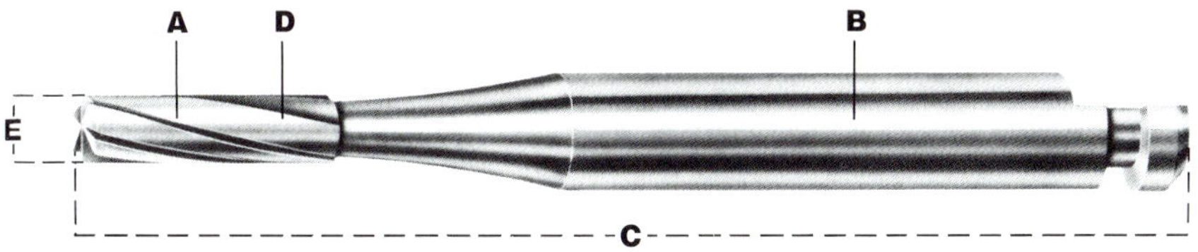

A	BC	D	E
A Werkstoff des Arbeitsteils	**BC** Schaftart und Gesamtlänge	**D** Form und Ausführung des Arbeitsteils	**E** Größter Durchmesser des Arbeitsteils in $^1/_{10}$ mm
hier: Hartmetall	Winkelstück Standard	Zylinder, Bohrerverzahnung, rechtsgewunden	Größe
500	204	107 006	014

500 204 107 006 014

Abb. 7.23: Instrumentenbezeichnung nach ISO-Norm

Abb. 7.24: Auswahl gebräuchlicher Schaftarten

Abbildung	Beschreibung	ISO-Nr.
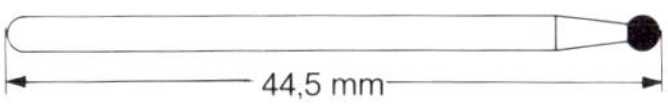	Handstück Standard (Durchmesser 2,35 mm)	**104**
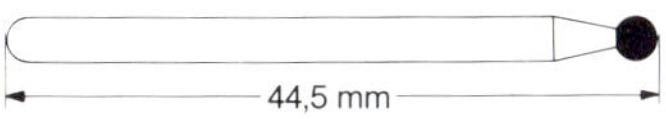	Handstück (Durchmesser 3,00 mm)	**124**
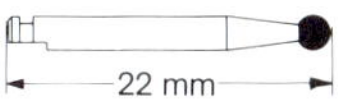	Winkelstück Standard (Durchmesser 2,35 mm)	**204**
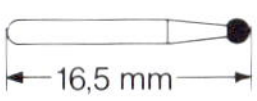	FG kurz (Durchmesser 1,60 mm)	**313**
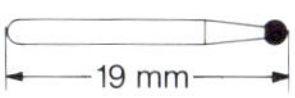	FG Standard (Durchmesser 1,60 mm)	**314**

Abb. 7.25:
Größentabelle nach ISO-Norm

ISO-Größen	mm	ISO-Größen	mm	ISO-Größen	mm
009	0,90	045	4,50	090	9,00
010	1,00	047	4,70	100	10,00
012	1,20	050	5,00	105	10,50
014	1,40	055	5,50	130	13,00
016	1,60	060	6,00	135	13,50
018	1,80	065	6,50	175	17,50
021	2,10	070	7,00	200	20,00
023	2,30	075	7,50	220	22,00
025	2,50	080	8,00		
027	2,70				
029	2,90				
031	3,10				
033	3,30				
035	3,50				
037	3,70				
042	4,20				

Anwendungsempfehlungen

Auswahl der Instrumente Für die verschiedenen Präparationsaufgaben werden die Instrumente entsprechend ausgewählt. Form und Größe der Instrumente richten sich dabei nach der gewünschten Präparationsform.

Zur **Bearbeitung des Zahnschmelzes** eignen sich besonders Diamantschleifer. Zahnschmelz kann weiterhin auch mit Hartmetallinstrumenten oder Schleifinstrumenten mit Siliziumkarbidbelag bearbeitet werden.

Zur **Dentinbearbeitung** sind besonders Hartmetallinstrumente zu empfehlen. Es sind jedoch auch Diamantschleifer und Instrumente aus rostfreiem Stahl oder Werkzeugstahl zur Dentinbearbeitung geeignet.

Abb. 7.26:
Auswahl der Instrumente nach der gewünschten Präparationsform

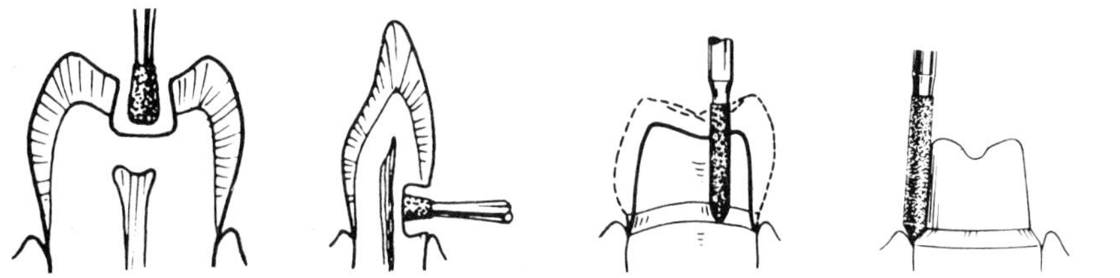

Kavitätenpräparation mit birnenförmigem Instrument — Kavitätenpräparation mit kegelförmigem Instrument — Kronenstumpfpräparation mit torpedoförmigem Instrument — Kronenstumpfpräparation mit zylindrisch-spitzem Instrument

Tab. 7.1: Anwendungsempfehlungen für rotierende Instrumente

Arbeitsgang/ Präparationsaufgabe	Instrument	Antrieb/ Handstück	Drehzahl in min^{-1}
Kavitätenpräparation	Diamantschleifer	Turbine oder rotes Winkelstück	ca. 250 000 120 000–160 000
Exkavieren	Hartmetallbohrer	grünes Winkelstück	500– 2 000
Kavitätenränder finieren	Hartmetallfinierer	blaues Winkelstück	10 000– 20 000
Amalgamfüllungen finieren	Hartmetallfinierer	blaues Winkelstück	18 000– 30 000
Komposit- oder Glasionomerfüllungen finieren	Diamantfinierer	blaues Winkelstück	10 000– 20 000
Ausbohren alter Füllungen	Hartmetallbohrer	rotes Winkelstück	60 000–120 000
Kronenstumpf-präparation	Diamantschleifer	Turbine oder rotes Winkelstück	ca. 250 000 120 000–160 000
Kronenstumpf finieren	Hartmetallfinierer	rotes Winkelstück	40 000– 80 000
Knochen fräsen	Hartmetallfräser oder Fräser aus rostfreiem Stahl	grünes Winkelstück oder Handstück	500– 3 000
Polieren	Elastische Polierer	blaues Winkelstück	1 000– 5 000

Drehzahlempfehlungen Ein wichtiger Faktor bei der Präparation ist die Auswahl der richtigen Drehzahl. Nicht alle Instrumente dürfen uneingeschränkt in allen Drehzahlbereichen eingesetzt werden. Daher werden von den Herstellern maximal zulässige Drehzahlen für die rotierenden Instrumente angegeben. Bei Überschreiten dieser Drehzahlen können die Instrumente verbiegen oder brechen. Allgemein laufen lange, dünne Instrumente in Turbinen häufig nicht ruhig – sie vibrieren. Größere Instrumente sind in Turbinen nicht einsetzbar, da sie die Lager aufgrund der großen Fliehkräfte überlasten.

Einspannen der Instrumente Die Instrumente müssen sorgfältig in die Hand- und Winkelstücke eingespannt werden. Es gelten folgende Empfehlungen:
- stets ohne Gewalt einspannen
- Instrumente so tief wie möglich, bis zum Anschlag einspannen
- Instrumente genau in Achsenrichtung einführen
- bei Winkelstücken mit FG-Spannung ohne Druckknopfmechanismus generell den dafür vorgesehenen Bohrerwechsler benutzen.

Instrumentenkontrolle Die rotierenden Instrumente müssen regelmäßig auf Verschleißerscheinungen kontrolliert werden.
Es ist schwer, mit bloßem Auge bei Instrumenten zu erkennen, ob sie bereits verbraucht oder stumpf sind. Dies kann der Behandler am besten bei der Arbeit mit den Instrumenten feststellen.
Sichere Anzeichen für verbrauchte Instrumente sind:
- ausgebrochene und unförmig aussehende Schneiden bei Bohrern und Fräsern.
- glänzende Stellen im Bereich des Belages bei Schleifinstrumenten.

Als Hilfsmittel zur Instrumentenkontrolle ist eine Uhrmacherlupe nützlich.
Haben Instrumente scharfe Kanten, so werden sie zuerst in diesen kantigen Bereichen abgenutzt. Dies ist durch eine ge-

ringe Belegungsdichte und schlechte Kühlung im Kantenbereich bedingt. Abgerundete Instrumente sind daher zu bevorzugen.

Abb. 7.27: Belegungsdichte im Kantenbereich

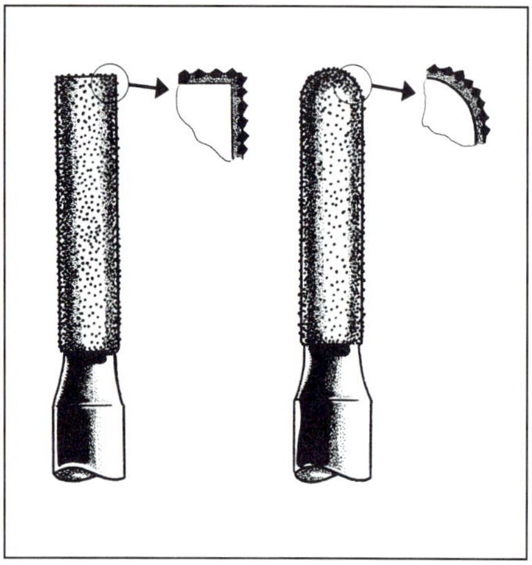

Abb. 7.28: Kühlung im Kantenbereich

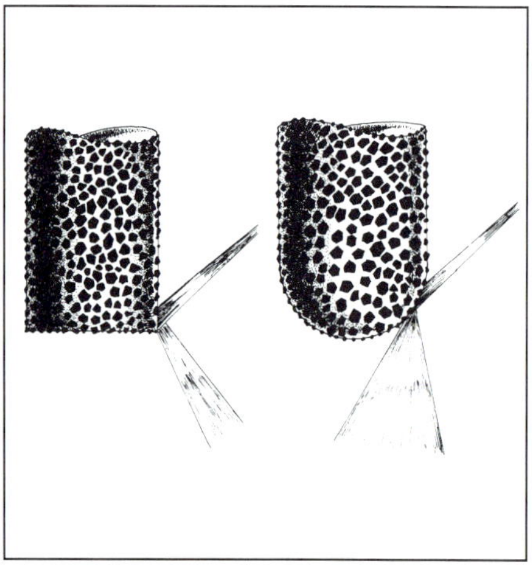

Abb. 7.29: Fabrikneue Instrumente in Versandschachteln

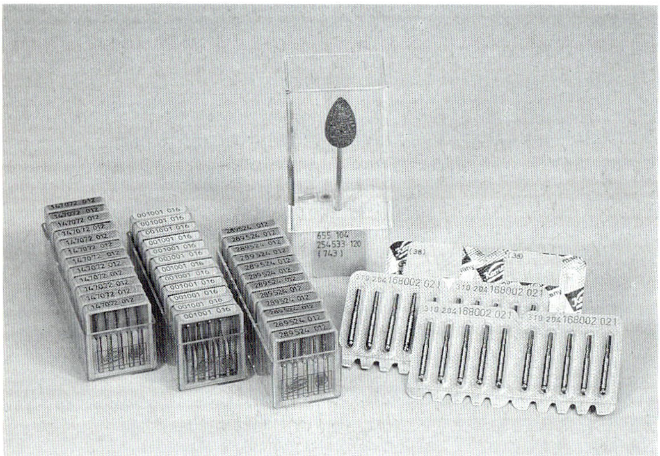

Aufbewahrung, Desinfektion, Reinigung und Sterilisation

Rotierende Instrumente sind Präzisionsinstrumente, die fachgerecht aufbewahrt und gepflegt werden müssen.

Aufbewahrung Fabrikneue Instrumente werden bis zum Gebrauch zweckmäßigerweise in den Versandschachteln belassen und in trockenen Schränken gelagert. Dabei sind sie vor Feuchtigkeit und Säuredämpfen zu schützen.

Vor dem **erstmaligen Gebrauch** werden die Instrumente aus ihren Verpackungen entnommen und zunächst desinfiziert.

Instrumente für chirurgische Eingriffe und Wurzelkanalbehandlungen müssen zusätzlich gespült und sterilisiert werden.

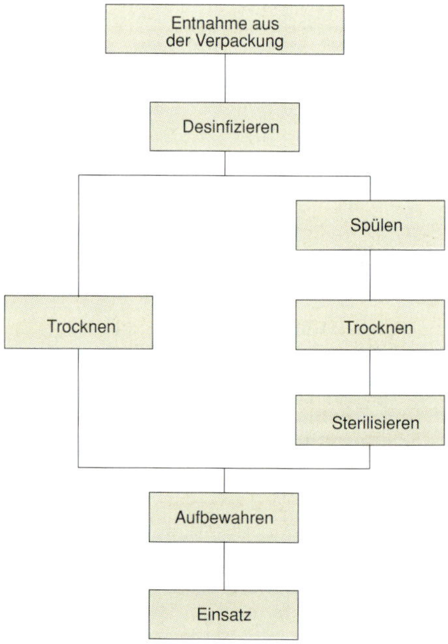

Abb. 7.30: Vorbereitung der Instrumente zum ersten Gebrauch.

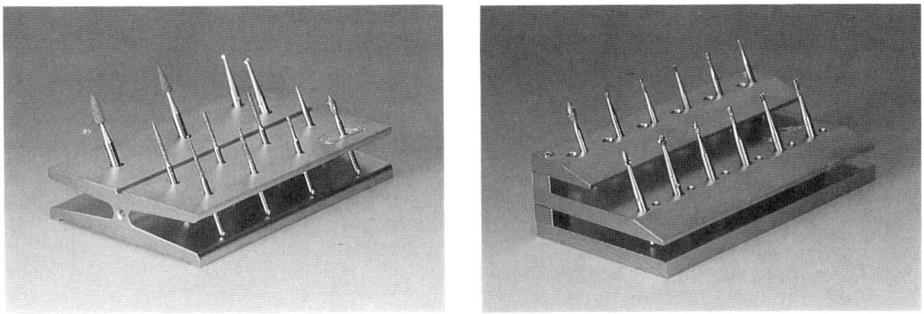

Abb. 7.31: Zweckmäßige Arbeitsständer

Zur täglichen Arbeit sind spezielle **Arbeitsständer** vorteilhaft, in denen die Instrumente übersichtlich und griffgerecht bereitgestellt werden können. Dazu sind vor allem Metallarbeitsständer zu empfehlen, bei denen die Instrumentenenden freistehen. Dadurch können Flüssigkeiten von den Instrumenten gut abfließen, so daß keine Korrosion an den Instrumentenenden entstehen kann. Diese Arbeitsständer müssen desinfiziert, gereinigt und sterilisiert werden können.

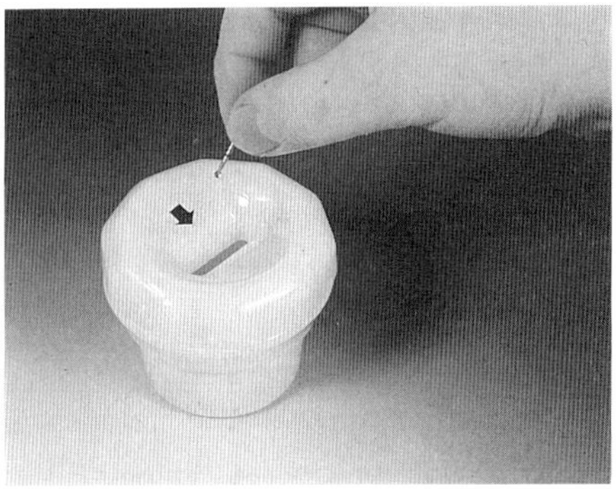

Abb. 7.32: Fräsator

Desinfektion und Reinigung Die Instrumente werden **direkt** nach Benutzung in einen Fräsator mit geeigneter Desinfektions- und Reinigungsflüssigkeit eingelegt. Dadurch können keine Rückstände antrocknen.
Im Fräsator werden die Instrumente naßchemisch gereinigt.
Hartnäckige Rückstände können von den rotierenden Instrumenten entfernt werden:
- im Ultraschall-Reinigungsbad
- mit Reinigungsbürsten bei Bohrern und Fräsern
- mit Reinigungsstein bei Diamant-Schleifinstrumenten.

Da unter starken Verschmutzungen noch Krankheitserreger sein können, werden die Instrumente nach der Entfernung hartnäckiger Rückstände erneut in einen Fräsator mit sauberer Desinfektions- und Reinigungsflüssigkeit eingelegt.

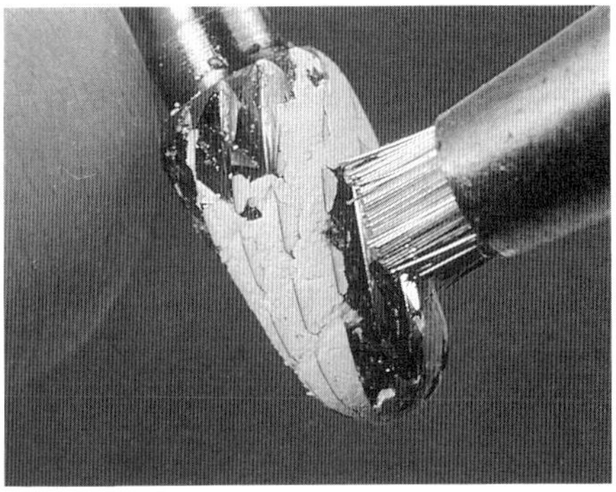

Abb. 7.33: Reinigungsbürste

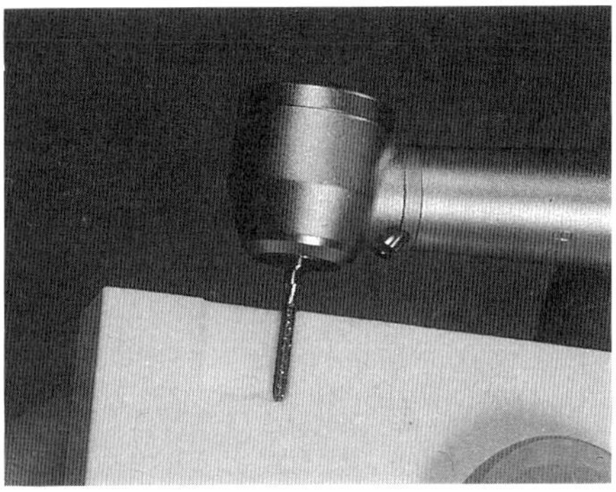

Abb. 7.34: Reinigungsstein

Sterilisation Einige Desinfektions- und Reinigungsflüssigkeiten können bei Erwärmung unter Umständen eine Korro-

sion oder Beschädigung verursachen. Daher werden die rotierenden Instrumente vor der Sterilisation unter fließendem Wasser abgespült und anschließend getrocknet.
Die Sterilisation ist vor allem bei chirurgischen Instrumenten und Wurzelkanalinstrumenten erforderlich. Es werden dazu die üblichen Sterilisatoren verwendet. Dabei ist jedoch zu beachten, daß Instrumente aus nicht rostfreiem Stahl nicht im Autoklaven sterilisiert werden dürfen, da sie durch den Wasserdampf korrodieren können. Ist also eine Sterilisation im Autoklaven vorgesehen, so sollten nur korrosionsbeständige Instrumente verwendet werden.
Bei Verwendung eines Heißluftsterilisators ist zu beachten, daß Metallinstrumente bei wiederholter Sterilisation stumpf werden. Zusätzlich besteht bei Wurzelkanalinstrumenten eine erhöhte Bruchgefahr nach Heißluftsterilisation (siehe Kap. 3.3.5).

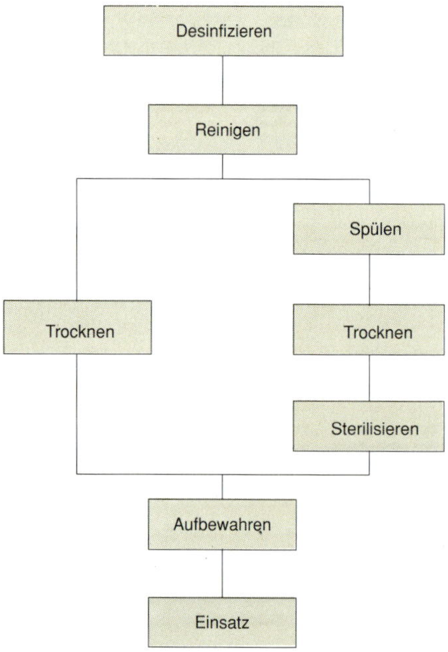

Abb. 7.35: Desinfektion, Reinigung und Sterilisation der Instrumente nach Gebrauch.

7.5 Patientenlagerung und Arbeitshaltung

Patientenlagerung

Eine wichtige Voraussetzung für eine ergonomische Behandlungsweise ist die richtige Lagerung des Patienten. Dabei soll der Patient möglichst entspannt liegen, während Zahnarzt und Helferin möglichst günstige Arbeitsbedingungen haben sollen.

Die **Ergonomie** strebt eine Anpassung der Arbeitsbedingungen an den Menschen auf wissenschaftlicher Grundlage an (siehe Kap. 2.3).

Allgemein ist die Behandlung am liegenden Patienten zweckmäßig. Zahnarzt und Helferin können das Arbeitsfeld beim liegenden Patienten mit richtiger Kopflagerung gut überblicken. Dazu ist ein Augenabstand vom Arbeitsfeld von ca. 30—40 cm günstig.
Beim liegenden Patienten fällt die Zunge zurück und verschließt so den Zugang zum Rachenraum. Dadurch ist der Schluckreflex weitgehend aufgehoben und die Gefahr des Verschluckens oder Einatmens von Fremdkörpern gering. Eine kleine Menge Speichel bzw. Wasser soll während der Präparation stets im Mund verbleiben und erst am Ende der Behandlung abgesaugt werden.
Es gibt jedoch Ausnahmen von der allgemeinen Behandlung am liegenden Patienten. So müssen z. B. Patienten mit schwerer Einschränkung der Atmung, schweren Kreislaufstörungen oder Gelenkerkrankungen im Sitzen behandelt werden. Ebenfalls sollten Patientinnen in der zweiten Schwangerschaftshälfte nicht in vollständiger Rücklagerung behandelt werden.
Es können jedoch auch beim gesunden Patienten nicht alle Behandlungsschritte im Liegen durchgeführt werden. So sollte der Patient bei der Abdrucknahme, bei Bißregistrierungen und ästhetischen Kontrollen von Zahnersatz sitzen.

Zur entspannten Lagerung des Patienten sollte zwischen Rumpf und Oberschenkeln sowie zwischen Ober- und Unterschenkeln jeweils ein Winkel von ca. 140° bestehen (Abb. 7.36). Bei dieser Lagerung ist die Muskulatur des Patienten am besten entspannt.

Werden die Knie dagegen in Rückenlage durchgedrückt, so kann diese Dehnung insbesondere für ältere Patienten unangenehm sein. Es ist weiterhin schwerer, den Oberkörper bei gestreckten Beinen aus der Rückenlage aufzurichten, als bei angewinkelten Beinen!

Die Rückenlehne des Stuhls soll bereits um ca. 140° nach hinten geneigt werden, wenn sich der Patient noch nicht im Behandlungsraum befindet. Die Sitzfläche soll dabei noch in der Grundposition bleiben (Abb. 7.37).

Dies hat zum Vorteil, daß der Winkel zwischen Oberschenkel und Rumpf des Patienten bereits in der Einsteigeposition stimmt. Würde der Patient dagegen bei steil aufgerichteter Rückenlehne einsteigen, so müßte die Rückenlehne zu Beginn der Behandlung zunächst zurückgeneigt werden. Dies ist für den Patienten besonders unangenehm. Er kann dabei das Gefühl haben, nach hinten zu fallen und wehrlos der Behandlung ausgeliefert zu sein. Die richtige Einsteigeposition mit Neigung der Rückenlehne um ca. 140° nach hinten ist somit auch psychologisch besonders günstig.

Für die Behandlung im **Oberkiefer** sollte der Kopf so weit überstreckt sein, daß der obere Zahnbogen etwas über die Senkrechte hinaus nach hinten geneigt ist. Für diese Lagerung ist es sinnvoll, ein entsprechendes Schulterkissen unter die Schultern des Patienten zu legen.

Für die Behandlung im **Unterkiefer** sollte der Kopf so gelagert werden, daß der Unterkiefer bei geöffnetem Mund annähernd horizontal mit leichter Neigung nach hinten ist. Diese Kopfhaltung kann mit Hilfe eines entsprechenden Kopfpolsters leicht eingestellt werden.

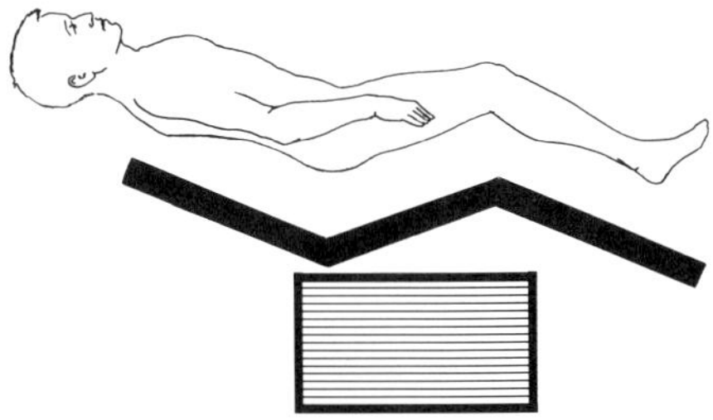

Abb. 7.36: Entspannte Lagerung des Patienten mit einem Winkel von ca. 140° zwischen Rumpf und Oberschenkeln sowie zwischen Ober- und Unterschenkeln.

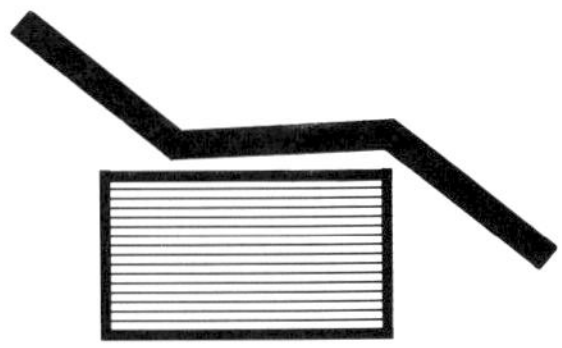

Abb. 7.37: Einsteigeposition: Richtig ist eine Neigung der Rückenlehne um ca. 140° nach hinten.

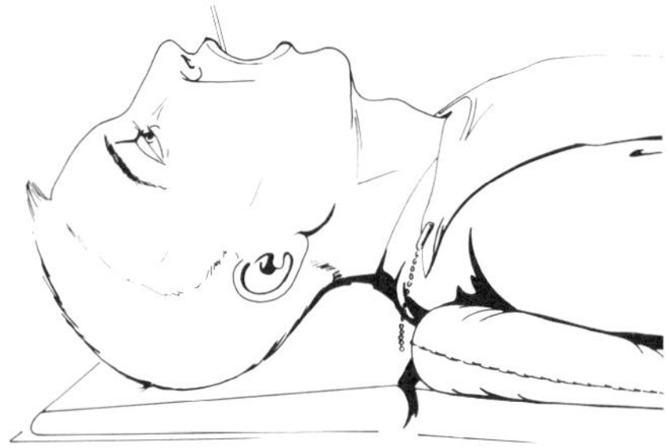

Abb. 7.38: Behandlung im Oberkiefer: Der obere Zahnbogen ist leicht nach hinten geneigt. Der Kopf ist überstreckt, die Schultern werden durch ein Kissen unterstützt.

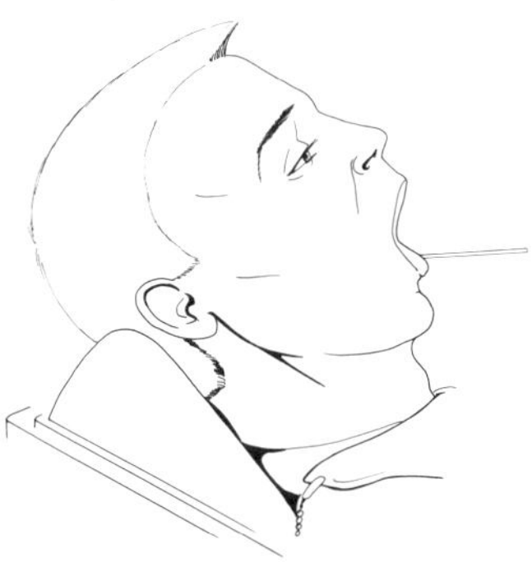

Abb. 7.39: Behandlung im Unterkiefer: Der untere Zahnbogen ist annähernd horizontal mit leichter Neigung nach hinten. Der Kopf wird durch ein entsprechendes Kopfpolster gelagert.

Arbeitshaltung

In der modernen Zahnarztpraxis hat sich die vorwiegende Arbeitsweise im Sitzen durchgesetzt. Die Behandlung ist dabei im allgemeinen deutlich weniger anstrengend als im Stehen.

Abb. 7.40:
Richtige Sitzhaltung

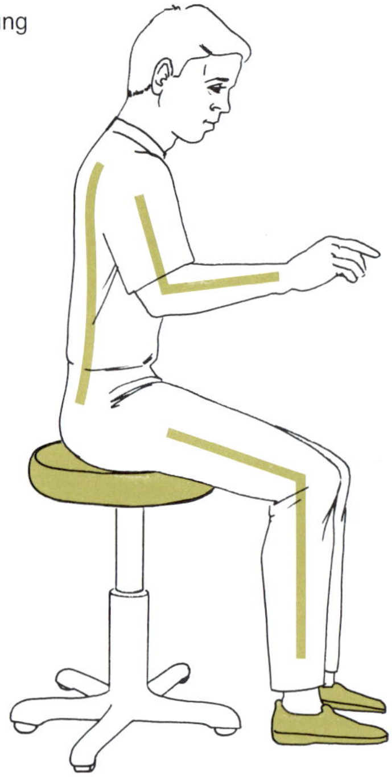

Abb. 7.41:
Übliche Beinstellung von Zahnarzt und Helferin

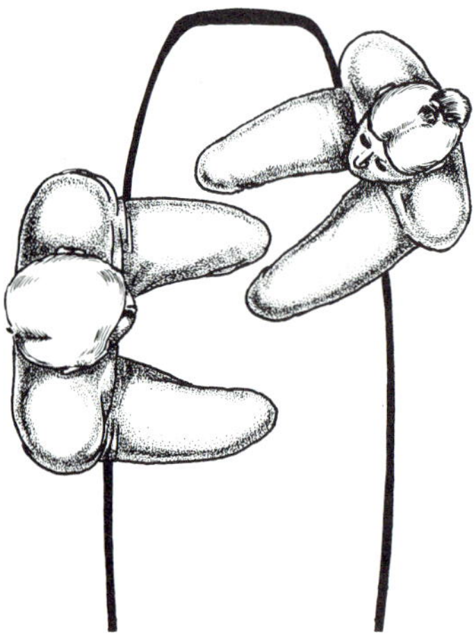

Dennoch gibt es auch verschiedene Behandlungsmaßnahmen, die durchaus gut im Stehen verrichtet werden können, wie z. B. einzelne Zahnentfernungen oder Bißregistrierungen.

Für die sitzende Behandlung müssen entsprechend fachgerechte **Arbeitsstühle** vorhanden sein. Diese Arbeitsstühle sollen folgende Bedingungen erfüllen:

- fahrbar auf 5 Rollen
- stufenlose Höhenverstellung, die aus hygienischen Gründen ohne Handberührung möglich sein muß
- drehbare, horizontale Sitzfläche mit leichter Polsterung und abgerundeten Kanten.

Der Arbeitsstuhl muß so eingestellt werden, daß eine entspannte **Sitzhaltung** eingenommen werden kann. Dabei sollte man sich bemühen, möglichst folgende Sitzhaltung einzunehmen (siehe Abb. 7.40):

- Der Sitz sollte leicht erhöht sein, so daß der Winkel zwischen Ober- und Unterschenkeln ca. 105° beträgt.
- Die Oberschenkel sollten nur zu 2/3 auf der Sitzfläche abgestützt sein. Dadurch wird bei richtiger Sitzhöhe eine Behinderung der Durchblutung vermieden.
- Die Unterschenkel sollen senkrecht stehen und die Füße müssen für eine gute Abstützung festen Kontakt mit dem Fußboden haben.
- Der Rumpf soll leicht nach vorn ohne Neigung zur Seite gebeugt sein.
- Der Augenabstand zum Arbeitsfeld soll ca. 30–40 cm betragen.
- Die Schultern sollen gerade sein und die Oberarme leicht dem Körper anliegen.

Ein Problem ist manchmal die richtige **Beinstellung** von Zahnarzt und Helferin. Normalerweise befinden sich die Beine von Zahnarzt und Helferin jeweils gering gespreizt unter der Rückenlehne des Patientenstuhls (Abb. 7.41). Bei dicker Rückenlehne oder großer Beinlänge muß diese übliche Beinstellung gegebenenfalls verändert werden.

7.6 Absaug- und Haltetechnik

Die sitzende Arbeitsweise am liegenden Patienten erfordert eine systematische Absaug- und Haltetechnik. Dabei stehen folgende **Ziele** im Vordergrund:

- Entfernung von Kühlflüssigkeiten, Speichel, Blut und Fremdkörpern
- gute Übersicht für Zahnarzt und Helferin
- Verringerung des keimhaltigen Aerosols (Sprühnebels)
- reibungsloser Präparationsablauf bei optimaler Kühlung
- Sicherheit beim Arbeiten durch Abhalten von Wange, Lippe und Zunge.

Eine wichtige Voraussetzung für eine einwandfreie Absaug- und Haltetechnik ist die richtige Lagerung des Patienten und eine gute Arbeitshaltung von Zahnarzt und Helferin.
Man bedenke stets, daß für eine ausreichende Kühlung bei Präparationsaufgaben mindestens 50 ml Kühlflüssigkeit pro Minute erforderlich sind. Um diese Menge aus dem Mund abzusaugen und gleichzeitig eine gute Übersicht zu gewähren, muß die Absauganlage ca. 300 l Luft pro Minute absaugen können.
Der **Speichelsauger** kann lediglich Flüssigkeiten aus dem Mund entfernen, jedoch nicht die keimhaltige Aerosolwolke. Die Unfallverhütungsvorschrift „Gesundheitsdienst“ VBG 103 bestimmt jedoch in § 7, daß technische Maßnahmen zur Abschirmung erforderlich sind, wenn mit Verspritzen oder Versprühen infektiöser Stoffe zu rechnen ist (siehe Kap. 3.3.3). Das Absaugen der Aerosolwolke mit einer **Saugkanüle** ist somit eine wichtige Schutzmaßnahme vor Infektionen!
Da die Aerosolwolke jedoch nicht vollständig abgesaugt werden kann, sind bei Arbeiten mit Spray **Mundschutz** und **Schutzbrille** erforderlich. Der Mundschutz soll dabei gleichzeitig auch die Nase abdecken. Um ein Beschlagen der Brillengläser zu vermeiden, ist ein Mundschutz mit eingearbeitetem Metallstreifen sinnvoll, mit dem die Maske der Hautkontur im Bereich der Nase angepaßt werden kann.

Eine systematische Absaugtechnik ist eine Schutzmaßnahme vor Infektionen.

Die Unfallverhütungsvorschrift „Gesundheitsdienst“ VBG 103 schreibt ferner in § 7 vor, daß dünnwandige und flüssigkeitsdichte Handschuhe zu tragen sind, wenn die Hände mit Blut, Ausscheidungen, Eiter oder hautschädigenden Stoffen in Berührung kommen können. Damit ein entsprechender Handkontakt erst gar nicht entsteht, sollte daher nicht mit den Fingern, sondern stets mit einem Instrument abgehalten werden.
Zur systematischen Absaug- und Haltetechnik gehören:
- Saugkanüle aus Kunststoff oder Metall
- Instrument zum Abhalten (Mundspiegel oder spezielle Abhalteplatte).

Zur Anwendung der Instrumente gilt:
- Die Hände beim Absaugen und Abhalten stets abstützen, um Ermüdungen vorzubeugen und ein Abrutschen zu verhindern.
- Die Instrumente sicher, jedoch nicht verkrampft halten.
- Keinen starken Druck auf Wange, Lippe oder Zunge ausüben.
- Die Absaugkanüle nicht direkt neben die Austrittsöffnungen der Spraykühlung halten, so daß der kühlende Spraystrahl durch den Sog der Absaugkanüle abgelenkt wird.
- Nicht die besonders für Brechreiz empfindlichen Bereiche am weichen Gaumen und Zungengrund berühren oder besprühen.
- Die Mundhöhle nicht vollkommen trocken saugen, sondern die Schleimhaut stets in ihrem natürlichen feuchten Zustand belassen.
- Erst am Ende der Behandlung oder in Behandlungspausen das Restwasser im Rachenbereich absaugen.

Einzelheiten der Absaug- und Haltetechnik sind den nachfolgenden Abbildungen zu entnehmen.

Abb. 7.42

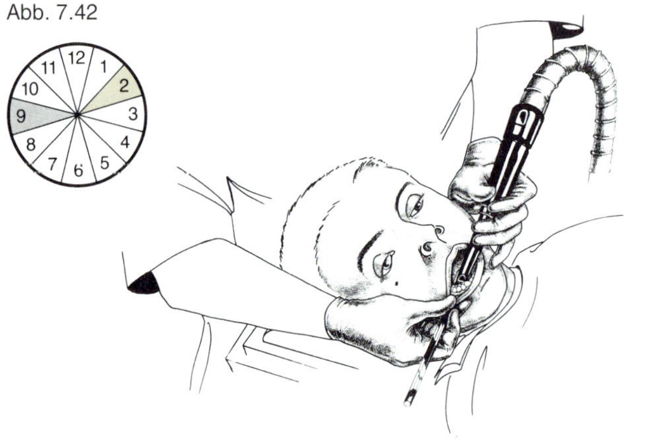

Abb. 7.42: Rechter Unterkiefer
Der Zahnarzt sitzt in Position 9, die Helferin in Position 2.
Mit der rechten Hand hält die Helferin die Wange ab, wobei sie sich mit dem Handballen am Patientenkopf abstützt. Mit der linken Hand hält sie die Saugkanüle und stützt sich dabei mit dem Handballen am Jochbein und mit dem kleinen Finger am Unterkiefer des Patienten ab.

Abb. 7.43

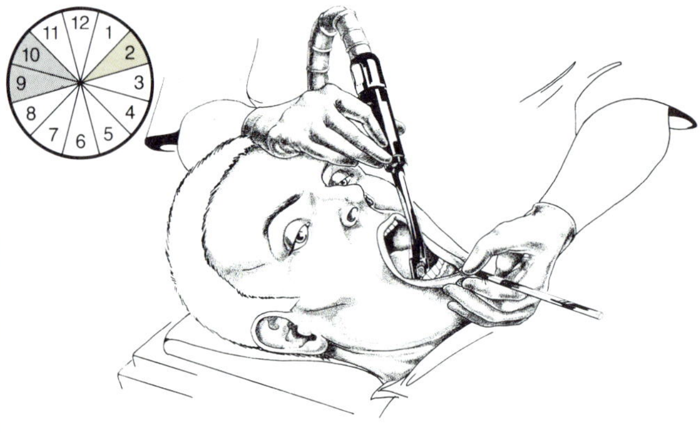

Abb. 7.43: Unterkiefer vorne
Der Zahnarzt sitzt in Position 9—10, die Helferin in Position 2.
Mit der linken Hand hält sie die Lippe ab, wobei sie sich auf dem Unterkiefer des Patienten abstützt. Mit der rechten Hand hält sie die Saugkanüle und stützt sich dabei mit dem Handballen auf der Stirn des Patienten ab.

Abb. 7.44

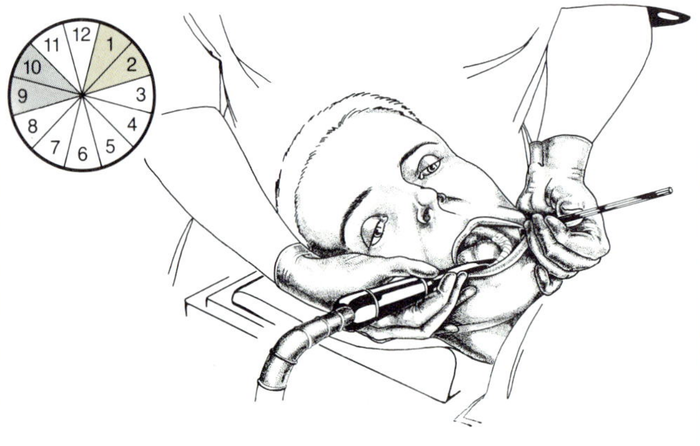

Abb. 7.44: Linker Unterkiefer
Der Zahnarzt sitzt in Position 9—10, die Helferin in Position 1—2.
Der Absaugschlauch wird um den Patientenkopf herumgeführt. Die Helferin hält die Saugkanüle mit der rechten Hand und stützt sich mit dem Handballen am Patientenkopf ab. Mit der linken Hand hält sie die Wange ab, wobei sie sich mit dem Handballen und kleinem Finger am Unterkiefer abstützt.

Linker Oberkiefer
Der Zahnarzt sitzt in Position 9, die Helferin in Position 1–2.
Es gibt nun mehrere Möglichkeiten für die Position der Saugkanüle. Für das Absaugen von Füllungsresten beim Modellieren oder Entfernen einer Amalgamfüllung eignet sich vor allem die Position in Abb. 7.45 a. Für Präparationsaufgaben ist vor allem die Postition in Abb. 7.45 b geeignet.

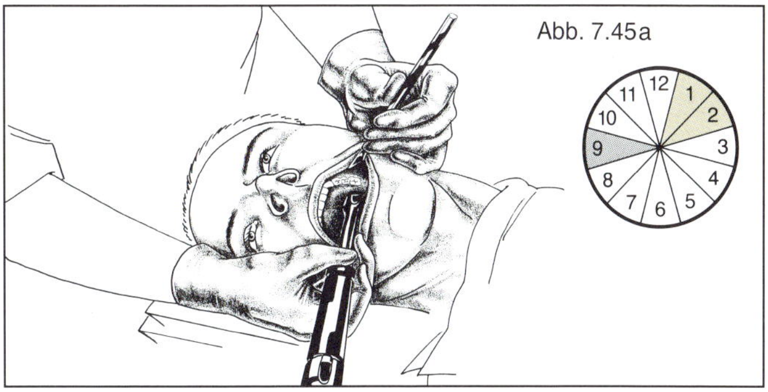
Abb. 7.45a

Abb. 7.45a: Der Absaugschlauch wird um den Kopf des Patienten herumgeführt. Die Helferin hält die Saugkanüle mit der rechten Hand. Mit der linken Hand hält sie die Wange ab. Beide Hände werden mit dem Handballen am Patientenkopf abgestützt.

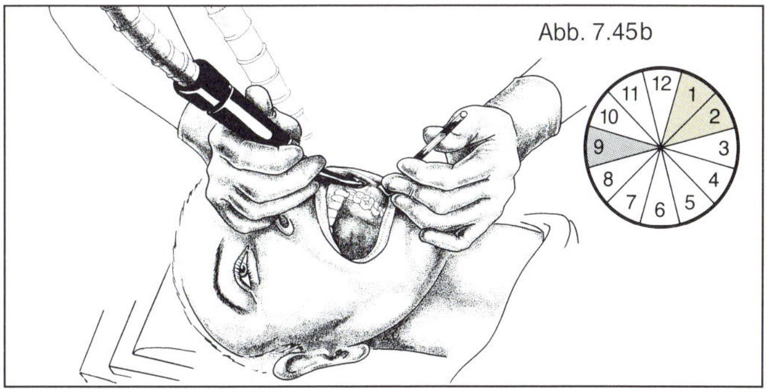
Abb. 7.45b

Abb. 7.45b: Auch hier hält die Helferin die Saugkanüle mit der rechten Hand, wobei sie sich wieder sicher abstützt. Mit der linken Hand hält sie die Wange ab.
Diese Kanülenposition ist die Standardhaltung im linken Oberkiefer. Die Aerosolwolke wird dabei dort abgesaugt, wo sie entsteht. Zum Absaugen des sich im Mundboden ansammelnden Wassers muß die Kanüle jedoch in regelmäßigen Abständen in die rechte Wangentasche gehalten werden. Dazu sind entsprechende Präparationspausen erforderlich. Es kann jedoch auch zusätzlich ein Speichelsauger in die rechte Wangentasche eingehängt werden.

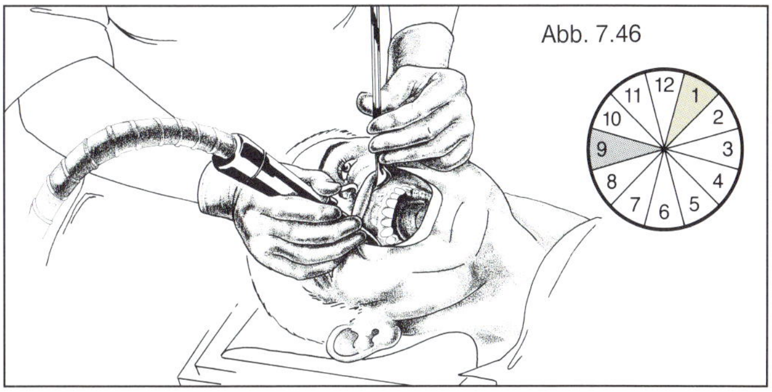
Abb. 7.46

Abb. 7.46: Oberkiefer vorne
Der Zahnarzt sitzt in Position 9, die Helferin in Position 1.
Mit der rechten Hand führt die Helferin die Saugkanüle um den Patientenkopf herum, wobei sie sich mit dem Handballen auf der Stirn des Patienten abstützt. Mit der linken Hand hält sie die Oberlippe ab.

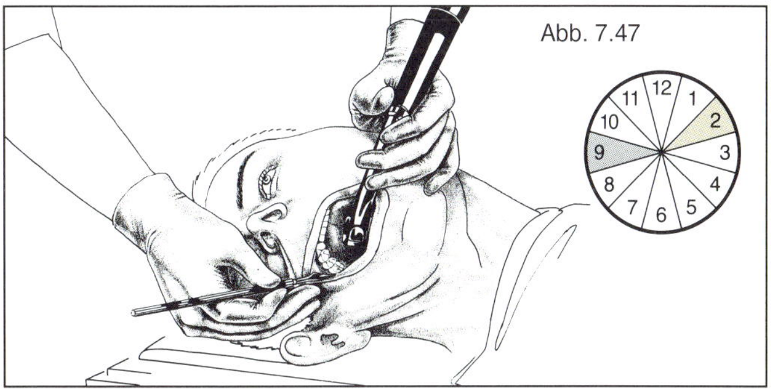
Abb. 7.47

Abb. 7.47: Rechter Oberkiefer
Der Zahnarzt sitzt in Position 9, die Helferin in Position 2.
Mit der linken Hand hält die Helferin die Kanüle und stützt sich mit dem Handballen am Patientenkopf ab. Mit der rechten Hand hält sie die Wange ab, wobei sie sich auf der Stirn des Patienten abstützt.

8 Konservierende Zahnheilkunde

8.1 Aufgabengebiete

Die **konservierende Zahnheilkunde** wird auch als **Zahnerhaltungskunde** bezeichnet.

Ziel der konservierenden Zahnheilkunde ist, die Funktionstüchtigkeit der natürlichen Zähne zu erhalten. Dabei wird nicht nur der einzelne Zahn, sondern das **gesamte Kauorgan** betrachtet. Dies ist ein funktionell zusammenhängendes Organ, das vom Ober- und Unterkiefer mit den Zähnen, dem Kiefergelenk, den Kaumuskeln und dem umliegenden Weichgewebe gebildet wird. Eine sich dort entwickelnde Krankheit kann Auswirkungen auf den gesamten Körper haben.

Aufgabengebiete der konservierenden Zahnheilkunde sind die:
- Karies- und Parodontalprophylaxe
- Kariestherapie: Beseitigung von kariösen Defekten
- Endodontie: Pulpa- und Wurzelkanalbehandlung
- Parodontologie: Erforschung und Behandlung der Zahnhalteapparaterkrankungen
- Kinderzahnheilkunde: Behandlung des Milch- und Wechselgebisses
- Alterszahnheilkunde: Zahnbehandlung beim älteren Menschen
- Vorbeugung und Behandlung von berufsbedingten Zahn- und Gebißschäden.

Aus diesem großen Spektrum der konservierenden Zahnheilkunde haben einzelne Aufgabengebiete eine so große Bedeutung erlangt, daß sie heutzutage bereits zum Teil selbständige Fachbereiche bilden. So werden in diesem Buch die Karies- und Parodontalprophylaxe (Kap. 6) sowie die Parodontalbehandlung (Kap. 10) in eigenständigen Fachkapiteln beschrieben.

8.2 Füllungsmaterialien

Füllungsmaterialien werden in der Zahnheilkunde verwendet, um eine Kavität (einen Hohlraum) im Zahn zu verschließen und die ursprüngliche Zahnform wiederherzustellen.

Nach den verschiedenen **Anwendungsgebieten** unterscheidet man:
- Provisorische Füllungsmaterialien zum vorübergehenden Verschluß eines Zahnes
- Unterfüllungsmaterialien
- Füllungsmaterialien
- Wurzelfüllmaterialien.

Für die verschiedenen Anwendungsgebiete müssen die Füllungsmaterialien unterschiedliche Bedingungen erfüllen. Allgemeine **Forderungen an Füllungsmaterialien** sind:
- gute biologische Verträglichkeit, d. h. Unschädlichkeit für Zahnhartsubstanzen, Pulpa, Gingiva und Gesamtorganismus
- genügende Festigkeit und Härte gegenüber mechanischen Einwirkungen
- Form- und Volumenkonstanz
- gute Haftung bzw. guter Verbund des Füllungsmaterials an der Zahnhartsubstanz
- Undurchlässigkeit für Flüssigkeiten der Mundhöhle, Medikamente und Bakterien
- Widerstandsfähigkeit gegenüber aggressiven Einwirkungen von Nahrungs- und Genußmitteln, Speichel und Bakterien
- geringes Wärmeleitvermögen
- leichte Verarbeitbarkeit des Materials, d. h. sichere Dosiermöglichkeit und zuverlässiges Anmisch- bzw. Herstellungsverfahren
- zahnähnliche Farbe bei Verwendung im sichtbaren Bereich
- gute Entfernbarkeit ohne Schädigung des Zahnes.

Es gibt leider kein Füllungsmaterial, das allen oben beschriebenen Anforderungen entspricht. Die Füllungstherapie ist daher stets ein Kompromiß zwischen gewünschtem Ideal und erzielbarem Ergebnis.

Neben der direkten Versorgung einer Zahnkavität mit einem **plastischen (formbaren) Füllungsmaterial,** das erst in der Kavität erhärtet, können auch im Labor gefertigte **Einlagefüllungen (In-**

lays) aus Metall, Keramik oder Kunststoff zur Wiederherstellung der Zahnform verwendet werden.

8.2.1 Zemente

Zemente sind Präparate, die aus einem Pulver und einer Flüssigkeit bestehen, die miteinander angemischt eine pastenartige Masse bilden und zu einem festen Körper erhärten.
Zemente dienen in der Zahnheilkunde als:
- **Unterfüllung,** um Zahn und Füllungswerkstoff voneinander zu isolieren
- **Befestigungsmittel** für Kronen und Brücken
- **provisorisches Verschlußmaterial**
- **definitives Füllungsmaterial.**

Allen Zementsorten ist gemeinsam:
- Die Abbindezeit ist temperaturabhängig. Bei höherer Temperatur binden die Zemente deutlich schneller ab, als bei niedriger Temperatur. Daher sollte zweckmäßigerweise auf einer dicken, kühlen Glasplatte angemischt werden.
- Rührt man mit der Hand an, so ist stets das Pulver in die Flüssigkeit einzurühren.
- Pulver und Flüssigkeit sind stets gut verschlossen aufzubewahren, damit es nicht unter Lufteinfluß zu Veränderungen der Materialien kommt. So enthalten viele Flüssigkeiten Säuren, die Wasser aus der Praxisluft aufnehmen können, wodurch sich ihre Konzentration verändert.

Das **Anmischen der verschiedenen Zemente** ist eine wichtige Aufgabe der Zahnarzthelferin. Nur bei sorgfältiger Beachtung der Gebrauchsanweisungen können optimale Arbeitsergebnisse erzielt werden. Für verschiedene Zemente werden von der Industrie **Kapselsysteme** angeboten. In jeder Kapsel liegen Pulver und Flüssigkeit exakt dosiert getrennt vor und können mit Hilfe eines mechanischen Rüttelgerätes zeitsparend mit hoher Qualität angemischt werden.

Phosphatzement

Zusammensetzung Das **Pulver** besteht zu ca. 80–90 % aus Zinkoxid (ZnO). Man nennt diesen Zement daher auch Zinkphosphatzement bzw. Zinkoxidphosphatzement. Weiterhin enthält das Pulver ca. 10 % Magnesiumoxid (MgO) sowie weitere Zusätze.

Die **Flüssigkeit** besteht aus einer ca. 55%igen, in Wasser gelösten Phosphorsäure mit verschiedenen Zusätzen.
Von dieser üblichen Zusammensetzung gibt es von Präparat zu Präparat einzelne, teilweise deutliche Unterschiede.

Anwendung Phosphatzemente werden angewendet zur:

- Unterfüllung
- Befestigung von Kronen und Brücken
- temporären (vorübergehenden) Füllung.

Verarbeitung Pulver und Flüssigkeit können in einer relativ großen Verarbeitungsbreite angemischt werden. So kann man Phosphatzement sowohl sehr flüssig als auch ziemlich fest anmischen. Da die Phosphorsäure im nicht abgebundenen Zement jedoch für die Pulpa schädlich ist, sollte eine Mischung mit möglichst wenig Flüssigkeit gewählt werden.
Dazu sind folgende Verarbeitungshinweise zu beachten:
- Zur Ableitung der beim Anmischen entstehenden Reaktionswärme rührt man auf einer großen, möglichst kühlen Glasplatte an.
- Das Pulver wird stets in die Flüssigkeit eingerührt, nicht umgekehrt.
- Zu Beginn werden zunächst nur kleine Portionen Pulver unter lang ausstreichenden Spatelbewegungen eingemischt. Anschließend können die Portionen zunehmend größer werden, bis die gewünschte Konsistenz erreicht ist. Für Füllungszwecke wird der Zement dick, zur Befestigung von Kronen und Brücken dagegen relativ dünn angerührt.

Besonderheiten Durch die Phosphorsäure und die Wärmeentwicklung beim Abbinden besteht die Gefahr einer Pulpaschädigung bei vitalen Zähnen. Insbesondere bei dünnflüssig angerührtem Phosphatzement kann es zu einem sogenannten „Säureschock" der Pulpa kommen.

Carboxylatzement (Polyakrylatzement)

Zusammensetzung Das **Pulver** besteht im wesentlichen aus Zinkoxid wie beim Phosphatzement.
Die **Flüssigkeit** ist dagegen keine verdünnte Phosphorsäure, sondern eine mit Wasser verdünnte Polyakrylsäure. Man spricht daher auch von einem Polyakrylatzement.

Anwendung Das Anwendungsgebiet der Carboxylatzemente entspricht dem der Phosphatzemente.

Verarbeitung Die Polyakrylsäure ist relativ zähflüssig (viskös). Daher kommt es bei gewohntem Umgang mit Phosphatzement leicht zu pulverarmen Mischungen mit schlechten Werkstoffeigenschaften. Es sollten deshalb stets Dosierhilfen verwendet werden, wie z. B. eine Tropfpipette. Die Gebrauchsanweisungen der Hersteller sind bei Carboxylatzementen besonders exakt zu befolgen.

Besonderheiten Die Carboxylatzemente haben gegenüber Phosphatzementen einige Vorteile:
- Sie binden ohne nennenswerte Wärmeentwicklung ab.
- Sie sind pulpaschonend und lösen beim Einzementieren von Kronen und Brücken keinen Säureschock aus.
- Sie sind weniger empfindlich gegen Flüssigkeit und haften daher besser.

Die Haftfähigkeit der Carboxylatzemente ist jedoch teilweise unerwünscht groß, so daß sie nur schwer vom Spatel und der Anrührplatte entfernt werden können. Weiterhin ist überflüssiger Zement im Mund nur schwer zu entfernen.
Ein weiterer Nachteil ist die anspruchsvolle Verarbeitung der Carboxylatzemente. Pulver und Flüssigkeit müssen sehr genau dosiert werden, um gute Materialeigenschaften zu erhalten.

Zinkoxid-Eugenol-Zement (ZOE-Zement)

Zusammensetzung Das **Pulver** besteht zu ca. 70 % aus Zinkoxid, dem Harze und verschiedene Zinkverbindungen beigemischt sind.
Die **Flüssigkeit** besteht zu ca. 85 % aus Eugenol und ca. 15 % Pflanzenöl. Eugenol ist der Hauptbestandteil des bekannten Nelkenöls.
Zink**o**xid-**E**ugenol-Zemente werden abgekürzt auch als ZOE-Zemente bezeichnet.

Anwendung ZOE-Zemente werden zum provisorischen Kavitätenverschluß und zur provisorischen Befestigung von Kronen und Brücken verwendet. Dabei wird die beruhigende Wirkung des Eugenols auf die Pulpa genutzt.

Verarbeitung Die Verarbeitung erfolgt im wesentlichen wie bei Phosphatzementen. Es sind stets möglichst pulverreiche Mischungen anzustreben.

Besonderheiten ZOE-Zemente sind gut pulpaverträglich. Das Eugenol hat dabei in üblicher Dosierung eine beruhigende Wirkung auf die Pulpa. Bei direktem Kontakt schädigt Eugenol jedoch das Pulpagewebe.
ZOE-Zemente haben nur eine geringe Festigkeit, so daß sie nur zum provisorischen Verschluß und zur provisorischen Befestigung von Kronen und Brücken verwendet werden können. Da Eugenol ein Weichmacher für Kunststoffe ist, darf dieser Zement nicht unter Kunststoffüllungen oder -kronen verwendet werden.

Äthoxybenzoesäurezement (EBA-Zement)

Zusammensetzung Das **Pulver** besteht – wie bei den ZOE-Zementen – vorwiegend aus Zinkoxid, dem zur Steigerung der Festigkeit Füllstoffe wie Quarz oder Aluminiumoxid beigemischt sind.

Die **Flüssigkeit** enthält zu ca. 60 % Äthoxybenzoesäure (engl.: **E**thoxy-**B**enzoic-**A**cid = EBA) und ca. 40 % Eugenol.

Anwendung EBA-Zemente können als Unterfüllungsmaterial und zur Befestigung von Kronen und Brücken verwendet werden. Dabei ist jedoch zu beachten, daß EBA-Zemente in der Festigkeit den Phosphatzementen unterlegen sind.

Verarbeitung Die Verarbeitung der EBA-Zemente entspricht im wesentlichen den ZOE-Zementen.

Besonderheiten EBA-Zemente sind fester als ZOE-Zemente, erreichen jedoch nicht die Festigkeit der Phosphatzemente. Entsprechend können sie mit Einschränkung als Unterfüllungsmaterial und Befestigungszement verwendet werden. Da sie Eugenol enthalten, dürfen EBA-Zemente nicht in Kontakt mit Kunststoff kommen.

Silikatzement

Zusammensetzung Das **Pulver** enthält ca. 40 % Quarz (SiO_2 = Siliziumdioxid), ca. 30 % Aluminiumoxid, ca. 20 % Fluoride und weitere Zusätze.
Die **Flüssigkeit** besteht aus einer ca. 40 %igen, in Wasser gelösten Phosphorsäure.

Anwendung Silikatzemente sind zahnfarbene Füllungsmaterialien für den Frontzahnbereich, die heutzutage weitgehend durch Kunststoffe ersetzt worden sind. Da sie den Kaukräften nicht genügend standhalten, können sie nicht für Eckenaufbauten oder Rekonstruktionen im Kauflächenbereich verwendet werden.

Verarbeitung Silikatzement wird auf einer kühlen Glasplatte angerührt, wobei in kurzer Zeit möglichst viel Pulver in die vorgegebene Flüssigkeitsmenge eingemischt werden soll. Dabei darf kein Metallspatel benutzt werden, da es dadurch zu Verfärbungen des Zementes kommen kann. Statt dessen verwendet man einen Spatel aus Achat, Tantal oder Plexiglas. Es können jedoch auch vordosierte Kapseln mit Silikatzement verwendet werden. Anschließend wird der Silikatzement in die Kavität eingebracht, wobei vorher eine Unterfüllung gelegt werden muß, um die Pulpa vor der Säureeinwirkung des Silikatzementes zu schützen. In der Kavität soll der Zement unter dem Druck eines durch eine Klemme gehaltenen Streifens aushärten. Anschließend muß der Silikatzement durch einen Zahnlack vor Wasserzutritt geschützt werden. Hat der Patient schon Silikatfüllungen, so sind diese ebenfalls vor Austrocknung durch einen Zahnlack zu schützen.

Besonderheiten Silikatzemente sind heute weitgehend durch die modernen Füllungskunststoffe ersetzt worden.

Silikophosphatzement (Steinzement)

Zusammensetzung Silikophosphatzemente sind eine Mischung aus Silikatzement (80 %) und Phosphatzement (20 %).

Anwendung Aufgrund ihrer mangelhaften Mundbeständigkeit können sie nur als langzeitige provisorische Füllungen dienen.

Verarbeitung Die Verarbeitung entspricht den Silikatzementen.

Besonderheiten Die Silikophosphatzemente können in der Praxis nur sehr eingeschränkt verwendet werden. Sie sollten die guten Eigenschaften der Silikatzemente und Phosphatzemente in sich vereinigen, sie verbinden jedoch auch die Nachteile beider Zemente miteinander.

Glasionomerzement

Zusammensetzung Das **Pulver** besteht aus einem Aluminiumsilikatglas mit einem Zusatz von Kalzium und Fluorid. Es ähnelt damit den Silikatzementen.
Die **Flüssigkeit** besteht aus ca. 50 %igen Polysäuren, ähnlich wie bei den Carboxylatzementen.

Anwendung Da die Glasionomerzemente gut an den Zahnhartsubstanzen haften, jedoch nicht genügend fest für die Belastungen der Kaukräfte sind, werden sie vor allem für Zahnhalsfüllungen und kleine, nicht okklusionstragende Füllungen verwendet.

Verarbeitung Das Mischungsverhältnis muß genau eingehalten werden. Damit der Zement gut an den Zahnhartsubstanzen haftet, muß die Kavität sauber und speichelfrei sein. Die frische Füllung muß für mindestens 30 Min. durch einen Lack vor Feuchtigkeit geschützt werden, wie bei den Silikatzementen.

Besonderheiten Vorteile der Glasionomerzemente sind ihre gute Haftung an den Zahnhartsubstanzen, ihre Pulpaverträglichkeit, geringe Wärmeentwicklung beim Abbinden und Hemmung von Sekundärkaries durch Fluoridabgabe. Bei Füllungen aus Glasionomerzement wird keine gesonderte Unterfüllung gelegt.
Nachteilig ist jedoch ihre schwierige Dosierung (falls keine Kapseln verwendet werden) sowie die geringe Abriebfestigkeit, so daß sie nicht den Belastungen der Kaukräfte ausgesetzt werden sollen.

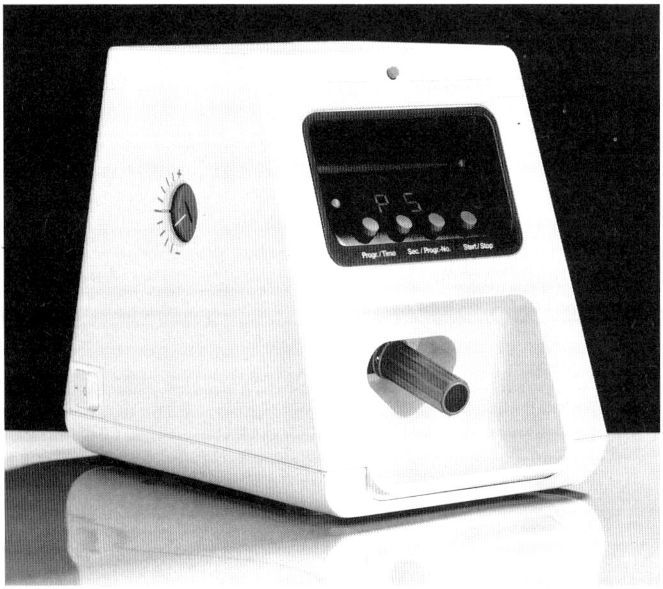

Abb. 8.1: Dosier- und Anmischgerät für Amalgame

8.2.2 Amalgame

Amalgame sind Legierungen des Quecksilbers (chemisches Zeichen: Hg) mit anderen Metallen. Da Quecksilber aufgrund seines niedrigen Schmelzpunktes von – 38,9 °C bei Zimmertemperatur in flüssiger Form vorliegt, kann Amalgam in der Zahnarztpraxis durch einfaches Vermischen von Quecksilber mit anderen Metallen hergestellt werden. Dieses Vermischen wird als **Trituration** (tritura lat. – das Dreschen) bezeichnet. Sie wird in der Praxis in speziellen Dosier- und Mischgeräten durchgeführt.

Konventionelle Amalgame

In der Zahnheilkunde werden Amalgame durch Vermischen eines Metallpulvers mit Quecksilber hergestellt. Das Metallpulver kann aus einzelnen Spänen oder Kugeln bestehen. Die Späne werden dabei von den Herstellern durch Zerspanung größerer Gußblöcke hergestellt. Entsprechend wird das Metallpulver auch **Feilung** genannt.
Eine andere Bezeichnung für das Metallpulver ist der englische Begriff **Alloy,** der darauf hinweist, daß es sich hierbei um eine Legierung verschiedener Metalle handelt (alloy engl. – Legierung).

Zusammensetzung Bei den konventionellen Amalgamen besteht die Feilung im wesentlichen aus einer Silber-Zinn-Legierung mit verschiedenen Zusätzen:

Silber	(Ag)	mindestens	65 %
Zinn	(Sn)	höchstens	29 %
Kupfer	(Cu)	höchstens	6 %
Zink	(Zn)	höchstens	2 %
Quecksilber	(Hg)	höchstens	3 %

Durch einen Zusatz von Quecksilber kann die Feilung bereits voramalgamiert werden. Die einzelnen Partikel erhalten dadurch eine quecksilberreiche Oberflächenschicht, die beim Anmischen eine schnelle Benetzung mit Quecksilber ermöglicht. Das zum Anmischen verwendete Quecksilber soll einen hohen Reinheitsgrad von mindestens 99,99 % haben.

Beim **Anmischen** reagieren die verschiedenen Metalle der Feilung mit dem Quecksilber. Da die Feilung vor allem Silber und zum geringeren Teil Zinn enthält, entsteht entsprechend vor allem eine Silber-Quecksilberverbindung und in geringerem Ausmaß eine Zinn-Quecksilberverbindung.
Diese Zinn-Quecksilberverbindung wird auch als γ_2-Phase bezeichnet (γ = Gamma). Diese γ_2-Phase ist relativ weich und anfällig gegen Korrosion. Es kann dadurch zu Verfärbungen, Rauhigkeiten auf der Oberfläche, Formveränderungen und zur Festigkeitsverminderung der Amalgamfüllung kommen. Es wurden daher verbesserte Amalgame entwickelt, die keine γ_2-Phase enthalten.

γ_2-freie Amalgame

Diese Amalgame werden auch non-γ_2-Amalgame genannt. Sie enthalten in der Regel einen deutlich höheren Kupferanteil als konventionelle Silber-Zinn-Amalgame und zeichnen sich gegenüber den konventionellen Amalgamen durch eine höhere Festigkeit und bessere Mundbeständigkeit aus.
Die non-γ_2-Amalgame sind eine fortschrittliche Weiterentwicklung der konventionellen Silber-Zinn-Amalgame. Sie haben deutlich bessere Werkstoffeigenschaften als konventionelle Amalgame, sind jedoch auch deutlich teurer.

Verarbeitung von Amalgamen

Zum Anmischen von Amalgamen werden in der zahnärztlichen Praxis verwendet:
- Automaten zum Dosieren und Vermischen oder
- Kapseln, die in speziellen Rüttelgeräten angemischt werden.

Das **Mischungsverhältnis** von Feilung und Quecksilber richtet sich nach der Gebrauchsanweisung des Herstellers. Im Durchschnitt wird ein Mischungsverhältnis von 1 : 1 gewählt.
Bei richtiger Mischung erhält man eine silbrige, plastisch formbare Paste. Wird diese Paste zu einer Kugel geformt und anschließend zu einer Scheibe gedrückt, so sollen weder die Ränder der Scheibe aufreißen, noch dürfen dabei sichtbare Quecksilbertröpfchen ausgedrückt werden. Als praxisnahes Kriterium für eine gute Mischung gilt beim Legen einer Amalgamfüllung ein Geräusch ähnlich einem Schneeballknirschen.
Das plastische Amalgam wird mit definiertem Druck in die Kavität gepreßt. Man spricht dabei auch vom **Stopfen einer Amalgamfüllung.**
Das Stopfen bewirkt:
- gute Anlagerung des Amalgams an den Kavitätenrand (Randschluß)
- Auspressen von überschüssigem Quecksilber
- Ausdrücken von eingeschlossenen Luftblasen (Poren), d. h. eine Verdichtung des Materials.

Durch den Stopfdruck wird das Material also kondensiert. Dies kann mit der Hand oder maschinell erfolgen. An der Oberfläche entsteht dabei eine quecksilberreiche und entsprechend weiche Schicht, die anschließend wieder entfernt werden muß. Die Kavität wird daher stets zunächst etwas überstopft und anschließend zurückgeschnitten.
Das Amalgam wird mit einem Amalgamträger oder einer sogenannten Amalgampistole in die Kavität gebracht.

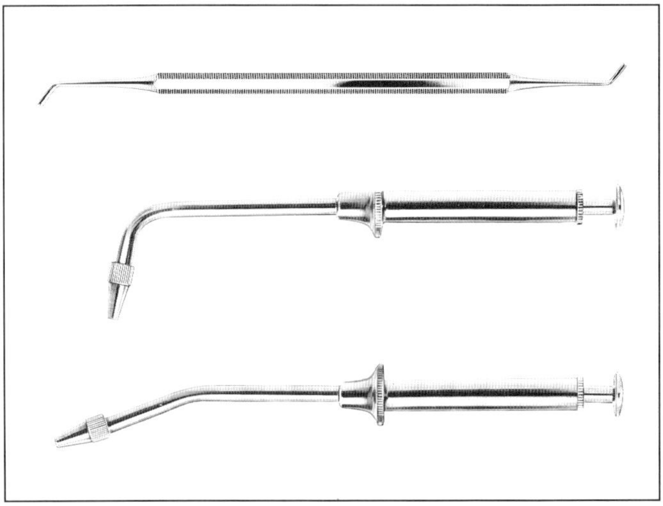

Abb. 8.2: Amalgamträger und Amalgampistolen

Verarbeitung von Amalgam

Die Qualität einer Füllung hängt von der korrekten Dosierung und Anmischung des Materials sowie der ordnungsgemäßen Technik beim Einbringen in die Kavität ab.

Zur richtigen Verarbeitung von Amalgamen ist zu beachten:

- Amalgam ist **feuchtigkeitsempfindlich.**
- Amalgam ist ein **guter Wärmeleiter.** Deshalb ist eine Unterfüllung zum thermischen Schutz der Pulpa erforderlich.
- Amalgem soll beim Stopfen mit **definiertem, gleichmäßigem Druck** kondensiert werden, damit:
  - das Amalgam gut dem Kavitätenrand anliegt
  - überschüssiges Quecksilber ausgepreßt wird
  - Hohlraumbildungen verhindert werden.
- Frisches Amalgam soll **zügig verarbeitet** werden, da bereits nach kurzer Zeit deutlich weniger Quecksilber ausdrückbar ist.
- Während des Stopfens ist die **quecksilberreiche Masse** zu entfernen.
- Die Füllung wird etwas **überstopft** und dann **zurückgeschnitten,** da in der obersten Schicht das meiste Quecksilber enthalten ist und dadurch die Werkstoffeigenschaften verschlechtert werden.
- Die Füllung darf **kein Okklusions- oder Artikulationshindernis** sein, da sonst die Gefahr pulpitischer Beschwerden oder parodontaler Schäden besteht.
- Nicht verbrauchtes Amalgem muß wegen der Bildung von Quecksilberdämpfen unter **Luftabschluß** gehalten werden.
- Es soll ca. 2 Stundebn nach Legen einer Amalgamfüllung **nicht gegessen** werden.
- Die Füllung **muß später poliert werden.** Dies kann frühestens nach 24 Stunden geschehen.

Amalgamfüllungen sind vor allem für den Seitenzahnbereich geeignet. Im Frontzahnbereich werden sie aus ästhetischen Gründen nur auf den nicht sichtbaren Zahnflächen verwendet.

Zur Frage der Gesundheitsgefährdung durch Amalgam

Amalgam wird in regelmäßigem Rhythmus in den Massenmedien aufgrund angeblicher gesundheitlicher Gefährdungen für den Menschen angegriffen. Diese Medienbeiträge werden häufig in Form von unkritischen Sensationsberichten aufgemacht und führen dabei teilweise zu einer erheblichen Verunsicherung der Patienten. Fragt man anschließend nach den wissenschaftlichen Grundlagen dieser Berichte, so kommt man zu folgender, bereits seit langem bekannter Bewertung:

- Aufgrund der modernen analytischen Meßverfahren läßt sich ermitteln, daß Amalgamfüllungen zur Gesamtbelastung der Bevölkerung mit Quecksilber beitragen. Dieser Beitrag entspricht in etwa der Quecksilbermenge, die wir mit Fischprodukten in der Nahrung aufnehmen.
- Die im Urin oder Blut nachweisbaren Quecksilbermengen bei Personen mit Amalgamfüllungen liegen erheblich unter den Grenzwerten zur Auslösung einer Quecksilbervergiftung.
- Es ist keine Frage, daß die Quecksilberbelastung für die Patienten möglichst gering sein soll. Die Quecksilberbelastung durch Amalgamfüllungen ist jedoch – wie oben bereits erläutert – sehr gering. Da Amalgam in der Praxis nur zum Teil durch andere Werkstoffe zur Füllungstherapie im Seitenzahnbereich ersetzt werden kann, ist ein Verzicht auf Amalgam zur Zeit nicht möglich.
- Durch Verwendung von Amalgamen mit geringerer Korrosionsneigung (z. B. non-γ_2) kann die Quecksilberbelastung durch diesen guten zahnmedizinischen Werkstoff in Zukunft möglicherweise vermindert werden.
- Die Berufsgenossenschaft schreibt in der Unfallverhütungsvorschrift „Gesundheitsdienst“ VBG 103 § 17 vor, daß Amalgam in Mischgeräten hergestellt und nicht mit der ungeschützten Hand zubereitet und geformt wird. Weiterhin müssen Quecksilber- und Amalgamreste unter Luftabschluß gehalten werden, da eine besonders große Gefährdung von Quecksilberdämpfen ausgeht.

Kupferamalgame

Die Kupferamalgame enthalten ca. 35 % Kupfer und 65 % Quecksilber. Sie werden fertig angemischt in Form von kleinen Plättchen geliefert, so daß kein weiterer Quecksilberzusatz mehr erforderlich ist.
Zur Anwendung müssen diese Plättchen erhitzt werden, bis Quecksilberperlen auf der Oberfläche der Plättchen erscheinen. Die so erhitzten Plättchen werden in einem Mörser mit einem Pistill zerrieben und nach genügendem Abkühlen in die gewünschte Kavität gestopft.
Die Werkstoffeigenschaften der Kupferamalgame sind deutlich schlechter als die der Silberamalgame. Der einzige Vorteil dieses Materials liegt in seiner karieshemmenden Wirkung durch die stark bakterizide Wirkung des Kupfers. Durch Korrosion führen Kupferamalgame jedoch zu einer deutlichen Verfärbung der benachbarten Zahnhartsubstanzen.
Aus diesen Gründen und aufgrund der beim Erwärmen auftretenden hohen Quecksilberdampfkonzentrationen hat Kupferamalgam nur noch historische Bedeutung.

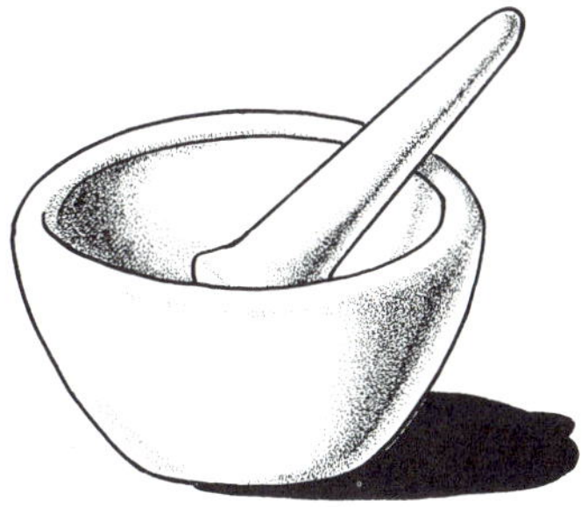

Abb. 8.3:
Mörser und Pistill zum Anmischen von Kupferamalgam

8.2.3 Füllungskunststoffe

Kunststoffe bestehen aus hochmolekularen Kohlenstoffverbindungen, die synthetisch oder durch Umwandlung von Naturstoffen hergestellt werden. Durch Umwandlung von Naturstoffen entstehen zum Beispiel die Kunststoffe Kautschuk und Zelluloid.
Die nicht durch Umwandlung von Naturstoffen hergestellten Kunststoffe werden synthetisch durch Verbindung von einfachen Grundbausteinen (kleinen Molekülen) zu großen, zusammenhängenden Molekülen aufgebaut. Dabei unterscheidet man:

- **Thermoplaste,** die beim Erwärmen weich werden und sich dann verformen lassen
- **Duroplaste,** die auch bei Wärmeeinwirkung hart bleiben.

Kunststoffe mit einem gummielastischen Verhalten nennt man **Elastomere.** Sie werden in der Zahnheilkunde z. B. als Abformmaterialien verwendet.
Eine Möglichkeit zur Herstellung von Kunststoffen ist die **Polymerisation.** Dabei werden einzelne Moleküle **(Monomere)** miteinander zu sogenannten **Polymeren** verknüpft.

Monomer – Stoff, der aus einzelnen, voneinander getrennten Molekülen besteht
Polymer – Stoff, der aus größeren Molekülen besteht, die durch Verknüpfung kleinerer Moleküle (Monomere) entstanden sind.

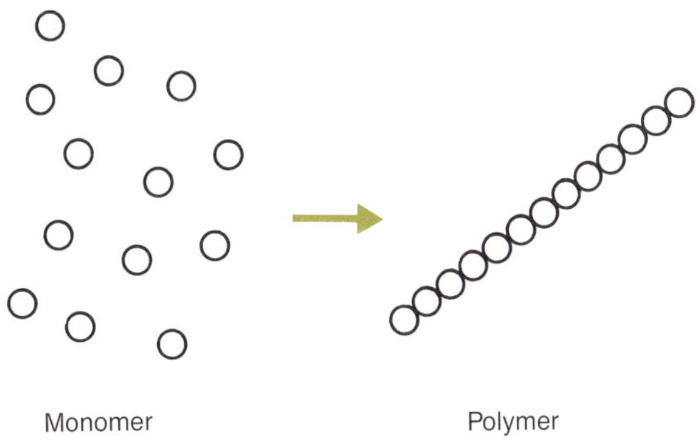

Abb. 8.4:
Einfaches Schema einer Polymerisation

In der konservierenden Zahnheilkunde werden Kunststoffe vor allem in Kombination mit festen Füllkörpern (aus z. B. Quarz, Glas oder Keramik) verwendet. Diese aus Kunststoff und Füllkörpern zusammengesetzten Füllungskunststoffe werden auch als **Composites** (bzw. Komposite) bezeichnet (composition engl. – Zusammensetzung). Durch die eingelagerten Füllstoffe werden die Eigenschaften der Füllungskunststoffe verbessert, wie z. B. ihre Festigkeit und Formstabilität.

Konventionelle Komposite enthalten relativ große Füllkörper. Da diese eingelagerten Füllkörper erheblich härter sind als der Kunststoff, können diese Materialien nicht poliert, sondern zum Abschluß der Arbeit nur geglättet werden. Die Oberfläche bleibt also relativ rauh.

Mikrogefüllte Komposite enthalten dagegen sehr feine Füllkörper, so daß sie dauerhaft auf Hochglanz poliert werden können. Sie neigen jedoch stärker zur Schrumpfung bei der Aushärtung als konventionelle Komposite und dehnen sich stärker bei Wärme aus. Um diese Nachteile auszugleichen, wurden auch Kombinationen von konventionellen und mikrogefüllten Kompositen entwickelt.

Verarbeitung der Komposite Man unterscheidet folgende Verfahren:

- Kunststoffe, die aus 2 Pasten angemischt werden, der Grundmasse (Base) und dem Härter (Katalysator)
- Kunststoffe, die aus Pulver und Flüssigkeit angemischt werden
- Kunststoffe, die durch Anwendung von ultraviolettem (UV) oder sichtbarem Licht aushärten (Photopolymerisation).

Bei Kunststoffen, die aus Pasten oder Pulver und Flüssigkeit angemischt werden und anschließend von selbst aushärten, spricht man auch von **Autopolymerisation** (auto gr. – selbst). Beim Anmischen dürfen dabei keine Metallspatel verwendet werden, da es durch die festen Füllkörper im Kunststoff zu Metallabrieb und damit zu Verfärbungen des Kunststoffes kommen kann. Wie bei anderen Materialien, gibt es auch bei Füllungskunststoffen Kapselsysteme mit exakter Dosierung.

Füllungskunststoffe sind nicht unbegrenzt lagerfähig. Die meisten Packungen sollten innerhalb von einigen Monaten verbraucht werden. Zur sachgerechten Lagerung sind Füllungskunststoffe im allgemeinen im Kühlschrank aufzubewahren.

Anwendung Die Füllungskunststoffe haben die Silikatzemente weitgehend verdrängt. Ihr Einsatzgebiet ist vor allem der sichtbare Frontzahnbereich. Sie können teilweise auch im Seitenzahnbereich verwendet werden. Für die Belastungen im Kauflächenbereich der Seitenzähne sind sie jedoch im allgemeinen nicht abriebfest genug.

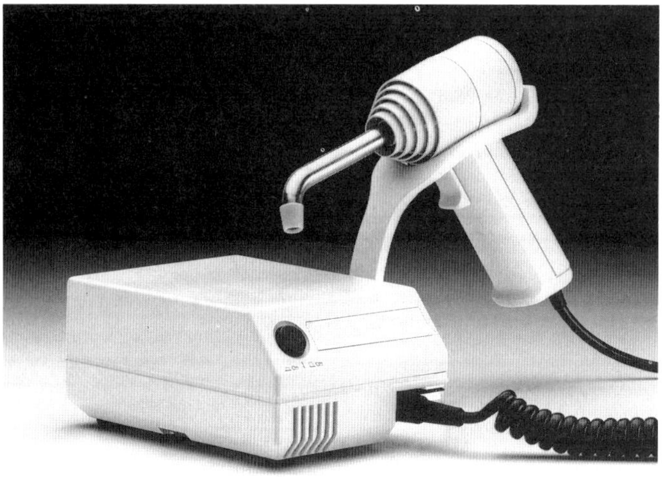

Abb. 8.5: Gerät zur Photopolymerisation von Kunststoffen

8.2.4 Gold

Gold (chemisches Zeichen: Au) ist ein weiches Edelmetall mit sehr guter Leitfähigkeit für Wärme und elektrischen Strom. Es läßt sich sehr gut bearbeiten und ist dabei gegen alle Einflüsse im Mund beständig. Die Oberfläche kann absolut glatt auf Hochglanz poliert werden. Dabei ist Gold gut gewebeverträglich.

In der konservierenden Zahnheilkunde werden Goldlegierungen vor allem für Einlagefüllungen (Inlays) verwendet. Da reines Gold in der Regel zu weich ist, wer-

den Goldlegierungen mit Zusätzen von z. B. Platin, Palladium, Silber und Kupfer benutzt. Die hochgoldhaltigen Legierungen haben dabei einen Goldanteil von 75–90 %.
Der Goldgehalt kann auch in tausendstel Anteilen oder in der alten Bezeichnung Karat angegeben werden. Dabei gilt folgende Umrechnung:
100 % Gold = 24 Karat
75 % Gold = 18 Karat
50 % Gold = 12 Karat
25 % Gold = 6 Karat.

8.2.5 Keramik

Die in der Zahnheilkunde verwendeten keramischen Massen leiten sich vom Porzellan ab, haben jedoch eine andere Zusammensetzung. Sie enthalten:
Feldspat 60–80 %
Quarz 15–25 %
Kaolin 0– 5 %.
Keramik ist sehr hart, abriebfest, widerstandsfähig gegen Säuren und ausgezeichnet gewebeverträglich. Alle Farbschattierungen natürlicher Zähne können mit keramischen Massen nachgeahmt werden.
Keramik wird in der Zahnheilkunde zur Herstellung von Kronen, Einlagefüllungen und Verblendungen benutzt. Im Dentallabor werden die entsprechenden zahntechnischen Arbeiten zunächst aus weichen keramischen Massen modelliert, die anschließend durch einen Brennvorgang gehärtet werden. Im einzelnen sind oft mehrere Brände erforderlich, wobei der abschließende Brand der Glasur dient. Glasierte Keramikoberflächen zeichnen sich durch eine besonders gute Gewebeverträglichkeit aus.
Eine Sonderform stellt die **Glaskeramik** dar. Es wird dabei ein Spezialglas verwendet, das durch eine gesteuerte Wärmebehandlung zu Glaskeramik umgewandelt wird. Dieses Material verhält sich optisch wie natürlicher Zahnschmelz.

8.2.6 Provisorische Verschlußmaterialien

Provisorische Verschlußmaterialien dienen dem zeitweiligen (temporären) Verschluß eines Zahndefektes.
Ein provisorischer Verschluß kann erforderlich sein:
- als Verschluß zwischen einzelnen Behandlungsmaßnahmen (z. B. bei Wurzelkanalbehandlungen)
- bei Behandlungen der Pulpa mit Medikamenten (z. B. bei der Pulpitistherapie)
- zum zeitweiligen Verschluß einer Kavität, bei der eine Einlagefüllung (Inlay) vorgesehen ist
- wenn die Reaktion der Pulpa nach Entfernung einer tiefen Karies in Pulpanähe oder nach Eröffnung der Pulpa abgewartet werden soll.

Als provisorische Verschlußmaterialien können verwendet werden:

Guttapercha: Dieses Naturprodukt wird bei einer Temperatur von ca. 50 °C weich und kann dann im plastischen Zustand in die Kavität gedrückt werden. Der Verschluß ist dabei jedoch nicht medikamentendicht.

Zinksulfat-Zemente: Diese Zemente sind unter dem Namen **Fletcher** bekannt. Ihr Pulver enthält vor allem Zinkoxid und Zinksulfat. Sie werden mit einer wäßrigen Flüssigkeit angemischt und ergeben einen dichten Verschluß der Kavität.

Zinkoxid-Eugenol-Zemente (ZOE): Diese Zemente ergeben einen besonders dichten Verschluß. Das Eugenol hat dabei eine beruhigende Wirkung auf die Pulpa. Wird zuviel Eugenol verwendet, so kann es jedoch auch zu einer Schädigung der Pulpa kommen. Es wird daher stets viel Pulver mit möglichst wenig Eugenol angemischt.

Phosphatzemente: Für provisorische Verschlüsse eignen sich auch Phosphatzemente mit einer kurzen Abbindungszeit.

Plastische Fertigpräparate: Von der Industrie werden fertige Pasten angeboten, die unter dem Einfluß des Speichels im Mund hart werden. Man erspart sich damit das Anmischen.

Abb. 8.6:
Vorbeugende Ausdehnung einer Kavität in Bereiche mit natürlicher Selbstreinigung

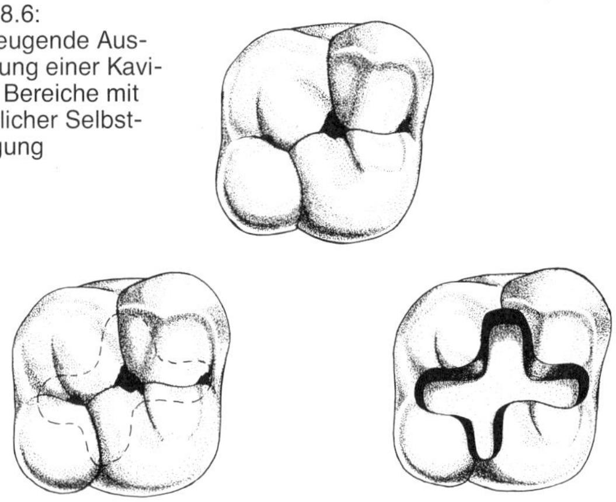

Abb. 8.7:
Einteilung der Kavitäten nach Black

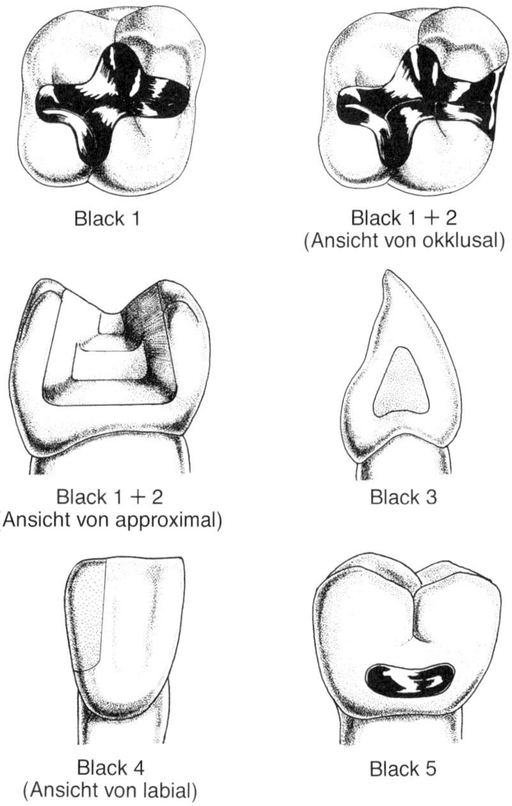

8.3 Kavitätenpräparation

Jede Füllungstherapie setzt eine sorgfältige Kavitätenpräparation voraus. Die nach bestimmten Regeln erfolgende Gestaltung der Kavität soll die Erhaltung der restlichen Zahnhartsubstanz ermöglichen, eine erneute Karies vermeiden und eine normale Funktion wiederherstellen.
Der amerikanische Zahnarzt **Black** stellte bereits 1889 klassische Regeln für die Kavitätenpräparation auf. Er forderte folgende Behandlungsschritte:

1. Eröffnen und Freilegen der kariösen Höhle, so daß die gesamte Ausdehnung der häufig unter dem Schmelz fortschreitenden Karies erkennbar wird.
2. Entfernen der erkrankten Zahnhartsubstanzen.
3. Herstellen einer **kariesvorbeugenden Umrißform.** Die Ränder der Kavität sollen vorbeugend in Zahnbereiche verlegt werden, die einer natürlichen Selbstreinigung unterliegen. Dabei muß auch gesunde Zahnhartsubstanz entfernt werden. Durch diese Maßnahme wird die Gefahr einer späteren Karies am Füllungsrand vermindert.
4. Herstellen einer **Widerstandsform,** so daß die Füllung später dem Kaudruck standhalten kann und keine zu dünnen Kavitätenränder entstehen, die abbrechen können.
   Gleichzeitig muß die Kavität eine gute **Retentionsform** haben, die ein Herausfallen der Füllung verhindert.
5. Abschließend müssen noch die Schmelzränder bearbeitet werden. Die Kavitätenwände müssen im Schmelzbereich parallel zu den Schmelzprismen verlaufen, damit nicht einzelne Schmelzprismen herausbrechen.
6. Nach gründlicher Reinigung und Trockenlegung der Kavität erfolgt eine sorgfältige Abschlußkontrolle.

Einteilung der Kavitäten Die verschiedenen Kavitätenformen wurden von **Black** in **5 Klassen** eingeteilt:

Klasse I Fissurenkavitäten im Bereich der Seitenzähne und Kavitäten des Foramen caecum bei Frontzähnen
Klasse II approximale Kavitäten an Prämolaren und Molaren
Klasse III approximale Kavitäten an Frontzähnen
Klasse IV approximale Kavitäten an Frontzähnen mit Verlust der Schneidekantenecke
Klasse V Zahnhalskavitäten.

Bei plastischen Füllungsmaterialien (z. B. Amalgam, Kunststoff) werden die Kavitäten in der Regel so gestaltet, daß sie in der Tiefe etwas breiter als im oberen Bereich sind. Dadurch erhalten diese Füllungen einen guten Halt. Bei Kunststofffüllungen kann der Halt auch durch eine spezielle Technik mit Anätzen des Schmelzes verbessert werden.
Bei Einlagefüllungen (Inlays) muß die Kavität nach außen hin etwas breiter werden, so daß die fertige Füllung später gut eingesetzt werden kann und sicheren Halt findet.

8.4 Instrumente zur Füllungstherapie

Trockenlegung

Eine wichtige Voraussetzung für eine gute Füllungstherapie ist eine sorgfältige Trokkenlegung des Arbeitsgebietes, da die meisten Füllungsmaterialien feuchtigkeitsempfindlich sind.
Man unterscheidet:

– **Absolute Trockenlegung** mit Cofferdam:
  Dazu wird ein hochelastisches Gummituch verwendet, das für die trockenzulegenden Zähne entsprechend perforiert wird. Anschließend wird dieses Gummituch über die Zähne gezogen und mit Seidenfäden oder speziellen Cofferdam-Klammern gesichert. Mit Hilfe eines kleinen Spannrahmens wird das Gummituch ausgespannt.

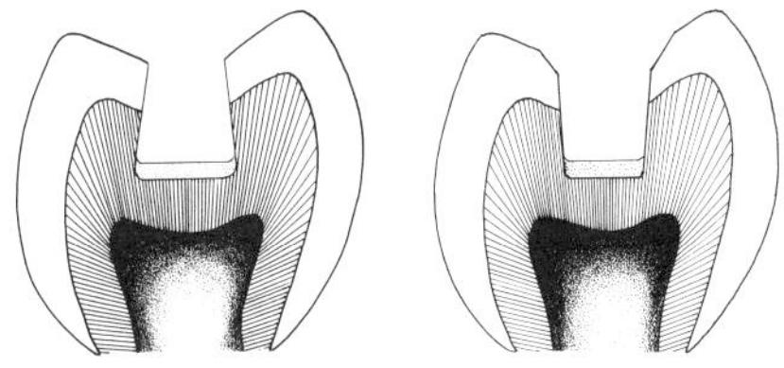

a) plastischen Füllungsmaterialien b) Einlagefüllungen (Goldguß)

Abb. 8.8: Formung der Kavitäten bei:

Mit der Cofferdam-Technik können einzelne Zähne absolut trockengelegt werden. Gleichzeitig bietet das Gummituch eine optimale Sicherheit vor Verschlucken oder Einatmen (Aspiration) von Instrumenten. Dies ist besonders bei Wurzelkanalbehandlungen wichtig.

Abb. 8.9: Absolute Trockenlegung mit Cofferdam

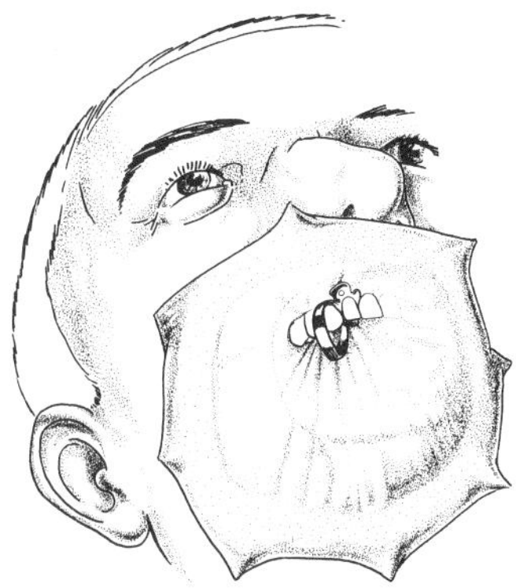

Anwendung im Frontzahnbereich

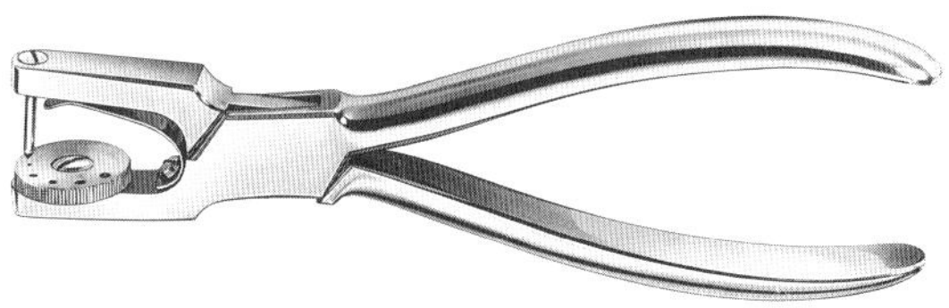

Lochzange zum Perforieren des Cofferdam-Gummituches

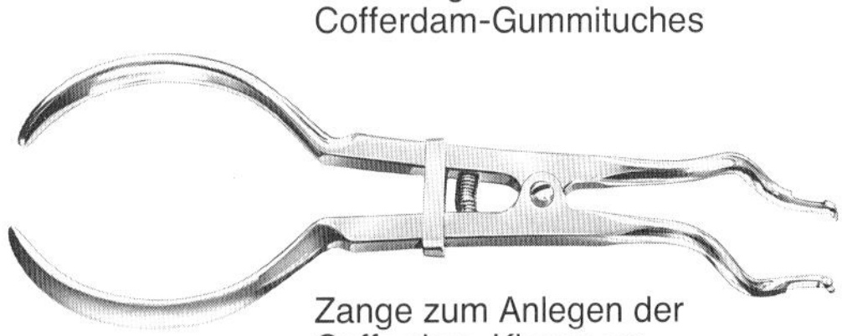

Zange zum Anlegen der Cofferdam-Klammern

Abb. 8.10:
Automaton zum relativen Trockenlegen im Unterkiefer mit verschiedenen Ansätzen für den rechten und linken Seitenzahnbereich sowie die Frontzähne

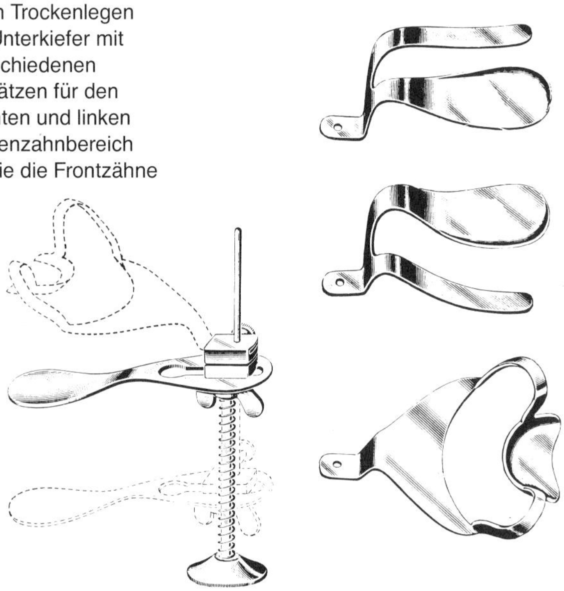

- **Relative Trockenlegung** durch:
  - Absaugkanüle
  - Speichelsauger
  - Watterollen
  - Wattepellets
  - Automaton zum Abhalten von Wange und Zunge im Unterkiefer und gleichzeitigem Festhalten von Watterollen
  - Haller-Papillenklammern, die mit Hilfe von Gummibändern die Zahnfleischpapillen zurückdrängen können. Weiterhin können sie auch Wange und Zunge abhalten und Watterollen festhalten.
  - Luftstrahl
  - Flüssigkeiten, die durch schnelle Verdunstung eine trocknende Wirkung haben (z. B. Alkohol)
  - Medikamente, die den Speichelfluß vermindern.

Für eine gewissenhafte Trockenlegung muß die Zahnarzthelferin eine systematische Absaug- und Haltetechnik beherrschen (siehe Kap. 7.6).

Abb. 8.11:
Relative Trockenlegung mit Haller-Papillenklammern

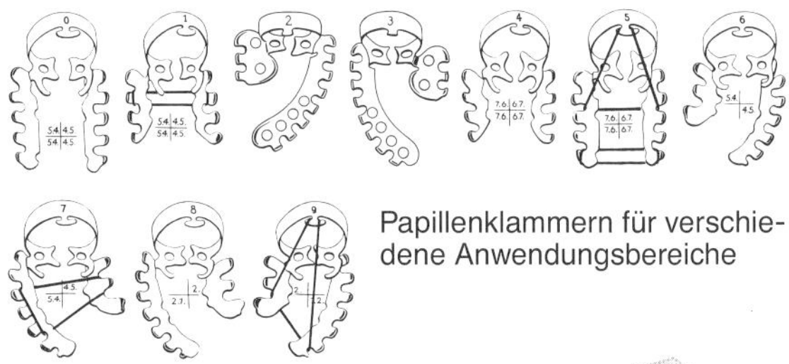

Papillenklammern für verschiedene Anwendungsbereiche

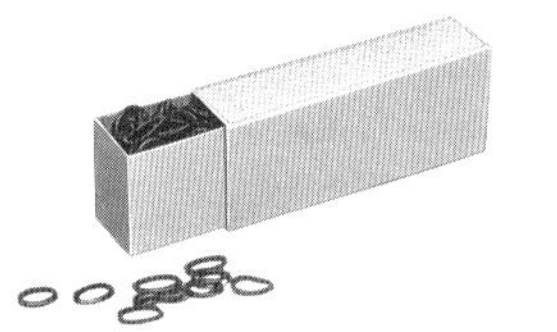

Gummiringe für die Papillenklammern

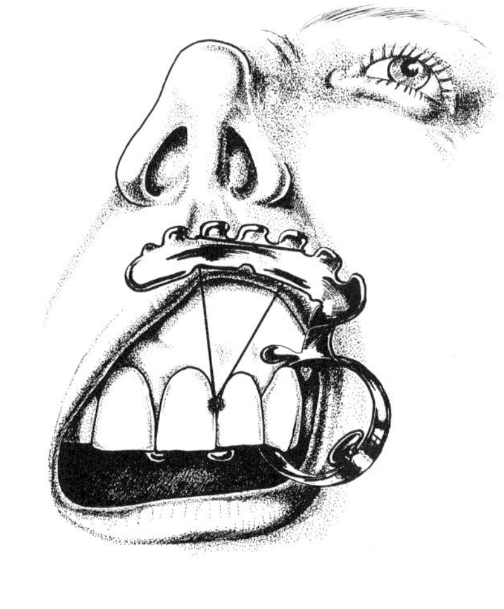

Anwendung im Frontzahnbereich

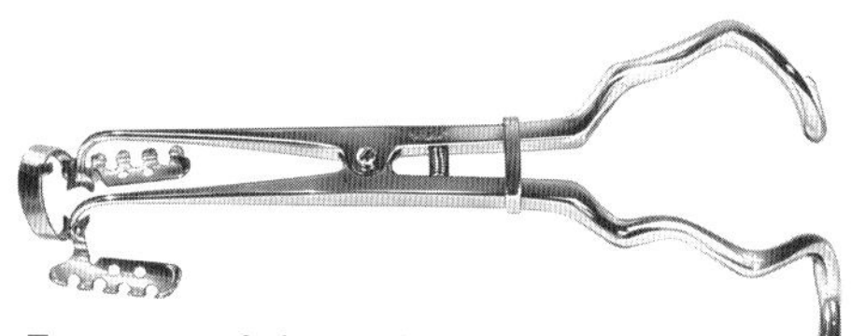

Zange zum Anlegen der Klammern

Bei Gebrauch von Watterollen ist darauf zu achten, daß sie fest an der Schleimhaut haften, wenn sie noch trocken sind. Werden sie in diesem Zustand unvorsichtig entfernt, so kann dabei ein Teil der Schleimhaut abgerissen werden. Trockene Watterollen sollen daher zunächst angefeuchtet werden, bevor man sie aus der Mundhöhle entfernt.

Matrizen

Matrizen dienen dazu, eine verlorengegangene Zahnwand wiederherzustellen, so daß ein plastisches Füllungsmaterial exakt eingebracht werden kann. Die ursprüngliche Zahnform soll dadurch nachgebildet und der Randschluß der Füllung gesichert werden. Mit kleinen Keilen preßt man das Matrizenband zusätzlich im zervikalen Randbereich an den Zahn und drückt die Zähne leicht auseinander. Man nennt dies eine Separation (Trennung) der Zähne.

Man unterscheidet **Matrizenbänder** aus Stahl oder Kunststoff und **Matrizenspanner** zum Befestigen der Matrizenbänder.

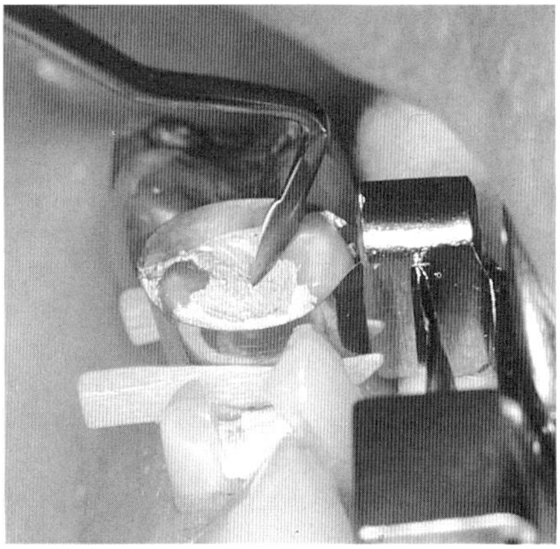

Abb. 8.12: Am Zahn angelegte Matrize mit Holzkeilen

Abb. 8.13: Matrizenspanner mit zugehörigen Bändern

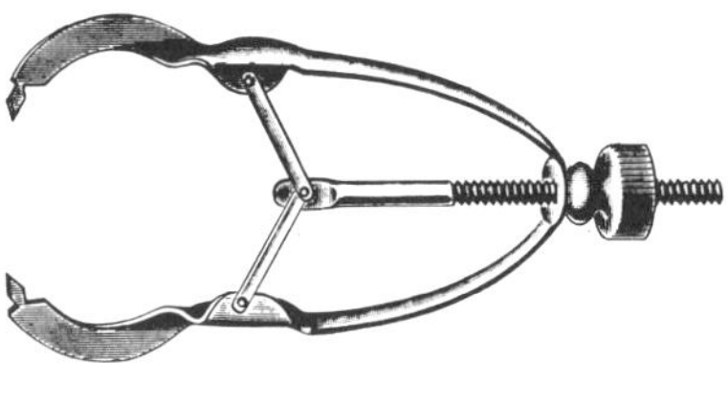

Ivory-Matrizenspanner für 2flächige Füllungen

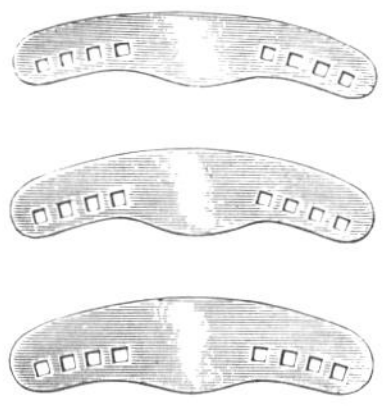

Ivory-Matrizen

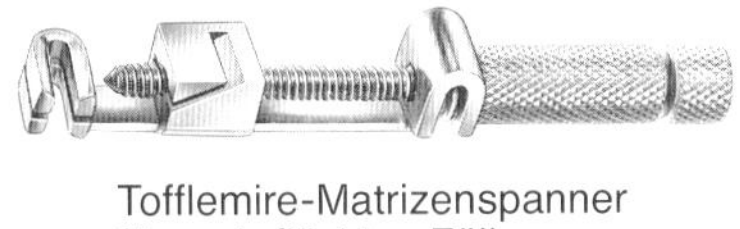

Tofflemire-Matrizenspanner für mehrflächige Füllungen

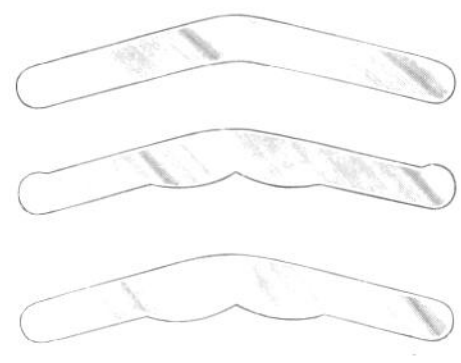

Tofflemire-Matrizen

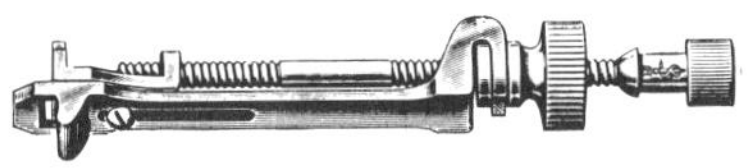

Meba-Matrizenspanner für mehrflächige Füllungen

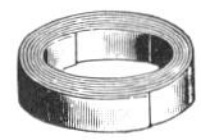

Meba-Matrizenband

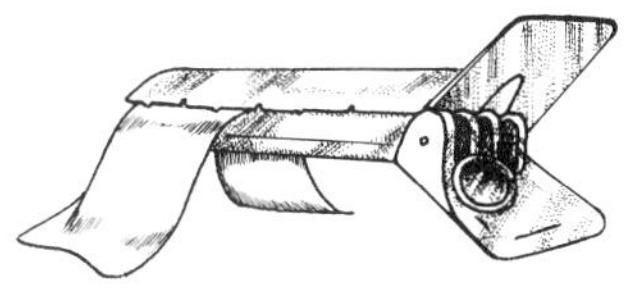

Stripklemme zum Fixieren von Zellophanstreifen bei Kunststoffüllungen

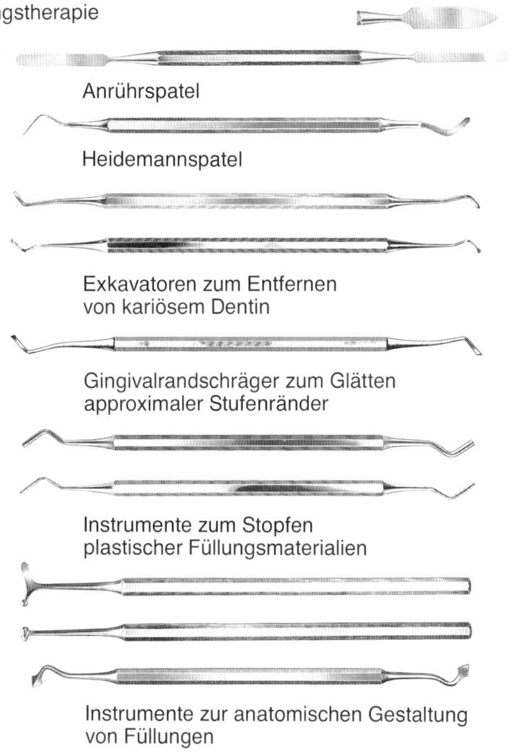

Abb. 8.14: Handinstrumente zur Füllungstherapie

8.5 Amalgamfüllung

Das technische Vorgehen bei einer Amalgamfüllung gliedert sich in folgende Arbeitsschritte:

- Kavitätenpräparation
- Trockenlegung der Kavität
- Unterfüllung zum thermischen Schutz der Pulpa
- Anlegen und Verkeilen einer Matrize bei mehrflächigen Füllungen
- Erneutes Trockenlegen der Kavität
- Zügiges Einbringen des Amalgams in die Kavität und gründliche Verdichtung des Materials mit entsprechenden Stopfinstrumenten
- Anatomische Ausarbeitung der Füllung mit Kontrolle von Okklusion und Artikulation
- Politur nach frühestens 24 Stunden.

Da Amalgam ein guter Wärmeleiter ist, muß eine Isolierschicht zwischen Amalgam und dem Dentin zur Pulpa hin gelegt werden. Einen guten thermischen Schutz bieten verschiedene Zemente. Zur Unterfüllung werden dabei häufig Phosphatzemente benutzt.

Die Verarbeitung des Zementes ist bereits in Kap. 8.2 beschrieben worden. Der Zement wird mit einem entsprechenden

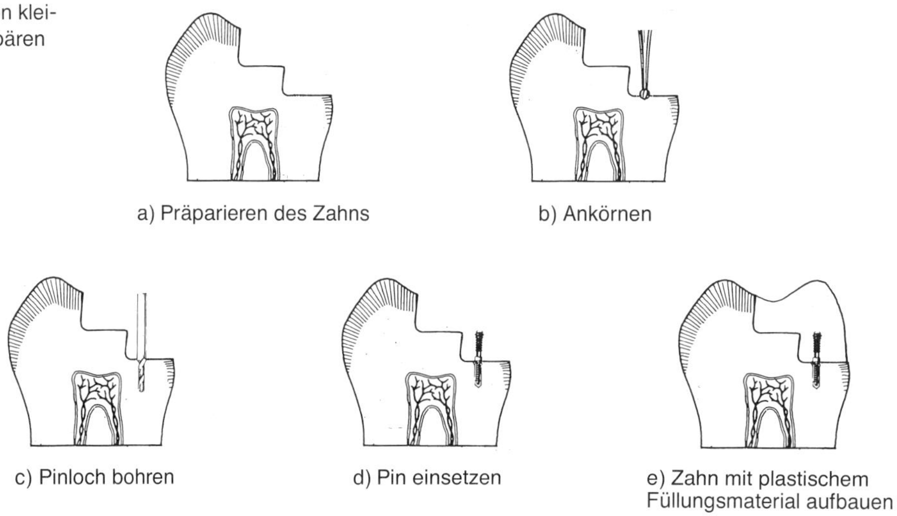

Abb. 8.15 Einsetzen von kleinen parapulpären Pins

Zementstopfer in die Kavität gebracht, die dazu sorgfältig trockengelegt sein muß. Mit etwas Zementpulver kann der Stopfer gegenüber dem angemischten Zement isoliert werden, damit das Material nicht am Stopfinstrument haften bleibt. Da Phosphatzement nicht mundbeständig ist, darf er an keiner Stelle bis zur Zahnoberfläche reichen.

Bei umfangreichen Füllungen kann die zusätzliche Verwendung von kleinen Stiften zum besseren Halt erforderlich sein. Die Stifte werden **parapulpäre Pins** genannt, da sie in das Dentin neben die Pulpa eingesetzt werden.

Beim technischen Vorgehen wird die betreffende Stelle im Dentin zunächst mit einem kleinen Rosenbohrer angekörnt. Anschließend wird das Pinloch gebohrt und der Pin eingesetzt (siehe Abb. 8.15). Parapulpäre Pins können sowohl bei Amalgamfüllungen als auch bei Kunststoffüllungen verwendet werden.

Im folgenden wird der Arbeitsablauf einer Amalgamfüllung von der Präparation bis zur Politur in einer Bildserie dargestellt:

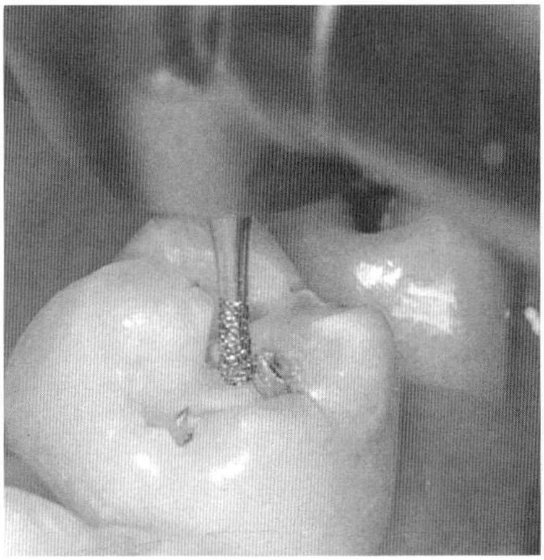

Kavitätenpräparation mit einem birnenförmigen Diamant-Schleifinstrument

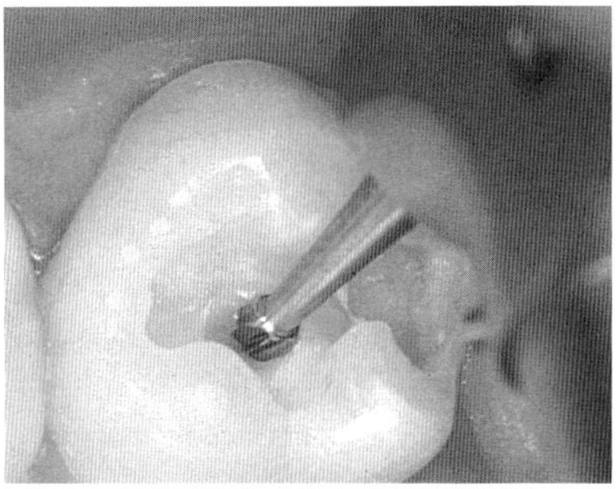

Exkavieren der Kavität mit einem Rosenbohrer bei niedriger Drehzahl (hier im Bild) oder mit einem entsprechenden Exkavator als Handinstrument (Abb. 8.14)

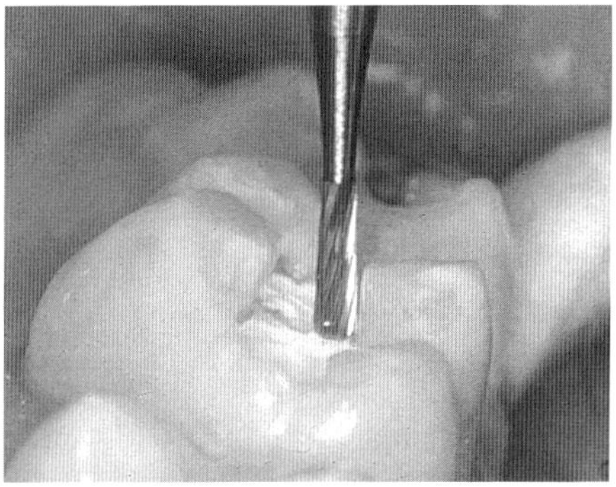

Finieren der Kavitätenwände mit einem birnenförmigen Hartmetallfinierer

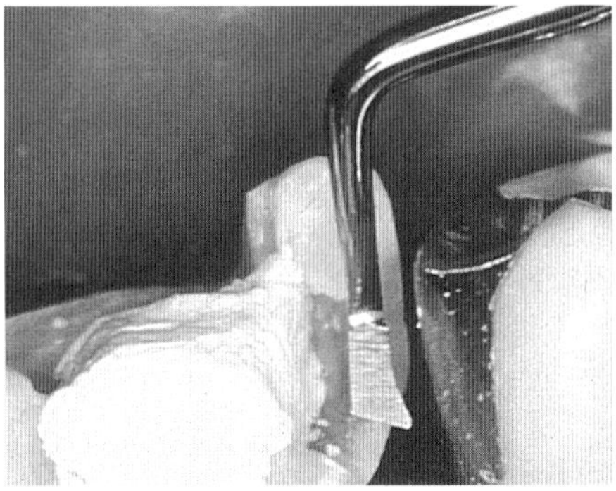

Glätten der approximalen Kavitätenränder mit einem Gingivalrandschräger

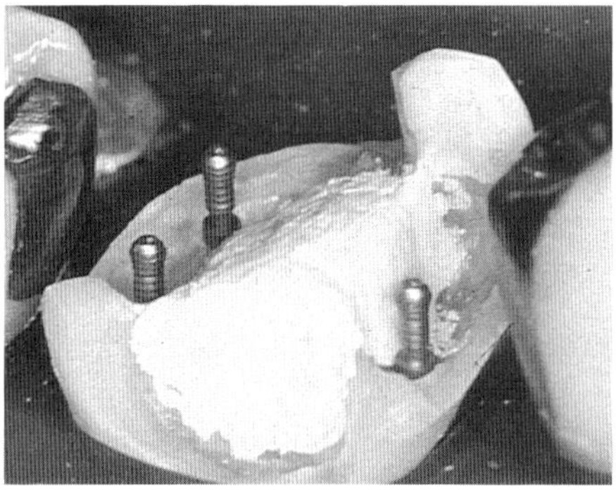

Verankerung größerer Füllungen durch parapulpäre Pins

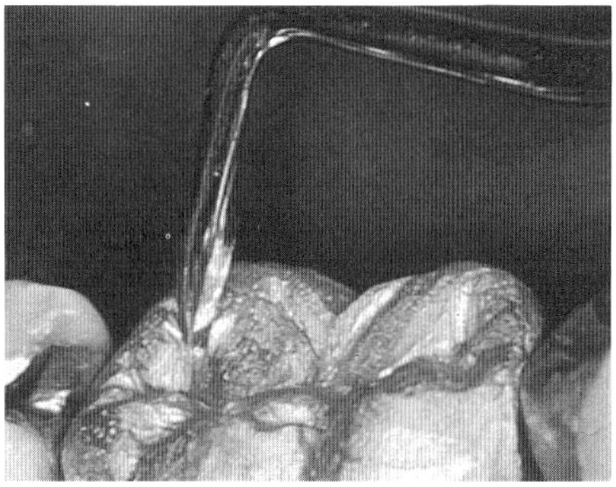

Glätten und Verdichten der geschnitzten Füllungsoberfläche

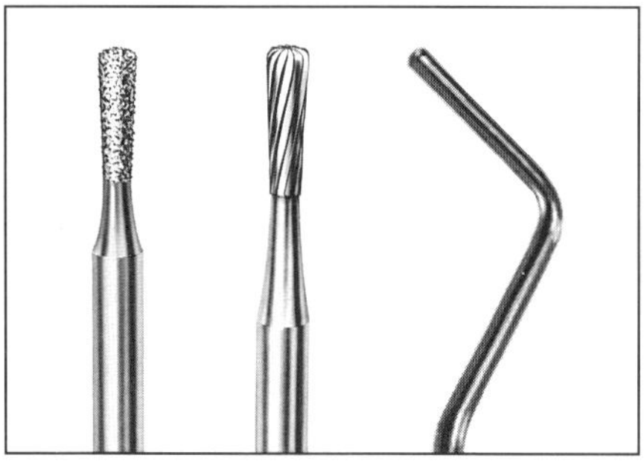

Stopfen der Kavität mit birnenförmigen Stopfinstrumenten, nachdem eine Matrize angelegt und die Kavität trockengelegt wurde. Zur leichteren Handhabung ist es dabei günstig, wenn die Stopfinstrumente eine ähnliche Form wie die Präparationsinstrumente haben.

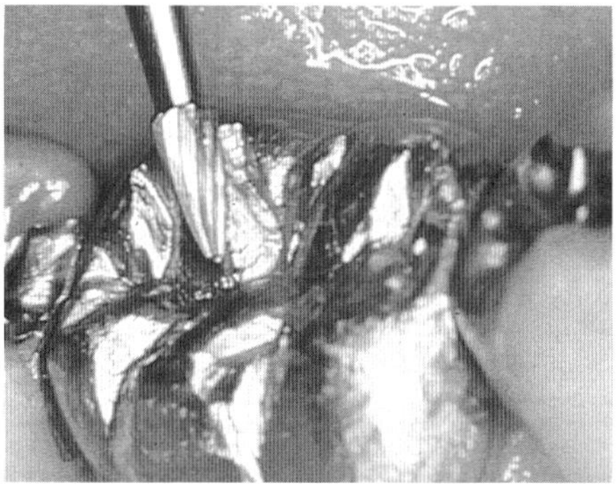

Finieren der ausgehärteten Füllungsoberfläche

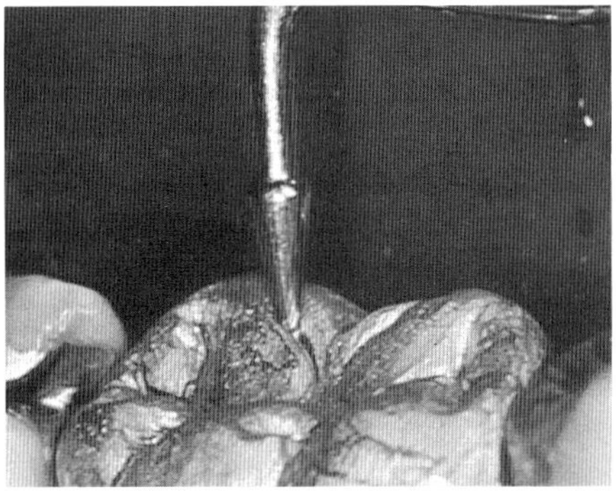

Anatomische Kauflächengestaltung mit entsprechenden Schnitzinstrumenten

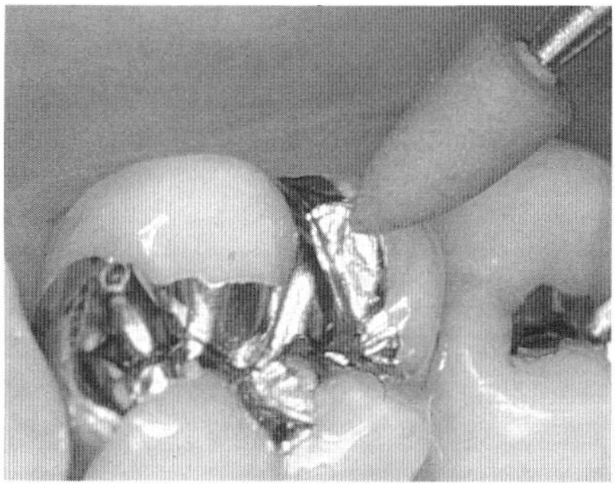

Politur der Füllung nach frühestens 24 Stunden. Dies erfolgt am zweckmäßigsten in 2 Schritten:

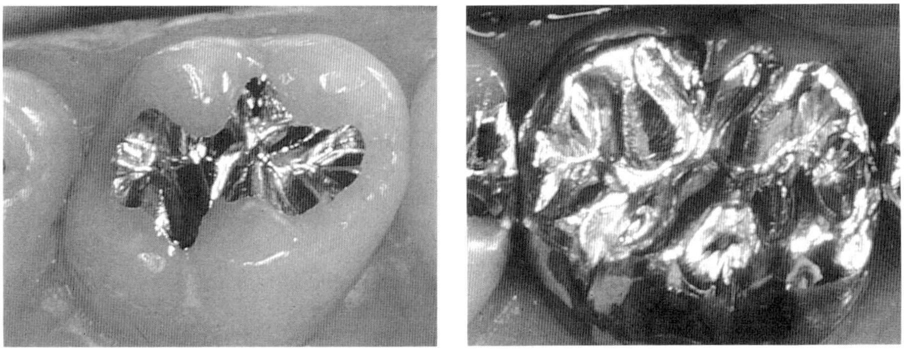

Abb. 8.16:
Fertige, auf Hochglanz polierte Amalgamfüllungen

— Vorpolitur zum Einebnen, Glätten und Verdichten der Oberfläche
— Feinpolitur zum Erzielen feinster Oberflächen.

Jede Amalgamfüllung muß poliert werden!

8.6 Kunststoffüllungen

Kunststoffüllungen werden vor allem im Frontzahnbereich gemacht. Beim technischen Vorgehen unterscheidet man dabei folgende Arbeitsschritte:

— Kavitätenpräparation
— Trockenlegung
— Unterfüllung
— Anätzen des Schmelzrandes zur Verbesserung der späteren mechanischen Haftung des Kunststoffs
— Anbringung von Füllungsbehelfen (z. B. Anlegen einer Matrize, Vorbereitung eines Folienstreifens oder Anpassen einer vorgefertigten Kronenhülse beim Aufbau tiefzerstörter Zähne)
— Erneute Trockenlegung
— Legen der Kunststoffüllung
— Ausarbeitung der Füllung.

Kunststoffüllungen üben einen schädlichen chemischen Reiz auf die Pulpa aus. Daher ist zum Schutz der Pulpa eine Unterfüllung erforderlich. Der Schmelzbereich darf jedoch nicht von der Unterfüllung bedeckt werden.

Zur besseren mechanischen Haftung der Kunststoffüllung wendet man zweckmäßigerweise die **Säureätztechnik** an. Dabei wird der Schmelz mit einer 30—50 %igen Phosphorsäure nach vorheriger gründlicher Reinigung der Schmelzoberfläche angeätzt. Die Säure läßt man ca. 1-2 Min. einwirken und spült sie anschließend mit Wasserspray gründlich ab. Durch die vorher gelegte Unterfüllung ist das Dentin vor der Säure geschützt.

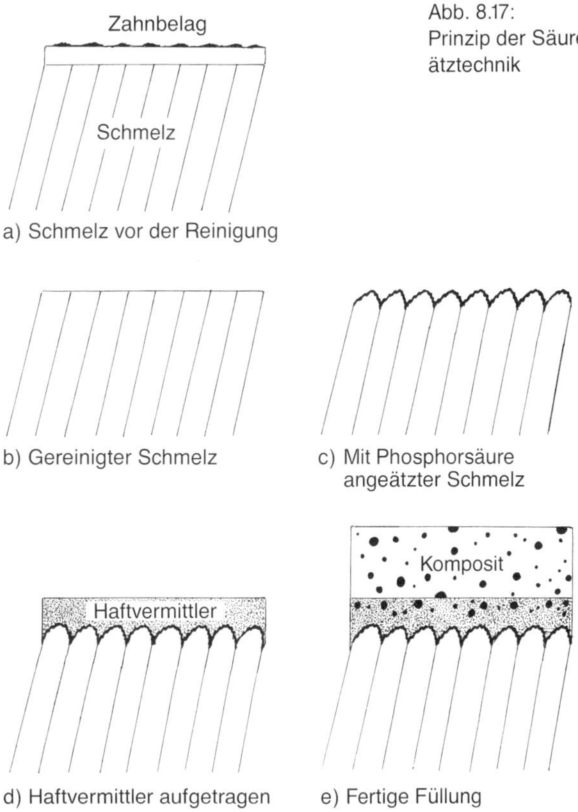

Abb. 8.17:
Prinzip der Säureätztechnik

Anschließend erfolgt eine sorgfältige Trockenlegung. Dann kann die definitive Kunststofffüllung gelegt werden. Dazu kann man selbsthärtende oder photopolymerisierende Kunststoffe verwenden. Damit die Kunststoffe möglichst gut am aufgerauhten Schmelz haften, werden von der Industrie spezielle dünnfließende Haftvermittler angeboten, die in einer dünnen Schicht auf den angeätzten Schmelz aufgetragen werden.

Zum Aufbau von tiefzerstörten Zähnen können vorgefertigte Kronenhülsen verwendet werden, sogenannte **Stripkronen.** Sie stehen in verschiedenen Größen zur Verfügung und werden dem aufzubauenden Zahn zunächst mit einer Kronenschere individuell angepaßt. Anschließend werden sie mit Kunststoff gefüllt und über den aufzubauenden Zahn gestreift.

8.7 Einlagefüllungen (Inlays)

Einlagefüllungen können aus Metall, Keramik oder Kunststoff hergestellt werden. Das technische Vorgehen bei Inlays wird in diesem Buch nur am Beispiel der Metallgußfüllungen dargestellt. Dazu werden in der Regel Goldgußlegierungen (siehe 8.2.4) verwendet.
Inlays können nach 2 verschiedenen Verfahren hergestellt werden:

- **direkte Methode:** Das Inlay wird direkt in der Kavität in Wachs modelliert und anschließend ins Labor zur Fertigstellung gebracht.
- **indirekte Methode:** Es werden Abdrücke vom Ober- und Unterkiefer gemacht, die im Labor ausgegossen werden. Die Wachsmodellation erfolgt anschließend auf dem ausgegossenen Arbeitsmodell. Die weiteren Arbeitsschritte entsprechen dem direkten Verfahren.

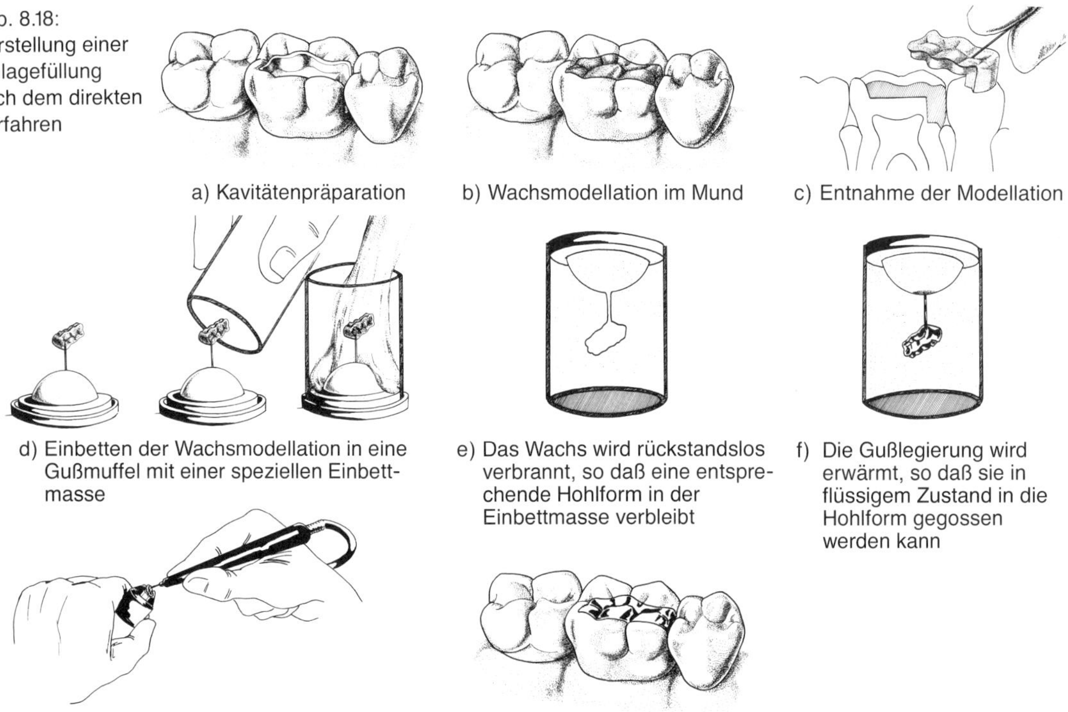

Abb. 8.18: Herstellung einer Einlagefüllung nach dem direkten Verfahren

a) Kavitätenpräparation
b) Wachsmodellation im Mund
c) Entnahme der Modellation
d) Einbetten der Wachsmodellation in eine Gußmuffel mit einer speziellen Einbettmasse
e) Das Wachs wird rückstandslos verbrannt, so daß eine entsprechende Hohlform in der Einbettmasse verbleibt
f) Die Gußlegierung wird erwärmt, so daß sie in flüssigem Zustand in die Hohlform gegossen werden kann
g) Ausarbeitung des Inlays im Labor
h) Einsetzen des Inlays im Mund

Zum thermischen Schutz der Pulpa ist bei Metallgußfüllungen eine Unterfüllung erforderlich. Bis zur Fertigstellung des Inlays muß die Kavität mit einem provisorischen Verschlußmaterial versorgt werden. Das fertige Inlay wird anschließend mit Zement eingesetzt.

Onlay Bei ausgedehnten Inlays besteht die Gefahr, daß die begrenzenden Höcker zu schmal werden und daher unter den Kaubelastungen brechen können. Um dies zu verhindern, müssen die Höcker ebenfalls beschliffen und mit der Gußfüllung wieder aufgebaut werden. Ein Onlay unterscheidet sich somit vom Inlay durch einen Höckeraufbau. Das Onlay bildet daher ein Zwischenglied zwischen Inlay und Krone. Gegenüber dem Inlay hat es den Vorteil, daß die Kaufläche funktionell besser ausgestaltet werden kann.

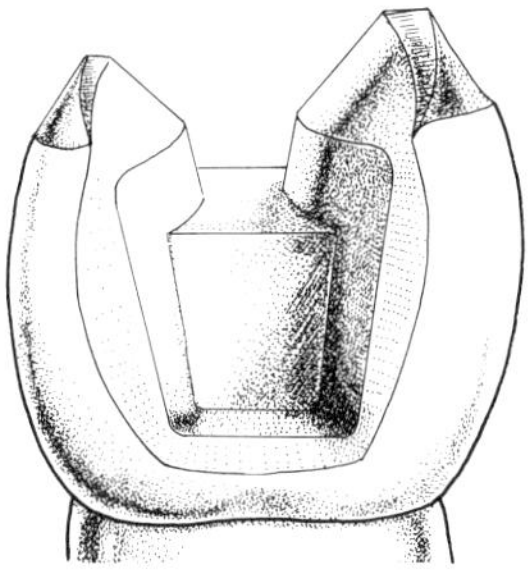

Abb. 8.19: Präparation für ein Onlay

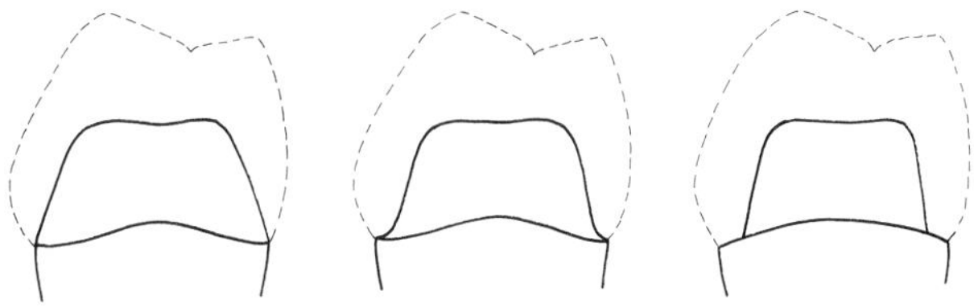

Abb. 8.20: Gestaltung der Präparationsgrenze

8.8 Einzelkronen

Künstliche Kronen dienen zur Wiederherstellung von natürlichen Zahnkronen, die durch Karies oder Verletzungen teilweise oder ganz zerstört sind. Zusätzlich können mit Kronen auch Stellungsanomalien und Fehlbildungen der Zähne (z. B. Verkümmerungsformen der Zähne) ausgeglichen werden. Kronen können aus Metall, Keramik oder Kunststoffen hergestellt werden.

Da mit Kronen tiefzerstörte Zähne wieder aufgebaut und somit erhalten werden können, werden sie bei der Abrechnung zu den konservierenden Leistungen gezählt. Kronen können jedoch auch als Brückenanker beim Ersatz von Zähnen dienen und werden dann zu den prothetischen Leistungen gezählt.

Zur Aufnahme einer Krone muß ein Zahn konisch (kegelförmig) beschliffen werden, damit die starre Krone anschließend korrekt eingesetzt werden kann. Der Zahn wird dabei in der Regel möglichst steil beschliffen, damit die Krone bereits ohne Zement einen guten Halt auf dem Zahnstumpf hat. Die Präparationsgrenze kann tangential, in Form einer Hohlkehle oder als Stufe beschliffen werden.

Man unterscheidet folgende Arten von Einzelkronen:

- **Vollgußkrone:** Krone, die in einem Stück aus einer Metallegierung gegossen wird.
- **Verblendkrone:** Krone, aus einer Metallegierung, die im sichtbaren Bereich mit zahnfarbenem Material (Keramik oder Kunststoff) verblendet ist.
- **Mantelkrone:** Krone aus Keramik oder Kunststoff, die den gesamten Zahnstumpf wie einen Mantel (bzw. eine Jacke) umgibt. Sie wird auch als **Jakketkrone** bezeichnet (jacket engl. – Jacke), wobei dieser Begriff im engeren Sinne nur für Keramikmantelkronen verwendet wird.

  Da das Material bei Mantelkronen allseits eine bestimmte Mindeststärke haben muß, ist eine Präparationsgrenze in Form einer Stufe erforderlich.

Abb. 8.21:
Arten von Einzelkronen

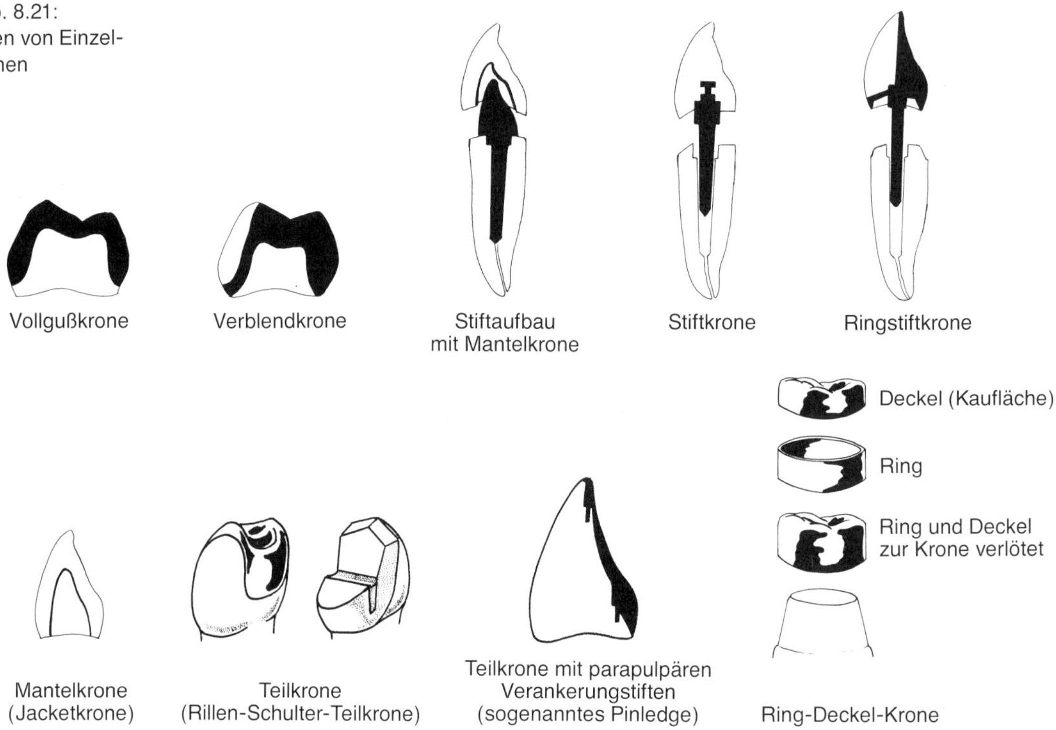

- **Stiftkrone:** Krone, die mit einem Stift im Wurzelkanal des Zahnes verankert wird. Bei mehrwurzeligen Zähnen werden entsprechend mehrere Stifte verwendet.
  Diese Krone kann nur bei pulpatoten Zähnen angewendet werden. Dabei können Stift und Krone in einem Stück oder in getrennter Form als sogenannter **Stiftaufbau** hergestellt werden.
- **Teilkrone:** Teilkronen bedecken nur einen Teil der natürlichen Zahnkrone. Nach dem Umfang der bedeckten natürlichen Zahnkrone kann man unter anderem Halbkronen und Dreiviertelkronen unterscheiden. Kleine Rillen oder Stifte können zusätzlich zur Verankerung dienen.

Eine weitere Kronenart ist die **Ring-Deckel-Krone,** die aus einem gelöteten Ring bzw. Band und einer gegossenen Kaufläche hergestellt wird. Sie hat für die Praxis keine Bedeutung mehr.

8.9 Behandlungsschritte zur Vitalerhaltung der gefährdeten Pulpa

Indirekte Überkappung (Cp)

Eine indirekte Überkappung wird zur Vitalerhaltung der Pulpa durchgeführt, wenn sich nur noch eine dünne Dentinschicht über der Pulpa befindet. Dies kann nach Präparation einer tiefen Kavität, Beschleifen einer Zahnkrone oder nach einer Kronenfraktur ohne Pulpaeröffnung der Fall sein. Die Pulpa wird dabei zu ihrem Schutz und zur Anregung einer Sekundärdentinbildung mit einem Medikament indirekt überkappt. Im Gegensatz zur direkten Überkappung kommt das Medikament dabei nicht direkt mit der Pulpa in Kontakt.

Eine Besonderheit liegt bei der **Cp-Behandlung** vor (Cp = Caries profunda). Dabei kann festes, wenn auch teilweise kariöses Dentin in geringem Umfang in

Pulpanähe belassen werden, wenn bei konsequentem Exkavieren die Gefahr einer Pulpaeröffnung besteht. Anschließend wird in diesem Bereich ein Medikament aufgetragen, um das zum Teil noch kariöse Dentin zu neutralisieren, die Pulpa zu schützen und die Odontoblasten zur Bildung von Sekundärdentin anzuregen.

Direkte Überkappung (P)

Eine direkte Überkappung wird mit einem geeigneten Medikament zur Vitalerhaltung einer eröffneten Kronenpulpa durchgeführt. Die Erfolgsaussichten einer direkten Überkappung hängen im wesentlichen von der Größe der Eröffnung und dem Zustand der Pulpa ab.
Günstige Voraussetzungen sind:
- jugendlicher Patient
- nur punktförmige Eröffnung
- keine Karies im Bereich der Eröffnung.

Medikamente zur Überkappung

Zur direkten und indirekten Überkappung werden verschiedene Medikamente angeboten.
Das wichtigste Medikament ist **Kalziumhydroxid = $Ca(OH)_2$.** Es regt die Odontoblasten zur Bildung von Sekundärdentin an. Kalziumhydroxid wird sowohl für die indirekte als auch direkte Überkappung bei beschwerdefreien Zähnen empfohlen. Ein anderes Mittel zur Überkappung ist **Zinkoxid-Eugenol-Zement.** Eugenol hat eine beruhigende Wirkung auf die Pulpa. Bei direktem Kontakt mit der Pulpa oder höherer Dosierung ist es jedoch schädlich. Zinkoxid-Eugenol soll daher stets möglichst dick angerührt werden.

Vitalamputation (VitA)

Bei der Vitalamputation (vita lat. – Leben; amputare lat. – abschneiden) wird die vitale Kronenpulpa unter Anästhesie mit einem sterilen Bohrer oder Exkavator bis zu den Kanaleingängen entfernt. Die Wurzelpulpa wird belassen und wie bei einer direkten Überkappung mit einer

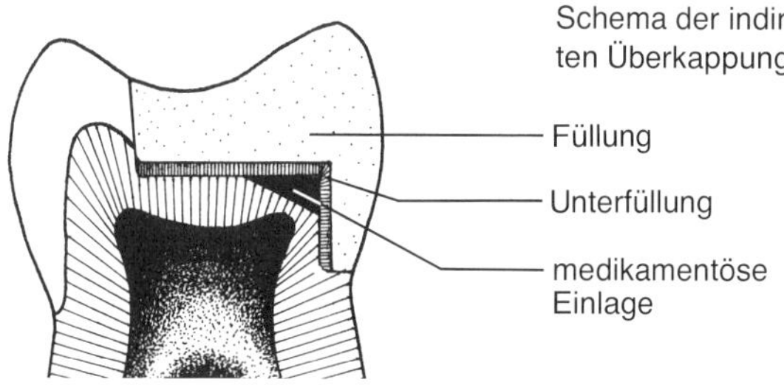

Abb. 8.22: Schema der indirekten Überkappung

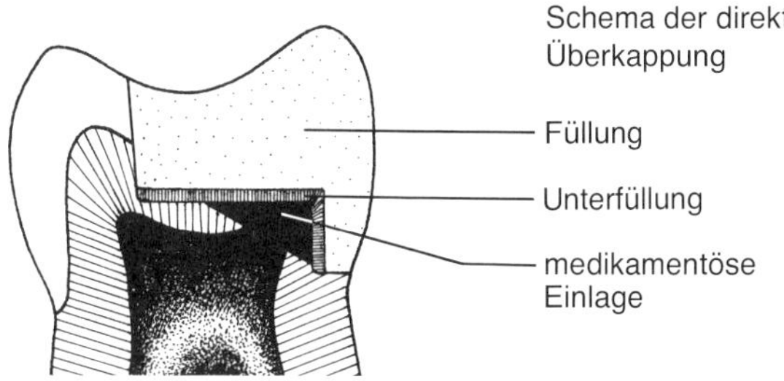

Abb. 8.23: Schema der direkten Überkappung

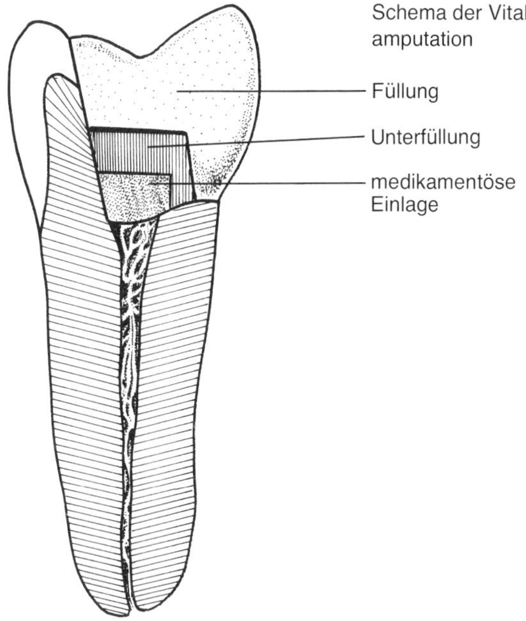

Abb. 8.24: Schema der Vitalamputation

medikamentösen Einlage versorgt. Durch dieses Verfahren wird versucht, die Wurzelpulpa vital zu erhalten.

Die Vitalamputation ist besonders bei Verletzungen von jugendlichen Zähnen mit noch nicht abgeschlossenem Wurzelwachstum oder Milchzähnen erfolgversprechend. Bei älteren Patienten mit engem Wurzelkanal ist eine Vitalamputation aufgrund der schlechten Durchblutung der Pulpa und damit schlechteren Abwehrlage nicht sinnvoll. Die Wurzelpulpa kann dabei in der Regel nicht vital erhalten werden.

Abb. 8.25: Die wichtigsten Wurzelkanalinstrumente

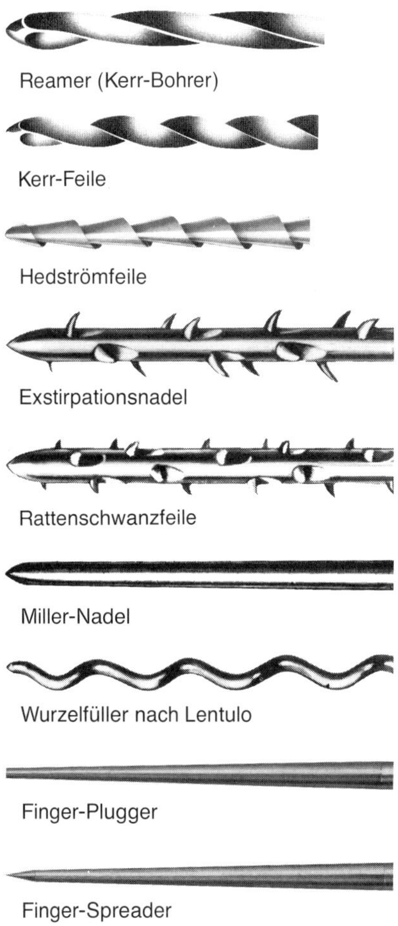

8.10 Wurzelkanalbehandlung

Eine Wurzelkanalbehandlung wird bei Erkrankungen der Pulpa und des umgebenden Dentins durchgeführt.

Pulpa und Dentin werden zusammen als **Endodontium** (Kurzform: Endodont) bezeichnet. Entsprechend nennt man die Wissenschaft vom Aufbau, den Erkrankungen und der Behandlung dieser inneren Zahnanteile auch **Endodontie.**

Instrumente

Es gibt eine Fülle von verschiedenen Instrumenten zur Wurzelkanalbehandlung. In der Praxis beschränkt man sich im allgemeinen auf einige Grundformen:

- **Reamer (Wurzelkanalbohrer Typ K = Kerr):** Der Reamer (to ream – engl. – Loch erweitern) ist das gebräuchlichste Instrument zur Erweiterung eines Wurzelkanals. Dabei wird das die Pulpa umgebende Dentin durch die spiralige Schneide des Reamers abgetragen.
- **Kerr-Feile:** Dieses Instrument entspricht in seiner Form im wesentlichen dem Reamer, die Windungen der Schneiden sind jedoch wesentlich enger. Die Kerr-Feile wird zum Erweitern und Glätten des Wurzelkanals eingesetzt.
- **Hedströmfeile:** Instrument mit spiralförmig um den Schaft verlaufenden, schräg nach hinten geneigten Schneiden, die nur bei Zug Substanz abtragen. Die Hedströmfeile dient zum Aufbereiten und Glätten von Wurzelkanälen, vor allem wenn sie nicht rund sind.
- **Exstirpationsnadel („Nervnadel"):** Instrument mit feinen Widerhaken zur Entfernung der Pulpa. Zum Teil wird für dieses Instrument auch der unschöne Begriff „Nervnadel" benutzt.
- **Rattenschwanzfeile:** Instrument mit kräftigen Widerhaken zur Säuberung und Erweiterung des Wurzelkanals.
- **Miller-Nadel:** Glatte, im Querschnitt kantige oder runde Nadel zum Sondieren der Wurzelkanäle. Wenn man sie mit Watte umwickelt, können damit

auch Wurzelkanäle gereinigt oder Medikamente eingeführt werden.

- **Wurzelfüller nach Lentulo:** Förderspirale zum blasenfreien Auffüllen des Wurzelkanals mit einer Wurzelfüllpaste.
- **Finger-Plugger:** Instrument zum Verdichten von Guttapercha in vertikaler (senkrechter) Richtung bei der Wurzelfüllung. Dabei wird das Wurzelfüllmaterial durch Druck von oben verdichtet.
- **Finger-Spreader:** Instrument zur lateralen (seitlichen) Verdichtung von Guttapercha. Nachdem bereits ein Guttaperchastift in den Wurzelkanal eingeführt worden ist, wird dieses Instrument am Guttaperchastift entlang in den Wurzelkanal gedrückt. Dabei wird das Guttapercha seitlich an die Wurzelkanalwände gepreßt.

Die Wurzelkanalaufbereitung kann mit der Hand oder maschinell erfolgen. Die Industrie bietet die oben beschriebenen Reamer und Feilen dazu mit entsprechenden Ansätzen zum maschinellen Antrieb an. Zusätzlich gibt es verschiedene Spezialinstrumente, wie z. B. Beutelrock-Bohrer und Wurzelkanalerweiterer nach Gates.

Alle Wurzelkanalinstrumente müssen bei der Behandlung gesichert werden, damit sie beim Abrutschen nicht verschluckt oder aspiriert (eingeatmet) werden. Diese Sicherung kann durch Cofferdam (Abb. 8.9), Sicherheitskettchen oder einen Faden erfolgen (Abb. 8.27).

Normung Die Instrumentenstärke wird international durch die ISO-Nummer gekennzeichnet. Diese Nummer gibt den Durchmesser der Instrumente am Punkt D_1 in hundertstel Millimeter an. Ein Instrument mit der ISO-Nummer 15 hat also einen Durchmesser von 0,15 mm am Punkt D_1.
Alle Wurzelkanalinstrumente werden zum Schaft hin etwas dicker. Am Punkt D_2 ist der Durchmesser bei allen Instrumenten um 0,32 mm größer als am Punkt D_1.

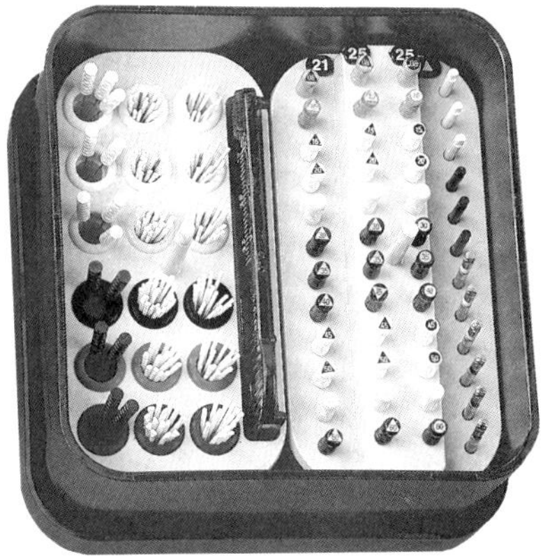

Abb. 8.26: Aufbewahrung von Wurzelkanalinstrumenten

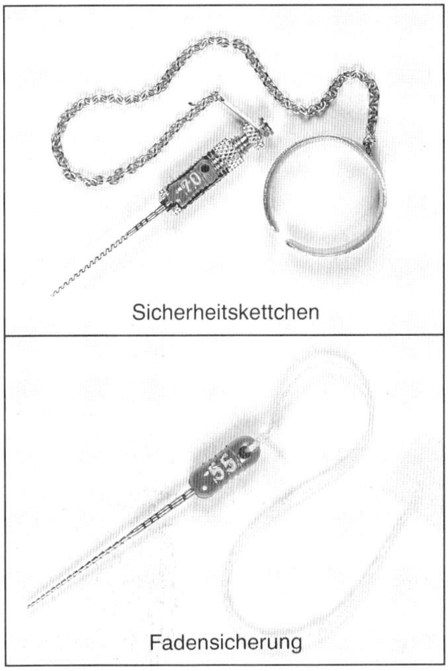

Abb. 8.27: Sicherung der Wurzelkanalinstrumente

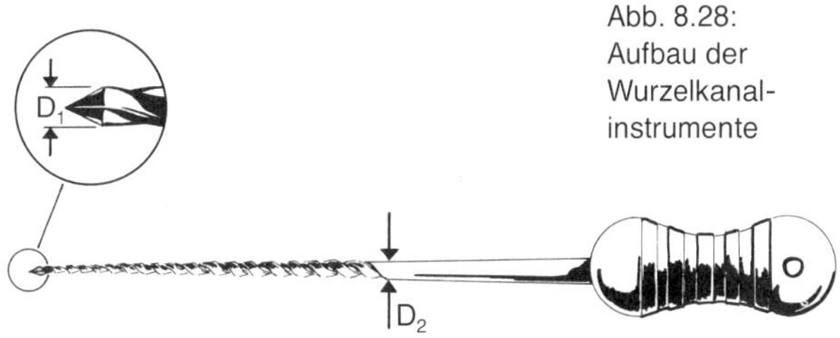

Abb. 8.28: Aufbau der Wurzelkanalinstrumente

Abb. 8.29: Numerierung der Wurzelkanalinstrumente mit Farbskala

ISO-Nummer	Durchmesser D_1 (in mm)	Farbe
006	0,06	rosa
008	0,08	grau
010	0,10	lila
015	0,15	weiß
020	0,20	gelb
025	0,25	rot
030	0,30	blau
035	0,35	grün
040	0,40	schwarz
045	0,45	weiß
050	0,50	gelb
055	0,55	rot
060	0,60	blau
070	0,70	grün
080	0,80	schwarz
090	0,90	weiß
100	1,00	gelb
110	1,10	rot
120	1,20	blau
130	1,30	grün
140	1,40	schwarz

Zur schnellen Erkennung und Einordnung sind die Griffe der Wurzelkanalinstrumente farbig markiert. Dabei gilt die dreimal vorkommende Reihenfolge: weiß-gelb-rot-blau-grün-schwarz. Für die extrem feinen Größen wurden die Farben rosa (006), grau (008) und lila (010) gewählt.

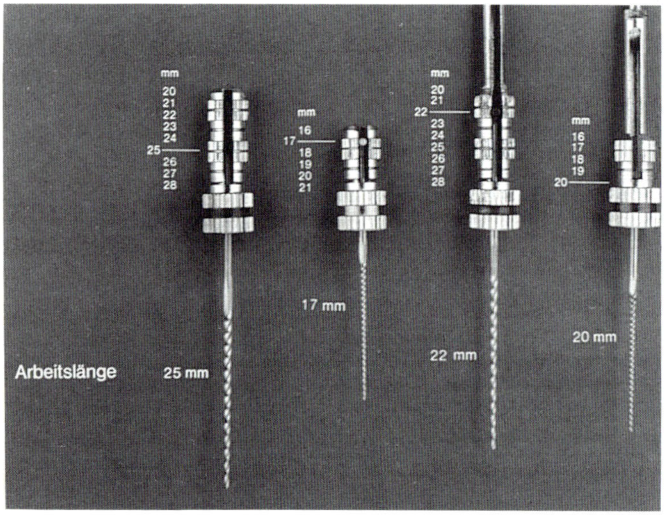

Abb. 8.30: Wurzelkanalinstrumente mit Meßgriffen zur Längeneinstellung

Längeneinstellung Zur korrekten Wurzelkanalbehandlung müssen die einzelnen Instrumente auf die Länge des Wurzelkanals eingestellt werden. Der Wurzelkanal kann dann exakt in seiner gesamten Länge aufbereitet und mit einem entsprechenden Wurzelfüllmaterial versorgt werden. Die Industrie bietet dazu neben verschiedenen Hilfsmitteln spezielle Meßgriffe an, mit denen die Wurzelkanalinstrumente schnell und sicher auf die gewünschte Länge eingestellt werden können (Abb. 8.30).

Allgemeiner Behandlungsablauf

Der Behandlungsablauf richtet sich nach dem vorliegenden Krankheitsbild. Dabei hat sich allgemein folgender Ablauf bewährt:

- Eingehende klinische Untersuchung des Zahnes einschließlich einer Vitalitätsprobe
- Röntgendiagnostik zur Feststellung des Wurzelverlaufs und eventuell vorhandener Knochenveränderungen
- Eröffnung (Trepanation) des Zahnes mit geradlinigem Zugang zum Wurzelkanal
- Exstirpation der Pulpa mit Exstirpationsnadeln oder kleinen Reamern
- Erstellen eines Röntgenbildes zur Längenbestimmung des Wurzelkanals mit eingesetztem Aufbereitungsinstrument
- Aufbereiten des Wurzelkanals mit Reamern oder Feilen
- Reinigen, Desinfizieren und Trocknen des Wurzelkanals mit Spüllösungen und Papierspitzen
- Füllung des Wurzelkanals mit Paste, Guttapercha oder Wurzelstiften
- Kontroll-Röntgenbild
- Verschluß der Kavität.

Vitalexstirpation

Bei einer **Vitalexstirpation** (vita lat. – Leben) wird die vitale Pulpa vollständig unter Anästhesie entfernt.

Eine Vitalexstirpation wird durchgeführt, wenn ein Zahn nicht mehr vital erhalten werden kann:

- bei Entzündung der Pulpa (Pulpitis)
- bei einer eröffneten Pulpa, wenn weder eine direkte Überkappung noch eine Vitalamputation angezeigt ist
- aus prothetischen Gründen zur Verankerung eines Stifts für eine Stiftkrone oder Stiftkappe.

Nach örtlicher Betäubung wird der Zahn trepaniert und die blutende Pulpa vollständig entfernt (exstirpiert). Anschließend wird ein Röntgenbild mit einem eingesetzten Aufbereitungsinstrument zur Längenbestimmung des Wurzelkanals gemacht. Anhand dieses Röntgenbilds können die folgenden Wurzelkanalinstrumente exakt auf die Länge des Wurzelkanals eingestellt werden.
Es folgt die Aufbereitung des Wurzelkanals mit Reamern oder Feilen. Darauf wird der Wurzelkanal gereinigt, desinfiziert, getrocknet und schließlich wurzelgefüllt. Zur Kontrolle wird ein Abschlußröntgenbild durchgeführt und die Kavität verschlossen.

Mortalexstirpation

Bei der **Mortalexstirpation** (mors lat. – Tod) wird die gesamte Pulpa nach vorangegangener **Devitalisation** (Abtötung) entfernt. Bei diesem Verfahren benötigt man entsprechend mindestens 2 Sitzungen, während der Zahn bei einer Vitalexstirpation im allgemeinen in einer Sitzung versorgt werden kann.
In der **1. Sitzung** wird nach vorangegangener Vitalitätsprobe und Röntgendiagnostik zunächst die Kavität des Zahnes unter Anästhesie präpariert und der Zahn eröffnet (trepaniert). Darauf wird ein Devitalisationsmittel direkt auf die Pulpa gelegt und der Zahn mit einer provisorischen Füllung versorgt. Diese provisorische Füllung muß dicht sein, damit das Devitalisationsmittel nicht das umliegende Zahnfleisch schädigt.
In der **2. Sitzung** wird der provisorische Verschluß wieder entfernt und die Pulpa vollständig exstirpiert. Im folgenden wird der Wurzelkanal in üblicher Weise aufbereitet, gereinigt, desinfiziert, getrocknet und wurzelgefüllt. Das Vorgehen entspricht dabei im wesentlichen der Vitalexstirpation.
Teilweise werden auch mehr als 2 Sitzungen durchgeführt, wobei man mehrmals medikamentöse Einlagen einwirken läßt.

Mortalamputation

Bei der **Mortalamputation** (mors lat. – Tod; amputare lat. – abschneiden) wird die vorher devitalisierte Pulpa nur im Kronenbereich mit einem sterilen Rosenbohrer abgetragen. Die devitalisierte Pulpa im Wurzelbereich wird belassen und mit einem geeigneten Medikament abgedeckt.
Da das im Wurzelbereich zurückgebliebene, abgestorbene Pulpagewebe einen ständigen Entzündungsreiz für den Wurzelspitzenbereich und den gesamten Körper bedeutet, ist die Mortalamputation an bleibenden Zähnen nicht zu vertreten. Im Milchgebiß ist die Mortalamputation jedoch gestattet, um die Milchmolaren als Platzhalter für die bleibenden Zähne zu erhalten. Entsprechend darf die Mortalamputation nur bei Milchzähnen abgerechnet werden.

Gangränbehandlung

Bei einer **Gangrän** liegt ein fauliger Zerfall von abgestorbenem Gewebe vor. Durch bakterielle Fäulnisprozesse kommt es dabei zu einem übelriechenden Geruch.
Allgemein spricht man in der Zahnheilkunde von einer **Gangränbehandlung,** wenn eine Wurzelkanalbehandlung bei einem pulpatoten Zahn durchgeführt wird. Im Gegensatz zur Mortalexstirpation ist der Zahn bereits vor Behandlungsbeginn pulpatot, z. B. nach einer eitrigen Pulpitis.
Durch den fauligen Zerfall des Pulpagewebes liegt bei einer Pulpagangrän in der Regel eine apikale Parodontitis vor. Entsprechend wird bei einer Gangränbehandlung im allgemeinen zunächst eine medikamentöse Einlage durchgeführt, bevor eine definitive Wurzelfüllung gelegt

wird. Es sind daher in der Regel mindestens 2 Sitzungen erforderlich.

In der **1. Sitzung** wird eine Kavität präpariert und der Zahn trepaniert. Da der Zahn devital ist, benötigt man dazu im allgemeinen keine Anästhesie. Anschließend wird der Wurzelkanal sorgfältig aufbereitet, desinfiziert, gereinigt und getrocknet. Darauf folgt eine medikamentöse Einlage im Wurzelkanal mit anschließendem Verschluß der Kavität.

In einer **2. Sitzung** wird diese medikamentöse Einlage wieder entfernt und der Wurzelkanal nach gründlicher Reinigung und Trocknung wurzelgefüllt. Nach einer Röntgenkontrolle wird die Kavität verschlossen.

Wie bei der Mortalexstirpation können auch bei der Gangränbehandlung mehrere medikamentöse Einlagen erforderlich sein, bevor die definitive Wurzelfüllung durchgeführt werden kann.

Trepanation	– Eröffnung (eines Zahnes oder einer Knochenhöhle)
Devitalisation	– Abtötung (der Zahnpulpa)
Vital-amputation	– Entfernung der vitalen Kronenpulpa, wobei die erhaltene Wurzelpulpa mit einem Medikament abgedeckt wird
Vital-exstirpation	– vollständige Entfernung der vitalen Pulpa
Mortal-amputation	– Entfernung der Kronenpulpa eines vorher devitalisierten Zahnes, wobei die verbliebene Wurzelpulpa mit einem Medikament abgedeckt wird (nur bei Milchzähnen)
Mortal-exstirpation	– vollständige Entfernung der vorher devitalisierten Pulpa
Gangrän-behandlung	– Wurzelkanalbehandlung bei einem pulpatoten Zahn (Gangrän = fauliger Zerfall von Gewebe)

Wurzelfüllmaterialien

Man unterscheidet allgemein zwischen temporären (zeitweiligen) und definitiven (endgültigen) Wurzelfüllmaterialien. Die temporären Wurzelfüllmaterialien werden dabei vor allem als zeitweilig einwirkende Medikamente verwendet.

Allgemein müssen Wurzelfüllmaterialien folgende Eigenschaften aufweisen:

- bakteriendichter Verschluß der Kanäle
- keine Dauerreizung des Gewebes im Bereich der Wurzelspitze
- Sterilität
- sichtbar im Röntgenbild
- unlöslich in Gewebeflüssigkeiten
- einfach in der Handhabung.

Von der Industrie wird eine Vielzahl verschiedener Wurzelfüllmaterialien angeboten. Neben den verschiedenen Pasten und Zementen kann man dabei Stifte aus Guttapercha, Kunstharz und Silber bzw. Titan verwenden.

9.1 Aufgabengebiete

Unter zahnärztlicher Chirurgie versteht der Laie vor allem das Entfernen von Zähnen. Dies wird in der Umgangssprache auch als „Zahnziehen" bezeichnet. In der Regel werden die Zähne jedoch nicht einfach gezogen, sondern durch hebelnde oder drehende Bewegungen entfernt. Daher sollte man stets nur von einer **Zahnentfernung** oder **Zahnextraktion** sprechen.
Zur zahnärztlichen Chirurgie gehören jedoch noch erheblich mehr Leistungen. **Aufgabengebiete** der zahnärztlichen Chirurgie sind:

- Zahnextraktion
- operative Zahnentfernung (Osteotomie)
- chirurgische Zahnerhaltung (z. B. durch eine Wurzelspitzenresektion)
- Behandlung von Zysten
- Entfernung von kleinen gutartigen Tumoren in der Mundhöhle
- Behandlung von Entzündungen
- Behandlung von Verletzungen in der Mundhöhle
- chirurgische Maßnahmen zur Verbesserung des Prothesenlagers (präprothetische Chirurgie)
- chirurgische Maßnahmen im Zusammenhang mit einer kieferorthopädischen Behandlung (z. B. operative Freilegung eines Zahnes)
- Einsetzen von Implantaten (zahnärztliche Implantologie)
- chirurgische Behandlung von Parodontalerkrankungen.

Die zahnärztliche Chirurgie ist somit ein sehr großes Teilgebiet der Zahnheilkunde. Sie fordert von Zahnarzt und Helferin ein hohes Maß an Verantwortung und Sorgfalt. Da man stets offene Wunden behandelt, darf grundsätzlich nur mit sterilen Instrumenten gearbeitet werden.
Besondere Kenntnisse auf dem Gebiet der zahnärztlichen Chirurgie haben entsprechend weitergebildete Zahnärzte mit der Gebietsbezeichnung „Oralchirurgie" (siehe 1.2.1) und Mund-Kiefer-Gesichtschirurgen (siehe 1.2.2).

9.2 Chirurgische Instrumente

Zangen

Extraktionszangen Für die verschiedenen Zähne gibt es jeweils speziell geformte Zangen.
Zur **Entfernung von Oberkieferzähnen** werden im Frontzahnbereich gerade Zangen und im Seitenzahnbereich über die Fläche gebogene Zangen verwendet. Durch diese Biegung können die Seitenzähne besser gefaßt werden.
Die Molarenzangen haben im Oberkiefer jeweils nur auf einer Seite eine Zacke. Mit dieser Zacke kann man mit den Molarenzangen zwischen die beiden bukkalen Zahnwurzeln greifen. Beim Anreichen der Molarenzange im Oberkiefer gilt entsprechend die Merkregel „Zacke zur Backe".
Sonderformen gibt es bei den Oberkieferzangen insbesondere zur Entfernung von Weisheitszähnen und Wurzelresten. Die zweifach gebogene Bajonettzange ist dabei durch ihre Form besonders gut zur Entfernung von Oberkieferwurzeln geeignet.
Zur **Entfernung von Unterkieferzähnen** werden in der Regel Zangen verwendet, die im Schloß über die Kante gebogen sind. Aufgrund ihrer Form werden sie allgemein auch **Rabenschnabelzangen** genannt.
Die Molarenzangen haben im Unterkiefer auf jeder Seite jeweils eine Zacke, so daß sie beidseits in die Bifurkation der Molaren greifen können. Sonderformen gibt es bei den Unterkieferzangen insbesondere zur Entfernung der Weisheitszähne.

Abb. 9.1: Aufbau einer Zange

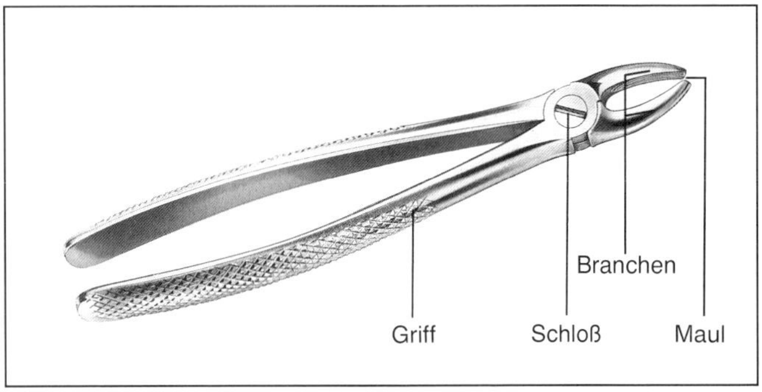

Abb. 9.2:
Extraktionszangen

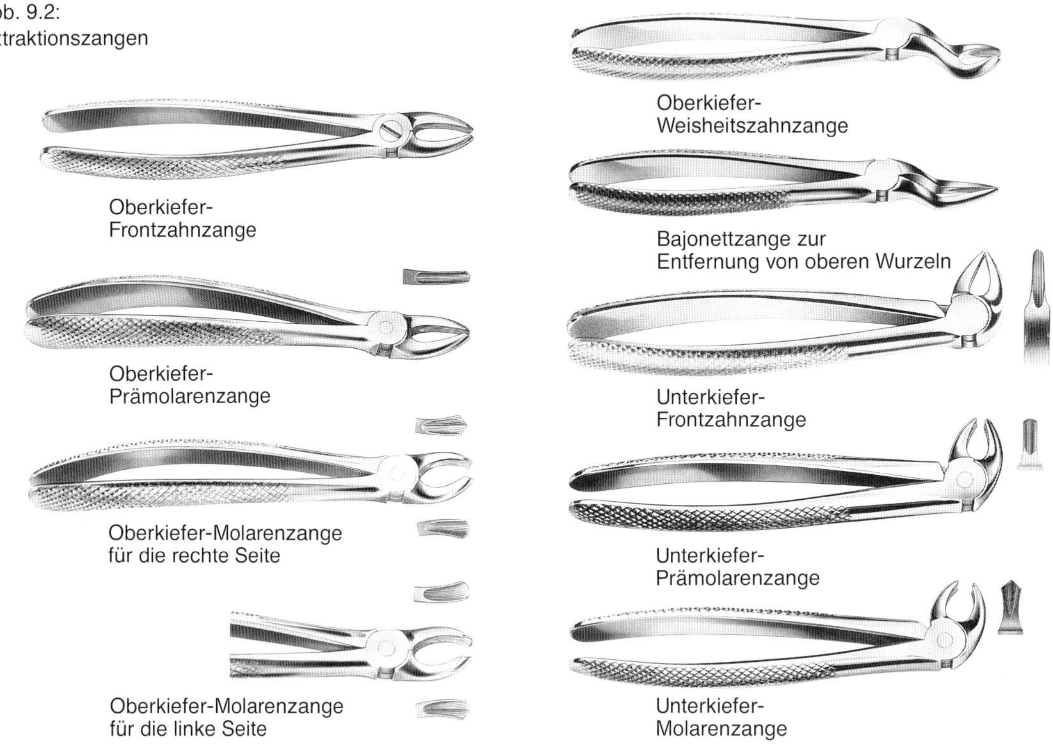

Neben den üblichen Zangen für Erwachsene gibt es auch spezielle Kinderzangen für Milchzähne. Sie sind ähnlich aufgebaut, wie die übrigen Zangen, sind jedoch insgesamt etwas kleiner.

Abb. 9.3:
Sonstige Zangen

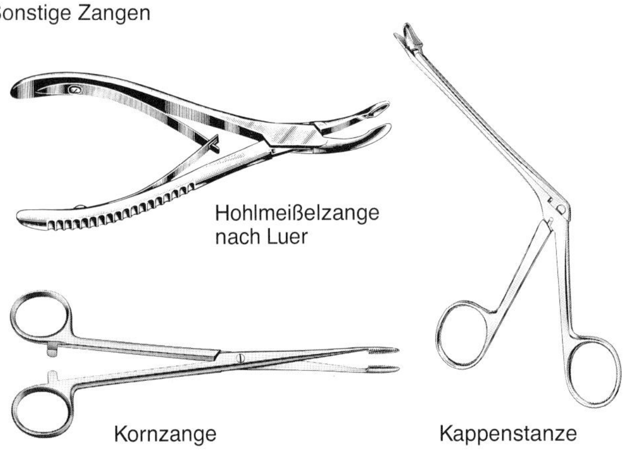

Sonstige Zangen Neben den Extraktionszangen gibt es noch verschiedene spezielle Zangen für andere Aufgabengebiete:

- **Hohlmeißelzange nach Luer:** Sie dient zum Glätten von scharfen Knochenkanten und kann auch zur Entfernung von Weichgewebe verwendet werden, wie z. B. zur Entfernung des Zahnsäckchens nach einer operativen Zahnentfernung.
- **Kornzange:** Faßzange mit Querrillen im Bereich der Branchen. Sie wird z. B. verwendet, um Tupfer oder Instrumente steril aus einem Tray zu nehmen.
- **Kappenstanze:** Sie dient zur Entfernung der Zahnfleischkappe bei erschwertem Durchbruch eines Weisheitszahnes.

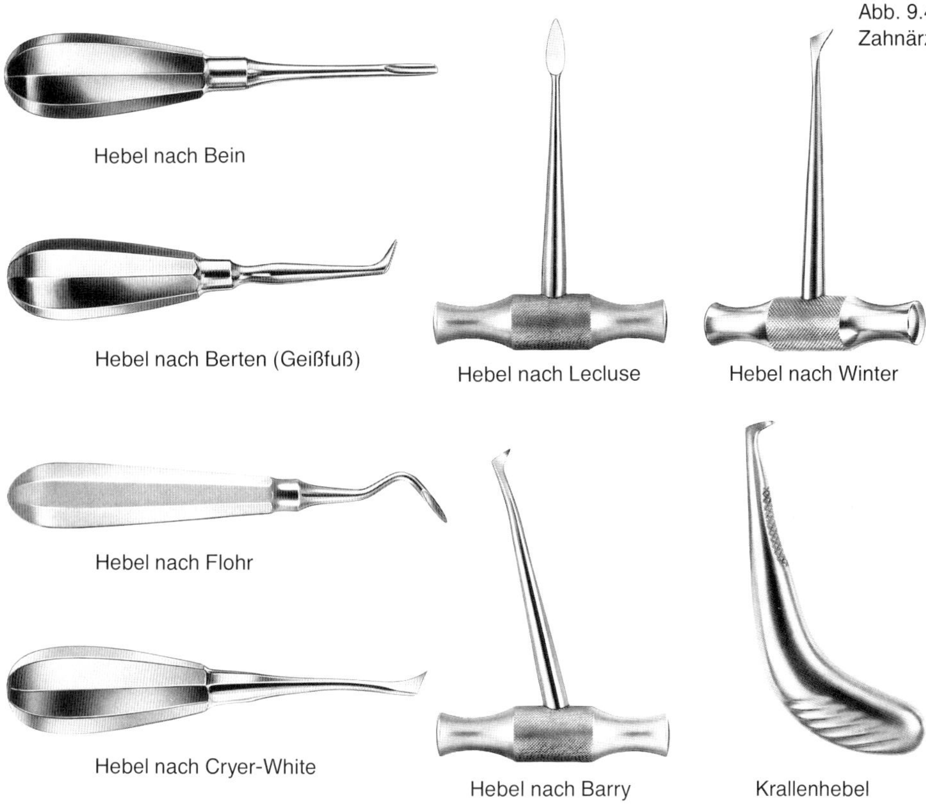

Abb. 9.4: Zahnärztliche Hebel

Hebel

Zahnärztliche Hebel sind einarmige Hebel, die gegen ein Widerlager angesetzt werden. Als Widerlager kann die Zahnhartsubstanz der Nachbarzähne oder der umliegende Knochen benutzt werden. Dabei ist sorgfältig darauf zu achten, daß die Nachbarzähne nicht gelockert werden.
Man unterscheidet gerade und gebogene Hebel. Die gebogenen Hebel werden jeweils paarweise angeboten.

Schneidende Instrumente

Skalpelle Ein chirurgisches Messer wird als Skalpell bezeichnet. Man unterscheidet:
- Skalpelle mit Metallgriff und Klinge aus einem Stück

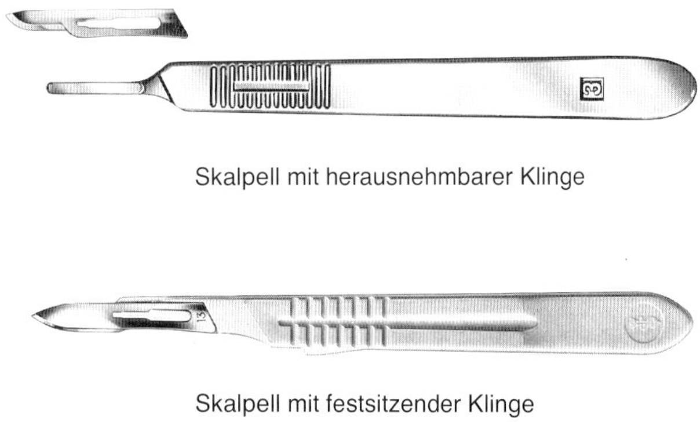

Abb. 9.5: Skalpelle

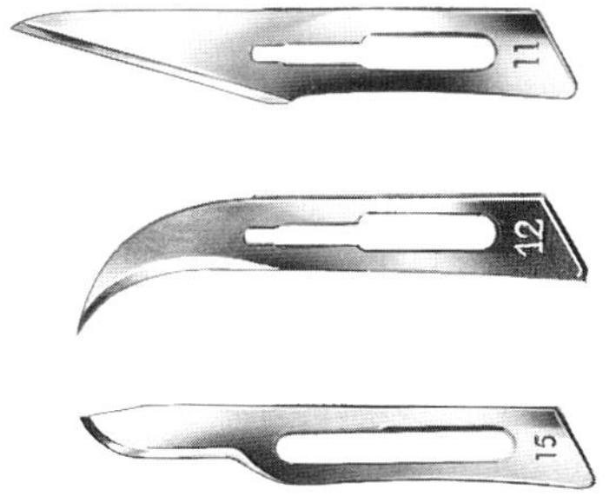

Abb. 9.6:
Häufig gebrauchte Klingenformen

- Skalpelle mit Metallgriff und auswechselbaren Klingen
- Einmalskalpelle mit Kunststoffgriff.

Für die unterschiedlichen chirurgischen Aufgaben werden von der Industrie verschiedene Klingenformen angeboten.

Scheren Man unterscheidet gerade und gebogene Scheren, die vorne spitz oder stumpf enden können.
Scheren zum sauberen Präparieren (Darstellen) von anatomischen Strukturen bei Operationen werden als **Präparierscheren** bezeichnet (Abb. 9.7).

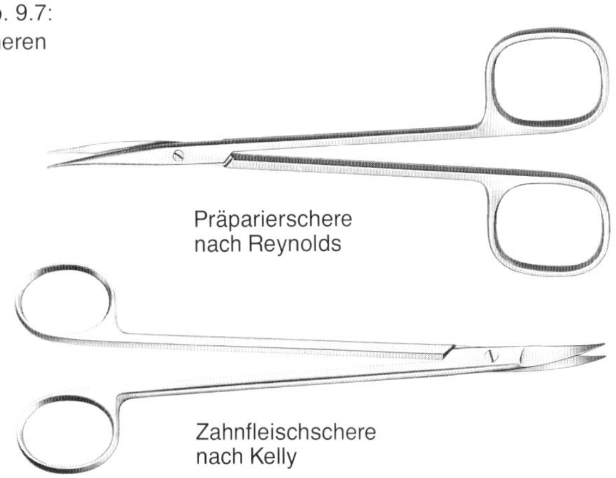

Abb. 9.7:
Scheren

Schabende Instrumente

Raspatorien (Einzahl: Raspatorium) Sie dienen zum Abschaben des Periosts vom Knochen. Am Arbeitsende sind sie breit und scharf.
Elevatorien (Einzahl: Elevatorium) Instrumente zum Abheben des Periosts vom Knochen und Aufrichten eingedrückter Knochenteile. Am Arbeitsende sind sie in der Regel stumpf.
Scharfe Löffel Diese löffelartigen Instrumente haben scharfe Ränder zum Auskratzen von Gewebe (z. B. Extraktionswunden).
Küretten Sie dienen zum Ausschaben. In der Zahnheilkunde werden sie z. B. zur Kürettage bei Parodontalerkrankungen benutzt (siehe Kap. 10).

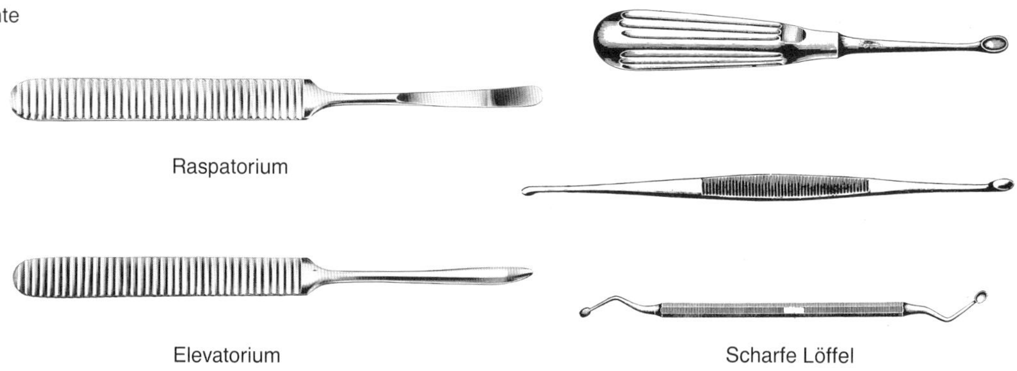

Abb. 9.8:
Schabende Instrumente

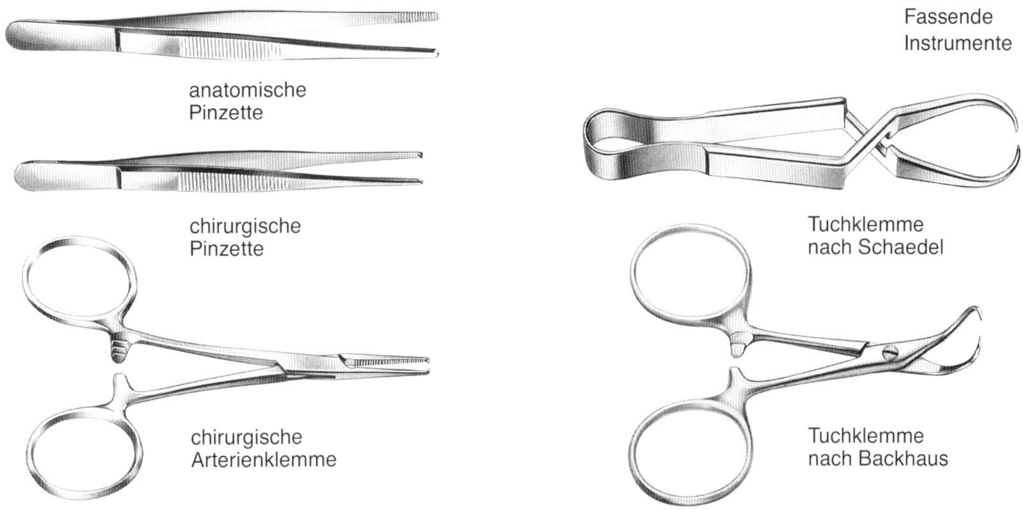

Abb. 9.9: Fassende Instrumente

Fassende Instrumente

Pinzetten Man unterscheidet anatomische und chirurgische Pinzetten:

- Anatomische Pinzetten sind stumpf und haben am Arbeitsende feine Rillen.
- Chirurgische Pinzetten sind scharf und haben am Arbeitsende kleine Haken, die beim Zusammendrücken ineinander greifen.

Klemmen Man unterscheidet:

- Tuchklemmen zum Befestigen von Operationstüchern
- Gefäß- und Weichteilklemmen zum Fassen von Weichteilen und Abklemmen blutender Gefäße.

Wie bei den Pinzetten kann man anatomische Klemmen mit feinen Rillen und chirurgische Klemmen mit feinen Haken unterscheiden.

Haltende Instrumente

Spatel Dies sind flächige Halteinstrumente, die vor allem zum Abhalten der Zunge verwendet werden.

Haken Man unterscheidet scharfe Haken mit spitzen Zinken und stumpfe Haken mit abgerundeten Zinken.

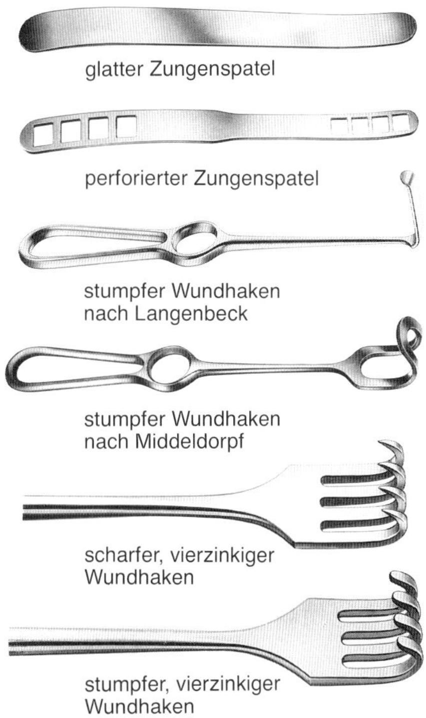

Abb. 9.10: Haltende Instrumente

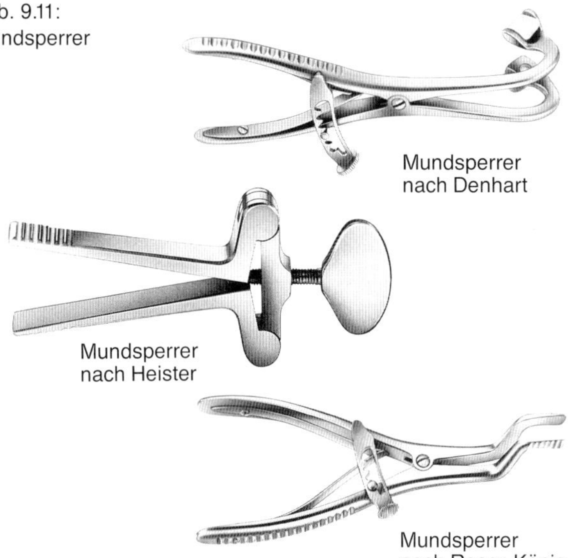

Abb. 9.11:
Mundsperrer

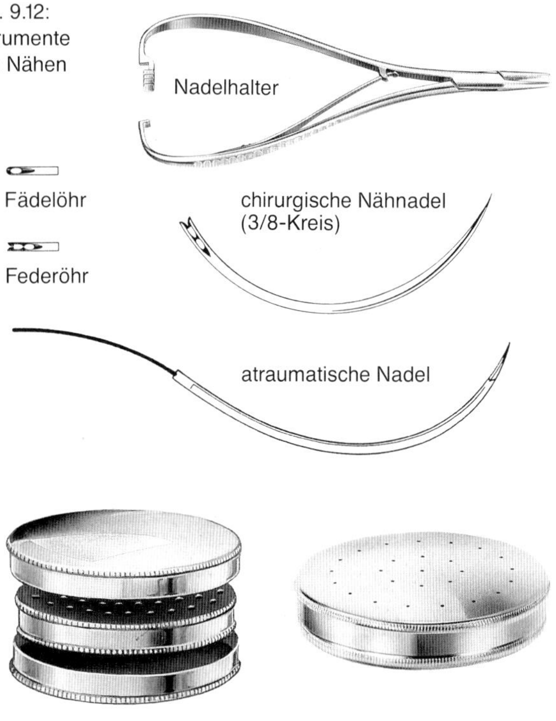

Abb. 9.12:
Instrumente
zum Nähen

Mundsperrer

Mundsperrer dienen zum Offenhalten des Mundes, vor allem bei Eingriffen in Narkose. Zusätzlich können sie zum Aufdehnen bei behinderter Mundöffnung (Kieferklemme) benutzt werden.

Instrumente zum Nähen

Zum Nähen benötigt man Nadelhalter, Nadeln und Nahtmaterialien.

Nadeln Man unterscheidet:
- **Öhrnadeln:** Sie können ein offenes Federöhr oder ein geschlossenes Fädelöhr haben, in das der Faden eingefädelt werden muß (siehe Abb. 9.12).
- **atraumatische Nadeln:** Bei ihnen ist der Faden direkt am Nadelende befestigt. Man kann daher mit diesen Nadeln besonders schonend nähen, da sie kein Öhr haben, mit dem das Gewebe geschädigt wird.

Man unterscheidet weiter noch **scharfe, dreikantig geschliffene Nadeln** für festes Gewebe und **runde Nadeln** für empfindliches Gewebe.
Insgesamt gibt es Nadeln in vielen unterschiedlichen Ausführungen. Zur Aufbewahrung werden **Nadeldosen** verwendet.

Nahtmaterial Für die Praxis ist gebrauchsfertig zugeschnittenes Nahtmaterial in sterilen Einzelpackungen günstig. Es gibt jedoch auch Nahtmaterial in größeren Rollen, bei denen man die jeweils benötigte Fadenmenge abschneiden muß. Dies ist aus hygienischen Gründen jedoch nicht unproblematisch.
Generell unterscheidet man:
- Resorbierbare Fäden, die vom Körper aufgelöst werden. Sie müssen daher nicht entfernt werden.
- Nicht resorbierbare Fäden, die der Körper nicht auflösen kann. Sie müssen daher in der Regel wieder entfernt werden.
- Geflochtene Fäden, die aus mehreren, miteinander verflochtenen Fäden bestehen. Mit ihnen kann man z. B. gut in der Mundhöhle nähen.
- Monofile Fäden, die nur aus einem ein-

zelnen Faden bestehen. Sie sind besonders glatt und werden daher mit atraumatischen Nadeln vor allem für Hautnähte verwendet.

Sonstige Instrumente

Sonden Die übliche **zahnärztliche Sonde** ist auch bei chirurgischen Eingriffen ein wichtiges Untersuchungsinstrument. Zusätzlich können mit dieser spitzen Sonde gut kleine Wurzelreste aus einer Alveole entfernt werden.
Stumpfe Knopfsonden werden benutzt, um z. B. eine Kieferhöhleneröffnung nach einer Zahnentfernung oder einen Fistelgang bei einer chronischen Entzündung festzustellen.

Tamponstopfer nach Luniatschek Dieses Instrument dient zum Einlegen von Drainagestreifen oder zum Tamponieren von Wunden.

Rotierende Instrumente zur Knochenbearbeitung Zum Entfernen oder Modellieren von Knochen werden vor allem rotierende Instrumente benutzt. Es eignen sich dazu Fräser aus rostfreiem Stahl oder Hartmetall. Sie dürfen zur Knochenbearbeitung nur mit einer Drehzahl bis zu 3000 min^{-1} bei guter Kühlung benutzt werden, da es sonst durch Überwärmung zu einer Schädigung des Knochens kommen kann.
Der Knochen kann jedoch auch mit Handinstrumenten bearbeitet werden, wie z. B. mit der Hohlmeißelzange nach Luer.

Behälter Für einzelne chirurgische Standardaufgaben können komplette **Instrumententrays** zusammengestellt und in entsprechenden Behältern aufbewahrt werden (siehe Kap. 2.5). So können z. B. Instrumententrays für operative Zahnentfernungen und Wurzelspitzenresektionen zusammengestellt werden.

Weiterhin gibt es spezielle Trommeln zur Aufnahme von Tupfern. Zur Gruppe der Behälter gehören auch die nach ihrer Form benannten Nierenschalen, die z. B. zur Ablage von benutzten Instrumenten verwendet werden können.

Abb. 9.13:
Sonstige Instrumente

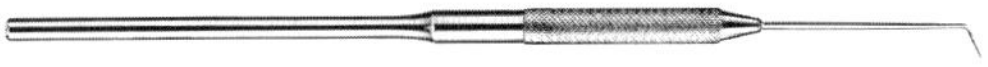

zahnärztliche Sonde

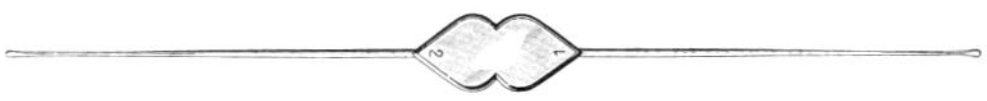

stumpfe Knopfsonde
(Silberblattsonde)

Tamponstopfer
nach Luniatschek

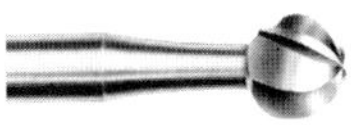

kugelförmiger
Knochenfräser

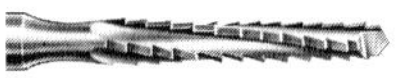

Knochenfräser
nach Lindemann

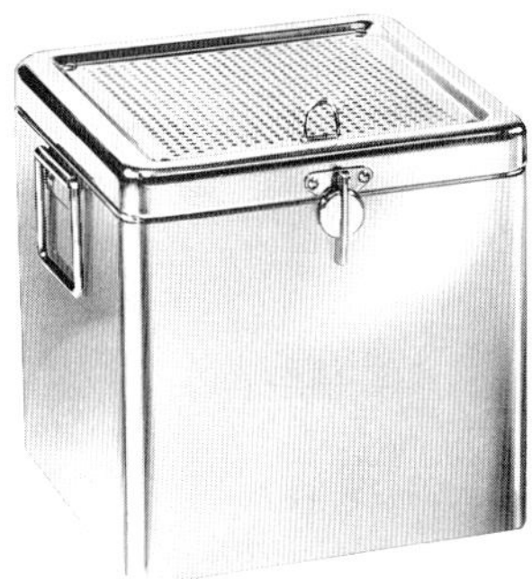

Tupfertrommel

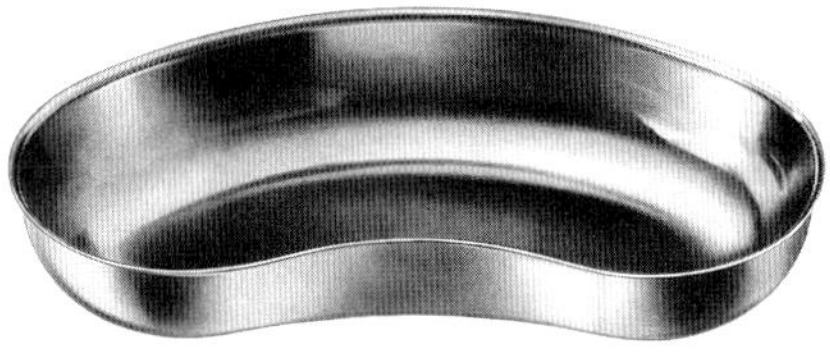

Nierenschale

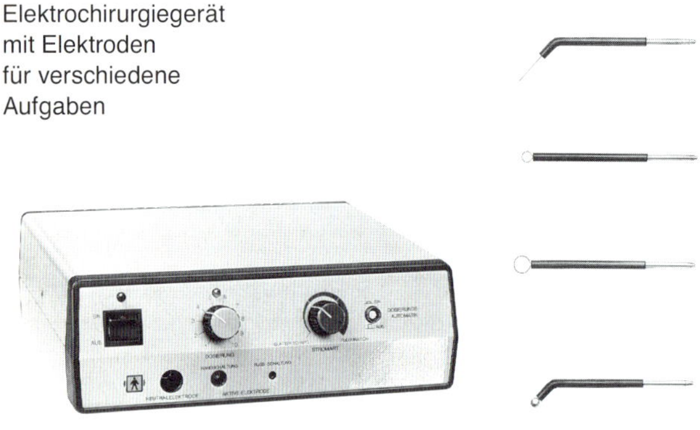

Abb. 9.14:
Elektrochirurgiegerät mit Elektroden für verschiedene Aufgaben

Elektrochirurgiegerät

Geräte zur Elektrochirurgie arbeiten mit hochfrequentem Strom. Entsprechend werden sie auch als **Hochfrequenz-Chirurgiegeräte** bezeichnet.
Elektrochirurgisch können folgende Arbeiten durchgeführt werden:
- Schneiden
- Gewebe abtragen (z. B. bei einer Gingivahyperplasie)
- Blutstillung durch Koagulation. Man nennt diesen Vorgang auch Kautern (kauterion gr. — Brenneisen).

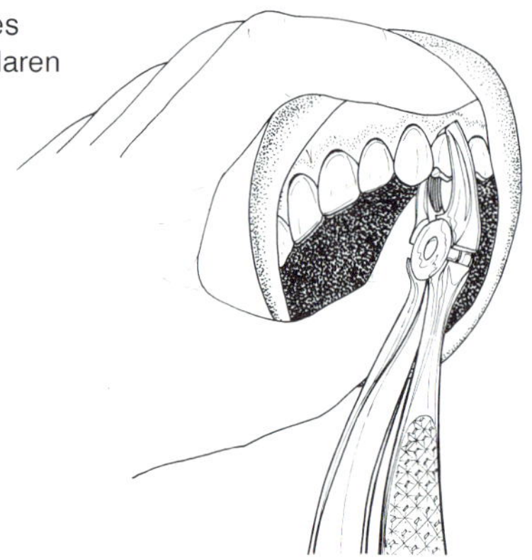

Abb. 9.15:
Extraktion eines oberen Prämolaren

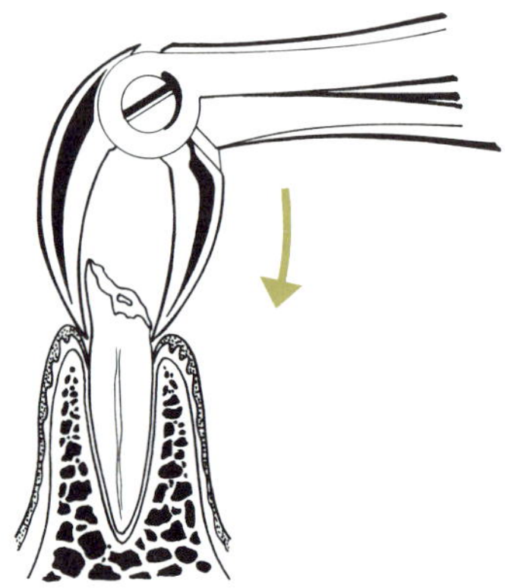

Abb. 9.16:
Extraktion eines tief zerstörten Zahnes: Der Zahn wird durch Kippbewegungen zur zerstörten Seite hin gelockert.

9.3 Chirurgische Eingriffe

Zahnentfernung

Man unterscheidet grundsätzlich zwischen:
- Zahnextraktion und
- operativer Zahnentfernung (Osteotomie).

Extraktion (extrahere lat. — herausziehen) Bei einer Zahnextraktion wird das Zahnfleisch zunächst mit einer Pinzette oder einem Hebel vom Zahn gelöst. Anschließend wird der Zahn mit einer Zange oder einem Hebel entfernt. Die Zange wird dazu stets möglichst tief am Zahn angesetzt, wobei das Zahnfleisch vorsichtig zurückgedrängt wird. Der Zahn wird dann durch drehende oder hebelnde Bewegungen im Alveolarfach gelockert, wobei die Sharpey'schen Fasern zerrissen werden. Gleichzeitig wird der Alveolarknochen gedehnt. Nach genügender Lockerung kann der Zahn schließlich ohne Widerstand entfernt werden.
Liegt entzündlich verändertes Gewebe vor, so folgt eine Kürettage zur Wundsäuberung. Anschließend wird die gedehnte Alveole durch leichten Druck wieder in ihre alte Form gebracht. Das Zahnfleisch kann anschließend mit einer Naht versorgt werden. Den Patienten läßt man nach der Behandlung zur Blutstillung für 1—2 Stunden auf einen Aufbißtupfer beißen.

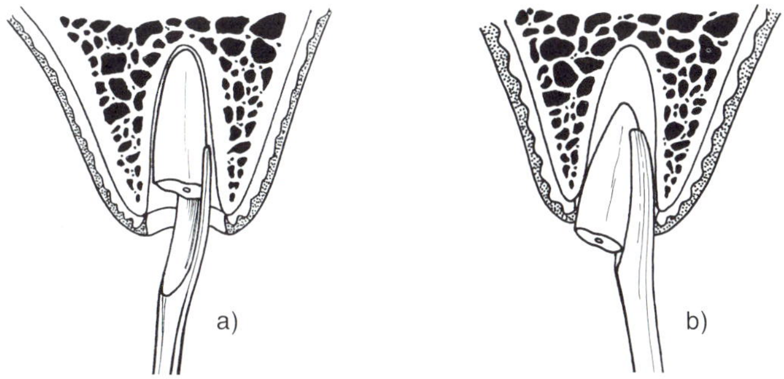

Abb. 9.17: Entfernung eines Wurzelrestes mit dem Bein'schen Hebel: Der Hebel wird mit kleinen Drehbewegungen in den Parodontalspalt gedrückt und der Wurzelrest anschließend durch Kippbewegungen aus der Alveole entfernt.

Zur **Wundheilung** ist es wichtig, daß sich ein stabiles Blutgerinnsel (Blutkoagulum) in der Alveole bildet. Der Patient wird daher gebeten, die Wunde in den ersten 24 Stunden möglichst in Ruhe zu lassen und keine Mundspülungen durchzuführen. An den darauffolgenden Tagen soll der Patient nach jeder Mahlzeit umspülen und die Zähne unter Aussparung des Wundgebietes putzen.

Operative Zahnentfernung (Osteotomie) Eine operative Zahnentfernung wird auch als Aufklappung oder Osteotomie bezeichnet. Die Schleimhaut wird dabei mit dem darunterliegenden Periost aufgeschnitten, vom Knochen abgehoben und zur Seite geklappt. Anschließend kann der Zahn im Knochen freigelegt und darauf entfernt werden.
Nach gründlicher Wundsäuberung und Glättung von scharfen Knochenkanten wird die Wunde zum Schluß wieder mit dem vorher abgeklappten Schleimhaut-Knochenhaut-Lappen (Muko-Periost-Lappen) mit mehreren Nähten verschlossen.
Eine einfache Osteotomie zur Entfernung eines Zahnes einschließlich Wundversorgung wird als **Ost 1** bezeichnet. Die mit größerem Aufwand verbundene Osteotomie eines verlagerten oder retinierten Zahnes einschließlich Wundversorgung ist eine **Ost 2.**
Bei einer **Germektomie** wird ein Zahnkeim operativ entfernt. Dies erfolgt häufig aus kieferorthopädischen Gründen.

Verhaltensempfehlungen nach chirurgischen Eingriffen in der Zahnarztpraxis

Abb. 9.18: Patientenmerkblatt

1. Nach chirurgischen Eingriffen in der Mundhöhle wird häufig ein Aufbißtupfer auf die Wunde gelegt. Beißen Sie bitte zur Blutstillung 1–2 Stunden auf diesen Tupfer und entfernen ihn anschließend.
2. Essen und Trinken Sie bitte nicht, solange die örtliche Betäubung wirkt. Sie könnten sich sonst unbemerkt mit den Zähnen im Bereich der örtlichen Betäubung verletzen.
3. Rauchen Sie bitte nicht nach chirurgischen Eingriffen, um die Wundheilung nicht zu gefährden.
4. Zur Vermeidung von Nachblutungen bitte am Tag des Eingriffs keinen Alkohol, Kaffee oder schwarzen Tee trinken, keinen Sport treiben und keine Mundspülungen durchführen.
5. Kühlen Sie bitte den Wundbereich mit **feucht-kalten Umschlägen** (kein Eis!) von außen, um eine Schwellung möglichst zu vermeiden. Wenden Sie auf keinen Fall Wärme an!
6. Putzen Sie die Zähne bitte an den darauffolgenden Tag unter Aussparung des Wundgebietes und spülen Sie den Mund sorgfältig um.
7. Das Führen eines Kraftfahrzeugs kann ärztlicherseits – selbst nach kleinen Eingriffen in örtlicher Betäubung – nicht verantwortet werden.
8. Bei Nachblutungen bitte auf zusammengefalteten, sterilen Verbandsmull oder ein zusammengerolltes, frisches Taschentuch beißen. Kleine Blutungen können dadurch in der Regel gestillt werden. Bei stärkeren Blutungen bitte direkt in der Praxis vorstellen.

Gute Besserung wünscht Ihnen
Ihr Zahnarzt

Abb. 9.19:
Operative Entfernung von zwei Wurzelresten

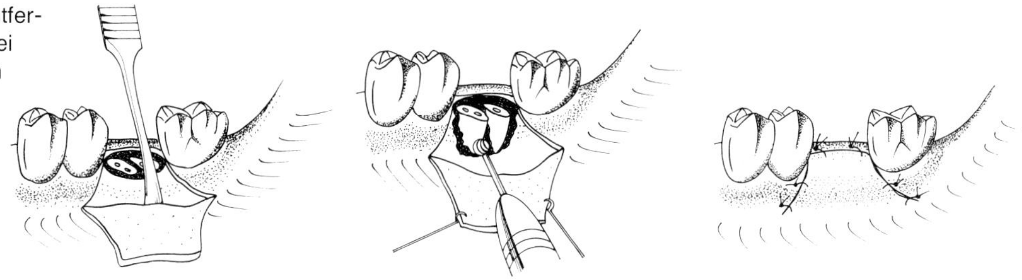

a) Abschieben eines Muko-Periost-Lappens mit einem Raspatorium

b) Freilegen der Wurzeln mit einem kugelförmigen Fräser

c) Wundverschluß mit Nähten nach gründlicher Säuberung der Wunde

Abb. 9.20:
Operative Entfernung eines unteren Weisheitszahnes

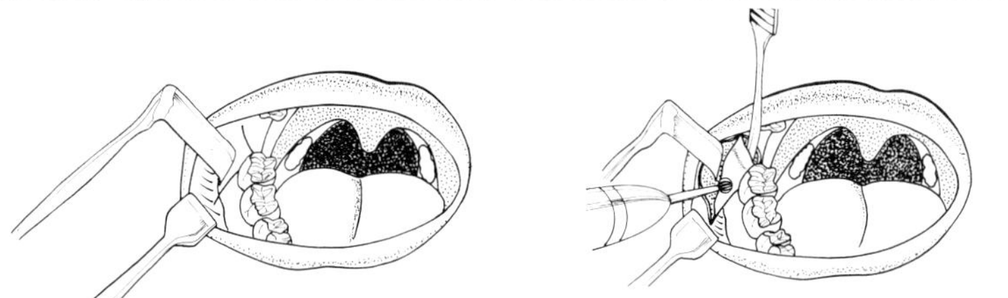

a) Schnittführung

b) Freilegung des Weisheitszahnes mit einem kugelförmigen Fräser

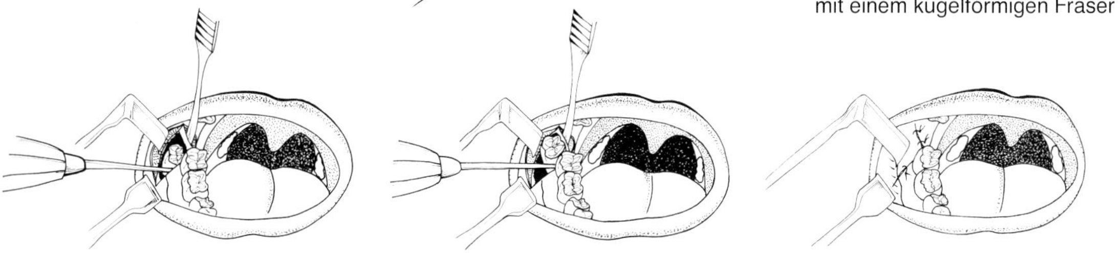

c) Lockerung des Weisheitszahnes mit einem Bein'schen Hebel

d) Entfernung des Weisheitszahnes mit einem Bein'schen Hebel

e) Wundverschluß mit Nähten

Abb. 9.21:
Operative Entfernung eines oberen Weisheitszahnes

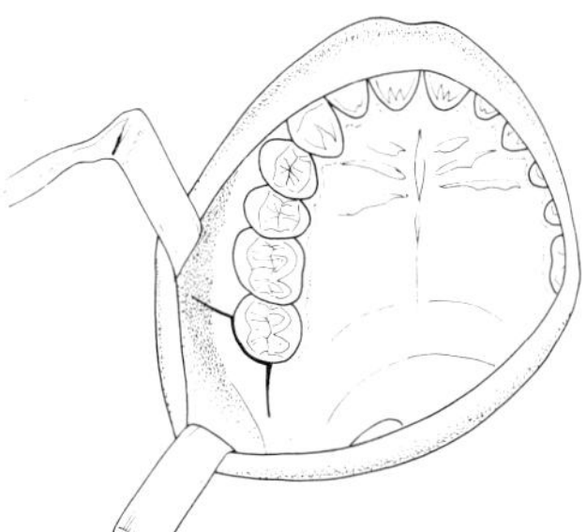

a) Schnittführung

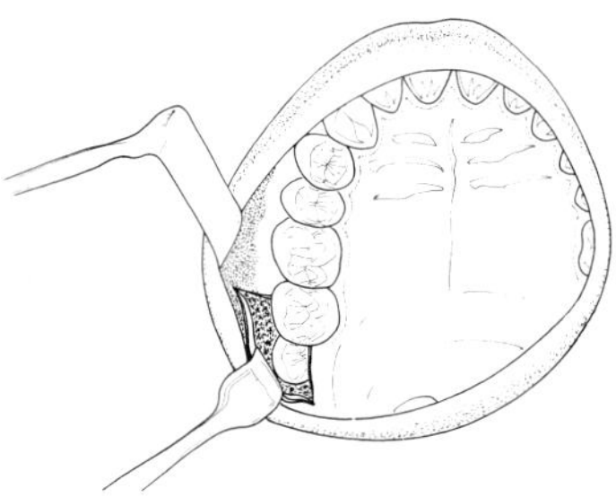

b) Freilegung des Weisheitszahnes

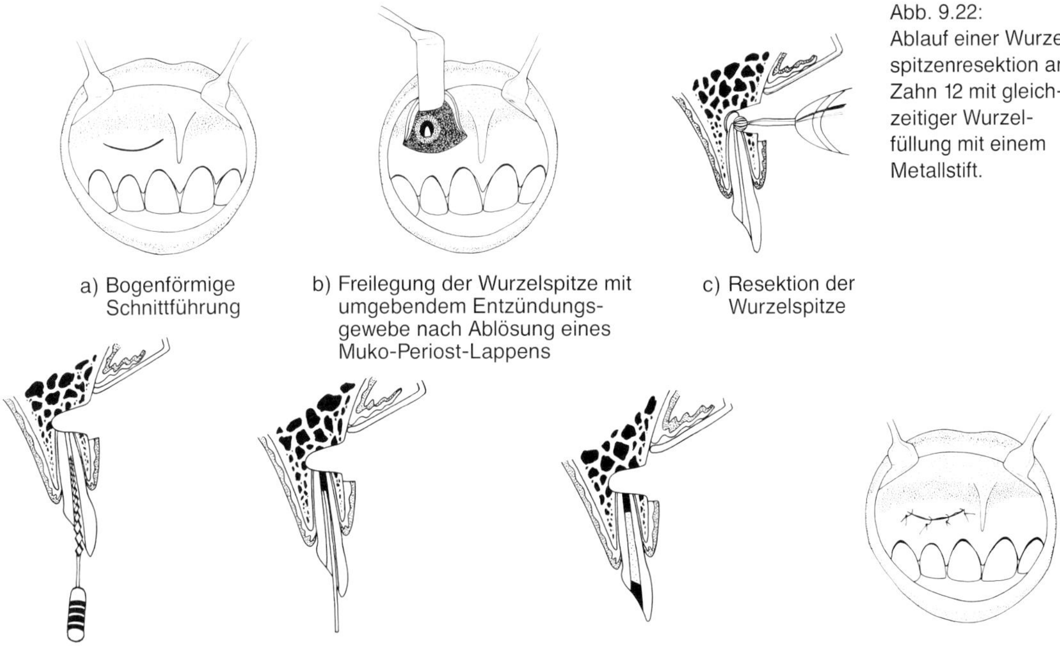

a) Bogenförmige Schnittführung

b) Freilegung der Wurzelspitze mit umgebendem Entzündungsgewebe nach Ablösung eines Muko-Periost-Lappens

c) Resektion der Wurzelspitze

d) Aufbereitung des Wurzelkanals

e) Wurzelfüllung im apikalen Drittel mit einem paßgenauen Metallstift

f) Wurzelfüllung im übrigen Wurzelbereich mit einem wieder entfernbaren Füllmaterial und Verschluß der palatinalen Kavität des Zahnes

g) Wundverschluß

Abb. 9.22: Ablauf einer Wurzelspitzenresektion am Zahn 12 mit gleichzeitiger Wurzelfüllung mit einem Metallstift.

Wurzelspitzenresektion

Eine Wurzelspitzenresektion ist ein chirurgischer Eingriff zur Erhaltung des betreffenden Zahnes. Die Wurzelspitze wird dabei entfernt (reseziert) und der Wurzelkanal entweder vor oder während des Eingriffs mit einer Wurzelfüllung versorgt. Das Behandlungsprinzip der Wurzelspitzenresektion beruht auf der Tatsache, daß sich im apikalen Drittel der Wurzel Seitenäste des Wurzelkanals befinden, die auch bei richtig durchgeführter Wurzelfüllung einen Entzündungsprozeß im Bereich der Wurzelspitze auslösen oder unterhalten können. Nach Entfernung der Wurzelspitze ist im Idealfall ein bakteriendichter Abschluß des Wurzelkanals möglich, so daß kein weiterer Entzündungsreiz mehr vom Wurzelkanal ausgehen kann.

Häufigster Grund für eine Wurzelspitzenresektion ist eine **apikale Parodontitis,** die allein mit einer üblichen Wurzelfüllung nicht behandelt werden kann (z. B. bei Stiftaufbauten) oder die trotz einer Wurzelfüllung keine Rückbildung zeigt. Weitere Gründe für eine Wurzelspitzenresektion können z. B. radikuläre Zysten, abgebrochene Wurzelkanalinstrumente oder Wurzelfrakturen im apikalen Drittel sein. Der Ablauf einer Wurzelspitzenresektion ist in Abb. 9.22 dargestellt.

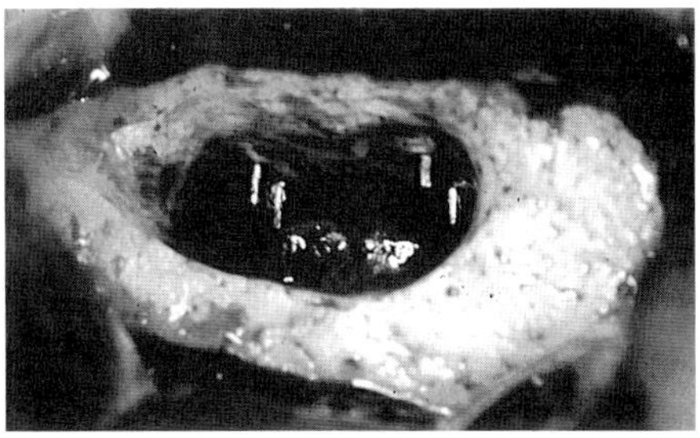

Abb. 9.23: Operationsfoto einer Wurzelspitzenresektion am Zahn 46: Der Zahn hat in diesem Fall 4 Wurzelkanäle, die mit entsprechenden Titanstiften versorgt wurden.

Die **Wurzelfüllung** kann grundsätzlich auf zwei Arten durchgeführt werden:
- von der Krone aus über den Wurzelkanal (orthograd) oder
- von der Wurzelspitze aus (retrograd).

Für die **orthograde Wurzelfüllung** eignen sich vor allem Guttaperchastifte mit entsprechender Wurzelfüllpaste und genormte Metallstifte, die paßgenau in den aufbereiteten Wurzelkanal eingeführt werden. Es ist sinnvoll, mit diesen Metallstiften nur den apikalen Wurzelbereich zu verschließen, damit der übrige Wurzelkanal gegebenenfalls noch zur Verankerung eines Stiftaufbaus genutzt werden kann.

Eine **retrograde Wurzelfüllung** wird nur durchgeführt, wenn eine orthograde Wurzelfüllung nicht möglich ist (z. B. bei einem Stiftaufbau). Es wird dann eine kleine Kavität im Bereich der Wurzelspitze präpariert und mit einem Wurzelfüllmaterial verschlossen (Abb. 9.24).

Bei deutlicher Lockerung eines Zahnes kann im Rahmen einer Wurzelspitzenresektion auch eine **transdentale Fixation** erfolgen. Dabei wird der Zahn mit einem Stift, der über den Wurzelkanal eingeführt wird, im apikalen Knochen verankert.

Abb. 9.24: Retrograde Wurzelfüllung im Rahmen einer Wurzelspitzenresektion

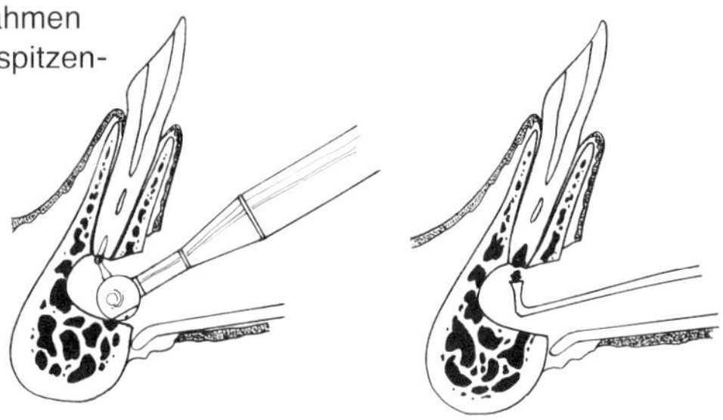

a) Präparation einer apikalen Kavität b) Wurzelfüllung

Abb. 9.25: Transdentale Fixation eines oberen Frontzahnes mit einem Stift, der über den Wurzelkanal in den apikalen Knochen gedreht wurde. (System Bull)

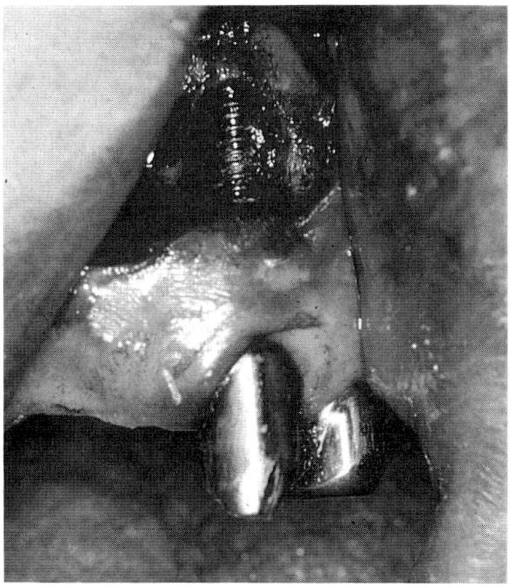

Behandlung von Zysten

Bei einer **Zyste** liegt ein krankhafter Hohlraum vor, der von einer Kapsel (Zystenbalg) umgeben und mit dünn- oder dickflüssigem Inhalt ausgefüllt ist. Typische Beispiele sind:
- radikuläre Zysten, die von pulpatoten Zähnen ausgehen
- follikuläre Zysten, die vom Zahnkeimgewebe (Zahnsack) ausgehen.

Zysten wachsen sehr langsam und verursachen in der Regel keine Schmerzen. Oft werden sie nur durch Zufall bei einer Röntgenuntersuchung festgestellt.
Zur Behandlung von Zysten gibt es 2 Methoden, die nach ihrem Begründer auch als Partsch I und Partsch II bezeichnet werden:

Zystektomie (Zy 1 bzw. Partsch II) Bei dieser Methode wird die Zyste vollständig durch Ausschälung des Zystenbalgs entfernt und die Schleimhaut über der Wundhöhle anschließend vernäht.

Zystostomie (Zy 2 bzw. Partsch I) Bei diesem Verfahren wird die Zyste breit eröffnet und zur Nebenbucht der Mundhöhle, Kieferhöhle oder Nasenhöhle gemacht. Der Zystenbalg wird dabei belassen.
Bei einer Zystostomie zur Mundhöhle hin wird in der Regel ein sogenannter **Obturator** angefertigt. Mit diesem Obturator wird verhindert, daß sich die eröffnete Zy-

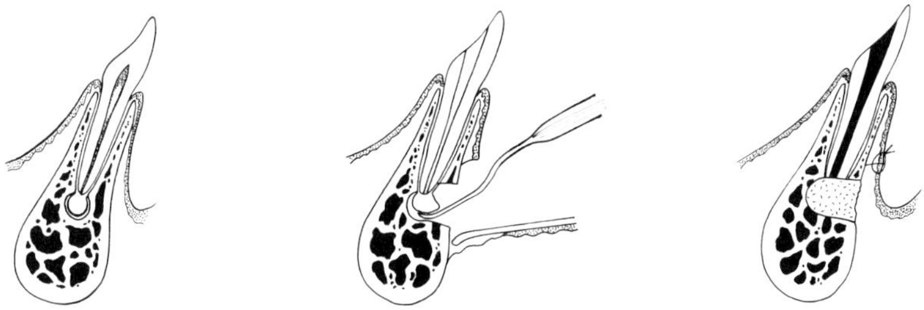

a) radikuläre Zyste an einem unteren Frontzahn

b) vollständige Entfernung des Zystenbalgs

c) anschließend Resektion der Wurzelspitze, Wurzelfüllung und Wundverschluß mit Nähten

Abb. 9.26: Zystektomie in Kombination mit einer Wurzelspitzenresektion

ste wieder verschließt und somit weiterwächst. Vielmehr soll sich der Hohlraum von innen her durch Neubildung von Knochen langsam verkleinern. Entsprechend muß der Obturator in bestimmten Zeitabständen verkleinert werden.

Verschluß einer Mund-Antrum-Verbindung (MAV)

Unter einer Mund-Antrum-Verbindung versteht man eine Verbindung zwischen Mund- und Kieferhöhle (= Antrum).
Die Kieferhöhle reicht beim Erwachsenen bis zu den Wurzeln der oberen Seitenzähne, von denen sie häufig nur durch eine dünne Knochenlamelle getrennt ist (siehe 4.8.3: Kieferhöhle). Bei der Extraktion eines oberen Seitenzahnes kann diese dünne Knochenlamelle einreißen, so daß eine Verbindung zwischen Mund- und Kieferhöhle entsteht. Diese Verbindung kann man jedoch nur bei großen Defekten sehen. Zur Überprüfung ist daher nach jeder Extraktion von oberen Seitenzähnen ein **Nasen-Blas-Versuch** durchzuführen. Dabei wird der Patient gebeten, in die Nase zu schnauben, während man seine Nase zuhält. Dadurch staut sich die Luft in der Nase und entweicht bei einer Mund-Antrum-Verbindung über die Kieferhöhle in den Mund.
Ist die Kieferhöhle eröffnet, so muß sie wieder luftdicht verschlossen werden. In den meisten Fällen bildet man dazu einen

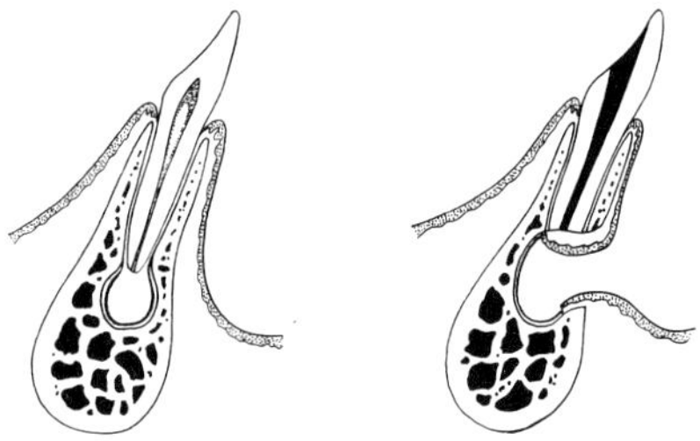

a) radikuläre Zyste an einem unteren Frontzahn

b) Eröffnung der Zystenhöhle zur Mundhöhle unter Belassung des Zystenbalgs. Gleichzeitig wird eine Wurzelspitzenresektion und Wurzelfüllung durchgeführt.

Abb. 9.27: Zystostomie in Kombination mit einer Wurzelspitzenresektion

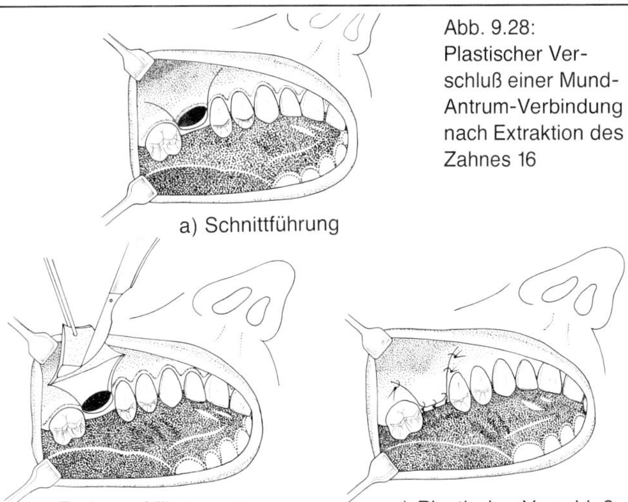

a) Schnittführung

b) Periostschlitzung zur Verlängerung des Lappens

c) Plastischer Verschluß

Abb. 9.28: Plastischer Verschluß einer Mund-Antrum-Verbindung nach Extraktion des Zahnes 16 zur Wange gestielten Schleimhaut-Periost-Lappen. Wenn man das Periost an der Basis dieses Lappens schlitzt, kann man ihn genügend dehnen, um die Alveole anschließend luftdicht zu verschließen. Man nennt dieses Verfahren auch eine **plastische Deckung** einer Mund-Antrum-Verbindung.

Abb. 9.29: Hemisektion an einem unteren Molaren

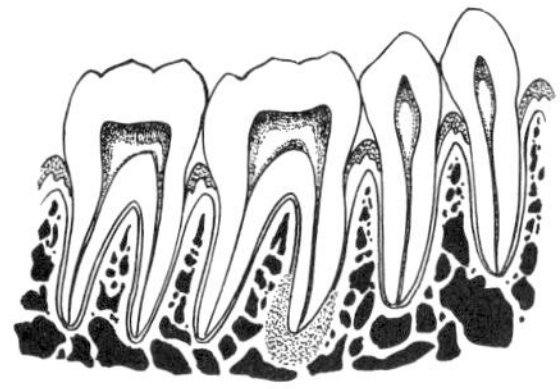

a) Zahn 46 mit einer apikalen Entzündung im Bereich der mesialen Wurzel

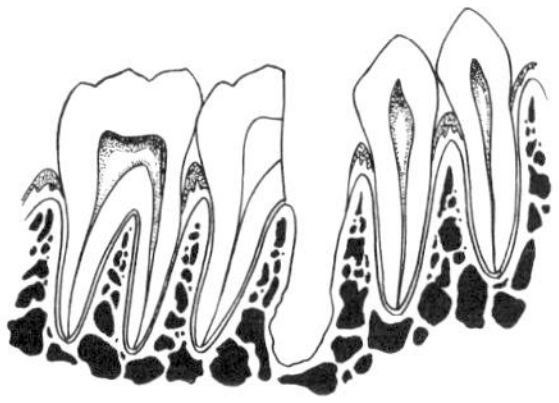

b) Zustand nach Durchtrennung des Zahns und Entfernung der mesialen Zahnhälfte

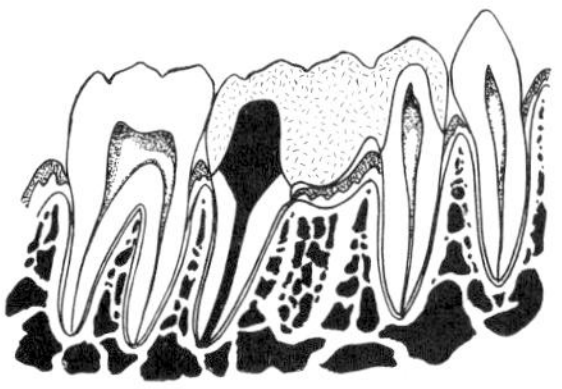

c) Brückenversorgung nach Wurzelfüllung und Stiftaufbau der distalen Zahnhälfte

Abb. 9.30: Inzision eines submukösen Abszesses, der von einem tiefzerstörten Zahn 46 ausgeht.

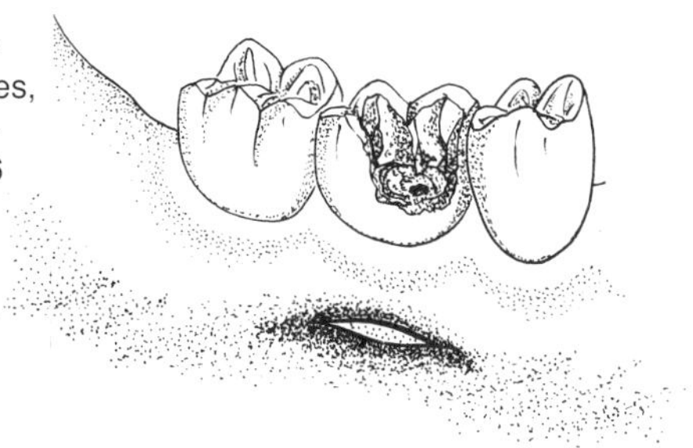

Unterläßt man den plastischen Verschluß der Kieferhöhle, so kann diese Verbindung bestehenbleiben und zu einer chronischen Kieferhöhlenentzündung führen, die eine Operation in Narkose erforderlich macht.

Entfernung von kleinen Tumoren

Kleine gutartige Tumoren können in der Mundhöhle gut in örtlicher Betäubung entfernt werden. Sie werden dazu in der Regel spindelförmig umschnitten und anschließend einem Pathologen zur feingeweblichen Untersuchung zugeschickt. Das Herausschneiden des Tumors wird als **Exzision** bezeichnet.

Hemisektion

Bei einer Hemisektion wird eine nicht erhaltungswürdige Zahnhälfte nach Durchtrennung des Zahns entfernt. Die belassene Zahnhälfte wird wurzelgefüllt und kann zusätzlich einen Stiftaufbau zur Aufnahme einer Krone erhalten. Die entstandene Zahnlücke kann dann mit einer festsitzenden Brücke versorgt werden.
Eine Hemisektion wird vor allem bei unteren Molaren durchgeführt. Die verbliebene Zahnhälfte kann wie ein wurzelgefüllter Prämolar in die weitere prothetische Versorgung einbezogen werden.

Behandlungen von Entzündungen

Abszeßbehandlung Bei einem Abszeß liegt eine abgekapselte Eiteransammlung vor.
Die Behandlung besteht in einer Eröffnung des Abszesses durch einen Schnitt **(Inzision),** so daß der Eiter abfließen kann. Die Abszeßhöhle wird darauf gründlich gespült, z. B. mit verdünnter Wasserstoffperoxid-Lösung (3 %ig H_2O_2). Anschließend sorgt man mit einer Gummilasche, einem Gazestreifen oder einem kleinen Kunststoffröhrchen für einen Abfluß (Drainage) aus der Abszeßhöhle, damit sich kein neuer Eiter ansammeln kann.
Geht der Abszeß von einem pulpatoten

Zahn aus, so erfolgt in der Regel gleichzeitig eine Trepanation des Zahns mit Aufbereitung des Wurzelkanals. Nach Abklingen der akuten Entzündung muß der Zahn extrahiert oder entsprechend wurzelgefüllt werden, damit es nicht zu einer erneuten Eiterbildung kommt. Gegebenenfalls kann dabei eine Wurzelspitzenresektion erforderlich werden.

Schröder'sche Lüftung Bei Entzündungsprozessen im Knochen kann neben der Trepanation des schuldigen Zahns zusätzlich eine Knochentrepanation (Schröder'sche Lüftung) erforderlich sein. Dazu wird eine Schnittführung wie bei einer Wurzelspitzenresektion durchgeführt, das Periost vom Knochen abgelöst und der Knochen bis zur Wurzelspitze des betreffenden Zahns mit einem chirurgischen Fräser eröffnet (trepaniert). Anschließend wird gründlich gespült und mit einer Gummilasche, einem Gazestreifen oder einem Kunststoffröhrchen für eine Drainage gesorgt.

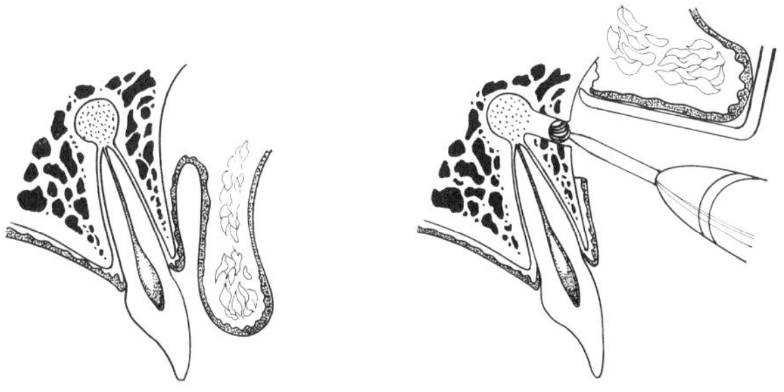

Abb. 9.31: Schröder'sche Lüftung

a) Entzündungsprozeß im Bereich der Wurzelspitze eines oberen Frontzahns

b) Trepanation des Knochens mit einem chirurgischen Fräser

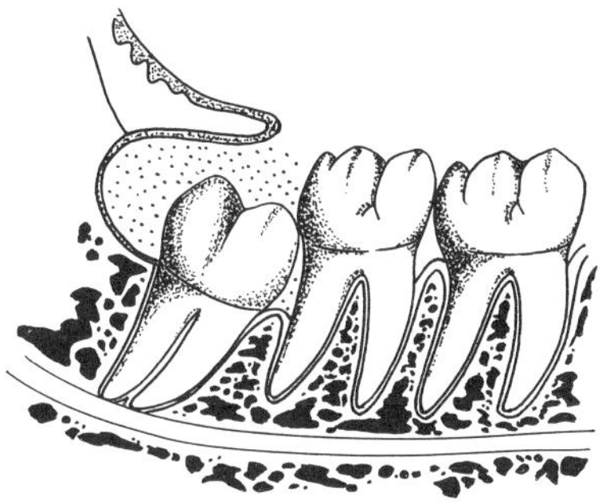

Abb. 9.32: Dentitio difficilis bei einem unteren Weisheitszahn: Deutlich ist der Schlupfwinkel im Bereich der Zahnkrone zu erkennen.

Dentitio difficilis Bei einer Dentitio difficilis liegt ein erschwerter Zahndurchbruch vor. Bei zum Teil durchgebrochenen Zähnen kann es dabei zwischen Zahn und darüberliegender Schleimhaut zu Schlupfwinkelinfektionen kommen, die erhebliche Beschwerden verursachen können. Besonders häufig kommt eine Dentitio difficilis bei unteren Weisheitszähnen vor.

Die Behandlung besteht in einer gründlichen Spülung und Drainage des Schlupfwinkels. Nach Abklingen der akuten Entzündung ist in den meisten Fällen die Entfernung des betreffenden Weisheitszahns erforderlich.

Eine Dentitio difficilis kann jedoch auch an Zähnen vorkommen, die zu erhalten sind. Entsprechend muß der Schlupfwinkel durch breitflächige Freilegung des Zahns behoben werden.

Behandlung von Verletzungen in der Mundhöhle

Man muß grundsätzlich zwischen Weichteilverletzungen, Knochenverletzungen und Zahnverletzungen unterscheiden. Während größere Verletzungen in der Regel in einer Klinik versorgt werden, können vor allem kleinere Weichteilverletzungen und Zahnverletzungen auch in einer zahnärztlichen Praxis behandelt werden. Grundsätzlich gilt, daß jede Verletzung zunächst gründlich gesäubert und dokumentiert wird. **Weichteilverletzungen** werden anschließend in den meisten Fällen mit Nähten versorgt. Nur bei geringfügigen Verletzungen oder Ablederungen ist keine Naht erforderlich.

Bei **Zahnverletzungen** unterscheidet man zwischen Zahnfrakturen und Zahnluxationen (gewaltsamer Lockerung eines Zahnes). Die Behandlung richtet sich jeweils nach dem vorliegenden Fall. Ist ein luxierter Zahn noch erhaltungswürdig, so wird er zunächst reponiert und anschließend in der Regel durch einen Schienenverband für ca. 6 Wochen fixiert (siehe Abb. 5.14).

Ist ein Zahn vollständig aus der Alveole herausgeschlagen, so kann eine **Reimplantation (Wiedereinpflanzung)** mit anschließender Schienung durchgeführt werden. Grundsätzlich gilt, daß ein herausgeschlagener (luxierter) Zahn möglichst schnell wieder reimplantiert werden soll. In der Zwischenzeit soll er feucht aufbewahrt werden.

Keinesfalls darf ein herausgeschlagener Zahn im Wurzelbereich mit einer Bürste gesäubert werden, da die für den Halt des Zahnes wichtigen Wurzelfasern dabei geschädigt werden.

Abb. 9.33:
Einzelzahnimplantat im Frontzahnbereich

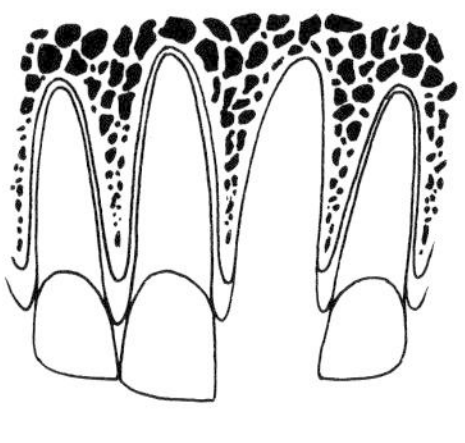

a) Leere Alveole nach Verlust des Zahnes 21

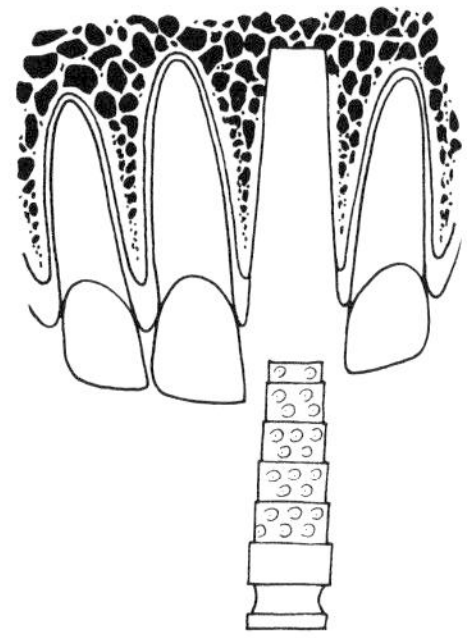

b) Die Alveole ist zur Aufnahme eines entsprechenden Implantates vorbereitet

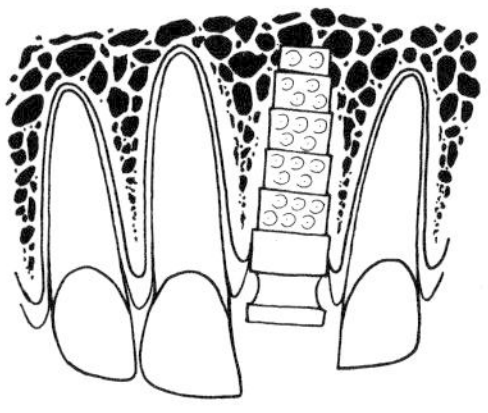

c) Im Knochen eingesetztes Implantat

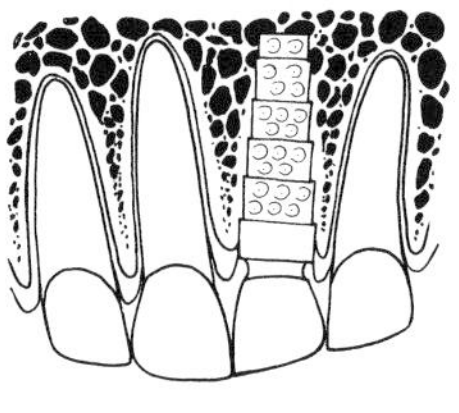

d) Implantat mit aufgesetzter Krone

Präprothetische Chirurgie

Zur präprothetischen Chirurgie werden alle operativen Maßnahmen zur Verbesserung des Prothesenlagers gezählt. Dazu gehören:

- Beseitigung störender Schleimhautbänder
- Beseitigung eines Schlotterkamms
- Glättung von scharfen Knochenkanten
- Ausformung von Mundboden, Vestibulum und Tuber maxillae
- Aufbau des Kieferkamms mit körpereigenem oder körperfremdem Material.

Chirurgische Maßnahmen im Zusammenhang mit einer kieferorthopädischen Behandlung

Zur Unterstützung einer kieferorthopädischen Behandlung sind unter anderem folgende chirurgische Eingriffe möglich:

- Freilegung eines Zahns zur anschließenden kieferorthopädischen Einstellung
- Entfernung von Zähnen oder Zahnkeimen nach Maßgabe des behandelnden Kieferorthopäden
- Operation eines Diastema mit Lösung des Lippenbändchens und Durchtrennung des Knochenseptums.

Zur **Behandlung schwerwiegender Gebißfehlentwicklungen** können auch umfangreiche Operationen in einer Klinik für Mund-Kiefer-Gesichtschirurgie erforderlich werden. Die bekannteste kieferchirurgische Operation ist dabei wohl die chirurgische Behandlung der Progenie (mandibuläre Prognathie). Der Unterkiefer wird dazu in der Regel auf beiden Seiten im Kieferwinkelbereich durchtrennt und anschließend zurückgesetzt, so daß ein regelrechter Biß eingestellt werden kann. Die durchtrennten Knochenteile werden in der neuen Position z. B. mit kleinen Metallplatten wieder miteinander verbunden.

Zahnärztliche Implantologie

Bei der zahnärztlichen Implantologie werden zur Verankerung von Kronen, Brükken oder Prothesen künstliche Halteele-

mente (Implantate) im Knochen (enossal) oder unter der Knochenhaut (subperiostal) eingepflanzt.
Besondere Bedeutung haben die enossalen Implantate im Knochen erhalten. Mit ihrer Hilfe kann auch bei einer schlechten Ausgangslage häufig noch ein festsitzender Zahnersatz ermöglicht bzw. der Halt eines herausnehmbaren Zahnersatzes deutlich verbessert werden.
Der Verlust eines einzelnen Zahnes (z. B. nach einem Frontzahntrauma) kann oft gut durch ein Implantat ausgeglichen werden (Abb. 9.33). Es ist dadurch ein festsitzender Ersatz mit einer Krone möglich, ohne daß die Nachbarzähne beschliffen werden müssen.
Ein weiteres Einsatzgebiet für Implantate liegt z. B. bei einem unbezahnten Kiefer vor. Dabei kann der Halt der Prothese durch Implantate deutlich verbessert werden (siehe Abb. 9.34 u. 9.35). Teilweise ist sogar in diesen Fällen noch ein festsitzender Zahnersatz möglich.

Abb. 9.34: Implantation im Unterkiefer zur Verbesserung des Prothesenhaltes

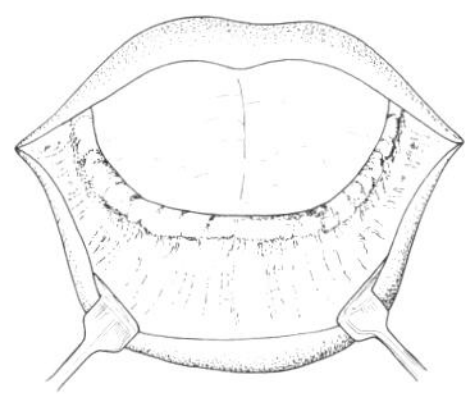

a) Abgeflachter Kieferkamm im Unterkiefer

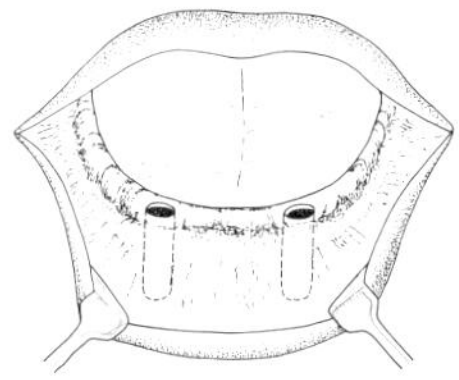

b) Vorgesehene Lage der Implantate im Frontzahnbereich

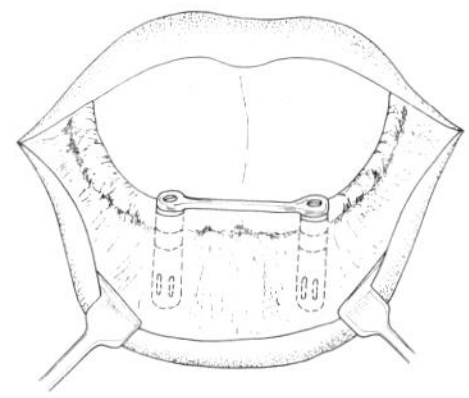

c) Eingesetzte Implantate im Unterkiefer mit Stegkonstruktion zum Halt der Prothese

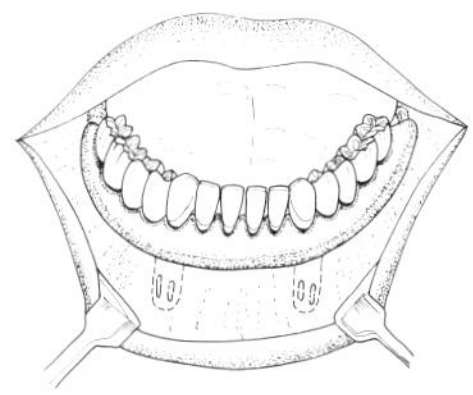

d) Eingesetzte Prothese im Unterkiefer

Abb. 9.35: Klinisches Beispiel für eine Implantation im Unterkiefer

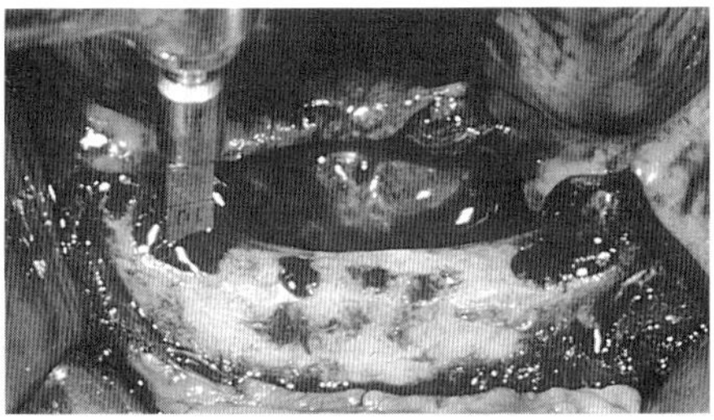

a) Bohrung eines Implantatlagers im Unterkiefer-Frontzahnbereich nach bogenförmiger Schnittführung auf dem Kieferkamm

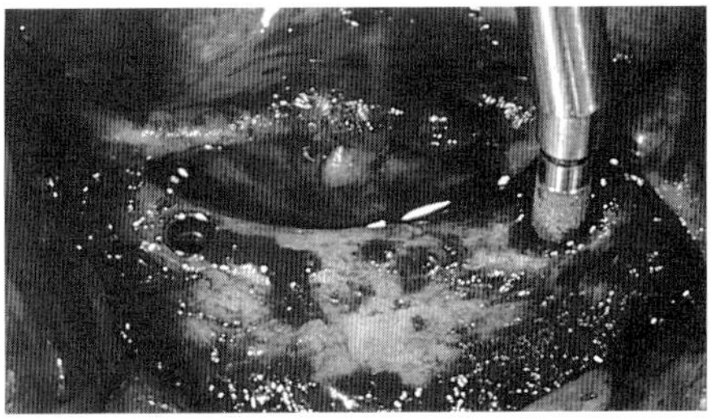

b) Einsetzen der Implantate (das rechte Implantat ist bereits eingesetzt)

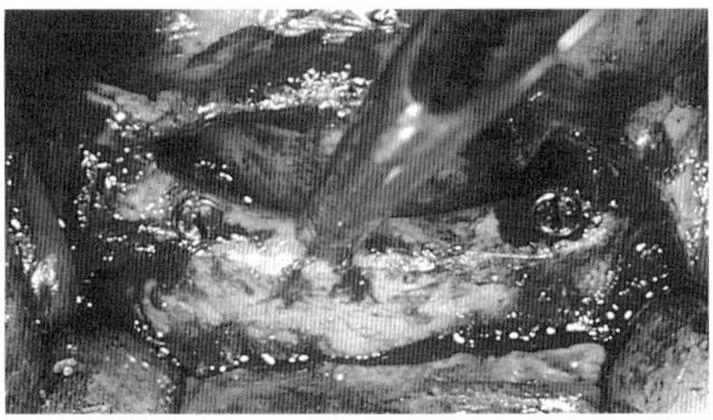

c) Verschluß der Implantate mit zugehörigen Schrauben für eine 3monatige Einheilungsphase unter der Schleimhaut

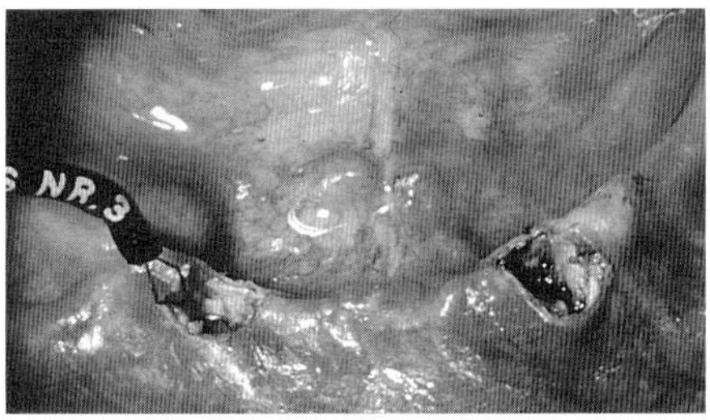

d) Freilegen der Implantate nach 3 Monaten

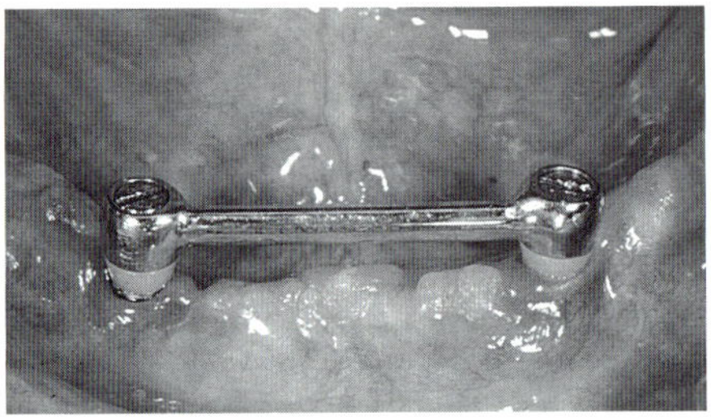

e) Eingesetzte Stegkonstruktion zum Halt der Prothese

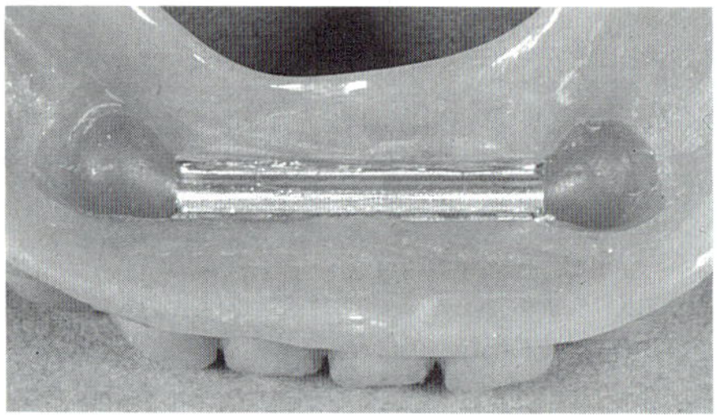

f) Unterseite der Prothese mit entsprechendem Stegreiter

Fachausdrücke zur zahnärztlichen Chirurgie

Abszeß	– abgekapselte Eiteransammlung in einer nicht vorgebildeten Höhle
Alveolotomie	– Abtragung des Alveolarfortsatzes
Dolor post extractionem	– Nachschmerz nach Zahnextraktion (meistens aufgrund einer Wundinfektion)
Elektrokoagulation	– Verschorfung von Gewebe durch Anwendung von elektrischem Strom (z. B. zur Blutstillung)
Exzision	– Herausschneiden von Gewebe
Germektomie	– Entfernung eines Zahnkeims
Hemisektion	– chirurgische Entfernung einer Zahnhälfte
Implantation	– Einpflanzung von körpereigenem oder körperfremdem Material
Inzision	– Einschnitt in Gewebe
Kauterisation	– Verschorfung, Abtragung oder Durchtrennung von Gewebe durch Anwendung eines Elektrokauters oder eines Ätzmittels
Luxation von Zähnen	– verletzungsbedingte Zahnlockerung (inkomplette Luxation) oder Zahnverlust (komplette Luxation)
Muko-Periost-Lappen	– Schleimhaut-Knochenhaut-Lappen
Mundbodenplastik	– operative Ausformung des Mundbodens zur Verbesserung des Prothesenlagers
Obturator	– Gerät bzw. Vorrichtung zum Verschluß einer Körperöffnung (z. B. nach Zystostomie)
Osteotomie	– Durchtrennung oder Abtragung von Knochen
Reimplantation	– Wiedereinpflanzung (z. B. von Zähnen)
Resektion	– operative Entfernung eines abgestorbenen Knochenstücks (Sequesters)
Sequestrotomie	– operative Entfernung eines Organteils
transdentale Fixation	– Stabilisierung eines Zahns mit einem Stift durch den Zahn hindurch (transdental) in den Kieferknochen
Transplantation	– Verpflanzung von lebendem Gewebe
Trepanation	– Eröffnung einer Körperhöhle
Tuberplastik	– operative Ausformung des Tuber maxillae zur Verbesserung des Prothesenlagers
Vestibulumplastik	– operative Ausformung des Mundvorhofs zur Verbesserung des Prothesenlagers
Zystektomie	– vollständige Entfernung einer Zyste durch Ausschälung des Zystenbalgs (Zy 1)
Zystostomie	– breitbasige Eröffnung einer Zyste zur Mundhöhle, Kieferhöhle oder Nasenhöhle, wobei der Zystenbalg belassen wird (Zy 2)

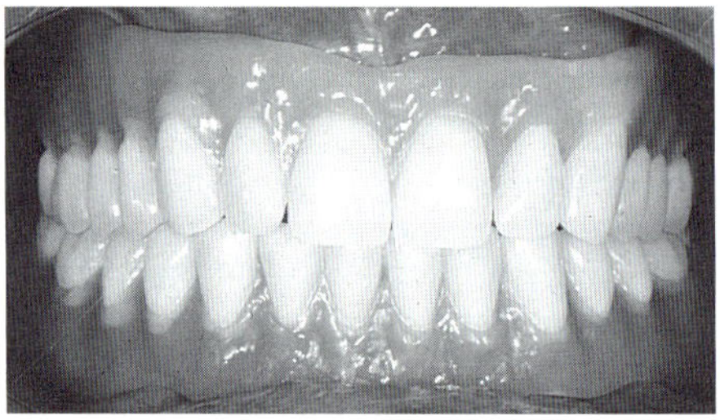

g) Eingesetzte Prothesen

10 Parodontalbehandlung

Die Lehre vom Zahnhalteapparat (Parodontium) und seinen Krankheiten wird als **Parodontologie** bezeichnet (para gr. — neben, um; odontos gr. — Zahn; logos gr. — Lehre). Als übergeordnete Bezeichnung für alle Parodontalerkrankungen wird der Begriff **Parodontopathie** verwendet (pathos gr. — Leiden). Da man sich dabei in der Regel auf die Erkrankungen beschränkt, die vom marginalen Zahnfleischrand ausgehen, spricht man genauer von den **marginalen Parodontopathien.**

Bereits in Kapitel 5.5 wurden die marginalen Parodontopathien ausführlich erläutert. In Kapitel 6 folgte die Beschreibung vorbeugender Maßnahmen zum Schutz vor Karies und Parodontopathien. In diesem Kapitel wird nun die **Parodontalbehandlung** nach den Richtlinien der Deutschen Gesellschaft für Parodontologie von 1988 unter Berücksichtigung des geltenden PAR-Vertrages erläutert.

Ziel der Parodontalbehandlung ist eine Heilung des erkrankten Parodontiums. Im Idealfall erreicht man dabei eine vollständige **Wiederanheftung (Reattachment;** attachment engl. — Befestigung) bzw. eine vollständige **Regeneration (neues Attachment)** des parodontalen Gewebes.

Klinische und röntgenologische **Zeichen einer erfolgreichen Parodontalbehandlung** sind:

- weitgehend entzündungsfreies marginales Parodontium
- Reduzierung der Sondiertiefen
- Rückgang einer erhöhten Zahnbeweglichkeit
- teilweise oder vollständige Auffüllung von Knochentaschen durch körpereigenes Gewebe.

Der **Ablauf einer Parodontalbehandlung** gliedert sich in:

1. Eingangsuntersuchung
2. Initiale Parodontalbehandlung (Vorbehandlung)
3. Weiterführende Parodontalbehandlung
4. Erhaltungstherapie.

10.1 Eingangsuntersuchung

Bei der Eingangsuntersuchung wird ein extra- und intraoraler Befund erhoben, um Karies, parodontale und endodontische Schädigungen sowie funktionelle Störungen festzustellen. Falls erforderlich, wird dazu bereits im Rahmen der Eingangsuntersuchung ein Röntgenstatus erstellt.

Wird bei der Eingangsuntersuchung eine marginale Parodontopathie mit entzündlichen Veränderungen festgestellt, so ist eine initiale Parodontalbehandlung angezeigt, wenn der Patient zu einer entsprechenden Behandlung bereit ist. Nicht erhaltungswürdige Zähne werden selbstverständlich von allen folgenden Maßnahmen ausgeschlossen.

10.2 Initiale Parodontalbehandlung (Vorbehandlung)

Die initiale Parodontalbehandlung hat folgende Ziele:

- Aufklärung des Patienten über seine Parodontalerkrankung
- Anleitung des Patienten zu einer wirksamen Mundhygiene
- Motivation des Patienten
- Verminderung der marginalen Entzündung, in günstigen Fällen deren vollständige Beseitigung
- Beseitigung von Reizfaktoren, die eine Plaqueablagerung fördern.

Befunddokumentation

Im Rahmen der initialen Parodontalbehandlung sollten folgende Befunde erhoben werden:

- Plaque- und Blutungsindex zumindest zu Beginn und Ende der Behandlung
- Sondierungstiefen zu Beginn und Ende der Behandlung mindestens mesial und distal von jedem Zahn
- Zähne mit Zahnstein, sichtbaren Konkrementen und Reizfaktoren für Entzündungen (z. B. überstehende Füllungen und Kronenränder).

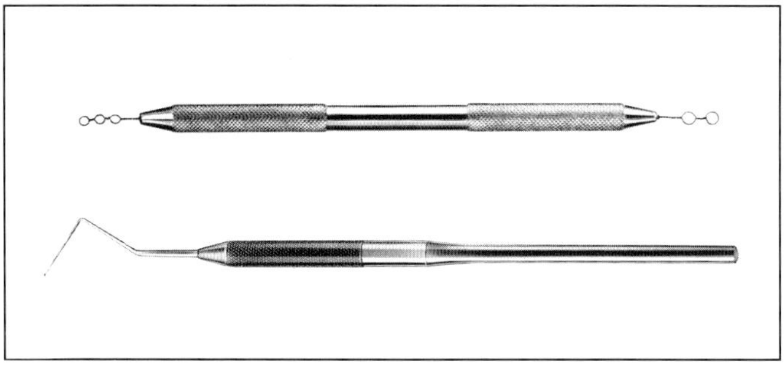

Abb. 10.1: Parodontometer zum Messen der Taschentiefen

Behandlungsmaßnahmen

Die initiale Parodontalbehandlung umfaßt folgende Maßnahmen:

- Entfernung aller klinisch sichtbaren supra- und subgingivalen Beläge einschließlich Politur der Zahnoberflächen
- Beseitigung bzw. Konturierung überstehender Füllungs- und Kronenränder, um eine effektive Mundhygiene überhaupt erst möglich zu machen
- Anleitung des Patienten zu einer wirksamen Mundhygiene
- Motivation des Patienten.

Zusätzlich erfolgt eine Kariestherapie mit Erneuerung von nicht erhaltungswürdigen Füllungen sowie — falls erforderlich — eine Wurzelkanalbehandlung. Nicht erhaltungswürdige Zähne werden entfernt.

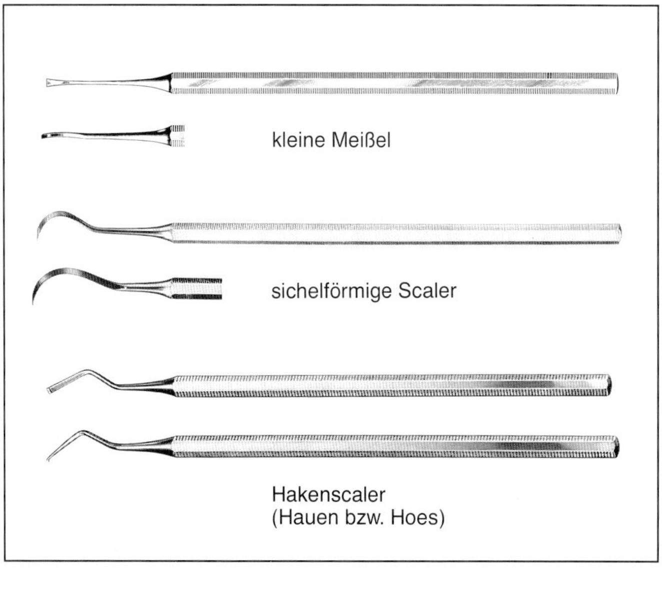

Abb. 10.2: Scaler

Der Patient kann anschließend eine prothetische Interimsversorgung erhalten.

In Kapitel 6 (Präventive Zahnheilkunde) wurden bereits ausführlich wirksame Mundhygienemaßnahmen erläutert. Der Patient muß nun individuell zu einer möglichst guten Mundhygiene angeleitet werden. Dabei ist ihm nicht nur das nötige Fachwissen in verständlicher Sprache mitzuteilen. Vielmehr ist der Patient auch möglichst hoch zu motivieren, die entsprechenden Mundhygienemaßnahmen stets gründlich durchzuführen. Eine große Hilfe sind dazu die Plaque- und Blutungsindizes (siehe Kap. 6.3). Anhand von Formblättern lassen sich diese Befunde dokumentieren, so daß dem Patienten Fortschritte bei guter Mundhygiene objektiv dargestellt werden können.

Plaque- und Zahnsteinentfernung

Die sorgfältige Entfernung von Zahnstein, Belägen und Verfärbungen ist eine mühsame, jedoch sehr wichtige Routinearbeit. Sie kann mit Handinstrumenten oder Ultraschallgeräten erfolgen. Zur Politur dienen zusätzlich spezielle Reinigungs- und Polierpasten, die mit rotierenden Bürsten oder elastischen Polierern aufgetragen werden.

Als **Handinstrumente** werden spezielle Zahnreiniger (Scaler) und Küretten benutzt. Es gibt dabei eine Vielzahl von unterschiedlichen Formen. So unterscheidet man bei den Scalern unter anderem:

- kleine Meißel
- sichelförmige Scaler
- Hakenscaler (Hauen bzw. Hoes).

Die Scaler werden vor allem zur Entfernung von supragingivalem Zahnstein benutzt. Für die Entfernung von subgingivalen Konkrementen sind die Scaler in den meisten Fällen zu groß. Dafür werden besser Küretten (frz. Schaber) verwendet.

Bei der Anwendung werden die Instrumente wie eine Schreibfeder in der Hand gehalten. Dabei stützt man sich stets fest und sicher mit dem Mittelfinger auf der Zahnreihe ab, damit die Instrumente bei der Behandlung nicht abrutschen können.

Zur professionellen Zahnreinigung haben sich auch **Ultraschallgeräte** bewährt. Sie arbeiten mit hochfrequenten Schwingungen (bis zu 50 000 pro Sekunde). Dabei werden kleine Instrumentenansätze in ähnlicher Form wie die Scaler benutzt. Die Instrumente sind jedoch nicht scharf und werden auch nicht nachgeschliffen.

Grundsätzlich sind folgende Punkte bei der Benutzung von Ultraschallgeräten zu beachten:

- Stets für ausreichende Wasserkühlung sorgen.
- Instrumentenspitze nicht senkrecht auf den Zahn richten, da es hierbei zu einer Schädigung der Zahnoberfläche kommen kann. Das Instrument soll vielmehr flach auf den Zahn aufgesetzt werden.
- Mit dem Instrument nur über die Zahnoberfläche gleiten, keinen Druck ausüben.
- Während der Zahnsteinentfernung zum Schutz vor der keimhaltigen Aerosolwolke Mundschutz und Schutzbrille tragen. Instrumentenspitzen nach Gebrauch desinfizieren, reinigen und sterilisieren.
- Instrumentenspitzen in regelmäßigen Abständen erneuern, da sie sich abnutzen.
- Da in tiefen Zahnfleischtaschen keine ausreichende Kühlung gewährleistet ist, sollte mit dem Instrument nur in Tiefen bis zu 4 mm gearbeitet werden.

Nach der Zahnsteinentfernung mit Handinstrumenten oder einem Ultraschallgerät muß noch eine Politur mit kleinen Bürsten oder elastischen Polierern und entsprechenden Reinigungspasten erfolgen. Anschließend ist eine Fluoridierung der Zahnoberflächen empfehlenswert.

Die initiale Parodontalbehandlung (Vorbehandlung) bewirkt bei entsprechender Mitarbeit des Patienten bereits nach wenigen Wochen einen deutlichen Rückgang der marginalen Entzündung. Abschließend kann der Erfolg der initialen Parodontalbehandlung frühestens nach 4–6 Wochen beurteilt werden.

10.3 Weiterführende Parodontalbehandlung

Wenn nach Abschluß der initialen Parodontalbehandlung noch Resttaschen verblieben sind, die bei Sondierung bluten, so ist bei entsprechender Mitarbeit des Patienten eine weiterführende Parodontalbehandlung indiziert (angezeigt). Hat die in Abschnitt 10.2 beschriebene Vorbehandlung jedoch bereits zu einer Heilung geführt, so kann direkt mit der Erhaltungstherapie fortgefahren werden.

Die systematische Parodontalbehandlung stellt somit ein abgestuftes Behandlungskonzept dar. Die weiterführende Parodontalbehandlung wird nur bei entsprechend fortgeschrittenen Entzündungsprozessen durchgeführt, wenn der Patient während der Vorbehandlung eine entsprechende Bereitschaft zur Mitarbeit erkennen ließ.

Befunddokumentation

Zur Befunderhebung und -dokumentation dienen:

- Parodontalstatus
- Röntgenbilder
- Modelle.

Für die systematische Parodontalbehandlung ist von den gesetzlichen Krankenkassen (VdAK und RVO) der sogenannte **Parodontalstatus** (PA-Status) vorgesehen. Er wird in doppelter Ausführung im Durchschreibeverfahren erstellt.

Auf der **Vorderseite** des Parodontalstatus werden die Patientendaten eingetragen und Fragen zur allgemeinen und speziellen Vorgeschichte (Anamnese) sowie zum Befund durch Ankreuzen beantwortet. Weiterhin wird auf der Vorderseite die Diagnose eingetragen sowie die Stellungnahme des Gutachters (falls angefordert) und Vermerke der Vertragskasse.

Auf der **Rückseite** werden alle Angaben zum Lokalbefund, Funktionsbefund, zur Therapieplanung und zur Abrechnung in einem speziellen Zahnschema erfaßt. Einige Befunde **müssen**, andere **können** in das Zahnschema eingetragen werden.

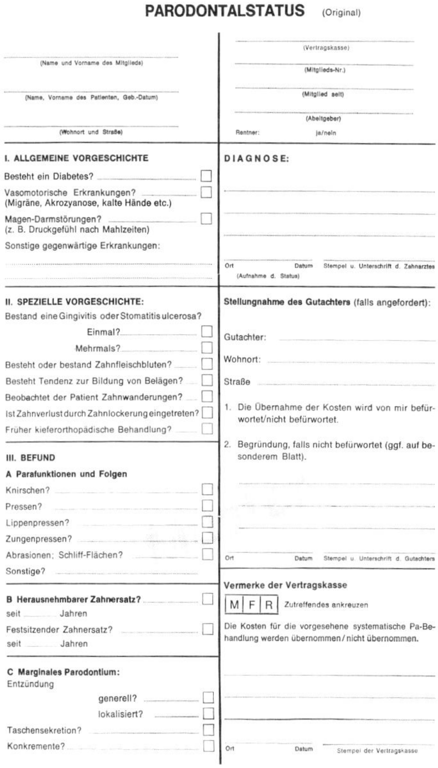

PARODONTALSTATUS (Original)

(Name und Vorname des Mitglieds)

(Name, Vorname des Patienten, Geb.-Datum)

(Wohnort und Straße)

(Vertragskasse)

(Mitglieds-Nr.)

(Mitglied seit)

(Abeitgeber)

Rentner: ja/nein

I. ALLGEMEINE VORGESCHICHTE

Besteht ein Diabetes? ☐

Vasomotorische Erkrankungen? ☐
(Migräne, Akrozyanose, kalte Hände etc.)

Magen-Darmstörungen? ☐
(z. B. Druckgefühl nach Mahlzeiten)

Sonstige gegenwärtige Erkrankungen:

DIAGNOSE:

Ort Datum Stempel u. Unterschrift d. Zahnarztes
(Aufnahme d. Status)

II. SPEZIELLE VORGESCHICHTE:

Bestand eine Gingivitis oder Stomatitis ulcerosa?

Einmal? ☐

Mehrmals? ☐

Besteht oder bestand Zahnfleischbluten? ☐

Besteht Tendenz zur Bildung von Belägen? ☐

Beobachtet der Patient Zahnwanderungen? ☐

Ist Zahnverlust durch Zahnlockerung eingetreten? ☐

Früher kieferorthopädische Behandlung? ☐

III. BEFUND

A Parafunktionen und Folgen

Knirschen? ☐

Pressen? ☐

Lippenpressen? ☐

Zungenpressen? ☐

Abrasionen; Schliff-Flächen? ☐

Sonstige?

B Herausnehmbarer Zahnersatz? ☐
seit ...... Jahren

Festsitzender Zahnersatz? ☐
seit ...... Jahren

C Marginales Parodontium:
Entzündung

generell? ☐

lokalisiert? ☐

Taschensekretion? ☐

Konkremente? ☐

Stellungnahme des Gutachters (falls angefordert):

Gutachter:

Wohnort:

Straße

1. Die Übernahme der Kosten wird von mir befürwortet/nicht befürwortet.

2. Begründung, falls nicht befürwortet (ggf. auf besonderem Blatt).

Ort Datum Stempel u. Unterschrift d. Gutachters

Vermerke der Vertragskasse

M | F | R Zutreffendes ankreuzen

Die Kosten für die vorgesehene systematische Pa-Behandlung werden übernommen/nicht übernommen.

Ort Datum Stempel der Vertragskasse

Abb. 10.3:
Vorderseite des Parodontalstatus

Neben dem Parodontalstatus fordern die Krankenkassen für die systematische Parodontalbehandlung einen Röntgenstatus der Zähne sowie Modelle vom Ober- und Unterkiefer.

Für den **Röntgenstatus** werden in der Regel intraorale Einzelröntgenbilder nach der Rechtwinkel- bzw. Paralleltechnik (siehe Kap. 14.2) erstellt.

Die **Modelle** müssen alle Zähne, den Verlauf der Gingiva und den Ansatz der Bänder exakt wiedergeben. Wenn keine gesicherte Okklusion besteht, so sind die Modelle in einem Sockler oder ähnlichem zueinander zu fixieren. Bei vorhandenem herausnehmbaren Zahnersatz sollten zusätzlich Modelle mit eingegliedertem Zahnersatz hergestellt werden.

Die Behandlungsunterlagen müssen 5 Jahre aufgehoben werden (einschließlich der Modelle), die Röntgenbilder sogar 10 Jahre.

Behandlungsplan Auf der Rückseite des Parodontalstatus wird zusätzlich zum Befund auch der Behandlungsplan für jeden Zahn eingetragen. Dazu dienen die Zeilen über und unter dem Zahnschema.

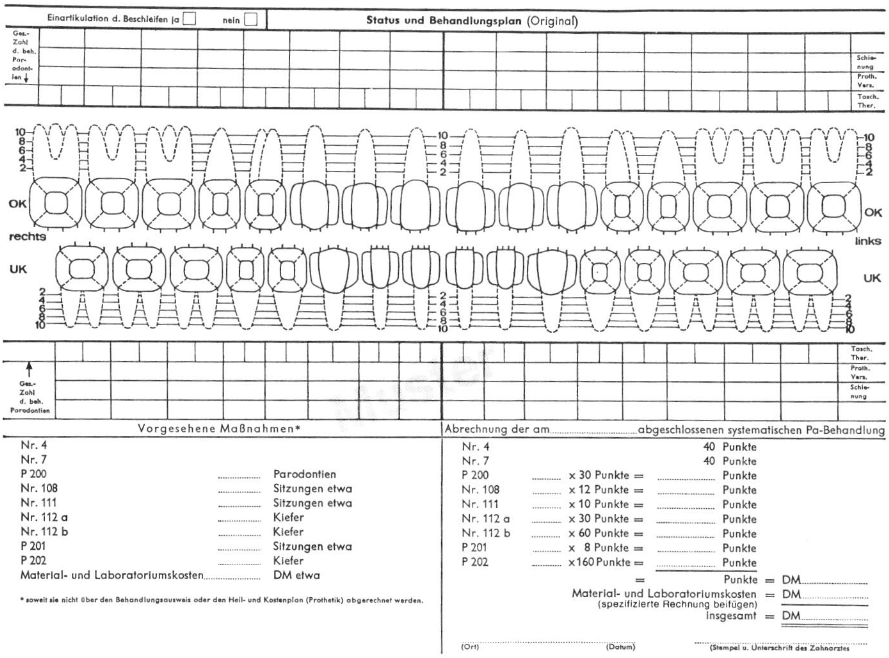

Einartikulation d. Beschleifen ja ☐ nein ☐

Status und Behandlungsplan (Original)

Vorgesehene Maßnahmen*		
Nr. 4		
Nr. 7		
P 200	....	Parodontien
Nr. 108	....	Sitzungen etwa
Nr. 111	....	Sitzungen etwa
Nr. 112 a	....	Kiefer
Nr. 112 b	....	Kiefer
P 201	....	Sitzungen etwa
P 202	....	Kiefer
Material- und Laboratoriumskosten	....	DM etwa

* soweit sie nicht über den Behandlungsausweis oder den Heil- und Kostenplan (Prothetik) abgerechnet werden.

Abrechnung der am .... abgeschlossenen systematischen Pa-Behandlung

Nr. 4		40	Punkte
Nr. 7		40	Punkte
P 200	.... x 30 Punkte =	....	Punkte
Nr. 108	.... x 12 Punkte =	....	Punkte
Nr. 111	.... x 10 Punkte =	....	Punkte
Nr. 112 a	.... x 30 Punkte =	....	Punkte
Nr. 112 b	.... x 60 Punkte =	....	Punkte
P 201	.... x 8 Punkte =	....	Punkte
P 202	.... x 160 Punkte =	....	Punkte

= Punkte = DM ....

Material- und Laboratoriumskosten = DM ....
(spezifizierte Rechnung beifügen)

Insgesamt = DM ....

(Ort) (Datum) (Stempel u. Unterschrift des Zahnarztes)

Abb. 10.4:
Rückseite des Parodontalstatus

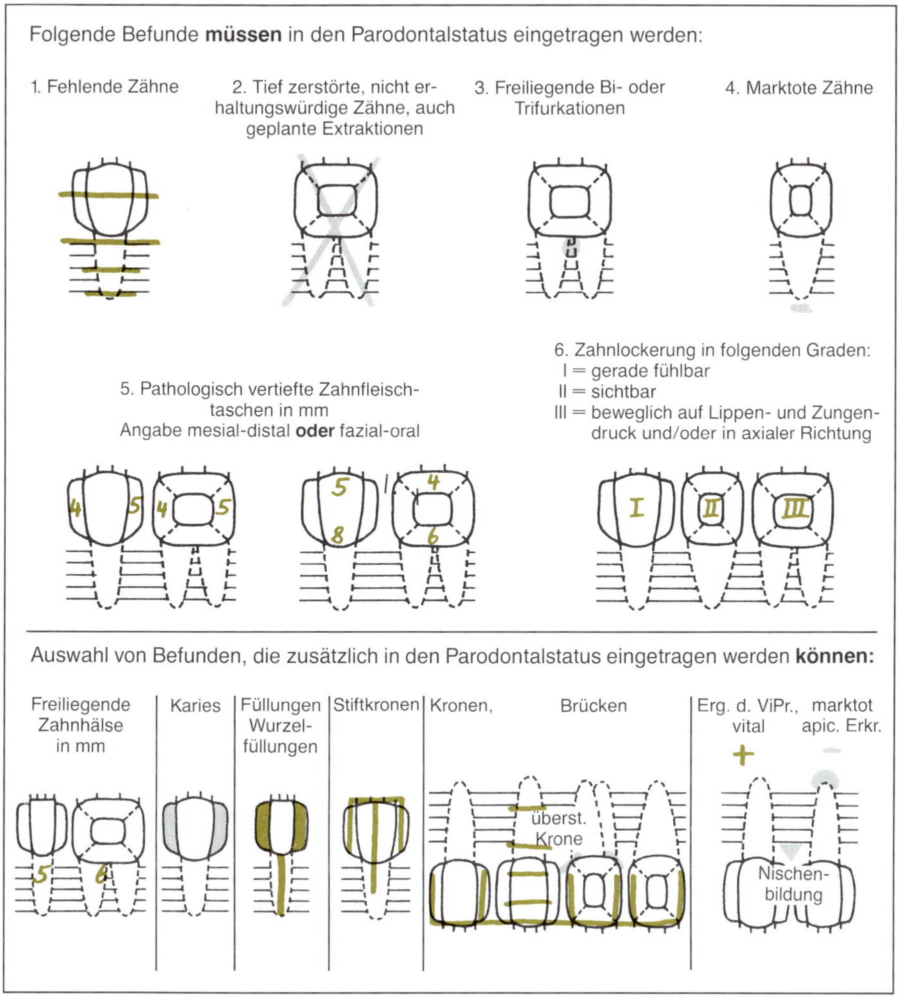

Abb. 10.5: Anleitung zum Parodontalstatus: Im Original werden die hier grün eingezeichneten Befunde in blau geschrieben und die grau gekennzeichneten Befunde in rot.

Dort wird angekreuzt, an welchen Zähnen eine chirurgische Parodontalbehandlung (Taschentherapie) erforderlich ist. Zusätzlich werden gegebenenfalls erforderliche Maßnahmen wie eine prothetische Versorgung, Schienung oder Einschleiftherapie eingetragen.

Chirurgische Parodontalbehandlung

Parodontalerkrankungen, die nach ordnungsgemäß durchgeführter Initialbehandlung noch bestehen, werden chirurgisch behandelt. Dabei sind folgende parodontal-chirurgische Eingriffe im Rahmen der systematischen Parodontalbehandlung wichtig:

- (sogenannte) geschlossene Kürettage
- Gingivektomie
- Gingivoplastik
- parodontale Lappenoperationen.

Weiterhin unterscheidet man noch verschiedene Eingriffe der mukogingivalen Chirurgie zur Verbreiterung der befestigten Gingiva, zur Rezessionsbehandlung und zur Beseitigung von störenden Bändern. Diese Behandlungen fallen jedoch nicht unter den PAR-Vertrag.

Abb. 10.6:
Geschlossene Kürettage

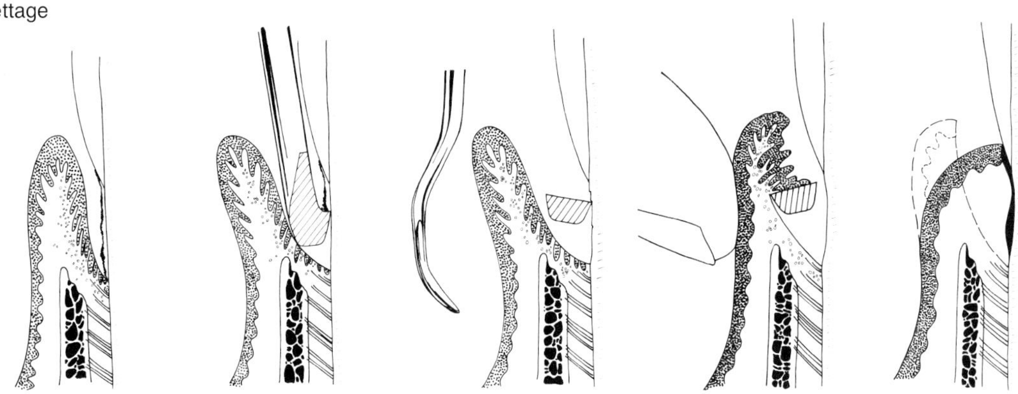

a) Befund vor Behandlung

b) Entfernung von subgingivalem Zahnstein mit einem Hakenscaler

c) Entfernung von nekrotischem Zement und Wurzelglättung mit einer Kürette

d) Weichteilkürettage mit einer Kürette, wobei das Gewebe mit einem Finger abgestützt wird

e) Anlagerung der Gingiva nach der Behandlung

Abb. 10.7:
Instrumente zur Kürettage und Wurzelglättung

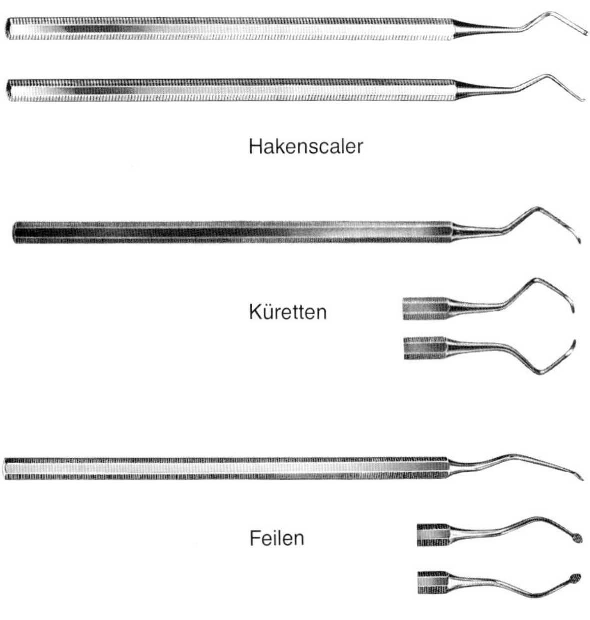

Geschlossene Kürettage

Bei der geschlossenen Kürettage werden die parodontalen Taschen ohne Aufklappung in örtlicher Betäubung ausgeschabt.

Zur geschlossenen Kürettage gehören folgende Arbeitsschritte:
- Subgingivale Plaque- und Zahnsteinentfernung mit Scalern und Küretten (Scaling)
- Entfernung von nekrotischem, toxinhaltigen Zement und Glättung der Wurzeloberfläche mit Küretten und Feilen (Root planing)
- Entfernung von krankhaft verändertem Taschengewebe mit Küretten (Weichteilkürettage).

Küretten (frz. Schaber) dienen also sowohl zum Entfernen von subgingivalem Zahnstein und nekrotischem Zement als auch zum Glätten der Wurzeloberfläche und Ausschaben des Taschengewebes. Sie haben in der Regel eine zierliche, löffelartige Form mit abgerundeter Spitze, so daß sie gut in die Zahnfleischtaschen eingeführt werden können.

Gingivektomie

Unter einer Gingivektomie versteht man die Abtragung von gingivalem Gewebe zur Beseitigung von Zahnfleischtaschen.

Eine Gingivektomie kann zum Beispiel durchgeführt werden, bei:
- Gingivahyperplasie mit Pseudotaschen (siehe Kap. 5.5.5) oder
- Zahnfleischtaschen über der knöchernen Alveole (supraalveoläre Taschen) mit verdickter Gingiva.

In Kombination mit einer Gingivektomie wird häufig auch eine Gingivoplastik durchgeführt, um die natürliche anatomische Form der verbleibenden Gingiva wiederherzustellen.
Bei der praktischen Durchführung werden die tiefsten Punkte der Zahnfleischtaschen zunächst mit einer speziellen Taschenmarkierungspinzette auf der Außenseite dargestellt. Dazu führt man die gerade Branche jeweils bis zum Taschengrund und markiert die Taschentiefe mit der abgeknickten Branche auf der Außenseite, indem die Pinzette zusammengedrückt wird. Anschließend kann die markierte Gingiva mit entsprechenden Gingivektomiemessern abgetragen werden. Für die anschließende anatomische Ausformung des Gingivasaumes eignen sich vor allem kleine Elektroschlingen.

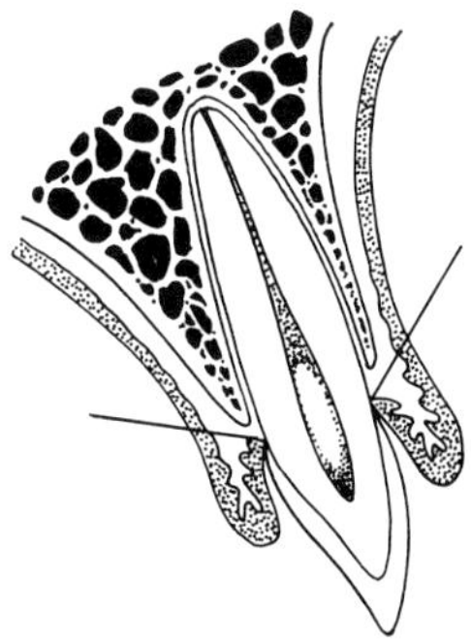

Abb. 10.8: Schnittführung zur Gingivektomie

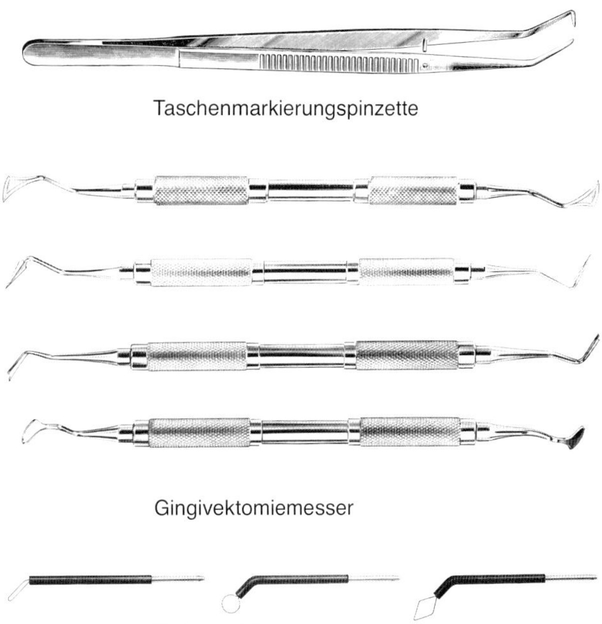

Abb. 10.9: Instrumente zur Gingivektomie

Gingivoplastik

Die Gingivoplastik ist eine chirurgische Maßnahme zur Wiederherstellung der natürlichen anatomischen Form der Gingiva.

Die Gingivoplastik ist somit kein Eingriff zur Beseitigung von Zahnfleischtaschen. Vielmehr dient sie der natürlichen Ausformung des Zahnfleisches, z. B. bei wulstartigen Verdickungen oder bei Gingivahyperplasien. Die Gingivoplastik wird dabei häufig in Kombination mit einer Gingivektomie durchgeführt. Man verwendet dazu schneidende Instrumente und/oder Elektroschlingen mit einem Hochfrequenz-Chirurgiegerät.

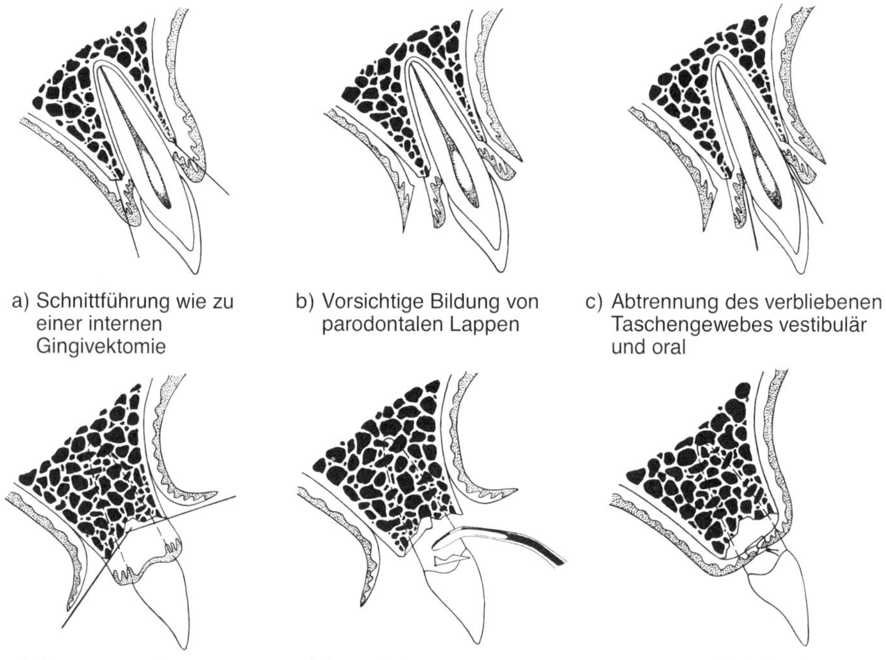

Abb. 10.10:
Beispiel einer parodontalen Lappenoperation (modifizierte Widman-Operation)

a) Schnittführung wie zu einer internen Gingivektomie

b) Vorsichtige Bildung von parodontalen Lappen

c) Abtrennung des verbliebenen Taschengewebes vestibulär und oral

d) Abtrennung des verbliebenen Taschengewebes interdental

e) Ausschabung von verbliebenem Taschengewebe und gründliche Wurzelglättung

f) Wundverschluß durch interdentale Nähte

Parodontale Lappenoperation

Unter einer parodontalen Lappenoperation versteht man ein chirurgisches Verfahren, bei dem ein Schleimhaut- bzw. Schleimhaut-Periost-Lappen vom Zahn und oberen Rand des Alveolarfortsatzes abgelöst wird. Die Bildung des Lappens dient dabei nur dazu, die tieferliegenden parodontalen Schädigungen darzustellen und zu behandeln.

Durch die Bildung eines parodontalen Lappens können die Wurzeloberflächen und Knochentaschen unter direkter Sicht kürettiert werden. Man nennt dies auch eine **offene Kürettage** im Gegensatz zur geschlossenen Kürettage ohne Zahnfleischschnitt.
Zur Behandlung werden Skalpelle, Raspatorien und Nadelhalter mit entsprechendem Nahtmaterial sowie die üblichen Instrumente zur Reinigung und Glättung der Wurzeloberflächen benötigt.

Mukogingivale Chirurgie

Zur mukogingivalen Chirurgie gehören Eingriffe zur Verbreiterung der befestigten Gingiva, zur Behandlung von Rezessionen und zur Beseitigung von Bändern, die im Bereich der marginalen Gingiva ansetzen.

Ein typisches Beispiel für die mukogingivale Chirurgie ist die Verbreiterung der befestigten Gingiva mit einem freien Schleimhauttransplantat. Dazu wird die Schleimhaut im Bereich der Mukogingivalgrenze durchtrennt und anschließend zusammen mit darunterliegendem Bindegewebe und Muskelfasern vorsichtig vom Periost abpräpariert. Anschließend wird die Schleimhaut im apikalen Bereich an

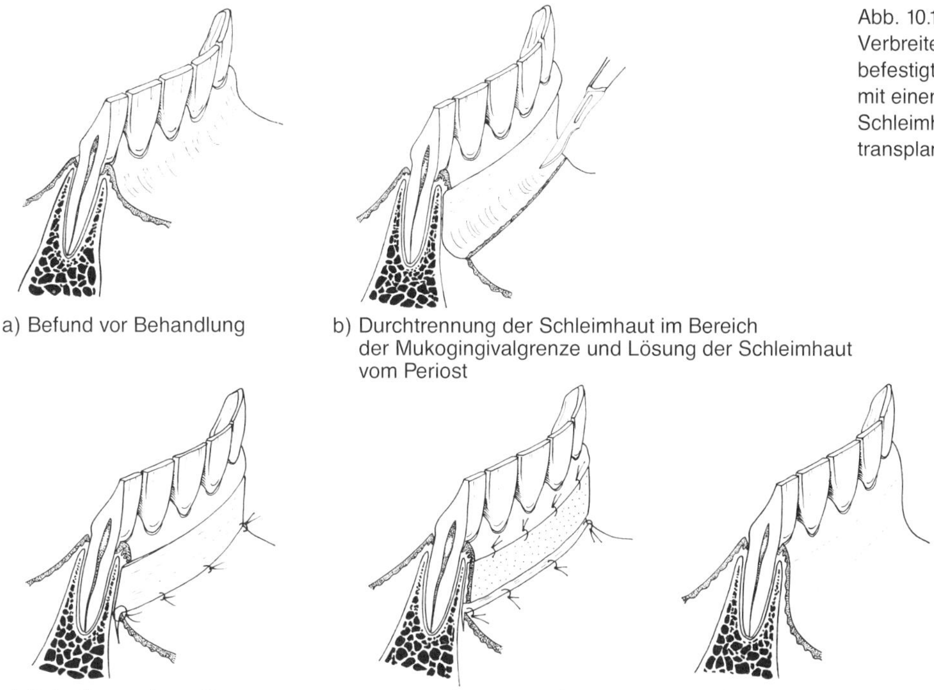

Abb. 10.11: Verbreiterung der befestigten Gingiva mit einem freien Schleimhauttransplantat

a) Befund vor Behandlung

b) Durchtrennung der Schleimhaut im Bereich der Mukogingivalgrenze und Lösung der Schleimhaut vom Periost

c) Befestigung der gelösten Schleimhaut am Periost im apikalen Bereich

d) Deckung des entstandenen Defektes durch ein freies Schleimhauttransplantat

e) Befund nach Wundheilung

das verbliebene Periost angenäht. Der entstandene Defekt wird durch Schleimhaut bedeckt, die z. B. am Gaumen entnommen werden kann. Diese Schleimhaut wird als freies Transplantat auf den Defekt gelegt und mit Nähten fixiert.

Wundverband Im Rahmen der chirurgischen Parodontalbehandlung wird häufig eine Abdeckung der Wunde erforderlich. Man spricht dann auch von einem Zahnfleischverband. Die Industrie bietet dazu verschiedene Produkte an (z. B. Peripac bzw. Coe-pak).

Funktionelle Behandlung Im Zusammenhang mit einer Parodontalbehandlung kann es erforderlich sein, okklusale Über- oder Fehlbelastungen auszuschalten. Dies erfolgt in der Regel durch Einschleifen im Mund des Patienten, eventuell nach einer vorangegangenen Aufbißschienen-Behandlung.

10.4 Erhaltungstherapie – Recall

Der Dauererfolg einer Parodontalbehandlung hängt wesentlich von einer konsequent durchgeführten Erhaltungstherapie ab. Der Patient muß dazu in regelmäßigen Abständen wiedereinbestellt werden (recall engl. – Zurückrufung). Die Abstände zwischen diesen Terminen sollten 6 Monate (besser: 3 Monate) nicht überschreiten.

Im Rahmen dieser Nachbehandlungen sollte eine sorgfältige Kontrolle der Mundhygiene, eine erneute Anleitung und Motivation des Patienten sowie eine professionelle Zahnreinigung erfolgen. Vom Ergebnis dieser Nachuntersuchungen und eventuell erforderlicher weiterer Behandlungsschritte hängt der Zeitabstand bis zum nächsten Behandlungstermin ab.

11 Prothetische Zahnheilkunde

11.1 Aufgabengebiete

Eine **Prothese** ist ein künstlicher Ersatz aus körperfremdem Material für ein fehlendes Körperteil. Aufgabengebiet der **prothetischen Zahnheilkunde** ist der Ersatz fehlender Zähne durch festsitzenden oder herausnehmbaren Zahnersatz. Entsprechend wird dieses Fachgebiet auch als **Zahnersatzkunde** bezeichnet.
Die prothetische Zahnheilkunde beschränkt sich jedoch nicht allein auf den Ersatz fehlender Zähne und den Lückenschluß im Kiefer. Vielmehr berücksichtigt sie auch die funktionellen Auswirkungen des Zahnverlustes und der entsprechenden prothetischen Versorgung. Diese **funktionelle Betrachtung des Kauorgans** bildet dabei das Fachgebiet der **Gnathologie,** der Lehre von der Gebißfunktion (wörtlich: Lehre vom Kiefer).
Ein Spezialgebiet der zahnärztlichen Prothetik ist die Versorgung von Patienten mit Defekten im Mund-Kiefer-Gesichtsbereich. Die in diesen Fällen erforderlichen **Defektprothesen** werden vor allem in entsprechend fachkundigen Kieferkliniken angefertigt. Abnehmbare Defektprothesen zum Ersatz von Teilen des Gesichts werden als **Epithesen** bezeichnet.

11.2 Behandlungsplanung

Eine wichtige Voraussetzung für jede prothetische Versorgung ist eine systematische Behandlungsplanung.
Grundlagen zum Aufstellen eines Behandlungsplans sind:
- Anamnese
- extraoraler und intraoraler Befund
- Röntgenstatus
- Gebißmodelle.

Die Erhebung von Anamnese und Befund wurde bereits ausführlich in Kapitel 7.2 dargestellt. Für eine prothetische Planung sind vor allem folgende Fragen wichtig:
- Welche Zähne fehlen?
- Wie ist der Zustand der verbliebenen Zähne? (Karies? Vitalität? parodontale Taschen? Lockerung?)
- Wie sind Okklusion und Artikulation?
- Bestehen Kiefergelenksbeschwerden?
- Wie ist die Mundhygiene?
- Wie ist die Ästhetik?
- Liegen retinierte Zähne vor?

Zur prothetischen Planung sind die oben genannten Fragen zu beantworten. Daraufhin ist sorgfältig zu prüfen:
- Welche Zähne können erhalten werden?
- Welche Zähne müssen ersetzt werden?
- Wie ist die prothetische Versorgung durchzuführen?

Vor der Anfertigung des Zahnersatzes ist das Gebiß des Patienten gründlich zu sanieren. Soweit erforderlich, gehören dazu:
- Anleitung und Motivation des Patienten zu einer guten Mundhygiene
- Karies- und Füllungstherapie
- Wurzelkanalbehandlungen
- Parodontalbehandlungen
- Behandlung von funktionellen Störungen
- Entfernung von nicht erhaltungswürdigen Zähnen.

11.3 Abformung

Zur Herstellung prothetischer Arbeiten werden in der Regel Modelle benötigt, die eine exakte Wiedergabe der Mundverhältnisse im Labor ermöglichen. Zur Herstellung dieser Modelle ist eine entsprechend sorgfältige **Abformung** der Kiefer mit den angrenzenden Weichteilen erforderlich. Im Labor werden diese Abformungen ausgegossen. Mit Hilfe einer Bißnahme können die so erhaltenen Modelle anschließend in einem **Artikulator** (Gelenksimulator) einander zugeordnet werden.
Die Abformung stellt somit das wichtige Bindeglied zwischen der zahnärztlichen Behandlung am Patienten und der zahntechnischen Arbeit im Labor dar. In der Praxis wird jedoch oft nicht von einer Abformung, sondern von einem **Abdruck** gesprochen. Dies ist aber nicht ganz richtig, da bei der Abformung in der Regel kein Druck ausgeübt wird.

Abformarten

Es gibt eine Fülle unterschiedlicher Abformarten. Dabei ist die Unterscheidung zwischen anatomischer Abformung und Funktionsabformung wichtig.

Anatomische Abformung Bei dieser Abformung werden die Zähne mit den umgebenden Schleimhäuten und Bändern in Ruhe wiedergegeben. Man nennt dies auch eine **Situationsabformung,** da hierbei die normale Situation im Mund wiedergegeben wird.
Die anatomische Abformung wird durchgeführt, um z. B. Studienmodelle zur Behandlungsplanung oder Arbeitsmodelle zur Herstellung von Funktionslöffeln, Kronen und Brücken, Teilprothesen, Provisorien oder kieferorthopädischen Apparaten zu erhalten.

Funktionsabformung Bei dieser Abformung wird das Bewegungsspiel der Schleimhäute und Bänder wiedergegeben. Es werden aktive und passive Bewegungen der Wangen und Lippen, der Zunge sowie des Weichgaumens während der Abbindezeit des Abformmaterials durchgeführt.
Besondere Bedeutung hat die Funktionsabformung für die Anfertigung von Vollprothesen. Die beweglichen Schleimhautanteile am zukünftigen Prothesenrand (dem Funktionsrand) müssen sorgfältig abgeformt werden, damit die Prothese später nicht durch Funktionsbewegungen abgehebelt werden kann.

Bei der **Abformung von beschliffenen Zähnen** kommt es besonders auf die exakte Wiedergabe der Präparationsgrenze an. Es haben sich dazu als spezielle Verfahren die Ringabformung, Korrekturabformung und Doppelmischabformung besonders bewährt.
Bei der **Ringabformung** werden die beschliffenen Zahnstümpfe einzeln mit Hilfe von angepaßten Ringen (zumeist aus Kupfer) abgeformt. Diese Ringe werden von der Industrie in verschiedenen Größen vorgefertigt geliefert und müssen nur noch dem individuellen Verlauf der Gingiva entsprechend zugeschnitten werden. Anschließend werden sie mit einem Abformmaterial gefüllt und über den präparierten Stumpf geschoben. Die Position der verschiedenen Ringe zueinander wird abschließend durch eine Sammelabformung festgehalten.
Wenn keine Metallringe als Hilfsmittel zur Abformung benutzt werden, so muß die Zahnfleischfurche zunächst mit Baumwollfäden (sogenannten **Retraktionsfäden)** oder elastischen Ringen erweitert werden, um eine exakte Wiedergabe der Präparationsgrenze zu ermöglichen.

Bei der **Korrekturabformung** wird zunächst eine Vorabformung mit einer knetbaren oder zähfließenden Abformmasse durchgeführt, während die Fäden noch liegen. Diese Vorabformung wird anschließend gründlich gesäubert und getrocknet. Damit der Löffel anschließend zur Korrekturabformung erneut eingesetzt werden kann, werden die störenden Abformungen der Interdentalräume und eventuell vorhandener Brückenglieder herausgeschnitten.
Zur Korrekturabformung werden die Retraktionsfäden entfernt und die Zahnstümpfe gründlich getrocknet. Anschließend wird ein dünnfließendes Abformmaterial in den Löffel gefüllt. Zusätzlich empfiehlt es sich, das dünnfließende Abformmaterial auch mit einer speziellen Abformspritze in die geöffnete und getrocknete Zahnfleischtasche einzuspritzen. Darauf wird der Abformlöffel wieder in den Mund eingesetzt.

Bei der **Doppelmischabformung** wird der Abformlöffel im Gegensatz zur Korrekturabformung nur einmal eingesetzt. Nach Entfernung der Fäden und Trocknung der Stümpfe wird gleichzeitig ein dünnfließendes Abformmaterial in die Zahnfleischfurche gespritzt und ein zähfließendes bzw. knetbares Abformmaterial in den Abformlöffel gefüllt. Anschließend wird der Löffel eingesetzt, so daß sich beide Materialien im Mund miteinander verbinden.

Neben der Abformung bei geöffnetem Mund gibt es auch die Möglichkeit einer **mundgeschlossenen Abformung.** Zur Herstellung von Vollprothesen hat dieses Verfahren den Vorteil, daß gleichzeitig beide Kiefer abgeformt werden und dabei auch ihre Lage zueinander wiedergegeben wird.

Abformlöffel

Abformlöffel dienen bei der Abformung als Träger für die Abformmaterialien. Man unterscheidet von der Industrie hergestellte Konfektionslöffel und im zahntechnischen Labor angefertigte individuelle Löffel.

Konfektionslöffel werden in verschiedenen Größen für bezahnte, teilbezahnte und unbezahnte Kiefer angeboten. Zusätzlich gibt es spezielle Löffel für Teilabformungen. Zum besseren Halt des Abformmaterials können die Löffel perforiert sein oder einen wulstartig verdickten Rand haben.

Individuelle Löffel werden nach vorangegangener Abformung mit einem Konfektionslöffel individuell auf einem entsprechenden Gipsmodell zumeist aus Kunststoff hergestellt. Man benötigt individuelle Löffel vor allem für Funktionsabformungen, wobei ihr Rand im Mund des Patienten exakt ausgeformt wird. Zusätzlich können individuelle Löffel auch zur Situationsabformung bei außergewöhnlichen Kieferformen oder Zahnfehlstellungen erforderlich sein.

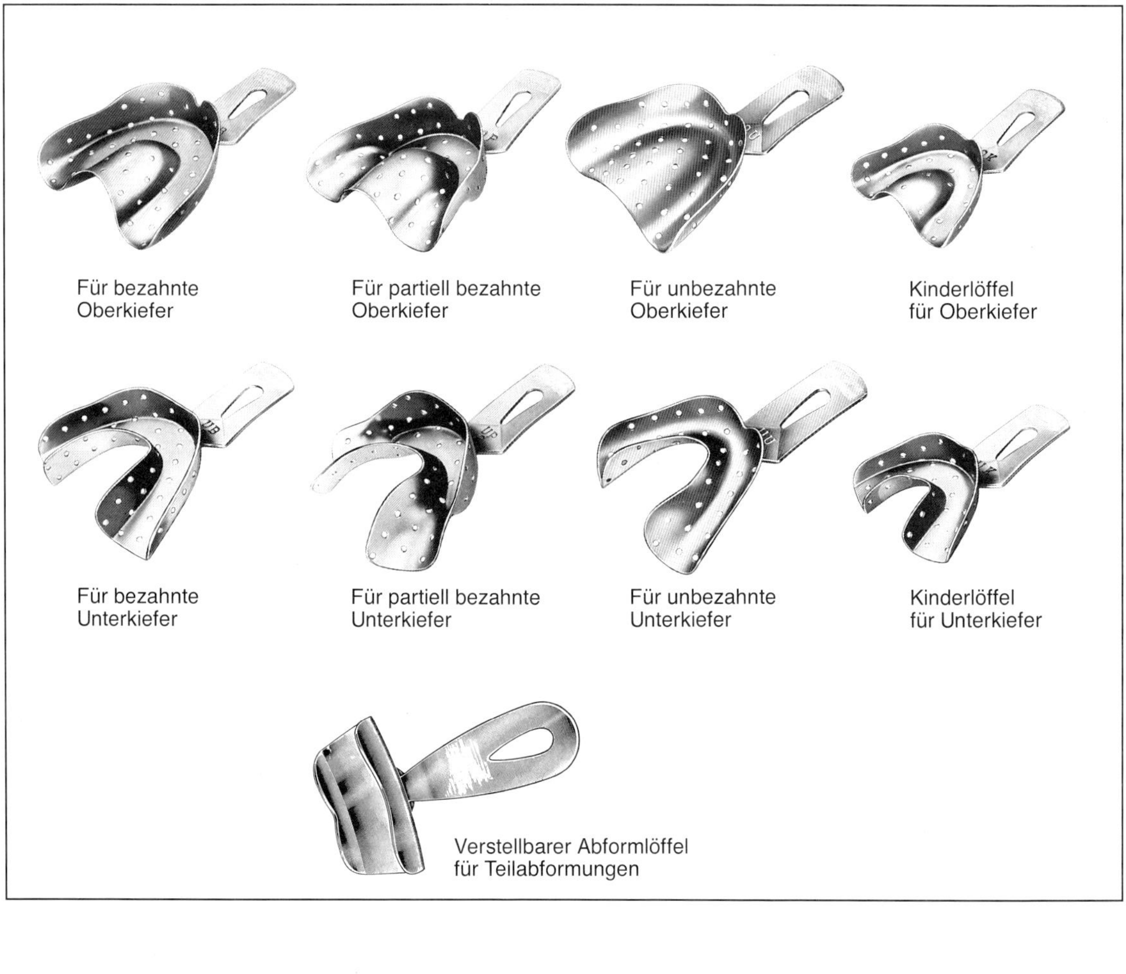

Abb. 11.1: Konfektionierte Abformlöffel

Abformmaterialien

Die Abformmaterialien können nach ihren Werkstoffeigenschaften in 4 Gruppen eingeteilt werden:

- **irreversibel-starre Massen:** Bei diesen Abformmassen ist der chemische Aushärtungsvorgang irreversibel (= nicht umkehrbar). Zu dieser Gruppe gehören die Abdruckgipse, Zinkoxid-Eugenol-Pasten und Kunststoffabformmassen.
- **reversibel-starre, thermoplastische Massen:** Diese Materialien sind bei höherer Temperatur plastisch (formbar) und härten durch Abkühlung bei Mundtemperatur aus. Durch erneute Erwärmung ist der Aushärtungsprozeß reversibel (umkehrbar). Zu dieser Gruppe gehören z. B. die Kompositionsmassen Stents und Kerr sowie Guttapercha.
- **reversibel-elastische, thermoplastische Massen:** Diese Materialien sind bei höherer Temperatur plastisch (formbar) und bei Mundtemperatur elastisch. Zu dieser Gruppe gehören die reversiblen Hydrokolloide.
- **irreversibel-elastische Massen:** Zu dieser Gruppe gehören die Alginate und die gummielastischen Kunststoffabformmassen (Silikone, Polyäther, Polysulfide), die auch als Elastomere bezeichnet werden.

Bei der praktischen Anwendung müssen die Verarbeitungshinweise der Hersteller sorgfältig beachtet werden, um eine exakte Wiedergabe der Mundverhältnisse bei der Abformung zu erhalten.

Es folgen nun Details zur Anwendung und Verarbeitung der verschiedenen Abformmaterialien.

Abdruckgips Für Abformungen kann spezieller Gips verwendet werden, der in kurzer Zeit mit nur geringer Wärmeentwicklung abbindet. Das Anmischen erfolgt zweckmäßigerweise in einem Gumminapf. Man gießt dazu zunächst die entsprechende Wassermenge in den Napf und streut anschließend das Gipspulver ein. Darauf rührt man den Gips zu einer homogenen Masse an. Kaltes Wasser bzw. Zusatz von viel Wasser verlängert die Abbindezeit; warmes Wasser, langes Anrühren und Verwendung von gipshaltigem Wasser (z. B. Wasser vom Gipstrimmer) verkürzt die Abbindezeit.

Abformgips kann gut zur anatomischen Abformung beim unbezahnten Kiefer verwendet werden. Benutzt man Abformgips beim bezahnten Kiefer, so kann der Gips in den meisten Fällen aufgrund der untersichgehenden Stellen der Zähne nicht in einem Stück entnommen werden. Der erhärtete Gips muß dann in Stücken herausgebrochen und anschließend im Abformlöffel wieder sauber zusammengesetzt werden.

Stents und Kerr Diese Abformmaterialien sind im Grundaufbau aus Harzen und Wachsen sowie verschiedenen Zusätzen zusammengesetzt. Sie werden entsprechend auch als Kompositionsmassen bezeichnet (compositio lat. – Zusammensetzung). Sie werden in Platten, Stangen oder Kegeln geliefert und im Wasserbad auf 55–65 °C erwärmt. Bei einer Temperatur von ca. 50 °C wird abgeformt. Im Mund erstarren die Kompositionsmassen, wobei die Erhärtung mit kaltem Wasser beschleunigt werden kann.

Reversible Hydrokolloide Diese Abformmaterialien bestehen aus Agar-Agar, Wasser und verschiedenen Zusätzen. Unter 40 °C bilden sie eine gallertartige, elastische Masse (ein Gel). Erwärmt man die Hydrokolloide, so werden sie dünnflüssig. Man spricht dann auch vom Sol-Zustand. Erwärmt man ein Hydrokolloid nun auf 100 °C, so bleibt es anschließend beim Abkühlen bis zu einer Temperatur von ca. 70 °C dünnflüssig. Erst bei tieferen Temperaturen geht es wieder in den Gel-Zustand über. Der Wechsel zwischen Gel- und Sol-Zustand hängt somit von der Temperatur ab und ist jederzeit rückführbar.

Bei der Abformung mit einem reversiblen Hydrokolloid ist eine spezielle Ausrüstung erforderlich:

- Abformlöffel mit der Möglichkeit zur Wasserkühlung

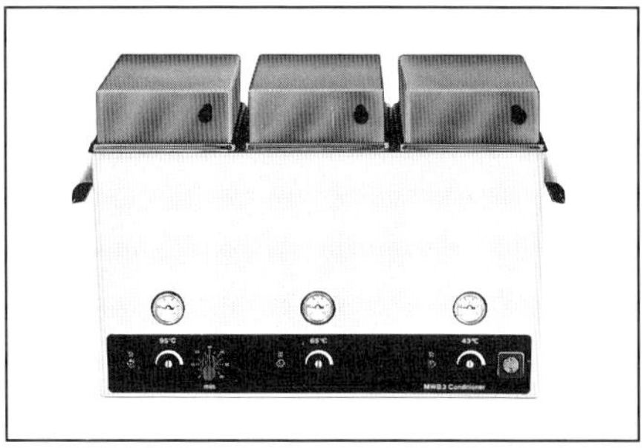

Abb. 11.2: Wasserbad mit 3 Kammern für Abformungen mit Hydrokolloiden

- Verbindungsschläuche zur Zuführung und Ableitung von Wasser
- Wasserbäder: Ein Wasserbad mit 100 °C zum Aufkochen des Hydrokolloids, ein Wasserbad mit ca. 65 °C zum Aufbewahren des aufgekochten Hydrokolloids und ein Wasserbad von ca. 45 °C zur Abkühlung des mit Hydrokolloid gefüllten Löffels auf die Gebrauchstemperatur.

Abformungen mit Hydrokolloiden sind direkt nach Entnahme aus dem Mund und entsprechender Säuberung auszugießen, da es sonst zu Ungenauigkeiten kommt.
Hydrokolloide werden als Abformmaterialien zur Herstellung von Inlays, Kronen, Brücken und Prothesen sowie als Dubliermaterial verwendet.

Alginate (alga lat. – Seetang) Diese Abformmaterialien bestehen aus Salzen der Alginsäure, die aus Meeresalgen und Seetang gewonnen werden, sowie einem großen Anteil an Füllstoffen. Beim Anrühren verwendet man zweckmäßigerweise einen Gumminapf. Dabei streut man zunächst das Pulver in den Napf und schüttet anschließend eine entsprechend dosierte Wassermenge hinzu. Das Alginat wird darauf mit einem Spatel zu einem gleichmäßigen Brei angerührt. Mit kaltem Wasser kann der Abbindevorgang verlangsamt, mit warmem Wasser beschleunigt werden.
Damit das Material bei der Abformung im Löffel haften bleibt, verwendet man in der Regel perforierte Löffel oder Löffel mit einem wulstartig verdickten Rand. Zusätzlich kann ein chemischer Kleber (Adhäsiv) oder ein Klebeband verwendet werden.
Nach der Abformung ist der Abformlöffel in üblicher Weise zu säubern und direkt auszugießen. Ist ein sofortiges Ausgießen nicht möglich, so muß die Abformung feucht aufbewahrt werden. Jede Aufbewahrung verschlechtert jedoch die Genauigkeit.
Alginate sind einfach zu handhabende Abformmassen. Sie werden vor allem zur Situationsabformung, Gegenkieferabformung und Herstellung von Planungs- und Dokumentationsmodellen verwendet.

Elastomere Abformmaterialien Als Elastomere bezeichnet man gummielastische Kunststoffe. Bei den elastomeren Abformmaterialien unterscheidet man nach dem chemischen Aufbau Silikone, Polyäther und Polysulfide.
Die elastomeren Abformmassen werden durch Vermischen mit einem Härter (Aktivator, Reaktor) angemischt. Dabei gehen sie vom formbaren (plastischen) Zustand in einen elastischen Zustand über. Die Zeit bis zum Erreichen der Elastizität hängt von der Menge des Härters, der Mischintensität und -zeit sowie der Temperatur ab. Die Abformung ist anschließend formstabil und kann daher auch noch Tage später ausgegossen werden. Elastomere Abformmassen unterscheiden sich damit grundlegend von den Alginaten und reversiblen Hydrokolloiden, die nach der Abformung durch Austrocknung schrumpfen.
Elastomere Abformmaterialien werden bei Funktionsabformungen und detailgetreuen Situationsabformungen zur Herstellung von Inlays, Kronen, Brücken und Prothesen verwendet. Für die verschiedenen Aufgabengebiete gibt es Elastomere in verschiedenen Konsistenzen. Dabei unterscheidet man:
- niedrigviskös = dünnfließend („light body")
- mittelviskös = mittlere Fließfähigkeit („regular")
- hochviskös = zähfließend („heavy body") bzw. knetbar („putty").

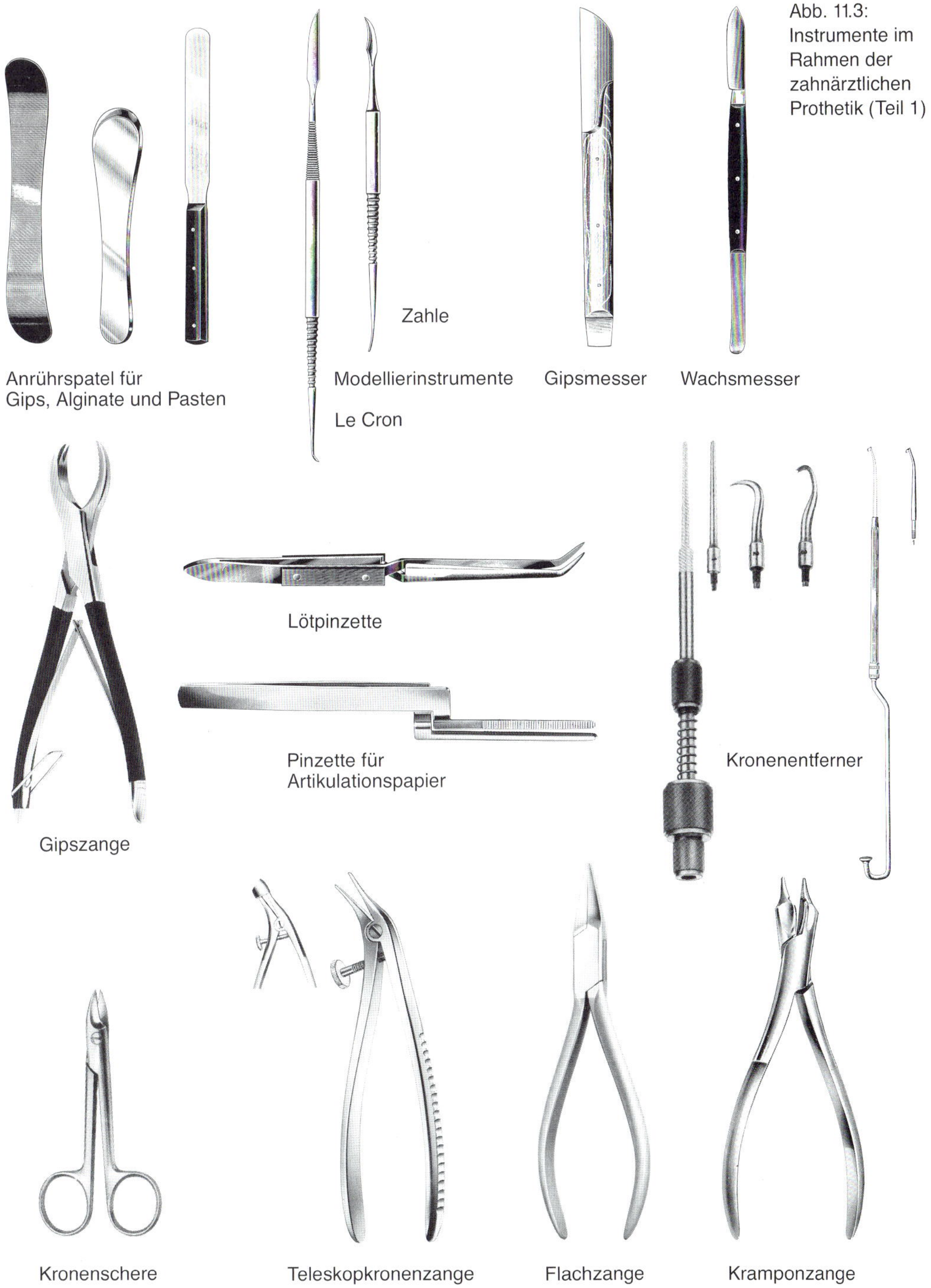

Abb. 11.3:
Instrumente im Rahmen der zahnärztlichen Prothetik (Teil 1)

Abb. 11.4:
Instrumente im Rahmen der zahnärztlichen Prothetik (Teil 2)

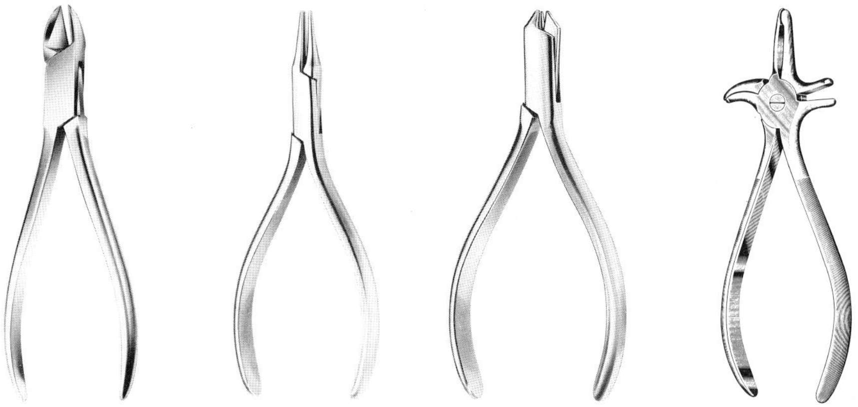

11.4 Festsitzender Zahnersatz

Der Zahnersatz kann grundsätzlich in 3 Gruppen eingeteilt werden:
- Festsitzender Zahnersatz
- Herausnehmbarer Zahnersatz
- Kombination von festsitzendem und herausnehmbarem Zahnersatz.

Als festsitzenden Zahnersatz bezeichnet man jeden Zahnersatz, der mit entsprechendem Zement fest an den noch vorhandenen Zähnen befestigt wird. Dazu gehören die Kronen und Brücken, wobei Einzelkronen jedoch nicht zum Zahnersatz, sondern zur Erhaltung noch vorhandener natürlicher Zähne dienen (siehe Kap. 8.8).

Abb. 11.5:
Fingerhutkronen und Doppelkronen

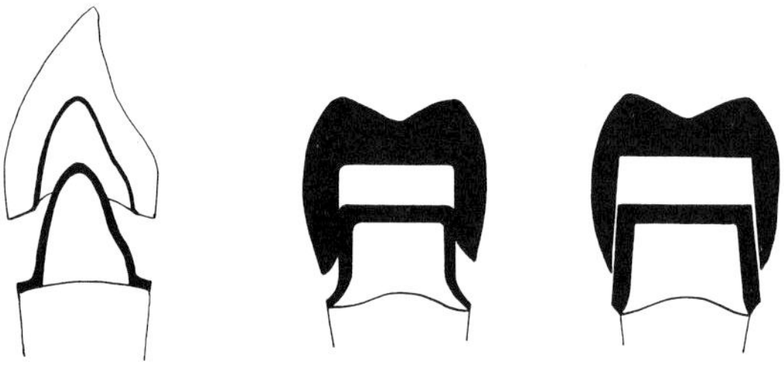

Erst wenn Kronen als Anker beim Ersatz von Zähnen verwendet werden, zählt man sie zu den prothetischen Leistungen. Besonders häufig werden dabei Vollgußkronen und Verblendkronen als Brückenanker benutzt.

Neben diesen bereits bei den Einzelkronen in Kap. 8.8 beschriebenen Kronenarten gibt es noch spezielle, im Rahmen der zahnärztlichen Prothetik verwendete Kronenarten, zu denen die Fingerhutkronen und Doppelkronen gehören.

- **Fingerhutkronen:** Sie bestehen aus einer dünnen, fingerhutähnlichen Metallkappe, die den gesamten Zahnstumpf bedeckt, und einer dazu passenden Mantelkrone, die auf diese Kappe aufzementiert wird. Fingerhutkronen werden als Brückenanker verwendet.
- **Doppelkronen:** Diese Kronen bestehen aus einer fest einzementierten Innenkrone (Primärkrone) und einer herausnehmbaren, darüber geschobenen Außenkrone (Sekundärkrone).
  Nach der Form unterscheidet man dabei **Teleskopkronen** mit parallelwandigen Innenkronen und **Konuskronen** mit leicht kegelförmigen Innenkronen.
  Doppelkronen werden zum Halt von herausnehmbaren Teilprothesen und abnehmbaren Brücken verwendet.

Brücken

Unter einer Brücke versteht man einen Zahnersatz, der mit Hilfe von Kronen auf Zähnen oder Zahnwurzeln verankert ist. Die Zähne bzw. Zahnwurzeln bezeichnet man als **Brückenpfeiler,** die Kronen als **Brückenanker** und die ersetzten Zähne als **Zwischenglieder** bzw. **Brückenkörper.**

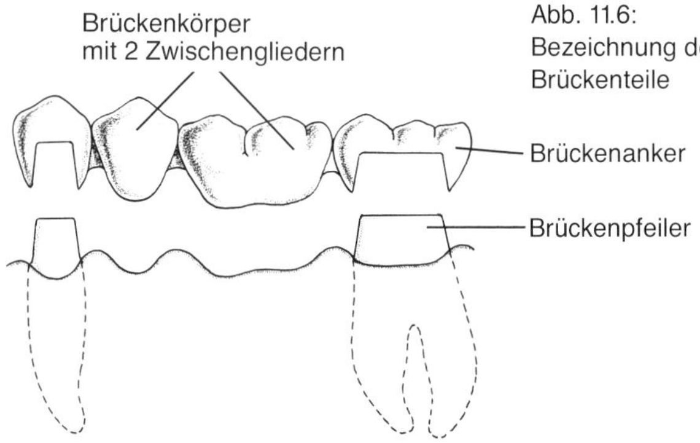

Abb. 11.6: Bezeichnung der Brückenteile

Nach der Konstruktion unterscheidet man unter anderem folgende **Brückenarten:**
- Einspannige Brücken, die eine einzelne Lücke schließen
- Mehrspannige Brücken, die mehrere Lücken schließen
- Freiendbrücken, die ein frei endendes Brückenglied haben
- Schwebebrücken, deren Zwischenglieder nicht der Schleimhaut aufliegen und somit unterspülbar sind
- Tangentialbrücken und Sattelbrücken, deren Zwischenglieder der Schleimhaut tangential oder sattelförmig aufliegen
- Kronenbrücken, Stiftkronenbrücken, Halbkronenbrücken und Inlaybrücken, jeweils nach der Art der verwendeten Brückenanker
- Festsitzende und abnehmbare Brükken
- Unverblendete, teilverblendete und vollverblendete Brücken
- Adhäsivbrücken (Klebebrücken, Maryland-Brücken), die flügelartig gestaltete Metallanker haben und mit geeigneten Komposits mit Hilfe der Säureätztechnik an den nur wenig beschliffenen Pfeilerzähnen befestigt werden.
- Geteilte Brücken, bei denen das Zwischenglied mit Hilfe eines Geschiebes oder einer Verschraubung mit dem Anker verbunden ist.

Abb. 11.7: Verschiedene Brückenarten

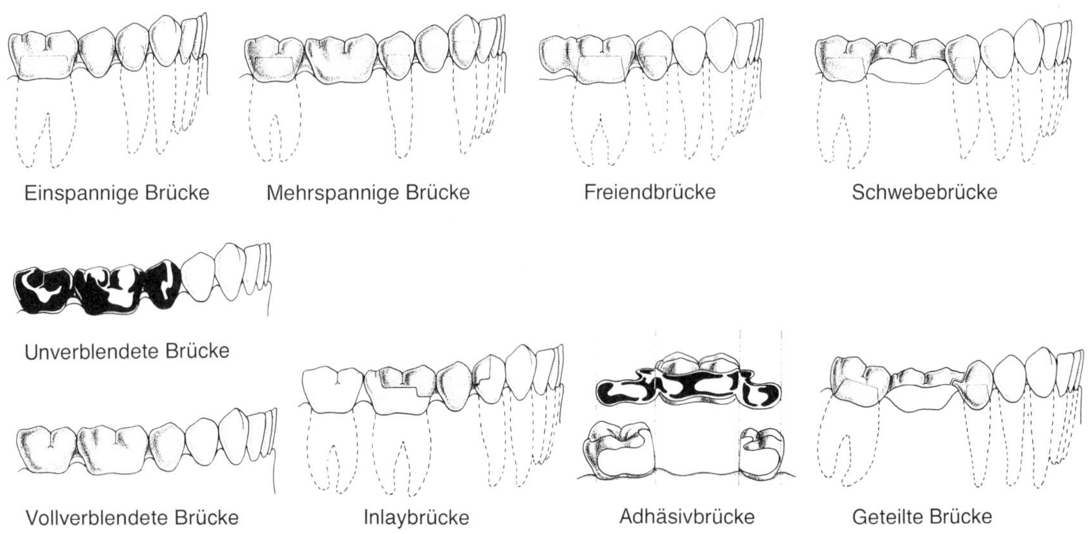

Kronen- und Brückenmaterialien

Als Kronen- und Brückenmaterialien werden verschiedene Metalle, keramische Massen und Kunststoffe verwendet. Diese Materialien können getrennt zur Herstellung von Vollgußkronen aus Metall oder Mantelkronen aus Keramik bzw. Kunststoff benutzt werden; häufig werden sie jedoch auch kombiniert angewendet. Dabei wird in der Regel ein Metallgerüst aus ästhetischen Gründen mit Keramik oder Kunststoff verblendet.

Bereits in Kapitel 8.2 wurden verschiedene Metalle, keramische Massen und Kunststoffe zur Füllungstherapie vorgestellt. Die dort erläuterten Goldlegierungen (Kap. 8.2.4) und keramischen Massen (Kap. 8.2.5) werden auch in der prothetischen Zahnheilkunde verwendet. Neben hochgoldhaltigen Legierungen werden jedoch auch goldreduzierte Legierungen und Nichtedelmetall-Legierungen (NEM-Legierungen) benutzt.

Besondere Bedeutung hat die **Verblendung von Kronen und Brücken** mit Kunststoffen oder keramischen Massen. Die **Verblendkunststoffe** leiten sich häufig von den Komposit-Füllungsmaterialien ab. Da zwischen den Kunststoffen und dem Metallgerüst keine direkte chemische Reaktion stattfindet, muß die Kunststoffverblendung entsprechend mechanisch auf dem Metallgerüst verankert werden oder eine spezielle Beschichtung als Haftvermittler aufgetragen werden.

Keramische Massen können dagegen auf das Metallgerüst aufgebrannt werden, wobei durch eine chemische Reaktion eine direkte Verbindung zwischen Gerüst und Verblendmaterial zustande kommt. Das Metallgerüst kann dabei aus folgenden Legierungen gegossen werden:

- hochgoldhaltige Legierungen, die mehr als 95 % Gold und Platinmetalle enthalten
- goldreduzierte Legierungen, die 75–95 % Gold und Platinmetalle enthalten
- Palladium-Basis-Legierungen, die mehr als 50 % Palladium enthalten
- Silber-Palladium-Legierungen, die mehr als 50 % Silber enthalten
- Nichtedelmetall-Legierungen (NEM-Legierungen), die als Hauptbestandteile Nickel und Chrom oder Kobalt und Chrom enthalten – jedoch kein Edelmetall.

Arbeitsablauf bei der Herstellung einer Brücke

1. Sitzung In einer vorbereitenden Sitzung erfolgt zunächst eine gründliche Untersuchung, wobei eine Anamnese sowie ein extraoraler und intraoraler Befund erhoben werden. Zusätzlich werden Röntgenbilder angefertigt, auf denen das apikale und marginale Parodontium sowie die Ausdehnung der Pulpa zu beurteilen ist.

Auf der Grundlage dieser Befunde wird anschließend ein Behandlungsplan aufgestellt (siehe Kap. 11.2). Gebißmodelle können dazu eine wertvolle Hilfe sein.

2. Sitzung Nach Abschluß der Behandlungsvorbereitungen empfiehlt sich im weiteren folgendes Vorgehen:

- Lokalanästhesie
- anatomische Abformung für die spätere provisorische Versorgung
- anatomische Abformung des Gegenkiefers
- Präparation der Zähne
- Einlegen von Retraktionsfäden
- Abformung der beschliffenen Zähne
- Bißnahme
- Auswahl der Zahnfarbe
- Anfertigung und Eingliederung von provisorischen Kronen bzw. Brücken

Labor Im Labor werden die Abformungen ausgegossen und entsprechende Sägemodelle hergestellt, bei denen die präparierten Stümpfe einzeln entnommen werden können. Die Modelle von Ober- und Unterkiefer werden mit Hilfe der Bißnahme einander zugeordnet und in einen **Artikulator** eingegipst. Mit dem Artikulator können Gelenkbewegungen nachgeahmt werden, so daß die Kronen bzw. Brücken im Labor funktionell korrekt ausgeformt werden können. Man unterscheidet dabei:

- **individuell einstellbare Artikulatoren,** die speziell auf die jeweilige Situation beim Patienten eingestellt werden können
- **standardisierte Mittelwertartikulatoren,** bei denen Durchschnittswerte für die Bewegungen des Kiefergelenkes eingestellt sind.

Neben diesen Artikulatoren gibt es auch einfache **Okkludatoren,** die lediglich ein reines Scharniergelenk haben. Mit ihnen kann nur die Okklusion, jedoch nicht die Artikulation überprüft werden.

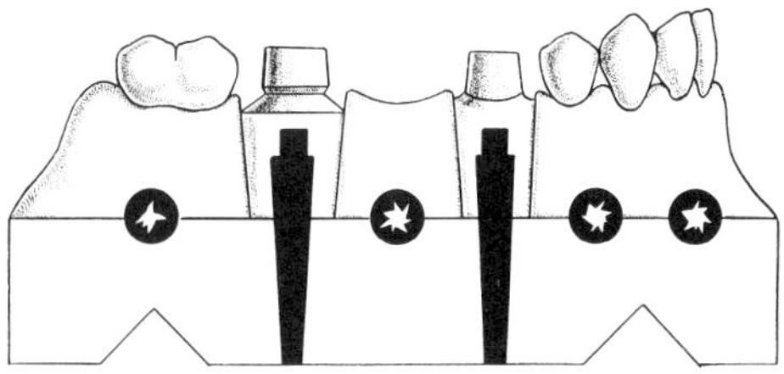

Abb. 11.8: Sägemodell zur Herstellung einer unteren Brücke

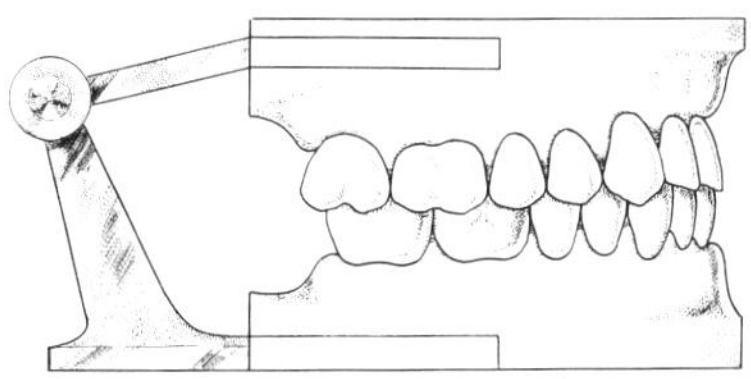

Okkludator ohne Möglichkeit zur Einstellung der Bißhöhe

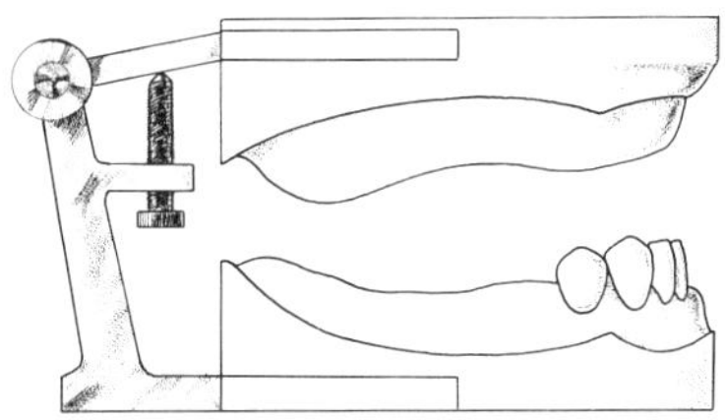

Okkludator mit Möglichkeit zur Einstellung der Bißhöhe

Abb. 11.9: Okkludatoren

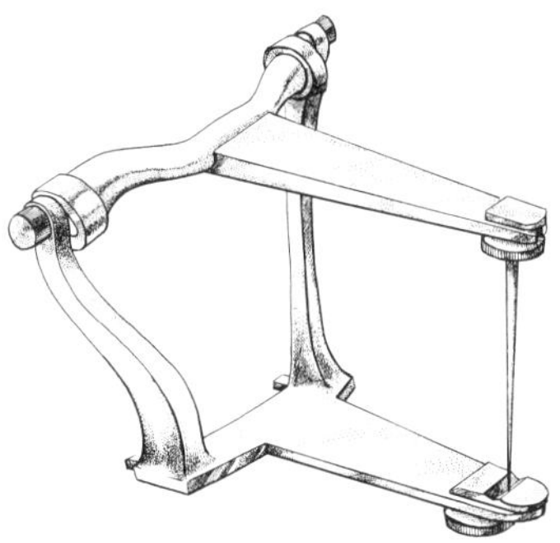

Mittelwertartikulator

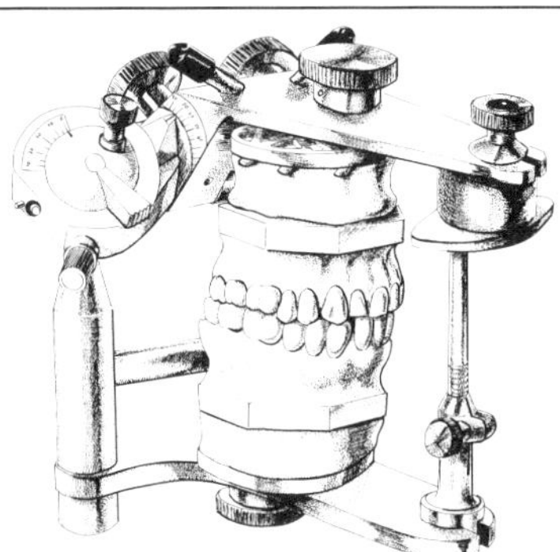

Individuell einstellbarer Artikulator

Abb. 11.10: Artikulatoren

Auf dem Arbeitsmodell wird im Labor zunächst eine Wachsmodellation der geplanten Brücke hergestellt. Diese Wachsmodellation wird anschließend zur Herstellung einer Gußform verwendet. Das entsprechende Vorgehen ist bereits in Kapitel 8.7 bei der direkten Herstellung eines Inlays beschrieben worden (siehe Abb. 8.18).

Nach dem Gußvorgang muß die Brücke noch ausgearbeitet werden, bevor sie anschließend zur Einprobe in die Zahnarztpraxis gebracht wird.

3. Sitzung Vor der Einprobe der Brücke werden zunächst die Provisorien entfernt. Dann wird die Brücke eingesetzt und auf einwandfreien Randschluß, richtig ausgeformte Kontaktpunkte zu den Nachbarzähnen sowie korrekte Okklusions- und Artikulationskontakte überprüft.
Zur Einprobe kann die Brücke bereits einschließlich Verblendung fertiggestellt sein. Es kann jedoch auch zunächst nur eine Gerüsteinprobe erfolgen, so daß die Verblendung anschließend in einem zweiten Arbeitsgang noch im Labor angefertigt werden muß.
Wenn die Brücke bereits fertiggestellt ist, so kann sie provisorisch oder bereits definitiv einzementiert werden. Anschließend muß der Zementüberschuß entfernt und das Parodontium sorgfältig auf störende Reize kontrolliert werden.

4. Sitzung Nach einer ersten Tragezeit wird die eingegliederte Brücke kontrolliert. Dabei wird insbesondere die Okklusion und Artikulation sowie der Zustand des Parodontiums überprüft.

11.5 Herausnehmbarer Zahnersatz

Herausnehmbarer Zahnersatz kann und muß vom Patienten zur Säuberung aus der Mundhöhle herausgenommen und anschließend wieder eingesetzt werden. Dabei unterscheidet man:
- partiellen Zahnersatz (Teilprothesen)
- totalen Zahnersatz (Vollprothesen).

11.5.1 Teilprothesen

Teilprothesen sind herausnehmbare Konstruktionen zum Zahnersatz im Lückengebiß. Sie enthalten künstliche Zahnreihen, die auf einer **Prothesenbasis** befestigt sind. Die zahntragenden Anteile der Prothesenbasis werden auch als **Prothesensättel** bezeichnet. Diese Prothesensättel werden durch eine zusammenhängende **Basisplatte** oder einzelne **Gerüstteile** (z. B. Transversalbügel, Sublingualbügel) miteinander verbunden. Die Verankerung der Teilprothese an den restlichen Zähnen erfolgt durch Klammern, Geschiebe, Stege, Knopfanker, Doppelkronen, Gelenke oder Riegel.

Einteilung der Teilprothesen

Teilprothesen können unter anderem nach ihrer technischen Ausführung, der Anordnung des Lückengebisses, ihrer Abstützung auf den restlichen Zähnen und ihrer Tragedauer eingeteilt werden.

Nach der **technischen Ausführung** spricht man unter anderem von Kunststoffprothesen, Modellgußprothesen, Teleskopprothesen, Klammerprothesen und Geschiebeprothesen.

Nach der **Anordnung des Lückengebisses** unterscheidet man unter anderem:
- **Schaltprothesen** zum Zahnersatz bei Lücken innerhalb einer Zahnreihe
- **Freiendprothesen** zum Zahnersatz bei verkürzter Zahnreihe
- **Kombinationen von Schalt- und Freiendprothesen** zur Versorgung einer Schaltlücke und einer verkürzten Zahnreihe in einem Kiefer.

Wenn eine beidseits verkürzte Zahnreihe mit einem Restgebiß nur noch im vorderen Bereich vorliegt, so spricht man auch von einem **anterioren Restgebiß.**

Nach der **Abstützung der Teilprothese** unterscheidet man:
- **parodontal getragene Prothesen,** die vollständig auf den verbliebenen natürlichen Zähnen abgestützt sind. Dies ist vor allem bei Schaltlücken möglich, wobei die Abstützung z. B. durch Klammerauflagen oder Doppelkronen erfolgen kann.

- **parodontal-gingival getragene Prothesen,** die jeweils zum Teil von den natürlichen Zähnen und der unbeweglichen Schleimhaut getragen werden. Dies ist vor allem bei Freiendprothesen der Fall, wobei die Prothese im vorderen Anteil vor allem parodontal abgestützt ist und im hinteren Bereich vorwiegend gingival getragen wird.
- **schleimhautgetragene Prothesen,** die nicht an den Restzähnen abgestützt sind. Bei ihnen wird der gesamte Kaudruck auf die Kieferschleimhaut weitergeleitet. Um den Kaudruck dabei möglichst gut zu verteilen, wird die Prothesenbasis bei schleimhautgetragenen Prothesen möglichst auf alle belastbaren Kieferabschnitte ausgedehnt.

Nach der **Tragedauer** unterscheidet man:
- **Interimsprothesen (Übergangsprothesen),** die nur ein vorläufiger Zahnersatz bis zur Anfertigung von endgültigen Prothesen sind (interim lat. – inzwischen, einstweilen). Sie können z. B. nach einer Zahnextraktion angefertigt werden und dienen dann als Zahnersatz bis zur endgültigen Versorgung.
- **definitive Prothesen.**

Von den Interimsprothesen sind sorgfältig die **Immediatprothesen (Sofortprothesen)** zu unterscheiden, die bereits vor einer Zahnextraktion angefertigt und unmittelbar nach der Zahnentfernung eingegliedert werden (immediatus lat. – unmittelbar). Die Immediatprothesen werden auf einem Kiefermodell hergestellt, auf dem die zu entfernenden Zähne abgetragen (radiert) wurden.
Der Patient soll die Immediatprothese nach der Zahnentfernung zu Hause zunächst nicht herausnehmen, so daß die Prothese wie ein Wundverband wirken kann. Am nächsten Tag wird die Prothese dann in der Praxis kontrolliert, wobei Druckstellen vorsichtig entfernt werden.

Mit zunehmender Wundheilung wird die

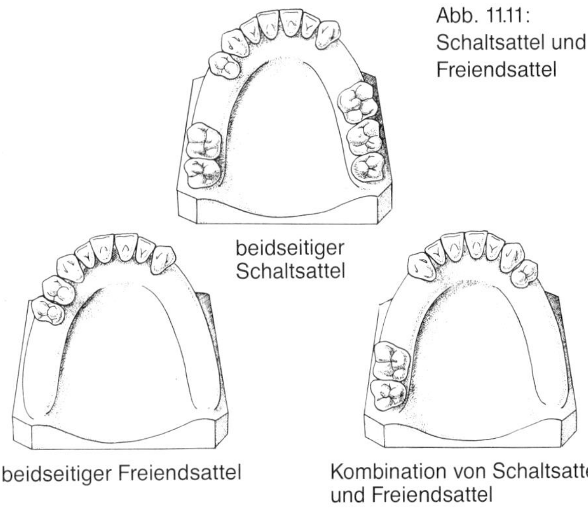

Abb. 11.11: Schaltsattel und Freiendsattel

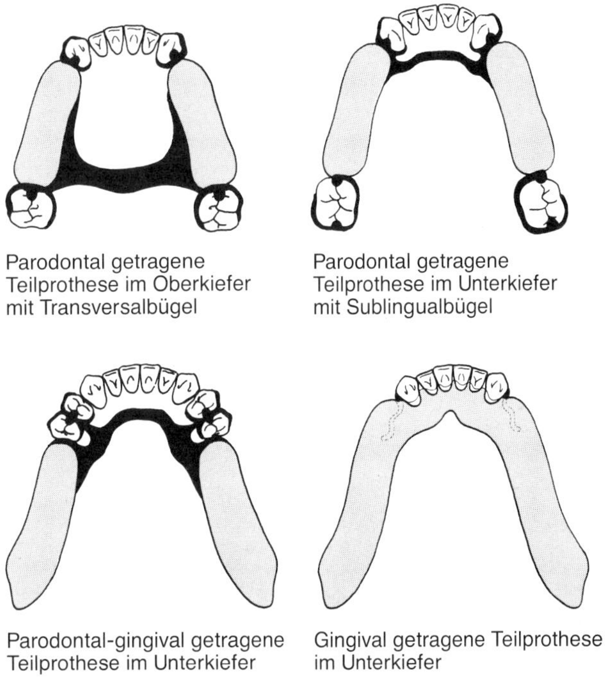

Abb. 11.12: Parodontale Abstützung und gingivale Lagerung von Prothesen

Paßgenauigkeit der Prothese immer schlechter, so daß sie später unterfüttert oder durch einen neuen Zahnersatz ersetzt werden muß.

Materialien für Teilprothesen

Modellgußprothesen werden zum geringen Teil aus harten Edelmetallegierungen, vor allem aber aus Kobalt-Chrom-Legierungen mit verschiedenen Zusätzen (z. B. Molybdän) hergestellt. Die zahntragenden Prothesensättel werden anschließend aus Kunststoff aufgebaut.
Die **gebogenen Drahtklammern** können ebenfalls aus harten Edelmetallegierungen bestehen. Im allgemeinen werden Drahtklammern jedoch aus Edelstahl mit Zusätzen von Chrom und Nickel hergestellt.
Die **Prothesenkunststoffe** sind in der Regel aus Methakrylat aufgebaut. Sie werden von der Industrie in Form von Pulver (Polymer) und Flüssigkeit (Monomer) geliefert und müssen vor Gebrauch zunächst angemischt werden (siehe auch Kap. 8.2.3). Man unterscheidet dabei grundsätzlich zwischen Heißpolymerisaten und Kaltpolymerisaten (bzw. Autopolymerisaten). Während die Polymerisation bei den Heißpolymerisaten erst nach Wärmezufuhr einsetzt, härten die Kaltpolymerisate direkt nach dem Anmischen von selbst ohne Wärmezufuhr aus.

Abb. 11.13: Aufbau einer Klammer

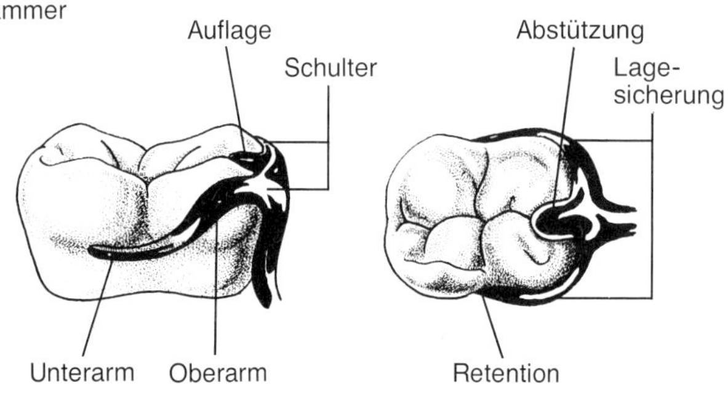

Verankerung von Teilprothesen

Teilprothesen können mit Hilfe von Klammern, Geschieben, Stegen, Knopfankern, Doppelkronen, Gelenken oder Riegeln an den verbliebenen Zähnen verankert werden. Neben natürlichen Zähnen können dabei auch Implantate zum Halt der Prothesen dienen.

Klammern können bei einer Teilprothese sowohl für den Halt gegenüber abziehenden Kräften als auch für eine Abstützung gegenüber verschiedenen Druckbelastungen sorgen. Sie können aus Draht gebogen oder einer Legierung gegossen werden.
Während die Drahtklammern im Kunststoff der Prothesenbasis verankert werden müssen, werden gegossene Klammern in der Regel in einem Stück mit Teilen der Basis gegossen. Man spricht dann auch von einer Einstückgußprothese bzw. Modellgußprothese.
Während die **Modellgußprothese** heutzutage zum Standard der zahnärztlichen Versorgung mit Teilprothesen gehört, werden Kunststoffprothesen mit gebogenen Klammern nur noch in sehr begrenztem Umfang hergestellt. Sie dienen vor allem als Immediat- bzw. Interimsersatz oder als partieller Zahnersatz, wenn nur eine reine Schleimhautlagerung möglich ist.

Als Grundelemente unterscheidet man an einer Klammer:

- **Klammerauflage** zur Abstützung der Prothese auf dem Zahn
- **Klammerschulter** und **Klammeroberarm** zur Sicherung des Prothesensitzes gegen eine Seitwärtsverschiebung der Prothese. Diese Klammerabschnitte liegen über der größten Ausdehnung des Zahnes, dem Zahnäquator.
- **Klammerunterarm** zum sicheren Halt der Prothese gegen abziehende Kräfte (Retention). Der Klammerunterarm ist federnd und liegt im Unterschnitt der Zahnkrone unterhalb des Zahnäquators.

Abb. 11.14:
Auswahl verschiedener Klammerarten

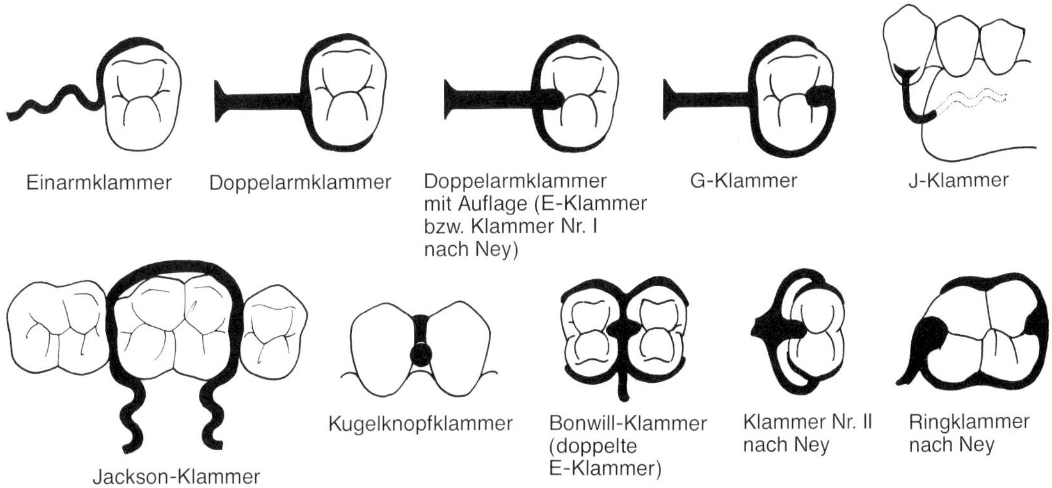

Geschiebe sind Verbindungselemente, die jeweils aus einer Positivform (Patrize) und einer dazu passenden Hohlform (Matrize) bestehen. Diese Teile können exakt ineinander geschoben werden, wobei sie durch Reibung haften.
Es gibt eine Vielzahl unterschiedlicher Geschiebe. Da sie zur Befestigung dienen, werden sie auch als Attachments bezeichnet (attachment engl. – Befestigung).
Unter einem **Steg** versteht man eine stegförmige, starre Verbindung zwischen Kronen, die hierdurch miteinander verblockt und versteift werden. Gleichzeitig dienen Stegverbindungen zur Verankerung und Abstützung einer Teilprothese.
Man spricht bei einer Stegkonstruktion auch von einer **primären Verblockung,** da die Zähne direkt starr miteinander verblockt werden. Eine entsprechende primäre Verblockung kann auch durch miteinander verlötete Einzelkronen oder Brücken erfolgen.
Bei einer **sekundären Verblockung** werden die Zähne dagegen nicht direkt miteinander verbunden. Statt dessen werden die einzelnen Zähne mit Doppelkronen

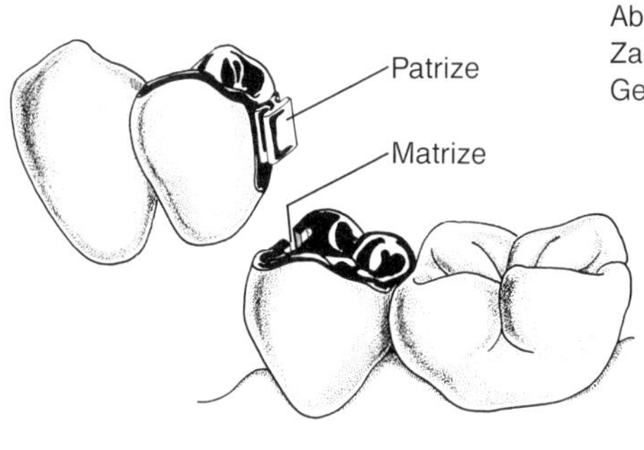

Abb. 11.15:
Zahnkrone mit Geschiebe

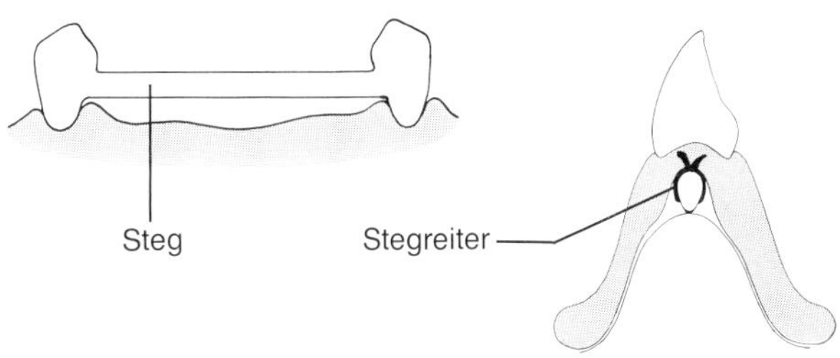

Abb. 11.16:
Steg mit zugehörigem Stegreiter

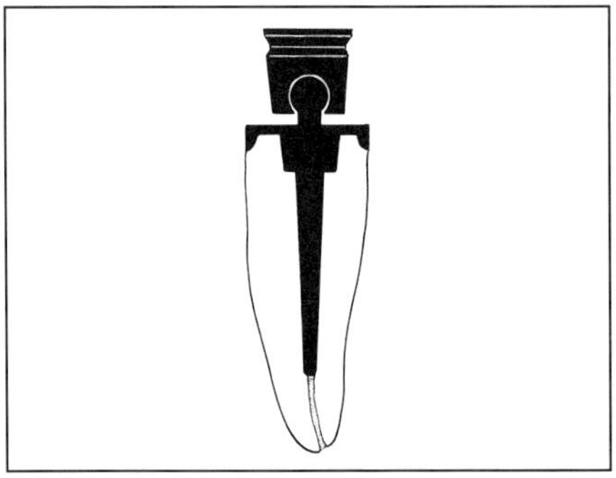

Abb. 11.17: Knopfanker auf einem wurzelgefüllten Zahn

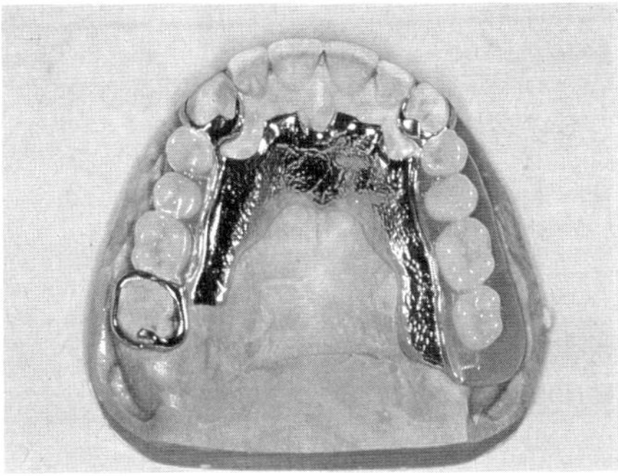

Abb. 11.18: Modellgußprothese im Oberkiefer

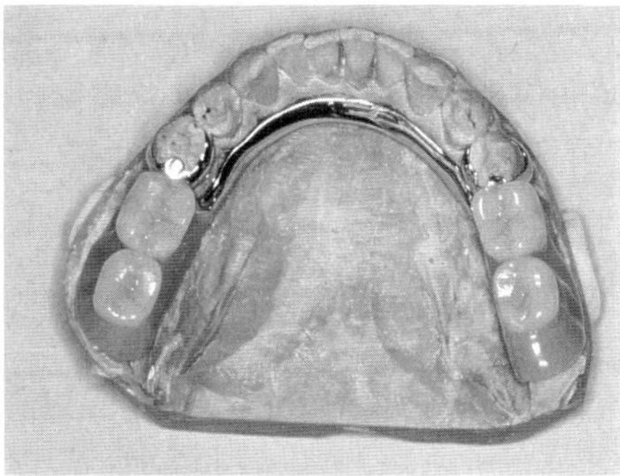

Abb. 11.19: Modellgußprothese im Unterkiefer

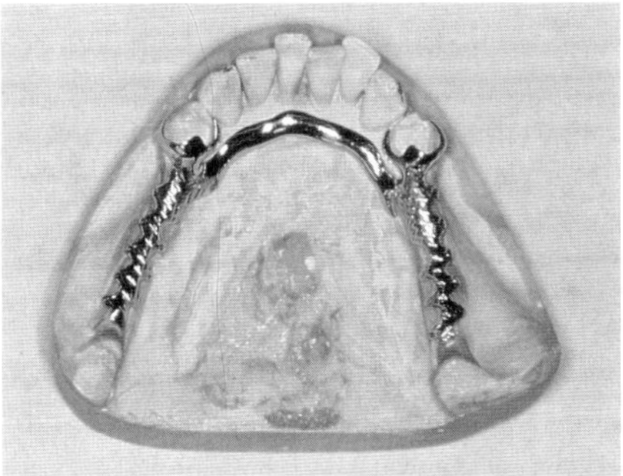

Abb. 11.20: Modellgußgerüst im Unterkiefer

oder Knopfankern versehen, so daß sie anschließend durch den abnehmbaren Zahnersatz sekundär starr miteinander verbunden werden.
Knopfanker sind nach dem Druckknopfprinzip aufgebaut. Ihre Haltewirkung entsteht dadurch, daß ein knopfartiger Aufbau in einer Hülse einrastet.

Arbeitsablauf bei der Herstellung einer Modellgußprothese

1. Sitzung Es wird zunächst eine sorgfältige Untersuchung mit Erhebung einer Anamnese sowie eines extra- und intraoralen Befundes durchgeführt.
Auf der Grundlage dieser Untersuchung wird ein Behandlungsplan aufgestellt, zu dem auch eine konservierende und chirurgische Behandlung gehören kann. Zur prothetischen Planung wird zusätzlich eine Abformung vom Ober- und Unterkiefer durchgeführt.
Im **Labor** werden diese Abformungen ausgegossen. Auf den entsprechenden Gebißmodellen wird die spätere prothetische Konstruktion geplant. Falls erforderlich, werden auf diesen Modellen auch individuelle Löffel hergestellt.

2. Sitzung Nach Abschluß der Behandlungsvorbereitungen werden die Zähne zunächst für die späteren Klammerabstützungen eingeschliffen. Darauf erfolgt eine Abformung sowie eine Bißnahme zur anschließenden Modellgußherstellung.
Im **Labor** werden die Abformungen in üblicher Weise mit Gips ausgegossen. Die so entstandenen Modelle werden anschließend dubliert, wobei die Zweitmodelle aus einem hitzebeständigen Material hergestellt werden.
Die Erstmodelle werden mit der Bißnahme einander zugeordnet und in einem Artikulator eingegipst. Anschließend werden sie sorgfältig für die Anfertigung des Modellgußgerüstes ausgemessen. Auf den Zweitmodellen wird das Modellgußgerüst anschließend komplett in Wachs modelliert. Darauf wird von dieser Wachsmodellation eine Gußform hergestellt und das Gerüst in einem Stück gegossen.

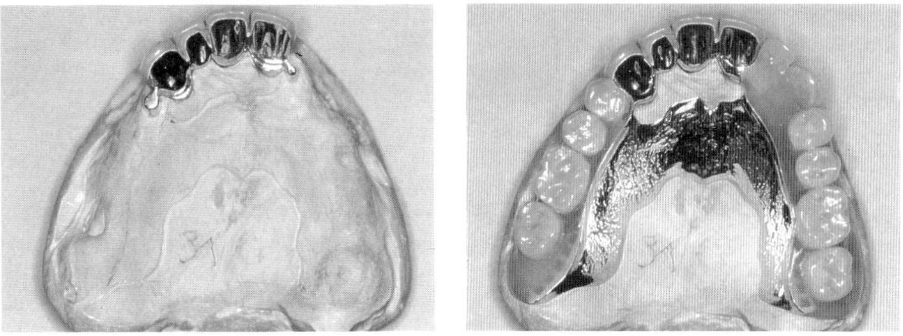

Abb. 11.21: Kombination von festsitzendem und herausnehmbarem Zahnersatz im Oberkiefer

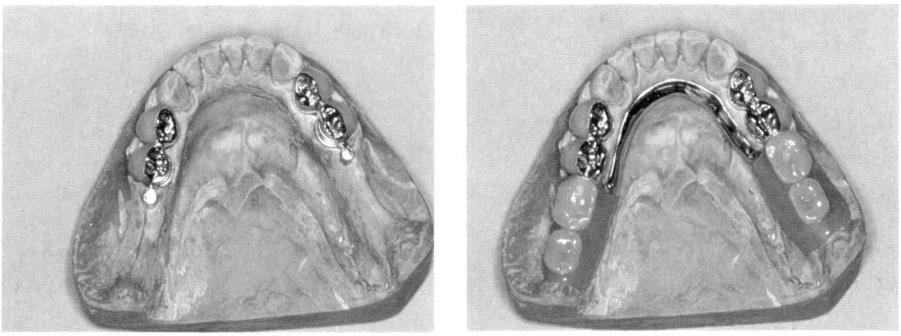

Abb. 11.22: Kombination von festsitzendem und herausnehmbarem Zahnersatz im Unterkiefer

3. Sitzung Es erfolgt nun eine Einprobe des Gerüstes. Zusätzlich werden Zahnfarbe und Zahnform bestimmt.
Im **Labor** werden anschließend die Zähne im Artikulator auf dem Gerüst in Wachs aufgestellt.

4. Sitzung In dieser Sitzung wird eine Wachseinprobe mit den aufgestellten Zähnen durchgeführt. Dabei wird die Okklusion, Artikulation, Ästhetik und Sprache mit eingesetzter Prothese überprüft.
Im **Labor** wird die Prothese daraufhin in Kunststoff fertiggestellt.

5. Sitzung Die fertige Modellgußprothese wird eingesetzt. Dabei wird insbesondere die Okklusion und Artikulation sorgfältig überprüft.

6. Sitzung Nach einer ersten Tragezeit wird die eingegliederte Prothese kontrolliert. Es werden dabei Druckstellen beseitigt. Weiterhin werden Okklusion und Artikulation nochmals überprüft.

11.5.2 Vollprothesen

Vollprothesen dienen zur Versorgung eines zahnlosen Kiefers. Im Gegensatz zur Teilprothese können bei einer Vollprothese keine natürlichen Zähne zum Prothesenhalt herangezogen werden. Ein guter Halt einer Vollprothese kann daher nur erzielt werden, wenn die Prothesenbasis dem betreffenden Kiefer möglichst exakt anliegt und der Prothesenrand funktionell sauber ausgeformt ist. Die Prothese soll dabei eine möglichst breitflächige Abstützung auf dem Kiefer haben.
Ein guter **Prothesenhalt** wird durch mehrere Faktoren erzielt. Dabei hat ein dünner Speichelfilm zwischen Prothesenbasis und Kieferschleimhaut eine wichtige Haltefunktion. Der Halt entsteht auf ähnliche Weise, wie der Zusammenhalt von 2 Glasplatten, die mit einem dünnen Wasserfilm dazwischen aufeinandergelegt werden. Zusätzlich bildet sich ein Unterdruck unter der Prothesenbasis, wenn man eine gut sitzende Prothese herausnehmen will. Der Prothesenrand dient da-

bei als **Ventilrand** zur Abdichtung des Unterdruckraums.

Der Prothesenrand ist jedoch nicht nur ein Ventilrand, sondern auch ein **Funktionsrand.** Er muß dem Muskelspiel entsprechend funktionell ausgeformt werden, damit die Prothese nicht durch die Bewegungen der umliegenden Muskulatur abgehebelt werden kann. Darüber hinaus wird die Prothese so ausgestaltet, daß die umgebende Muskulatur stabilisierend auf den Zahnersatz wirkt. Große Bedeutung hat dazu der ringförmig um die Mundspalte verlaufende M. orbicularis oris und der flächige M. buccinator in der Wange (siehe auch Kap. 4.8.5).

Arbeitsablauf bei der Herstellung einer Vollprothese

1. Sitzung Zunächst wird eine gründliche Untersuchung mit Erhebung einer Anamnese sowie eines extra- und intraoralen Befundes durchgeführt. Anschließend erfolgt eine **anatomische Abformung.** Diese Abformung kann bei geöffnetem Mund getrennt für Ober- und Unterkiefer erfolgen. Es besteht jedoch auch die Möglichkeit einer mundgeschlossenen Abformung, wobei beide Kiefer gleichzeitig abgeformt werden und dabei auch ihre Lage zueinander wiedergegeben wird.

Im weiteren Ablauf wird nun zunächst das Vorgehen nach getrennter Abformung von Ober- und Unterkiefer erläutert. Das Vorgehen nach einer mundgeschlossenen Abformung wird im Anschluß einzeln dargelegt.

Im **Labor** werden die anatomischen Abformungen ausgegossen. Anschließend werden auf den Modellen individuelle Löffel hergestellt.

2. Sitzung Mit den individuellen Löffeln werden **Funktionsabformungen** vom Ober- und Unterkiefer durchgeführt. Dabei wird das Bewegungsspiel der Schleimhäute und Bänder sorgfältig abgeformt, indem aktive und passive Bewegungen der Weichteile durchgeführt werden.

Im **Labor** werden diese Funktionsabformungen ausgegossen. Anschließend werden auf den Modellen Bißschablonen mit Wachswällen angefertigt.

3. Sitzung Mit Hilfe der Bißschablonen wird eine **Bißnahme** durchgeführt. Dazu werden die Wachswälle am Patienten zunächst korrigiert, bis die Bißhöhe stimmt. Anschließend wird die korrekte Lage des Unterkiefers zum Oberkiefer auch in den übrigen Raumrichtungen (sagittal und transversal) bestimmt. Es wird somit die exakte Relation des Unterkiefers zum Oberkiefer festgelegt. Die Bißnahme wird daher auch als **Kieferrelationsbestimmung** bezeichnet. Wenn die richtige Kieferrelation bestimmt ist, werden die Wachswälle zueinander fixiert und ins Labor geschickt.

Neben dieser sogenannten **Handbißnahme** besteht auch die Möglichkeit, die Kieferrelation mit Registrierbehelfen zu bestimmen. Man nennt dies auch eine **Bißregistrierung.** Dazu wird in eine Bißschablone eine kleine Metallplatte eingebaut, während die andere mit einem in der Höhe verstellbaren Stützstift versehen wird. Nach Einstellung der korrekten Bißhöhe läßt man den Patienten Vorschub-

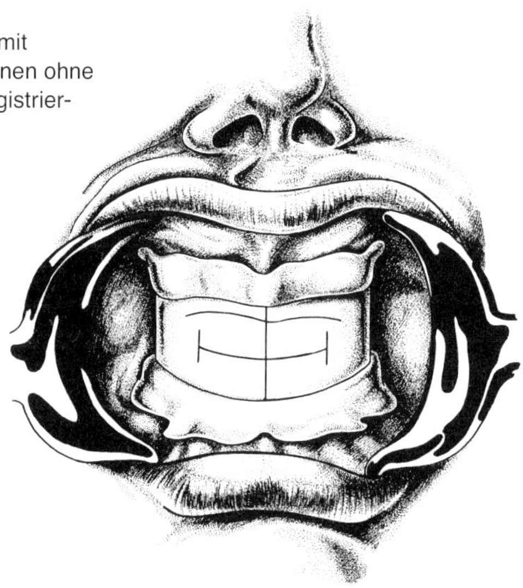

Abb. 11.23: Bißnahme mit Bißschablonen ohne weitere Registrierbehelfe

und Seitwärtsbewegungen ausführen, wobei der Stützstift auf der eingefärbten Metallplatte einen charakteristischen Pfeilwinkel einzeichnet. Mit Hilfe dieses Pfeilwinkels kann die korrekte Lage des Unterkiefers zum Oberkiefer festgelegt werden. Die Bißschablonen werden anschließend in dieser Lage miteinander verschlüsselt und ins Labor geschickt.
Im **Labor** werden nun die Gipsmodelle der Funktionsabformung mit Hilfe der verschlüsselten Bißschablonen in einem Artikulator eingegipst. Anschließend erfolgt eine Aufstellung der Zähne in Wachs.

4. Sitzung Es wird eine Wachseinprobe durchgeführt, wobei die Aufstellung der Zähne im einzelnen noch korrigiert werden kann. Dabei werden Okklusion, Artikulation, Ästhetik und Sprache bei eingesetzten Prothesen überprüft.
Im **Labor** werden die Prothesen anschließend in Kunststoff fertiggestellt.

5. Sitzung Die fertiggestellten Prothesen werden eingegliedert. Dabei werden insbesondere Okklusion und Artikulation nochmals sorgfältig überprüft.

6. Sitzung Nach einer kurzen Tragezeit erfolgt eine erste Kontrolle, wobei eventuell vorhandene Druckstellen entfernt werden. Anschließend werden zur Nachsorge noch weitere Kontrolltermine vereinbart.

Bei einer **mundgeschlossenen Abformung** in der 1. Sitzung kann der Arbeitsablauf abgekürzt werden, da hierbei nicht nur beide Kiefer gleichzeitig abgeformt werden, sondern auch ihre Lage zueinander wiedergegeben wird. Die Situationsmodelle können daher bereits in einen Artikulator eingegipst und die individuellen Löffel mit entsprechenden Wachswällen versehen werden. Dadurch kann bereits in der 2. Sitzung sowohl eine Funktionsabformung als auch eine Bißnahme erfolgen. Die 3. Sitzung kann dadurch eingespart werden.

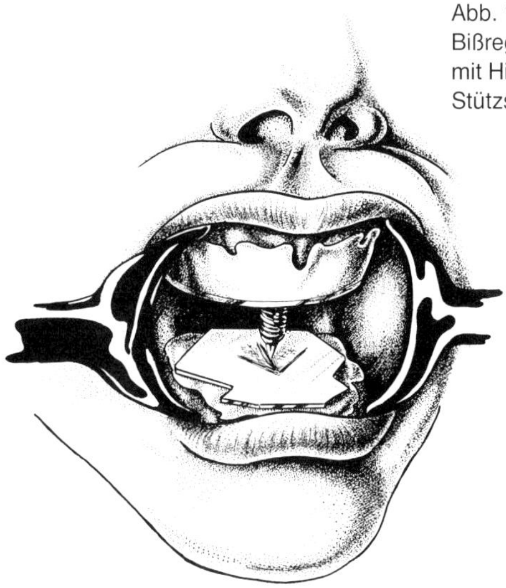

Abb. 11.24: Bißregistrierung mit Hilfe der Stützstifttechnik

11.5.3 Unterfütterung

Da im Kiefer ständig Umbauvorgänge ablaufen, kann es nach einiger Zeit zu einem schlechten Prothesensitz kommen. Es muß dann nicht gleich die komplette Prothese neu angefertigt werden. Vielmehr reicht häufig eine Unterfütterung aus, um wieder einen guten Prothesenhalt zu erzielen. Werden nur Teile der Prothese unterfüttert, so spricht man auch von einer partiellen Unterfütterung im Gegensatz zur totalen Unterfütterung.
Beim technischen Vorgehen unterscheidet man 2 Möglichkeiten:

- Die **direkte Unterfütterung** erfolgt im Mund des Patienten. Dazu wird flüssiger Kunststoff auf die gereinigte und angerauhte Prothesenunterseite aufgetragen und die Prothese im Mund des Patienten eingesetzt. So wird die Prothese direkt im Mund der geänderten Kieferform angepaßt.
- Bei der **indirekten Unterfütterung** wird zunächst eine Abformung mit einem elastischen Abformmaterial durchgeführt, wobei die Prothese als individueller Löffel dient. Die Prothese wird anschließend im Labor anhand dieser Abformung mit Kunststoff unterfüttert.

12 Kieferorthopädie

Die Kieferorthopädie ist die Lehre von den Gebißfehlentwicklungen und deren Behebung (orthos gr. — gerade; paideia gr. — Erziehung).
Aufgaben der Kieferorthopädie sind entsprechend die Vorbeugung, Erkennung und Behandlung von Zahn- und Kieferstellungsabweichungen. Die Patienten sind vor allem Kinder und Jugendliche. Zunehmende Bedeutung bekommt jedoch auch die kieferorthopädische Behandlung von Erwachsenen.
Bereits in Kapitel 5.7 wurden die verschiedenen Zahn- und Kieferanomalien beschrieben. In diesem Kapitel wird nun die kieferorthopädische Diagnostik und Behandlung erläutert.

12.1 Kieferorthopädische Diagnostik

Vor Beginn der kieferorthopädischen Behandlung muß zunächst eine sorgfältige Diagnostik erfolgen.
Dazu gehören:
- Anamnese
- Allgemeinbefund
- Spezieller Befund
  (extra- und intraoral)
- Röntgenbefund
- Modellbefund
- Fotobefund.

Anamnese

Die Anamnese (anamnesis gr. — Erinnerung) ist die Vorgeschichte des Patienten und seiner Erkrankung.
In der Kieferorthopädie sind dabei folgende Fragen von besonderem Interesse:
- Bestehen auch bei Verwandten Gebißfehlentwicklungen?
  Falls dies der Fall ist, so kann man dadurch Rückschlüsse auf Erbfaktoren als Ursache einer Gebißfehlentwicklung ziehen (siehe auch Kap. 5.1.1).
- Gab es Besonderheiten bei der Geburt, während der Stillzeit oder der weiteren kindlichen Entwicklung?
  Dabei sind insbesondere vom Kind durchgemachte Kinderkrankheiten wichtig.
- Wurden regelmäßig Vitamin D und Fluor verabreicht?
- Wie war die Zahnentwicklung?
  Wann kam der erste Zahn? Wann haben die Schneidezähne gewechselt?
- Kam es zum vorzeitigen Verlust von Milchzähnen oder bleibenden Zähnen?
- Wie ist die Atmung?
  Atmet das Kind vorwiegend über den Mund oder die Nase?
  Wurden Operationen im Nasen-Rachenraum durchgeführt?
- Bestehen oder bestanden schädliche Angewohnheiten (Habits), wie z. B. Lutschangewohnheiten, Nägelkauen? (habit engl. — Angewohnheit)
- Wie ist die Sprachentwicklung?
  Liegen Sprachstörungen vor?
- Von wem kommt die Anregung zur kieferorthopädischen Behandlung?
  Welche Vorstellungen und Wünsche haben die Eltern?

Allgemeinbefund

Mit dem Allgemeinbefund versucht man, sich einen orientierenden Gesamteindruck vom Patienten zu verschaffen. Dabei wird der Entwicklungsstand des Kindes beurteilt und mit der normalen altersgemäßen Entwicklung verglichen.

Spezieller Befund

Beim speziellen Befund unterscheidet man in üblicher Weise einen extraoralen und intraoralen Befund (siehe auch Kap. 7.2.2).

Extraoraler Befund Das Gesicht wird von vorne und von der Seite betrachtet. Dabei wird unter anderem auf folgende Befunde geachtet:
- Gesichtstyp: z. B. schmal, breit
- Symmetrie des Gesichts
- Gesichtsprofil: z. B. vorliegender oder zurückliegender Ober- bzw. Unterkiefer
- Lippenlage in Ruhe und bei Bewegung
- Funktion des Kiefergelenks
- Mundöffnung.

Intraoraler Befund Es erfolgt eine gründliche Untersuchung der Mundhöhle, wobei zunächst die verschiedenen Mundbereiche betrachtet werden, wie Lippen, Mundvorhof, Alveolarfortsätze, Gaumen, Zunge, Mundboden und Rachen. Im Bereich der Schleimhaut wird insbesondere auf den Ansatz der Lippenbändchen und des Zungenbändchens geachtet.

Anschließend wird der **Zahnstatus** in üblicher Weise aufgenommen, wobei exakt unterschieden werden muß, welche Milchzähne und welche bleibenden Zähne sich im Zahnbogen befinden. Die vorhandenen Zähne werden unter anderem auf Karies, Füllungen, Mineralisationsstörungen und Belagbildung untersucht. Dabei wird auch auf eventuell vorhandene Entzündungen der Gingiva geachtet.

Aufgrund dieser Untersuchungen wird die **Mundhygiene** beurteilt. Sie kann anschließend – falls erforderlich – durch eine entsprechende Beratung verbessert werden (siehe Kap. 6).

Anschließend wird ein **Funktionsbefund** erhoben. Dabei wird die Funktion von Lippe, Wange und Zunge sowie die Bewegung des Unterkiefers bei der Artikulation überprüft. Von besonderem Interesse ist die Art und Weise der Atmung (z. B. Mundatmung?), die Beurteilung der Sprache und das Bewegungsmuster beim Schluckvorgang.

Röntgenbefund

Zur kieferorthopädischen Diagnostik gehört neben der bereits beschriebenen Erhebung von Anamnese und klinischem Befund auch stets eine sorgfältige Röntgenuntersuchung. Dabei werden folgende Aufnahmen durchgeführt:

- Röntgenstatus von Ober- und Unterkiefer
- Fernröntgenaufnahmen des Schädels
- Handröntgenaufnahme.

Die technische Durchführung der einzelnen Röntgenaufnahmen wird ausführlich in Kapitel 14 erläutert. An dieser Stelle wird zunächst die Bedeutung der einzelnen Aufnahmen für die Kieferorthopädie dargelegt.

Röntgenstatus Es muß ein vollständiger Röntgenstatus von Ober- und Unterkiefer erstellt werden, um neben den sichtbaren Zähnen auch die bereits vorhandenen Zahnkeime beurteilen zu können. Bei ca. 30 % aller röntgenologisch untersuchten Kinder und Jugendlichen werden erst durch die Röntgenaufnahmen klinisch nicht erkennbare, jedoch für die Gebißentwicklung wichtige Befunde festgestellt. Dazu gehören z. B. überzählige Zähne, Nichtanlagen, Verlagerungen und Retentionen von Zähnen sowie Knochenveränderungen im Kiefer.

Als Übersichtsaufnahmen eignen sich vor allem Panorama-Schichtaufnahmen, wie z. B. das Orthopantomogramm (OPG). Ergänzend werden bei unklaren Befunden noch einzelne Zahnfilme angefertigt.

Fernröntgenaufnahmen Zur exakten Ausmessung des Schädels werden Fernröntgenaufnahmen gemacht. Man kann diese Aufnahmen in den verschiedenen Raumebenen durchführen. Für die Praxis hat dabei vor allem die **Fernröntgenseitenaufnahme (FRS)** Bedeutung. Dies ist eine standardisierte seitliche Schädelaufnahme, die mit einem Mindestabstand von 1,5 m durchgeführt wird. Der Kopf wird dazu mit einem speziellen Einstellgerät fixiert, so daß die Aufnahmen stets unter gleichen Bedingungen angefertigt werden.

Die Fernröntgenaufnahmen werden sorgfältig ausgewertet. Dazu kann eine durchsichtige Folie auf dem Röntgenbild befestigt werden, auf der genau festgelegte Bezugspunkte eingezeichnet und durch Linien miteinander verbunden werden (siehe Abb. 12.1). Die entstehenden Winkel und Strecken werden daraufhin gemessen und mit Normwerten verglichen.

Die Auswertung der Fernröntgenseitenaufnahme dient der Untersuchung von:

- Schädelaufbau
- Lage des Gebisses im Schädel
- Lage der Kiefer zueinander
- Stellung der Zähne im Ober- und Unterkiefer.

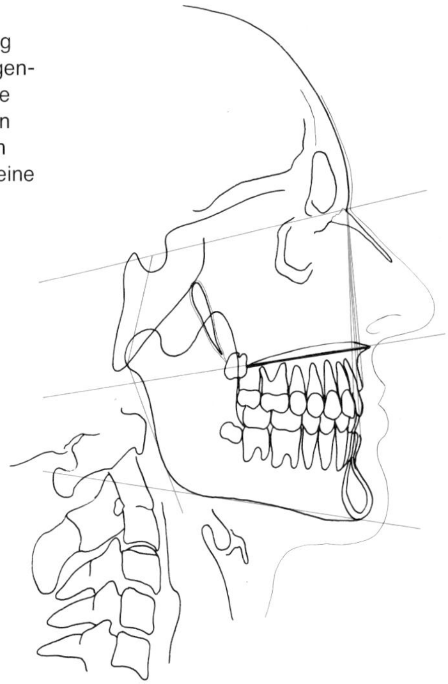

Abb. 12.1: Durchzeichnung einer Fernröntgenseitenaufnahme mit zugehörigen Bezugspunkten und -linien für eine Auswertung

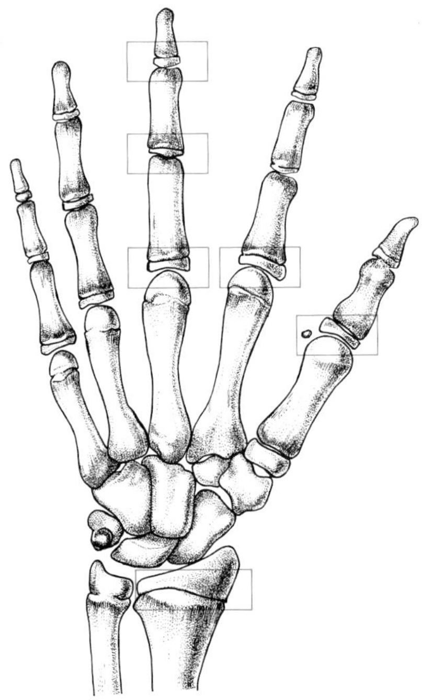

Abb. 12.2: Handskelett mit Markierung der für die Auswertung wichtigen Abschnitte

Eine Fernröntgenseitenaufnahme ist nicht nur zu Beginn einer Behandlung ein wichtiges Hilfsmittel für Diagnose, Therapie und Prognose einer Gebißfehlentwicklung. So kann eine erneute Fernröntgenaufnahme zu einem späteren Zeitpunkt durchgeführt werden, um dann durch Vergleich mit der alten Aufnahme Stellungsveränderungen der Zähne und Kiefer durch Wachstum und/oder Behandlung festzustellen. Eine Fernröntgenaufnahme kann somit auch zur Beurteilung eines Behandlungsergebnisses hinzugezogen werden.

Handröntgenaufnahme Für die kieferorthopädische Behandlung ist das Wachstumsstadium wichtig, in dem sich ein Patient befindet. So läßt sich die Gebißentwicklung besonders günstig in der Zeit des stärkeren Wachstums während der Pubertät durch kieferorthopädische Maßnahmen beeinflussen.
Mit Hilfe einer Handröntgenaufnahme kann die Wachstumsphase eines Patienten gut bestimmt werden. Dazu wird im Bereich der Handknochen die Breite und Form der Epiphysen mit den zugehörigen Diaphysen verglichen und das allmähliche Verknöchern der Epiphysenfugen beurteilt. Zusätzlich wird das erstmalige Auftreten einzelner Knochen bzw. Knochenstrukturen festgestellt (siehe auch Kap. 4.5.2: Knochengewebe).
Der festgestellte Entwicklungsstand kann anschließend in einer standardisierten Wachstumskurve eingetragen werden, auf der sich leicht erkennen läßt, ob ein Patient z. B. den pubertären Wachstumsschub noch vor sich hat.

Modellbefund

Zusätzlich zu den bereits genannten Unterlagen werden auch stets Studienmodelle zur kieferorthopädischen Diagnostik benötigt. Dazu werden entsprechende Abformungen von Ober- und Unterkiefer mit Alginat gemacht und anschließend mit Gips ausgegossen. Die so entstandenen Modelle sollen neben den Zähnen auch die Alveolarfortsätze, den harten Gaumen sowie die Ansätze der Lippen- und Wangenbänder wiedergeben. Die Modelle werden in Okklusion zueinander orientiert und an den Rändern entsprechend mit einem Gipstrimmer beschliffen. Die Rückfläche der Gipsmodelle wird dabei so beschliffen, daß sie anschließend senkrecht zur Längsfalte im Gaumen, der Raphe palati, steht.

Die Studienmodelle von Ober- und Unterkiefer werden anschließend sorgfältig untersucht. Man spricht dabei auch von einer **dreidimensionalen Modellanalyse,** da die Modelle sorgfältig in den 3 Raumebenen in sagittaler, transversaler und vertikaler Richtung (siehe Abb. 4.2) ausgewertet werden.

Da die Längen- und Breitenentwicklung der Zahnbögen im normalen Gebiß in direktem Zusammenhang zur Breite der oberen Schneidezähne steht, wird zunächst die Länge und Breite der Zahnbögen an genau festgelegten Bezugspunkten sowie die Breite der oberen Schneidezähne gemessen. Die erhaltenen Werte werden anschließend mit Normwerten verglichen. So können die Zahnbögen in sagittaler (längs) und transversaler (quer) Richtung beurteilt werden. Zusätzlich wird noch die Mittellinie der Zahnbögen auf eine eventuell vorhandene Verschiebung zu einer Seite untersucht. In vertikaler Richtung wird bei der Untersuchung der Zahnbögen darauf geachtet, ob einzelne Zähne verkürzt oder verlängert sind.

Nach der Untersuchung der Zahnbögen werden anschließend noch alle weiteren Stellungsabweichungen einzelner Zähne in sagittaler, transversaler und vertikaler Richtung notiert. Abschließend wird die Okklusion und die Lage der Kiefer zueinander beurteilt.

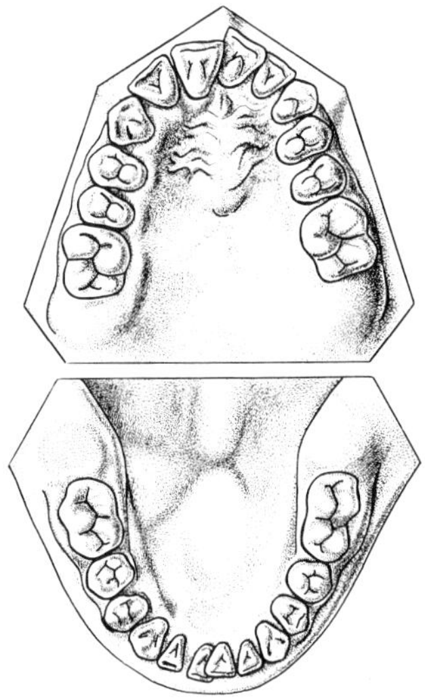

Abb. 12.3: Beschliffene Studienmodelle von Ober- und Unterkiefer

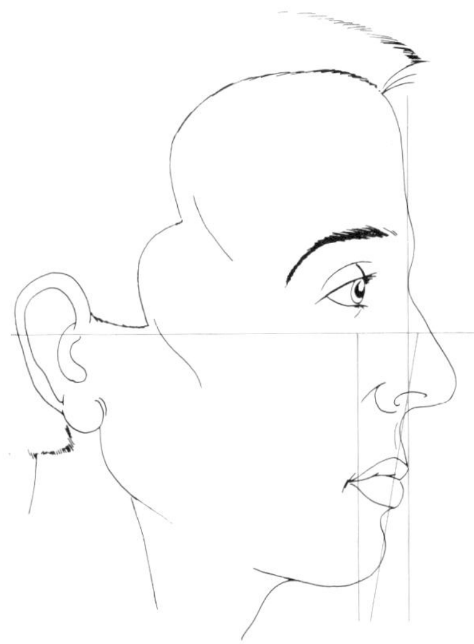

Abb. 12.4: Auswertungslinien für eine Profilanalyse

Fotobefund

Eine Gebißfehlentwicklung kann erhebliche Auswirkungen auf das Aussehen eines Patienten haben. Der Kieferorthopäde kann daher durch die Behandlung der Gebißfehlentwicklung auch eine Verbesserung des Aussehens erreichen.

Zur kieferorthopädischen Diagnostik sind standardisierte Aufnahmen des Gesichtes von vorne und von der Seite mit entsprechenden Auswertungsrichtlinien entwickelt worden. Besonders große Bedeutung hat dabei die **Profilanalyse** (siehe Abb. 12.4).

12.2 Kieferorthopädische Behandlung

Die kieferorthopädische Behandlung kann grundsätzlich mit **herausnehmbaren** oder **festsitzenden Apparaturen** erfolgen. Neben intraoralen Behandlungsgeräten unterscheidet man dabei auch extraorale Hilfsmittel, wie z. B. Kopf-Kinn-Kappen oder den Gesichtsbogen.
Zusätzlich kann bei der kieferorthopädischen Behandlung eine **Extraktionstherapie** erforderlich sein, bei der gesunde Zähne entfernt werden (z. B. erste Prämolaren), um Platz zur Einordnung der übrigen Zähne zu erhalten und den Behandlungsverlauf somit günstig zu beeinflussen. Bei extremen Gebißfehlentwicklungen kann auch eine **kieferchirurgische Korrektur** notwendig sein. Dies kann z. B. bei einer Progenie (mandibuläre Prognathie) der Fall sein. Dabei wird nach einer kieferorthopädischen Vorbehandlung eine chirurgische Rückverlagerung des Unterkiefers durchgeführt (siehe auch Kap. 9.3, S. 276). Zur Sicherung des Operationsergebnisses und Feinkorrektur erfolgt anschließend in der Regel noch eine kieferorthopädische Nachbehandlung.
Die verschiedenen Behandlungsmöglichkeiten haben jeweils ihre Vor- und Nachteile. Es ist daher für jeden Patienten bei der Behandlungsplanung sorgfältig ein individuelles Konzept festzulegen.

Abb. 12.5:
Aktive Platte

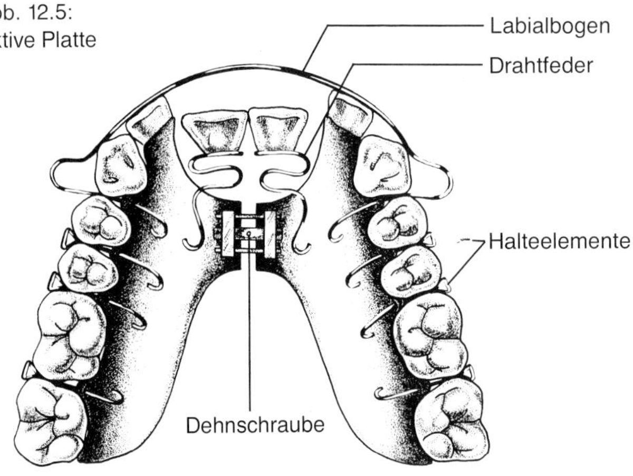

Behandlung mit herausnehmbaren Apparaten

Die herausnehmbaren Apparate kann man in 2 große Gruppen einteilen:
- Plattenapparaturen, die jeweils nur im Ober- oder Unterkiefer wirken
- funktionskieferorthopädische Apparate, die gleichzeitig eine Wirkung auf beide Kiefer haben.

Plattenapparaturen Herausnehmbare Platten bestehen prinzipiell aus folgenden 3 Anteilen:
- **Plattenkörper** aus Kunststoff
- **Halteelemente** (Drahtklammern) zur Verankerung der Platte
- **Bewegungselemente (aktive Elemente)** zur Bewegung von Zähnen oder Zahngruppen. Dazu gehören der Labialbogen, Drahtfedern und aktive Schrauben.

Herausnehmbare Platten können schon frühzeitig während des Zahnwechsels angewendet werden, da sie sich nicht nur an den Zähnen, sondern auch am Alveolarfortsatz und am Gaumen abstützen. Sie werden vom Zahntechniker nach den Angaben des behandelnden Zahnarztes hergestellt und eignen sich vor allem zur Behandlung einfacher Zahnfehlstellungen. Aufgrund der aktiven Elemente spricht man auch von **aktiven Platten.** In regelmäßigen Zeitabständen werden die Patienten zur Kontrolle einbestellt. Die Halte- und Bewegungselemente werden dann kontrolliert und die Schrauben und Federn aktiviert, bis das Behandlungsziel erreicht ist.

Vorteile der Plattenapparate sind:
- einfache Herstellung
- keine Beeinträchtigung der Mundhygiene, daher kaum Gefahr einer Schmelzentkalkung
- Schonung der Parodontien, da nur geringe mechanische Kräfte einwirken
- zahlreiche Abwandlungsmöglichkeiten des Grundgerätes.

Ein Nachteil der Plattenapparaturen ist die Abhängigkeit des behandelnden Zahnarztes von der Mitarbeit des Patienten. Nur wenn die Platten regelmäßig getragen werden, ist auch ein Behandlungserfolg möglich.
Neben den üblichen Plattenapparaturen sei noch erwähnt, daß es auch herausnehmbare Geräte gibt, die nur aus gebogenen, zusammengelöteten Drähten bestehen. Diese Drahtapparaturen werden auch als **Crozat-Geräte** bezeichnet.

Funktionskieferorthopädische Apparate Die **f**unktions**k**iefer**o**rthopädischen Apparate (FKO-Apparate) arbeiten im Gegensatz zu den Plattenapparaturen nicht mit aktiven mechanischen Kräften, sondern nutzen körpereigene Kräfte zur Gebißregulierung. Sie werden daher auch als passive Apparate bezeichnet. Sie liegen den Zähnen und Alveolarfortsätzen von Ober- und Unterkiefer lose an und übertragen von ihnen ausgelöste Muskelimpulse auf das Zahnsystem.
Ein typisches Beispiel für ein funktionskieferorthopädisches Gerät ist der **Aktivator.** Seine Basis besteht aus einem Kunststoffblock, an dem Drahtelemente (z. B. Labialbogen, Haltedorne) befestigt sind. Er dient vor allem zur Bißlagen- und Bißhöhenkorrektur, wobei gleichzeitig Ober- und Unterkiefer bewegt werden. Weiterhin können mit einem Aktivator auch die Zahnbögen ausgeformt und einfache Zahnbewegungen durchgeführt werden. Die größte Wirksamkeit hat der Aktivator in der Wechselgebißphase.
Neben dem Aktivator wurden noch verschiedene weitere funktionskieferorthopädische Geräte entwickelt, wie z. B. der Bionator und der Funktionsregler.
Zur Herstellung einer funktionskieferorthopädischen Apparatur benötigt der Techniker generell neben den Arbeitsmodellen auch einen **Konstruktionsbiß.** Dies ist ein Wachsbiß, durch den die Position festgelegt wird, in der beide Kiefer zueinander im Gerät stehen sollen. Nach Fertigstellung der Apparatur schleift der Zahnarzt das Gerät so ein, daß die gewünschten Zahnbewegungen erfolgen können. In regelmäßigen Abständen werden die Patienten einbestellt, so daß die Wirkung der Behandlungsgeräte kontrolliert und gegebenenfalls korrigiert werden kann.

Abb. 12.6: Aktivator auf einem Gebißmodell vom Unterkiefer und im Schnitt

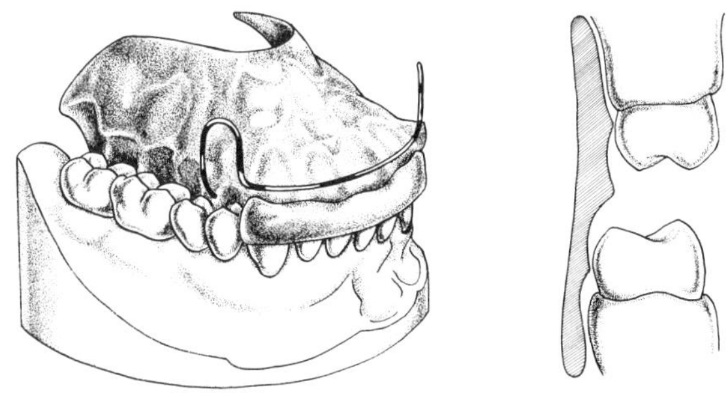

Behandlung mit festsitzenden Apparaten

Festsitzende Apparate werden fest mit dem Zahnsystem verbunden, so daß sie nur mit besonderen Kenntnissen und Hilfsmitteln eingesetzt und wieder entfernt werden können.
Man unterscheidet grundsätzlich folgende 3 Elemente bei festsitzenden Apparaten:
- Bänder aus dünnem rostfreien Stahlblech, die um die Zähne geführt und fest aufzementiert werden

Abb. 12.7: Bänder, Brackets und Röhrchen

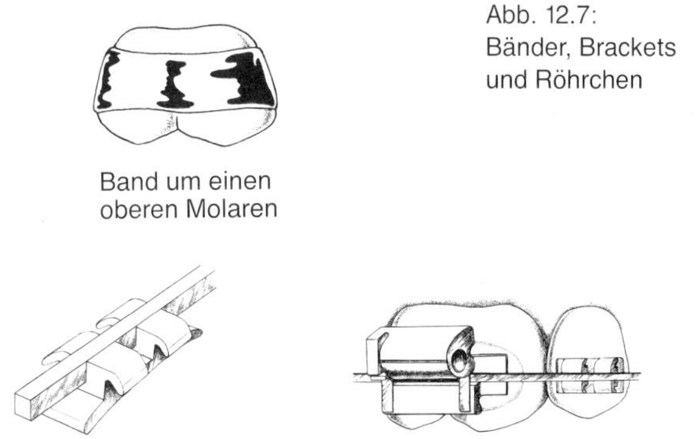

Band um einen oberen Molaren

Bracket mit eingelegtem Vierkantdraht

Bracket mit zusätzlichem Röhrchen (Bracket-Röhrchen-Kombination)

Abb. 12.8:
Prinzip der Behandlung mit einer festsitzenden Apparatur

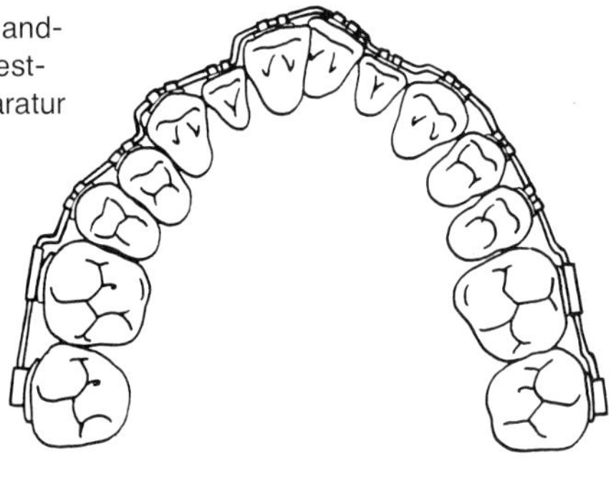

– Schlösser (Brackets), Röhrchen und Häkchen, die mit den Bändern oder mit Hilfe der Säureätztechnik (siehe S. 251) ohne Verwendung von Bändern an den Zähnen befestigt werden
– Bögen aus geflochtenem, rundem oder kantigem Draht mit in der Regel hoher Federelastizität.

Bei den festsitzenden Apparaturen wird die spätere Zahnbogenform durch die Form des Drahtbogens vorgegeben. Der Drahtbogen kann als Außenbogen auf den Vestibulärflächen oder als Innenbogen auf den Oralflächen der Zähne angebracht werden. Die einzelnen Zähne lassen sich dabei durch die festsitzende Apparatur gut in allen gewünschten Richtungen bewegen.

Abb. 12.9:
Festsitzende Apparatur im Mund

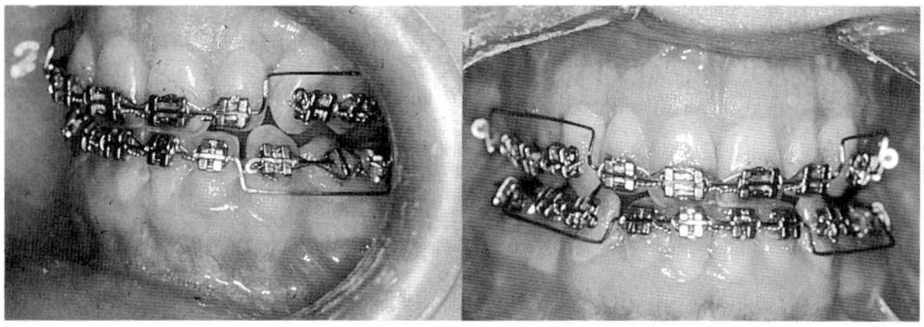

Bei zu starker Krafteinwirkung besteht jedoch die Gefahr einer parodontalen Schädigung durch Überbelastung. Es kann so zu Zahnlockerungen und Wurzelresorptionen kommen. Bei festsitzenden Apparaten muß daher eine besonders vorsichtige Dosierung der einwirkenden Kräfte erfolgen.

Ein weiterer Nachteil der festsitzenden Apparate ist eine erhöhte Kariesgefährdung der Zähne sowie eine verstärkte Entwicklung von Entzündungen des Zahnhalteapparates. Daher muß die Mundpflege bei einer festsitzenden Behandlungsmaßnahme entsprechend besonders gut sein. Hinzu kommt eine regelmäßige kontrollierte Fluoridierung (siehe auch Kap. 6).

Festsitzende Apparaturen werden vor allem nach dem Zahnwechsel bei bereits weit fortgeschrittenem Wurzelwachstum angewendet. Aufgrund der relativ großen, auf die Zähne einwirkenden Kräfte, müssen sie regelmäßig in kurzen Abständen kontrolliert werden.

Schiefe Ebene

Eine schiefe Ebene kann sowohl herausnehmbar als auch festsitzend zur Behandlung einer Gebißfehlentwicklung verwendet werden. Sie dient vor allem zur Korrektur des umgekehrten Frontzahnüberbisses. Die progen verzahnten oberen Schneidezähne können dabei mit Hilfe der schiefen Ebene nach vorne verlagert werden, so daß man einen normalen Überbiß erhält. Die schiefe Ebene kann dazu mit einer Unterkieferplatte kombiniert oder direkt auf die unteren Frontzähne aufzementiert werden.

Eine schiefe Ebene kann nur in ausgewählten Fällen angewendet werden. Bei unsachgemäßer Handhabung besteht insbesondere die Gefahr einer Schädigung der unteren Frontzähne.

Abb. 12.10:
Prinzip der schiefen Ebene

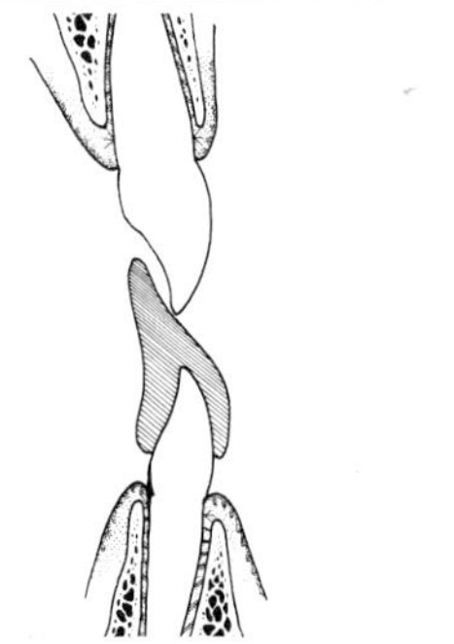

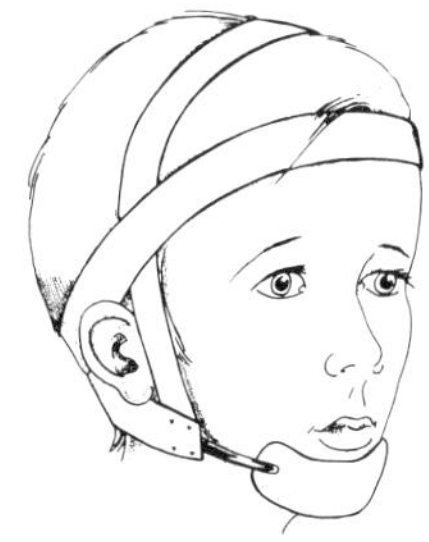

Abb. 12.11: Kopf-Kinn-Kappe

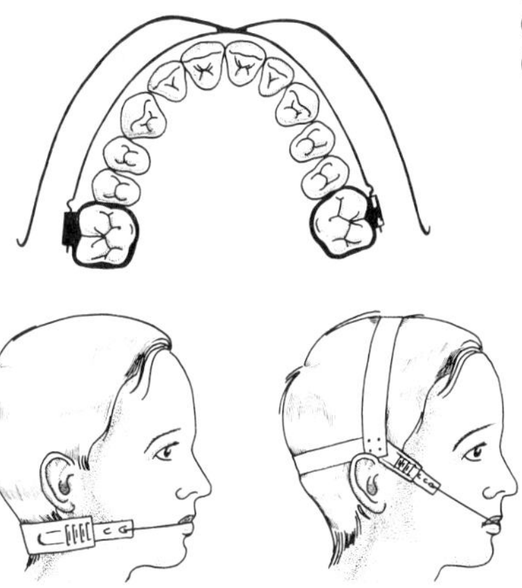

Abb. 12.12: Gesichtsbogen (Headgear)

Extraorale Hilfsmittel

Extraorale Hilfsmittel werden zur Unterstützung von Bewegungen einzelner Zähne und Zahngruppen sowie zur Beeinflussung der Skelettentwicklung im Ober- und Unterkiefer verwendet. Besondere Bedeutung haben dabei die Kopf-Kinn-Kappen und der Gesichtsbogen (Headgear).

Kopf-Kinn-Kappen bestehen aus einer Kinnkappe aus Metall oder Kunststoff und einer Verankerung am Schädeldach in Form einer Kopfkappe bzw. eines Bandapparates. Es kann hiermit z. B. eine Progenie im Milchgebiß oder ein offener Biß behandelt werden.

Ein **Gesichtsbogen (Headgear)** besteht aus einem Drahtgestell, an dem man einen Außenbogen und einen damit fest verbundenen Innenbogen unterscheiden kann. Der Innenbogen wird dabei in der Regel an den bebänderten ersten oberen Molaren befestigt, während der Außenbogen mit elastischen Zügen sowohl am Nacken als auch im Bereich des Schädeldaches in verschiedenen Richtungen verankert werden kann. Mit Hilfe des Headgears können die oberen Molaren z. B. nach distal bewegt oder für intraorale Behandlungsgeräte in ihrer Position stabilisiert werden. Zusätzlich kann das Oberkieferwachstum mit einem Headgear gesteuert werden.

Retentionsphase

Um das durch herausnehmbare oder festsitzende Apparate erzielte Behandlungsergebnis zu sichern, wird die kieferorthopädische Behandlung mit einer Retentionsphase abgeschlossen. Im Verlauf dieser Retentionsphase kann sich das Kausystem funktionell dem neuen Gebißzustand anpassen. Gleichzeitig können in dieser Zeit noch Feineinstellungen erfolgen.
Die Dauer der Retentionsphase hängt von Art und Umfang der vorgenommenen Behandlung und dem Schweregrad der vorher bestandenen Gebißfehlentwicklung ab. Im allgemeinen ist die Retentionsphase nach Behandlung mit festsitzenden Geräten länger als nach Behandlung mit herausnehmbaren Apparaten.
Nach einer funktionskieferorthopädischen Behandlung ist häufig nur eine relativ kurze Retentionsphase erforderlich, da hierbei in der Regel bereits während der Behandlung eine weitgehende funktionelle Umstellung des Kausystems auf den neuen Gebißzustand erzielt werden kann.
Bleibt die Anpassung des Kausystems an den neuen Gebißzustand aus, so kann es zu einem **Rezidiv (Rückfall)** kommen. Man versteht hierunter eine rückläufige Entwicklung in Richtung auf den ursprünglichen Zustand.

13 Hilfeleistung bei Notfällen

13.1 Lebensrettende Sofortmaßnahmen

Erkennung eines Notfalls

Notfälle können durch Verletzungen, akute Erkrankungen oder Vergiftungen entstehen. Jeder einzelne muß die Grundsätze der Ersten Hilfe beherrschen, um selbständig
– **einen Notfall zu erkennen** und
– **lebensrettende Sofortmaßnahmen**
unverzüglich einleiten zu können.
Im Notfall kommt es auf sachkundiges, schnelles Handeln an, bei dem jeder Handgriff sitzen muß. Die hier beschriebenen Sofortmaßnahmen sollten daher immer wieder von neuem eingeübt werden.

Abb. 13.1: Bei einem lebensbedrohlichen Notfall sind zunächst Atmung, Kreislauf und Bewußtsein zu beurteilen

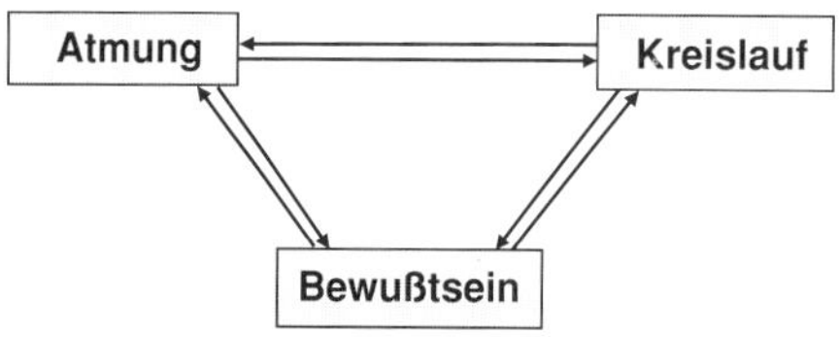

Abb. 13.2: Überprüfung der Atmung

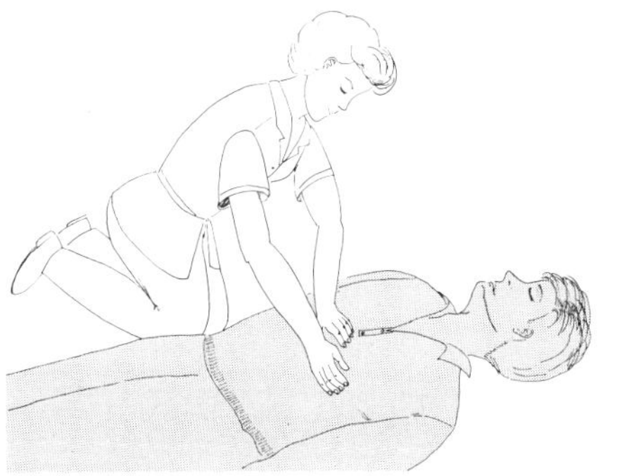

Abb. 13.3: Pulsmessung an der Halsschlagader

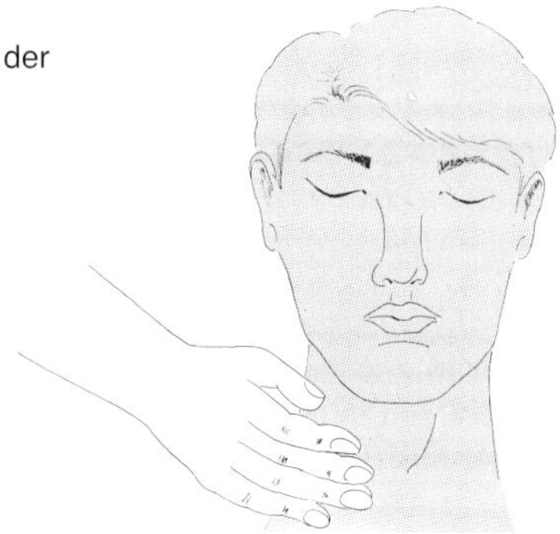

Zur **Erkennung eines Notfalls** kommt es vordringlich auf die sichere Beurteilung folgender Punkte an:
– **Äußere Gefahren:** Ist der Patient akut durch eine äußere Gefahr bedroht, wie z. B. durch Feuer, elektrischen Strom oder Gas?
– **Bewußtsein:** Ist der Patient ansprechbar, im Bewußtsein vermindert oder bewußtlos?
– **Atmung:** Kann man Atemgeräusche hören oder Atembewegungen mit flach auf Brustkorb und Oberbauch gelegten Händen tasten, sind sie verändert oder liegt sogar ein Atemstillstand vor? Bei einem Sauerstoffmangel ist die Haut in der Regel bläulich verfärbt.
– **Kreislauf:** Kann man einen Puls an der Halsschlagader tasten, ist er verändert, liegt vielleicht sogar ein Kreislaufstillstand vor?

Für den Erfolg einer lebensrettenden Sofortmaßnahme ist eine möglichst schnelle Wiederherstellung und Sicherung von Atmung und Kreislauf entscheidend. Man muß stets bedenken, daß mit bleibenden Hirnschäden zu rechnen ist, wenn das Gehirn länger als 3 Minuten ohne Sauerstoffzufuhr bleibt. Diese Frist verlängert sich im allgemeinen nur unter besonderen Umständen, bei denen der Stoffwechsel deutlich verlangsamt ist, z. B. bei einer starken Unterkühlung des Patienten oder bei einer Vergiftung mit Schlafmitteln.
Bei einem Atem- und Kreislaufstillstand ist daher unverzüglich eine Wiederbelebung nach dem **ABC-Schema** einzuleiten (siehe S. 317). Ist das Leben des Patienten jedoch durch eine äußere Gefahr (z. B. Feuer, elektrischen Strom oder Gas) akut bedroht, so muß der Patient zunächst aus der Gefahrenzone geborgen werden. Bei Stromunfällen muß erst der Stromkreis unterbrochen werden.
Kleinere Blutungen des Patienten sind bei einem lebensbedrohlichen Notfall zweitrangig und werden erst später gestillt.

Vorgehen im Notfall

Beurteilung des Notfalls:
- Äußere Gefahren, Bewußtsein, Atmung und Kreislauf?

Lebensrettende Sofortmaßnahmen:
- Äußere Gefahren ausschalten, Atmung und Kreislauf sichern, ärztliche Hilfe anfordern

Weitere Maßnahmen:
- Überwachung von Atmung und Kreislauf, keimfreie Abdeckung von Wunden, Anfertigung eines Notfallprotokolls mit Uhrzeitangaben, Transport des Patienten zum Krankenhaus

Bergung und Lagerung

Bergung Zur schnellen und sicheren Bergung eines Patienten empfiehlt sich der **Rautek-Rettungsgriff** (Abb. 13.4). Man stellt sich dazu hinter den Kopf des Patienten, greift mit beiden Händen um dessen Nacken und Hinterkopf und richtet seinen Oberkörper mit leichtem Schwung auf. Anschließend faßt man mit ausgestreckten Armen unter den Achselhöhlen des Patienten nach vorn und umgreift mit beiden Händen einen Unterarm. Der Patient kann nun gut angehoben und mit kleinen Schritten nach hinten geborgen werden. Ergänzend kann ein zweiter Helfer die Beine anheben.

Abb. 13.4: Rautek-Rettungsgriff

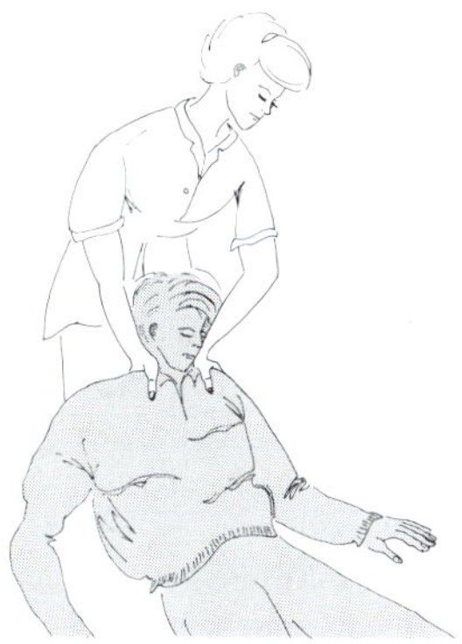

a) Nacken und Hinterkopf des Patienten werden mit beiden Händen von hinten umfaßt

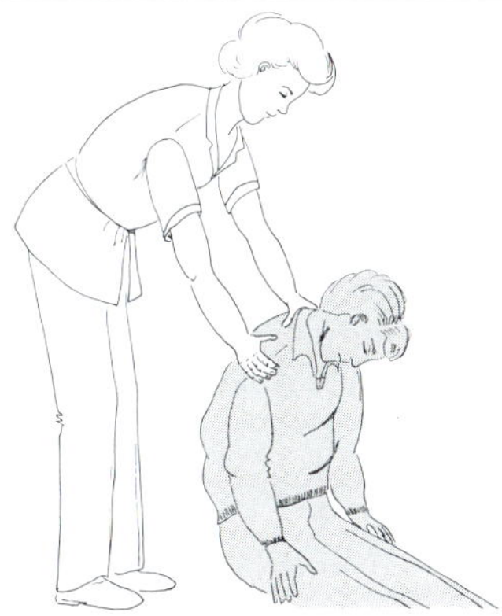

b) Aufrichten des Oberkörpers

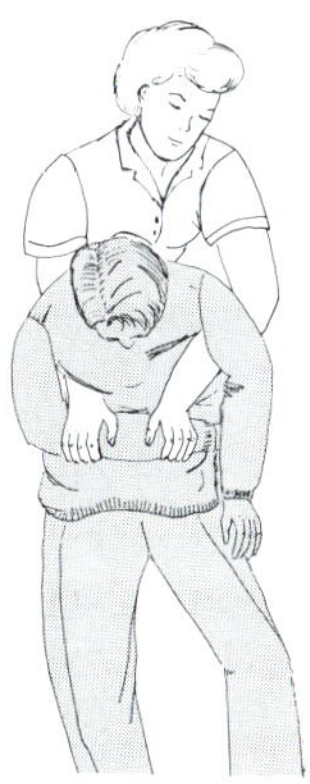

c) Ein Unterarm des Patienten wird von hinten mit beiden Händen angefaßt

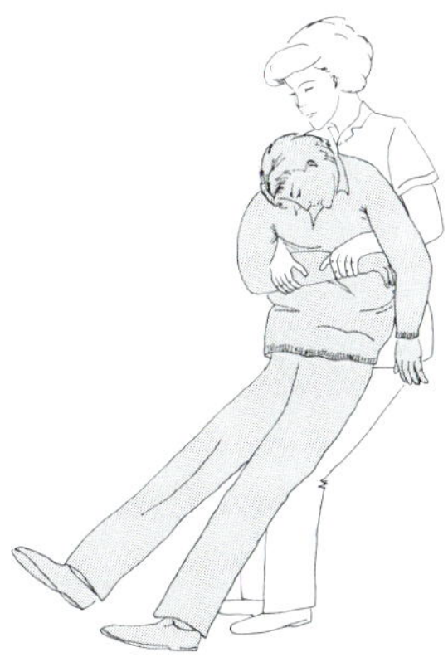

d) Anheben des Patienten

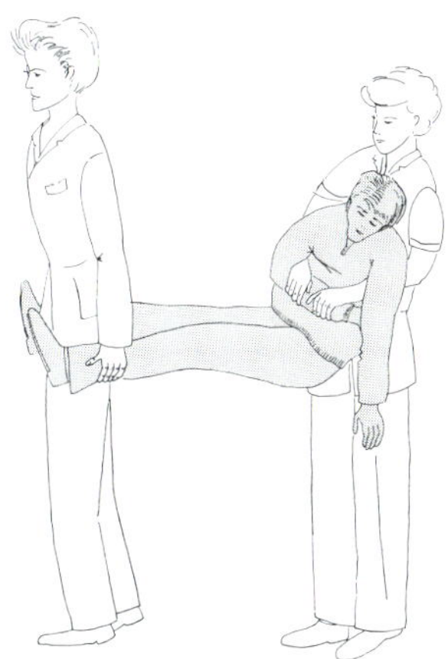

e) Transport des Patienten mit einem zusätzlichen Helfer

Abb. 13.5:
Stabile Seitenlagerung

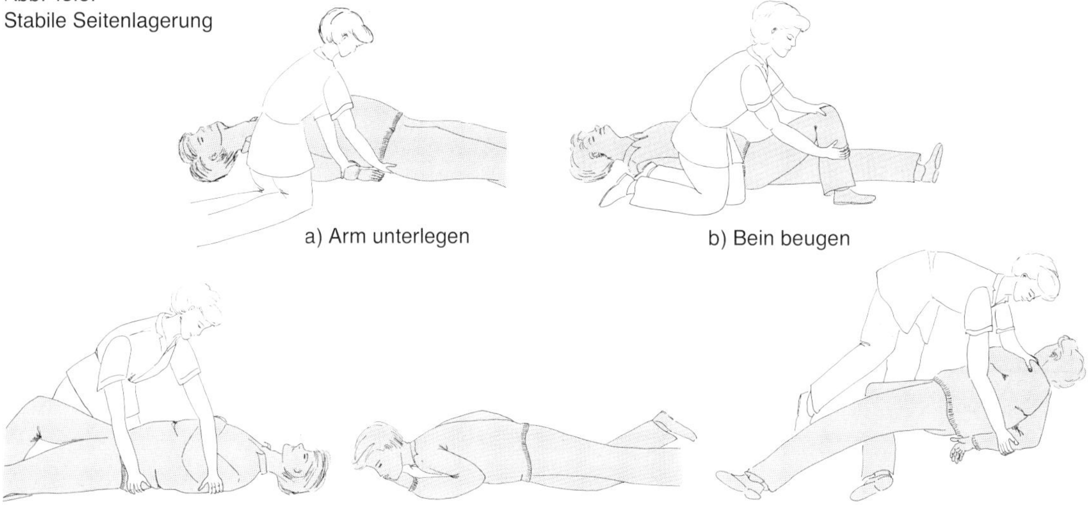

a) Arm unterlegen

b) Bein beugen

c) Patienten herüberziehen

d) Kopf überstrecken und mit der Hand in dieser Lage fixieren

e) Arm auf der Rückseite leicht anwinkeln

Lagerung Die Lagerung eines Patienten richtet sich nach seiner Erkrankung und Bewußtseinslage.

Abb. 13.6:
Lagerung des Patienten

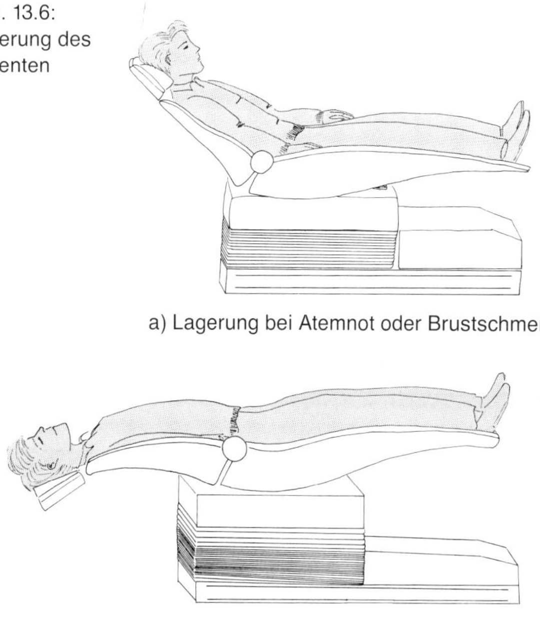

a) Lagerung bei Atemnot oder Brustschmerzen

b) Lagerung bei Blutverlust oder Kollaps

Ein **bewußtloser Patient** mit ausreichender Atmung wird in die **stabile Seitenlage** gebracht (Abb. 13.5), um die Atemwege sicher freizuhalten. Weiterhin wird dadurch die Einatmung von Blut oder Erbrochenem verhindert.

Ein bewußtloser Patient wird jedoch in Rückenlage belassen, wenn er beatmet werden muß oder wenn er an der Wirbelsäule verletzt ist, da sonst das Rückenmark geschädigt werden kann. Selbstverständlich muß seine Atmung dabei sorgfältig überwacht werden.

Ein **nicht bewußtloser Patient** mit Atemnot oder akuten Brustschmerzen wird mit erhöhtem Oberkörper gelagert (Abb. 13.6a). Durch die erhöhte Lagerung des Oberkörpers wird unter anderem die Beweglichkeit der Atemmuskulatur verbessert.

Bei einem hohen Blutverlust oder einem Kollaps wird ein nicht bewußtloser Patient flach gelagert, wobei die Beine hochgelegt werden (Abb. 13.6b). Dadurch wird der Blutrückfluß aus den Beinen und dem Bauchraum zum Herzen erleichtert und die Durchblutung der lebenswichtigen Organe (Gehirn, Herz, Lunge) verbessert.

Wiederbelebung (Reanimation)

Für den Erfolg einer Wiederbelebungsmaßnahme ist entscheidend, daß die Sauerstoffzufuhr zum Gehirn so schnell wie möglich gesichert wird. Daher beginnt jede Wiederbelebung mit der Wiederherstellung der Atmung, um dem Körper zunächst wieder frischen Sauerstoff zuzuführen. Die weiteren Schritte ergeben sich nach dem **ABC-Schema.**

ABC-Schema

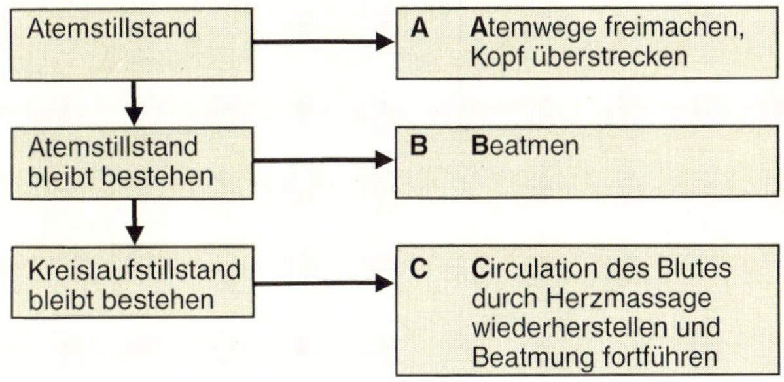

A Atemwege freimachen

Häufigste Ursache für eine Atembehinderung bei einem bewußtlosen Patienten ist ein Verschluß des Rachenbereichs durch das Herabsinken von Zunge und Unterkiefer in Rückenlage.

Ein hierdurch bedingter Atemstillstand kann durch sofortiges Überstrecken des Kopfes und gleichzeitiges Anheben des Unterkiefers behoben werden (Abb. 13.7). Man läßt den Mund dazu in der Regel geschlossen. Ist die Nasenatmung jedoch behindert, so öffnet man den Mund dabei leicht.

Setzt die Atmung nach dieser einfachen Maßnahme nicht ein, so müssen die oberen Luftwege auf Fremdkörper untersucht werden. Man öffnet dazu den Mund mit dem **Esmarch'schen Handgriff** und reinigt die Mund- und Rachenhöhle (Abb. 13.8). Blut, Schleim, Erbrochenes oder ein eventuell vorhandener Fremdkörper werden dabei zweckmäßigerweise mit dem Absauger entfernt. Ersatzweise können auch die Finger oder eine gebogene Kornzange mit einem Tupfer benutzt werden.

Sind Zahnprothesen vorhanden, so werden sie herausgenommen.

Abb. 13.7: Überstrecken des Kopfes

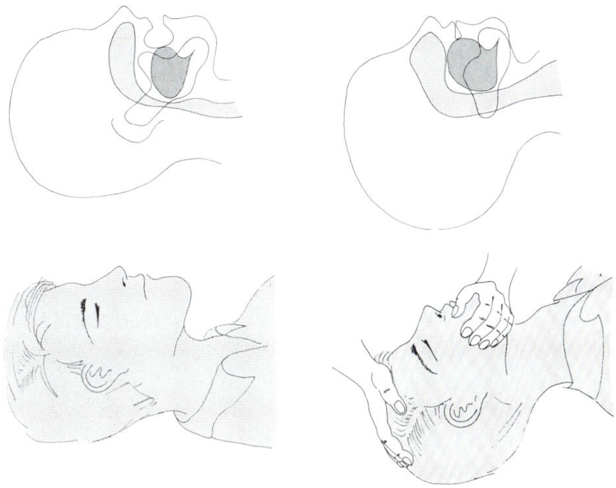

Abb. 13.8: Esmarch'scher Handgriff: Der Unterkiefer wird im Bereich des Kieferwinkels mit den Fingern nach vorn geschoben und dabei mit den Daumen in der Eckzahnregion geöffnet.

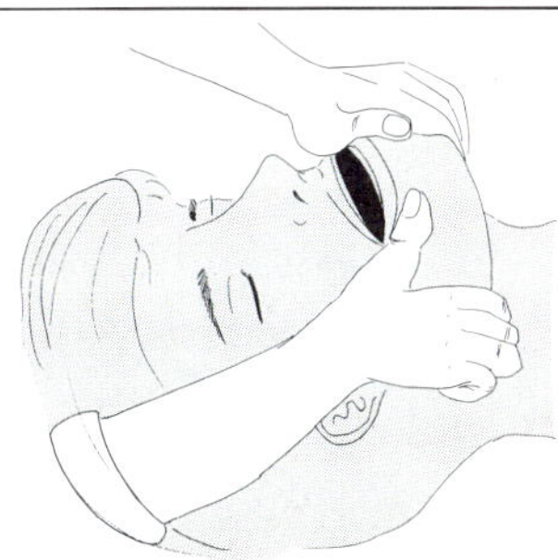

B Beatmen

Bleibt ein Atemstillstand nach Freimachen der Atemwege bestehen, so muß der Patient unverzüglich beatmet werden. Wenn man keine Hilfsmittel zur Verfügung hat, so empfiehlt sich dazu bei Erwachsenen eine Mund-zu-Nase-Beatmung. Bei behinderter Nasenatmung führt man ersatzweise eine Mund-zu-Mund-Beatmung durch. Säuglinge und Kleinkinder werden aufgrund der kleinen anatomischen Verhältnisse dagegen gleichzeitig über Mund und Nase beatmet.

Abb. 13.9: Beatmung

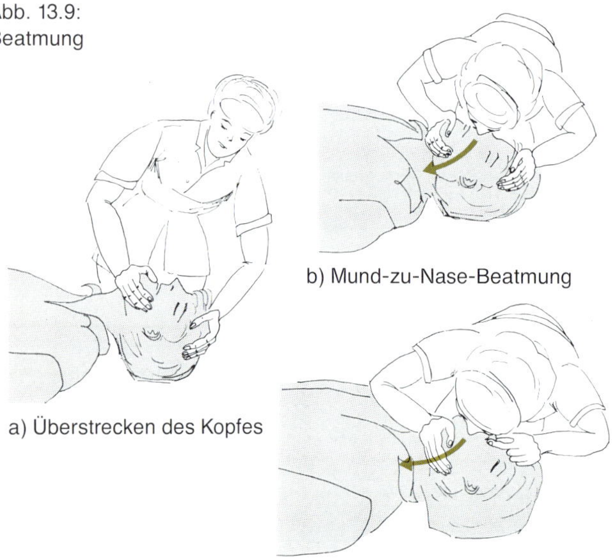

Abb. 13.10: Handhabung eines Beatmungsbeutels mit Maske.

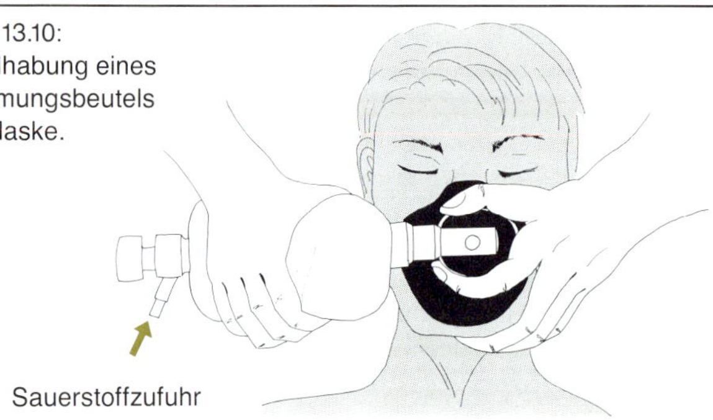

Besonders günstig zur Beatmung ist ein spezieller Beatmungsbeutel mit einer Maske (Abb. 13.10). Ergänzend kann dabei Sauerstoff zugeführt werden. Der Kopf des Patienten muß bei jeder Beatmung selbstverständlich zum Nacken hin überstreckt und der Unterkiefer dabei nach vorn geschoben werden, um die Atemwege freizuhalten.

Bei der **Mund-zu-Nase-Beatmung** wird der Mund durch Druck mit dem Daumen verschlossen.

Man atmet jeweils mit geöffnetem Mund tief ein und setzt ihn anschließend um die Nase des Patienten fest auf, wobei man mit den Lippen allseits für eine luftundurchlässige Abdichtung sorgt. Daraufhin wird die eigene Ausatemluft eingeblasen. Zur eigenen Einatmung setzt man den Mund wieder ab und hebt den Kopf an. Dabei beobachtet man, wie sich der Brustkorb des Patienten beim Ausströmen der vorher eingeblasenen Luft senkt. Erst nach vollständiger Ausatmung des Patienten erfolgt eine neue Atemspende.

Bei einer **Mund-zu-Mund-Beatmung** wird die Nase des Patienten mit Daumen und Zeigefinger verschlossen, während der Mund leicht geöffnet wird. Anschließend wird der eigene Mund dicht um den Mund des Betroffenen aufgesetzt. Im weiteren erfolgt die Atemspende wie bei der Mund-zu-Nase-Beatmung.

Zu Beginn führt man stets 2 kurz aufeinander folgende Atemspenden durch, so daß der Patient zunächst wieder frischen Sauerstoff zugeführt bekommt. Im weiteren Verlauf erfolgen beim Erwachsenen durchschnittlich 12 Beatmungen pro Minute. Bei Kindern werden mehr Atemspenden pro Minute durchgeführt, wobei jede einzelne Beatmung mit weniger Luft als beim Erwachsenen erfolgt.

C Circulation des Blutes wiederherstellen

Die Wiederbelebung bei einem Herz-Kreislauf-Stillstand beginnt stets mit dem Freimachen der Atemwege und anschließend 2 kurz aufeinander folgenden Beatmungen. Oft kann der Kreislaufstillstand dadurch bereits behoben werden. Ein sicheres Kennzeichen dafür ist ein dann tastbarer Puls an der Halsschlagader (Abb. 13.3).

Bleibt der Kreislaufstillstand jedoch bestehen, so muß eine kombinierte **Herz-Lungen-Wiederbelebung** erfolgen. Man legt den Patienten dazu auf eine harte Unterlage und sucht zunächst den Druckpunkt für die Herzmassage auf. Er liegt beim Erwachsenen auf dem Brustbein ca. 3 Querfinger über dem Brustbeinunterrand. Dort setzt man die übereinandergelegten Handballen mit ausgestreckten Armen auf, wobei man die Fingerspitzen leicht anhebt.

In diesem Bereich drückt man den Brustkorb beim Erwachsenen bei jeder Herzmassage durchschnittlich 4 cm ein, wobei die Druck- und Entlastungsphase jeweils gleich lang andauern sollte.

Bei Kindern wird das Brustbein entsprechend geringer eingedrückt. Die Herzmassage erfolgt daher bei kleinen Kindern nur mit einem Handballen, bei Säuglingen sogar nur mit den Fingern einer Hand.

Bei einer richtig durchgeführten Herzmassage kann man bei jedem Massagestoß einen Pulsschlag an der Halsschlagader tasten.

Ist man **allein,** so führt man nach den ersten beiden Atemspenden in regelmäßigem Rhythmus 15 Herzmassagen und 2 Beatmungen durch. Beim Erwachsenen sollten dabei ca. 80 Herzmassagen pro Minute, beim Kind ca. 100 und beim Säugling ca. 120 erfolgen.

Bei einer Herz-Lungen-Wiederbelebung **zu zweit** werden nach den anfänglichen beiden Atemspenden im Wechsel jeweils 5 Herzmassagen und eine Beatmung durchgeführt. Damit man sich dabei nicht gegenseitig behindert, sollten sich die beiden Helfer dabei rechts und links vom Patienten aufstellen.

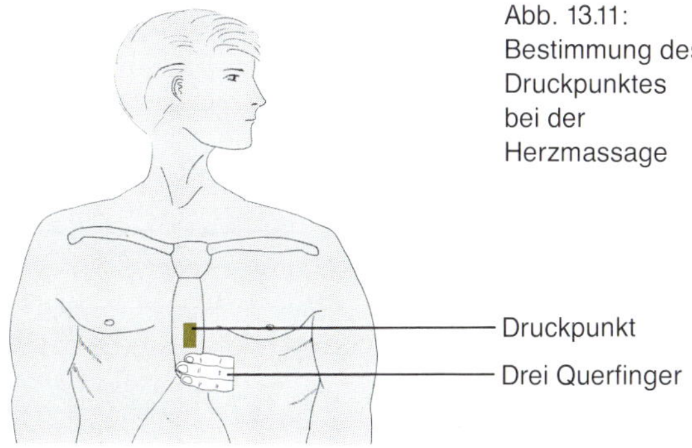

Abb. 13.11: Bestimmung des Druckpunktes bei der Herzmassage

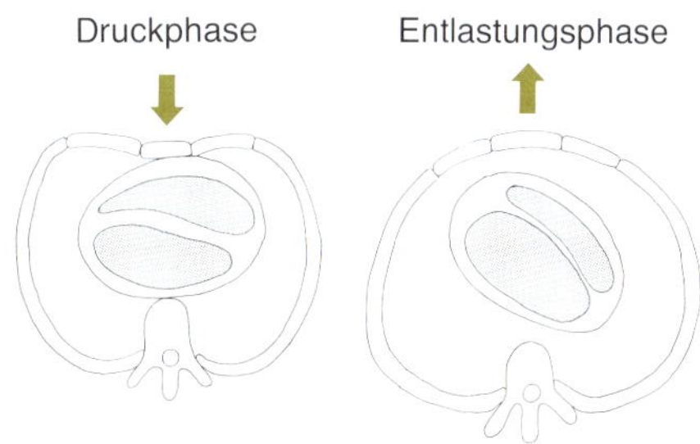

Abb. 13.12: Prinzip der Herzmassage

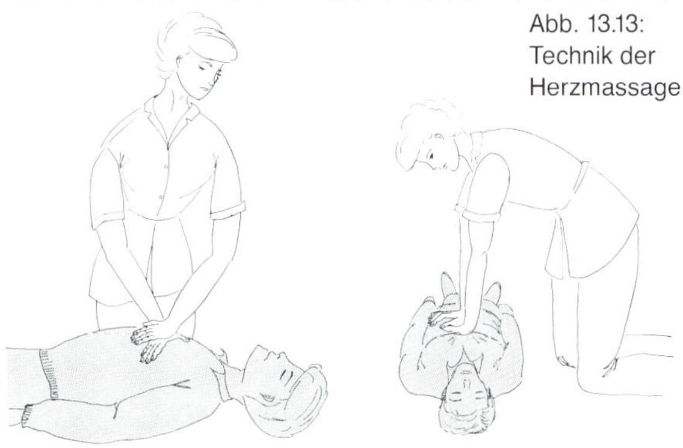

Abb. 13.13: Technik der Herzmassage

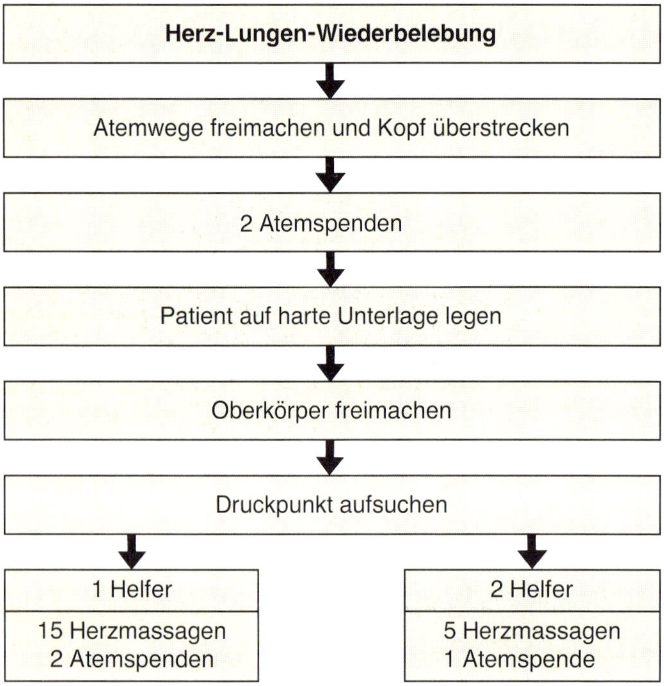

Zur eigenen Kontrolle sollte man sich die Uhrzeit zu Beginn der Wiederbelebung merken. Ist die Wiederbelebung erfolgreich, so werden die zu Beginn meist weiten Pupillen des Patienten wieder enger, die anfangs blasse Haut wird wieder rosig und schließlich setzen Atmung und Kreislauf des Patienten wieder ein.

Notfallausrüstung für die Zahnarztpraxis

Diagnostik:	Blutdruckmeßgerät Stethoskop Taschenlampe Blutzuckerteststreifen
Atmung:	Absaugpumpe Absaugkatheter Beatmungsbeutel Sauerstoffflasche Gummikeil
Kreislauf:	Stauschlauch Spritzen Kanülen Infusionsbesteck

13.2 Erste Maßnahmen bei verschiedenen Notfällen

Grundlagen

Jede Zahnarzthelferin muß in der Lage sein, bei einem Notfall nicht nur dem Zahnarzt zu assistieren, sondern auch selbständig Erste Hilfe zu leisten. Ist der Zahnarzt bei einem lebensbedrohlichen Notfall selbst nicht in der Praxis, so muß die Zahnarzthelferin umgehend ärztliche Hilfe anfordern.
Dazu ist es wichtig, eine sofort greifbare Liste mit den Telefonnummern von Notarzt, Feuerwehr, nächstgelegener Klinik und Ärzten in der Nähe zu haben. Diese Liste muß stets auf dem aktuellen Stand gehalten werden.
Bei einem Notfall kommt es auf überlegtes, gezieltes Handeln an. Daher sollte das Verhalten im Notfall regelmäßig geübt werden.

Kreislaufstörungen

Kreislaufstörungen mit erhöhtem oder erniedrigtem Blutdruck gehören zu den häufigeren Zwischenfällen in der zahnärztlichen Praxis. Plötzliche Änderungen des Blutdrucks können dabei unter anderem durch Angst, Schmerzen, Anblick von Blut und verschiedene Medikamente ausgelöst werden.

Kreislaufkollaps Beim Kreislaufkollaps liegt eine Fehlsteuerung der Blutverteilung vor. Aufgrund einer Weitstellung der Gefäße versackt das Blut dabei in die unteren Körperregionen, wodurch das Gehirn nur noch unzureichend mit Blut versorgt wird. In der Folge kommt es zu einem Blutdruckabfall mit flachem, kaum noch tastbarem Puls. Der Patient fühlt sich benommen und neigt zu kaltem Schweiß.
Dabei kann es auch zu einer kurzandauernden Bewußtlosigkeit kommen. Man spricht dann von einer sogenannten **Ohnmacht** bzw. **Synkope** (synkoptein gr. — zusammenschlagen). Da diese Beschwerden vorwiegend im Stehen bzw. Sitzen vorkommen, wird dieses Krank-

heitsbild auch als **orthostatische Kreislaufdysregulation** bezeichnet (siehe Kap. 5.3.1: Hypotonie).
Die **Behandlung** besteht zunächst in einer Flachlagerung des Patienten, wobei die Beine hochgelegt werden (siehe Abb. 13.6 b). Dadurch wird der Blutrückfluß zum Herzen erleichtert und die Blutversorgung des Gehirns verbessert. Zusätzlich sollte ein feucht-kalter Lappen auf die Stirn gelegt werden. Anschließend sind Blutdruck und Puls zu messen.

Akuter Bluthochdruck Ein Bluthochdruck (eine Hypertonie) liegt bei einem systolischen Blutdruck über 160 mmHg und diastolischem Blutdruck über 95 mmHg vor (siehe Kap. 5.3.1). Bei einem akut auftretenden Bluthochdruck kann es zu einer deutlichen Pulsbeschleunigung mit Schweißausbruch, Angstgefühl des Patienten und Brust- sowie Kopfschmerzen kommen.
Die **Behandlung** besteht zunächst in einer Beruhigung des Patienten und Lagerung mit erhöhtem Oberkörper (siehe Abb. 13.6 a). Zusätzlich kann die Gabe von Medikamenten kommen.
Zur Vorbeugung von akuten Blutdruckkrisen sollte die Behandlung möglichst schmerz- und streßfrei erfolgen.

Herzerkrankungen

Notfälle durch Herzerkrankungen können in der zahnärztlichen Praxis unter anderem durch Angina pectoris, Herzinfarkt und Herzrhythmusstörungen vorkommen.
Als **Angina pectoris** (wörtlich: Brustenge) bezeichnet man starke Schmerzen mit Engegefühl im Brustbereich durch einen Sauerstoffmangel des Herzmuskels. Insbesondere bei verengten Herzkranzgefäßen kann der Herzmuskel in bestimmten Situationen nicht mehr ausreichend mit Blut – und damit auch Sauerstoff – versorgt werden. Durch vollständigen Verschluß einer Herzkranzarterie kann es zu einem **Herzinfarkt (Myokardinfarkt)** kommen. Dabei entsteht eine Nekrose von Herzmuskelgewebe.

Herzrhythmusstörungen können vom Patienten z. B. als **Herzjagen** mit Pulsbeschleunigung oder **Herzstolpern** mit unregelmäßigem Puls beobachtet werden. Als Ursache kommen unter anderem Durchblutungsstörungen des Herzens, Erkrankungen des Systems zur Erregungsbildung und -leitung im Herzen sowie Herzklappenfehler in Frage.
Bei allen Notfällen infolge von Herzerkrankungen sind zunächst Atmung und Kreislauf nach dem ABC-Schema zu sichern. Der Patient ist in Abhängigkeit von seiner Bewußtseinslage fachgerecht zu lagern. Zur weiteren Therapie ist ein Notarzt zu rufen.

Atemstörungen

Notfälle infolge von Atemstörungen können in der zahnärztlichen Praxis unter anderem durch Hyperventilation, Asthma bronchiale und Aspiration entstehen.

Hyperventilation Infolge von Übererregbarkeit, Angst, innerer Anspannung oder Schmerzen kann es zu einer Hyperventilation kommen. Sie äußert sich in einer unbewußten Vertiefung und Beschleunigung der Atmung. Der Patient verspürt dabei ein Kribbeln in den Händen und um den Mund. Gleichzeitig hat er das Gefühl von massiver Atemnot, weshalb er seine bereits vermehrte Atmung (Hyperventilation) noch weiter steigert. Dauert die Hyperventilation länger an, so können Krämpfe auftreten und der Patient kann bewußtlos werden.
Die **Behandlung** besteht zunächst in einer Beruhigung und Ablenkung des Patienten, um ihn langsamer atmen zu lassen. Zusätzlich besteht die Möglichkeit, eine Beatmungsmaske mit angeschlossenem Rückatmungsbeutel zu verwenden, bei dem der Patient seine in diesen Beutel ausgeatmete Luft zurückatmet. Dadurch wird eine zu starke Ausatmung von Kohlendioxid mit daraus entstehenden Stoffwechselstörungen verhindert. Ist kein entsprechender Rückatmungsbeutel vorhanden, so kann

ersatzweise auch eine Plastiktüte verwendet werden, durch die der Patient seine Ausatemluft wieder zurückatmet. Ergänzend ist die Gabe beruhigender Medikamente sinnvoll.

Asthma bronchiale Beim Asthma bronchiale (asthma gr. — Atemnot; bronchial — die Bronchien betreffend) tritt anfallsweise eine Atemnot durch eine plötzliche Verengung der Atemwege auf. Dabei wird vor allem die Ausatmung behindert. Durch die Atemnot wird der Patient unruhig und kaltschweißig. Der Pulsschlag ist in der Regel deutlich beschleunigt.

Zur **Behandlung** wird zunächst der Oberkörper des Patienten hochgelagert (siehe Abb. 13.6 a). Zusätzlich werden Medikamente zur Weitstellung der Atemwege verabreicht. Im akuten Asthmaanfall kann eine Sicherung der Atmung nach dem ABC-Schema erforderlich werden. Gleichzeitig muß der Notarzt angefordert werden.

Aspiration Unter einer Aspiration versteht man das Eindringen flüssiger oder fester Stoffe in die Atemwege während der Einatmung (aspirare lat. — anhauchen). In der Folge kann es zu einer lebensbedrohlichen Einengung der Atemwege kommen.
Gerade bei der zahnärztlichen Behandlung besteht die große Gefahr einer Aspiration von nicht gesicherten Kleininstrumenten (z. B. Wurzelkanalinstrumente), Abformmaterialien, Prothesenteilen oder nicht befestigten Kronen und Inlays.
Zur **Behandlung** sind die Atemwege unverzüglich freizumachen. Dazu kann zunächst die Absauganlage am Behandlungsstuhl verwendet werden. Feste Fremdkörper lassen sich jedoch oft nur mit speziellen Hilfsmitteln und einem Laryngoskop (Kehlkopfspiegel) entfernen. Der Notarzt ist daher unverzüglich zu rufen. In der Zwischenzeit geht man nach dem ABC-Schema vor.

Stoffwechselstörungen

Von den verschiedenen Stoffwechselstörungen haben für die Zahnarztpraxis vor allem Störungen des Blutzuckerspiegels Bedeutung. Daher sollte auf dem Anamnesebogen darauf geachtet werden, ob ein Patient an einem Diabetes mellitus (Zuckerkrankheit; siehe 5.3.3) leidet. In der Streßsituation beim Zahnarzt kann es dabei zu deutlich erhöhten (Hyperglykämie) oder erniedrigten Blutzuckerwerten (Hypoglykämie) kommen.
Die **Hyperglykämie** entwickelt sich langsam mit Appetitlosigkeit, Durst, vermehrtem Harndrang, Schwäche und Kollapsneigung. Eine **Hypoglykämie** kann dagegen erheblich schneller — innerhalb weniger Minuten — entstehen. Typische Symptome sind Heißhunger, Übelkeit, Erbrechen, Schwäche, Unruhe und Schwitzen.
Die Unterscheidung zwischen erhöhten und erniedrigten Blutzuckerwerten erfolgt schnell und einfach mit Blutzuckerteststreifen.
Die **Behandlung** besteht zunächst in der Sicherung von Atmung und Kreislauf. Zusätzlich ist bei einer Hypoglykämie eine schnelle Zufuhr von Traubenzucker (Glukose) erforderlich.
Zur Vorbeugung von Stoffwechselentgleisungen ist die zahnärztliche Behandlung bei Diabetikern sorgfältig auf die Medikamenteneinnahme und regelmäßige Nahrungszufuhr des Patienten abzustimmen.

Blutungen im Mundbereich

Im Mundbereich kann es im Rahmen von zahnärztlichen Behandlungen zu Blutungen kommen. Tritt eine Blutung einige Zeit nach einer zahnärztlichen Behandlung erneut auf, so spricht man von einer **Nachblutung.**
Die **erste Hilfe** bei einer Blutung besteht zunächst darin, die Blutung durch Druck zu stoppen. Im Mund erfolgt dies, z. B. nach einer Zahnentfernung, zunächst mit einem Aufbißtupfer. Weitere Maßnahmen (z. B. Blutstillung durch Naht oder Tamponade) werden vom Zahnarzt durchgeführt.

Überempfindlichkeit

Durch die Gabe von Medikamenten, Antigengaben bei der Allergiebehandlung, Bluttransfusionen und Insektenstiche kann es zu Überempfindlichkeitsreaktionen kommen.

Besonders gefürchtet ist der **anaphylaktische Schock** (siehe Kap. 5.3.2). Er ist durch eine allergische Sofortreaktion mit schweren akuten Kreislaufstörungen innerhalb weniger Minuten gekennzeichnet. Typische Symptome sind Hautrötung, Juckreiz, Schleimhautschwellung, deutliche Pulsbeschleunigung, Übelkeit, Erbrechen und Schweißausbrüche. Der Patient kann dabei durch einen massiven Blutdruckabfall und durch Einengung der Atemwege das Bewußtsein verlieren. Durch einen Atem- und Kreislaufstillstand kann der anaphylaktische Schock zum Tod des Patienten führen.

Die **Behandlung** besteht zunächst in einer Sicherung von Atmung und Kreislauf nach dem ABC-Schema. Zusätzlich ist der Notarzt sofort anzufordern.

Bewußtseinsstörungen

Bewußtseinsstörungen kommen bei einer Reihe von Erkrankungen vor. So kann man sie z. B. bei Atem- und Kreislaufstörungen, Herzerkrankungen, Stoffwechselentgleisungen, Vergiftungen, Überempfindlichkeitsreaktionen, Krampfanfällen und beim Schlaganfall (Apoplex) beobachten.

Zur **Behandlung** sind zunächst Atmung und Kreislauf zu sichern. Besteht z. B. bei einem Patienten mit bekanntem Diabetes mellitus der Verdacht auf eine Stoffwechselentgleisung, so ist eine Blutzuckerbestimmung mit einem einfachen Teststreifen sinnvoll (siehe S. 322).

Epileptischer Anfall Der Begriff **Epilepsie** (epilepsia gr. — Fallsucht) ist eine Sammelbezeichnung für verschiedene Krankheiten, bei denen anfallsartig Bewußtseinsstörungen auftreten. Während dieser Bewußtseinsstörungen kommt es dabei häufig zu unkontrollierten Muskelbewegungen z. B. in Form von Krämpfen. Die Ursache kann eine Hirnschädigung z. B. durch Verletzung, Entzündung oder Tumor sein. Häufig ist die Ursache jedoch auch unbekannt.

Bei einem **großen Krampfanfall (Grand mal)** stürzt der Patient meist nach einem kurzen Vorstadium bewußtlos zu Boden. Die Muskulatur ist im allgemeinen zunächst starr angespannt. Nach kurzer Zeit kommt es dann zu rhythmischen Zuckungen der Gliedmaßen, starker Speichelabsonderung und häufig auch zu Urin- und Stuhlabgang. Durch einen gleichzeitigen Krampf der Kaumuskulatur kann sich der Patient während des Anfalls selbst in die Zunge beißen.

Der Krampfanfall dauert im allgemeinen nur wenige Minuten. Anschließend verfällt der Patient meistens in einen Nachschlaf. Wenn es zu einem Krampfanfall kommt, so sollte man dafür sorgen, daß sich der Patient nicht selbst verletzen kann. Dazu sind alle spitzen Gegenstände aus dem Mund und aus der Reichweite des Patienten zu entfernen. Durch Einsetzen eines Gummikeils zwischen die Zahnreihen des Patienten kann dabei einem Zungenbiß vorgebeugt werden.

Weiterhin sind Atmung und Kreislauf zu sichern. Bewußtlose Patienten werden dazu mit dem Rautek-Griff aus dem Behandlungsstuhl gehoben und nach dem Krampfanfall in stabile Seitenlage gebracht. Blut oder Erbrochenes entfernt man aus dem Rachenbereich und überstreckt den Kopf, um die Atemwege freizuhalten. Die weitere Behandlung erfolgt durch einen Arzt.

Schlaganfall (Apoplex) Durch unzureichende Blut- und Sauerstoffversorgung eines Gehirnbereichs (z. B. durch Verschluß einer Hirnarterie) kann es zu einem Schlaganfall kommen. Häufig treten dabei heftige Kopfschmerzen, Bewußtseinsstörungen und Lähmungen auf einer Körperseite auf.

Zur **Behandlung** sind zunächst Atmung und Kreislauf zu sichern. Ist der Patient nicht bewußtlos, so wird er mit leicht erhöhtem Oberkörper gelagert. Die weitere Behandlung erfolgt durch einen Arzt.

14 Röntgenkunde – einschließlich Strahlenschutz

14.1 Physikalische Grundlagen

Geschichte

Wilhelm Conrad Röntgen (1845 – 1923) entdeckte 1895 bei physikalischen Studien die später nach ihm benannten Röntgenstrahlen. Er selbst bezeichnete sie als X-Strahlen und erhielt für ihre eingehende Untersuchung 1901 als erster den Nobelpreis für Physik.

Mit Röntgenstrahlen wurden von Beginn an auch Aufnahmen vom menschlichen Körper gemacht. So hat Wilhelm Röntgen bereits 1895 eine Röntgenaufnahme der Hand seiner Ehefrau angefertigt.

Anfangs wurde noch sorglos mit Röntgenstrahlen umgegangen. Langsam wurden jedoch auch ihre schädigenden Wirkungen bekannt, weshalb sie heutzutage nur unter strikter Beachtung der Strahlenschutzbestimmungen angewendet werden dürfen (siehe Kap. 14.4).

Eigenschaften der Röntgenstrahlen

Röntgenstrahlen gehören wie das sichtbare Licht zum Spektrum der elektromagnetischen Wellen (siehe S. 25). Wie die Lichtstrahlen breiten sie sich geradlinig aus, können auch reflektiert werden und haben im Vakuum die gleiche Ausbreitungsgeschwindigkeit wie Licht (ca. 300 000 km/s). Sie haben jedoch eine wesentlich geringere Wellenlänge als Lichtstrahlen, wodurch sich einige Unterschiede zum Licht ergeben.

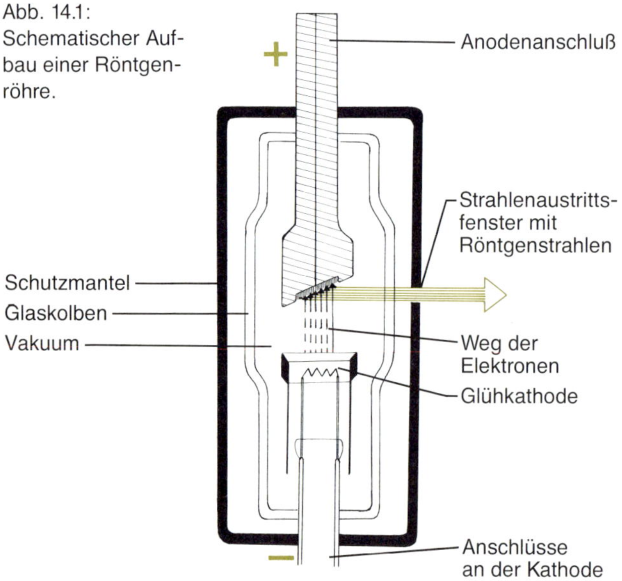

Abb. 14.1: Schematischer Aufbau einer Röntgenröhre.

Eigenschaften der Röntgenstrahlen

- Sie breiten sich geradlinig aus.
- Sie können reflektiert, gebeugt und gebrochen werden.
- Sie sind unsichtbar.
- Sie können feste Körper durchdringen, die für Licht undurchlässig sind.
- Sie lassen fluoreszierende Stoffe aufleuchten.
- Sie belichten fotografische Filme.
- Sie ionisieren Gase und machen sie so elektrisch leitend.
- Sie haben eine biologisch schädigende Wirkung, indem sie das Zellwachstum hemmen und Gewebe zerstören (siehe S. 336).
- Durch geeignete Schutzwände bzw. Schutzschichten können Röntgenstrahlen abgeschirmt werden.
- Im Vakuum haben sie eine Ausbreitungsgeschwindigkeit von ca. 300 000 km/s.

Erzeugung von Röntgenstrahlen

Röntgenstrahlen werden mit Röntgenröhren erzeugt. Diese Röhren bestehen aus einem luftleeren Glaskolben, wo zwischen dem dort befindlichen negativen Pol (Kathode) und dem positiven Pol (Anode) eine Hochspannung angelegt wird (siehe Abb. 14.1). Die Anode wird dabei auch als Antikathode (= Gegenkathode) bezeichnet.

Die Kathode wird zusätzlich durch einen gesonderten Stromkreis aufgeheizt (Glühkathode), so daß Elektronen aus der Kathode austreten und durch die Hochspannung zur Anode beschleunigt werden. Dort prallen sie mit hoher Geschwindigkeit auf. Durch dieses plötzliche Abbremsen der Elektronen auf der Anode entstehen völlig neue Strahlen – die Röntgenstrahlen.

Röntgenstrahlen werden erzeugt, indem man Elektronen mit hoher Geschwindigkeit auf eine Metallfläche prallen läßt.

Beim Aufprall der Elektronen auf die Anode wird jedoch nur ein geringer Teil der Bewegungsenergie in Röntgenstrahlen umgewandelt. Die meiste Energie geht in Form von Wärme verloren.
Durch einen Bleimantel um die Röntgenröhre wird die Umgebung vor unbeabsichtigt austretenden Röntgenstrahlen geschützt. Nur durch ein kleines Austrittsfenster können die Strahlen nach außen gelangen und so genutzt werden.
Die Entstehung von Röntgenstrahlen wird durch 3 Faktoren wesentlich beeinflußt:

- **Röhrenspannung:** Je höher die Spannung zwischen Anode und Kathode ist, desto größer ist die Geschwindigkeit, mit der die Elektronen auf die Anode prallen. Durch die erhöhte Aufprallgeschwindigkeit entstehen energiereichere Röntgenstrahlen mit einer größeren Fähigkeit, Körper zu durchdringen. Man spricht dann auch von **harten Röntgenstrahlen.** Andererseits entstehen bei geringer Röhrenspannung **weiche Röntgenstrahlen** mit nur geringer Durchdringungsfähigkeit.
  Die Röhrenspannung beträgt bei Dentalröntgengeräten 50–70 kV und bei Panorama-Schichtaufnahmegeräten 60–80 kV (kV = Kilovolt; 1 kV = 1000 V).
- **Stromstärke:** Erhöht man die Stromstärke zum Erwärmen der Glühkathode, so treten mehr Elektronen aus der Kathode aus und gelangen zur Anode. In der Folge entstehen mehr Röntgenstrahlen. Durch Veränderung der Stromstärke kann also die Intensität der Röntgenstrahlung reguliert werden. Die Stromstärke wird in Ampere (A) gemessen und beträgt bei Dentalröntgengeräten einige Milliampere (mA).
- **Einschaltdauer:** Durch Veränderung der Einschaltdauer des Röntgengerätes kann die Menge entstehender Röntgenstrahlung variiert werden. Durch eine lange Einschaltzeit können so auch Objekte großer Dicke auf einem Röntgenbild dargestellt werden.

Die Entstehung von Röntgenstrahlen wird beeinflußt durch die Röhrenspannung, Stromstärke und Einschaltdauer.

Weiche, energiearme Röntgenstrahlen können für die Röntgendiagnostik nicht genutzt werden, da sie den Körper nicht oder nur gering durchdringen können. Da sie die Hautoberfläche unnötig belasten, werden sie hinter dem Strahlenaustrittsfenster durch eine dünne, für sie undurchdringliche Aluminiumplatte herausgefiltert.
Zusätzlich wird das Röntgenstrahlenbündel in seiner Ausdehnung zur Seite hin durch eine Lochblende aus Blei begrenzt. Dadurch wird gewährleistet, daß nur der zu untersuchende Körperbereich mit Strahlen belastet wird.

Röntgenfilme

Zahnfilme Für intraorale Röntgenaufnahmen werden sogenannte Zahnfilme verwendet. Der Standardfilm hat das Format 3 x 4 cm. Weiterhin werden in der Praxis noch häufig Zahnfilme im Format 2 x 3 cm für Einzelzahnaufnahmen und 4 x 5 cm für Aufbißaufnahmen verwendet. Ein Röntgenfilm besteht aus mehreren Schichten (siehe Abb. 14.2). Auf dem zumeist aus Polyester bestehenden

Abb. 14.2: Aufbau eines Röntgenfilms

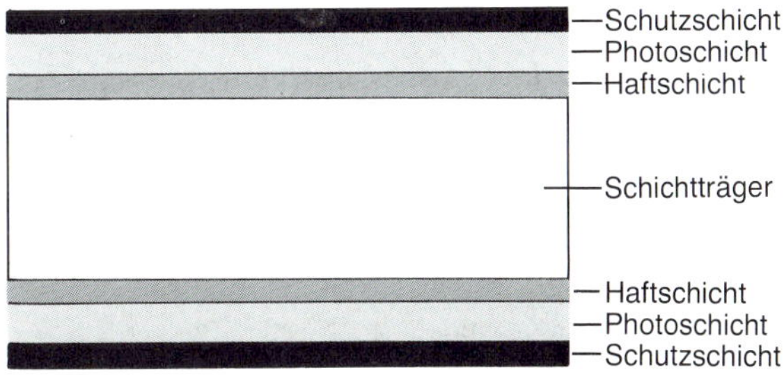

Abb. 14.3:
Geöffnete Filmpackung von der Rückseite.

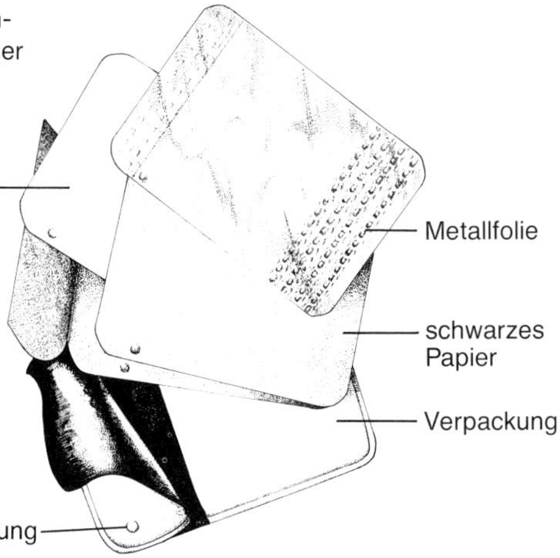

Abb. 14.4:
Einlegen eines Kassettenfilmes.

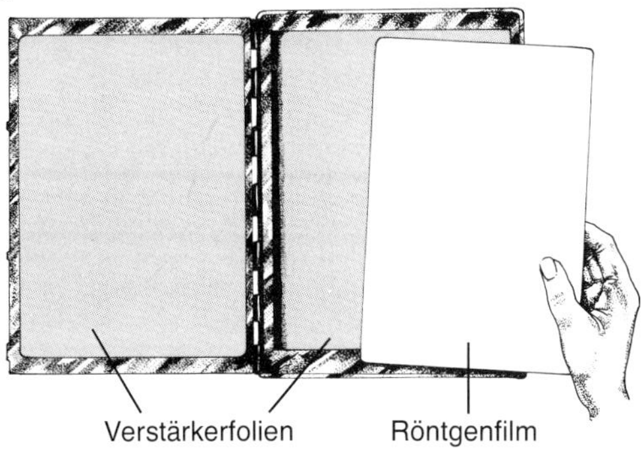

Abb. 14.5:
Aufbau einer Filmkassette mit Verstärkerfolien.

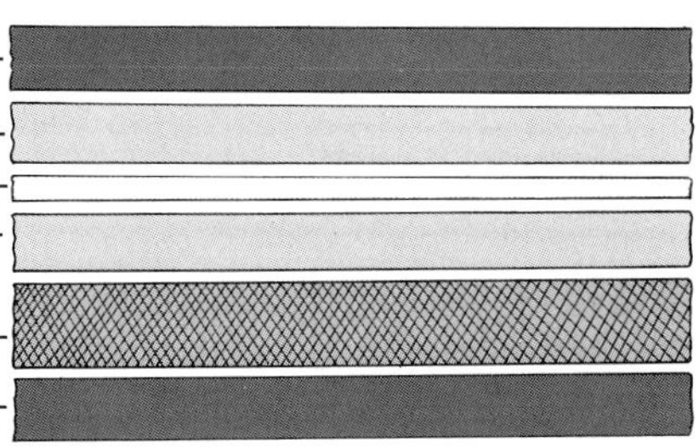

Schichtträger ist beidseits jeweils eine Haftschicht, eine lichtempfindliche Schicht mit eingelagerten Silberbromidteilen und eine Schutzschicht aufgetragen.
In den Filmpackungen liegen die Zahnfilme zwischen schwarzem Papier, so daß sie vor Lichteinfall geschützt sind. Auf der Rückseite befindet sich zusätzlich noch eine Metallfolie, die hinter dem Film befindliche Objekte bei der Belichtung vor unnötiger Strahlenbelastung schützt. Weiterhin verhindert diese Metallfolie, daß in der Mundhöhle entstehende Streustrahlen den Film von hinten belichten.
Auf der Rückseite der Filmverpackung befindet sich in einer Ecke ein kleiner Kreis. Hinter dieser äußeren Markierung befindet sich im Film eine kleine Delle, deren Hohlseite stets nach hinten zeigt. So können an dem fertig belichteten Film später stets Vorder- und Rückseite unterschieden werden.

Kassettenfilme Bei extraoralen Röntgenaufnahmen werden zur Verminderung der Strahlenbelastung des Patienten Filmkassetten mit Verstärkerfolien verwendet.
Die Röntgenfilme werden dazu in der Dunkelkammer in eine Aluminiumkassette gelegt, die auf beiden Innenseiten jeweils eine Verstärkerfolie enthält. Diese Folien sind mit einem fluoreszierenden Stoff belegt, der durch Strahlung aufleuchtet. Die Belichtung des Films erfolgt dann zum größten Teil durch das von den Folien ausgehende Licht und nur zum geringen Teil durch die Röntgenstrahlen direkt. Das Fluoreszenzlicht verstärkt dabei die fotografische Wirkung der Röntgenstrahlen um den Faktor 7–20. Dies bedeutet eine erhebliche Reduktion der erforderlichen Strahlendosis.
Die Verstärkerfolien bedürfen einer sorgfältigen Behandlung und Pflege. Ein Kratzer auf einer Folie wird auf jedem Röntgenfilm sichtbar. Verunreinigungen müssen daher vorsichtig mit einem sauberen, antistatischen Tuch abgewischt werden.

14.2 Röntgenaufnahmen

Bildentstehung

Röntgenstrahlen belichten fotografische Filme. Befindet sich vor dem Röntgenfilm jedoch ein Gegenstand, der für Röntgenstrahlen undurchlässig ist, so bleibt der Film in diesem Bereich unbelichtet. Entsprechend bilden sich Füllungen und Kronen aus Metall auf den Röntgenfilmen als unbelichtete Flächen und mineralreiche Körpersubstanzen (Knochen, Zähne) als gering belichtete Flächen ab, da sie Röntgenstrahlen nur schwer durchlassen. Weichgewebe (z. B. der Wange) ist für Röntgenstrahlen dagegen leicht durchgängig, so daß die Röntgenfilme hier gut belichtet werden.

Die Belichtung ist auf den Röntgenfilmen zunächst nicht erkennbar. Erst durch die **Filmentwicklung** werden die belichteten Flächen geschwärzt. Es entstehen dann **Röntgennegative,** auf denen die unbelichteten Flächen im Bereich der Metallfüllungen und -kronen weiß, Knochen und Zähne grau und die Weichteile schwarz erscheinen.

Von dem Röntgennegativ kann man auch – wie bei der üblichen Fototechnik – ein **Röntgenpositiv** herstellen. Füllungen, Kronen und Brücken stellen sich im Röntgenpositiv schwarz, Knochen und Zähne grau und die übrigen Flächen hell dar.

In der Praxis wird jedoch im allgemeinen nur mit Röntgennegativen gearbeitet. Eine im Röntgennegativ dunkel erscheinende Veränderung wird dann im Hinblick auf das entsprechende Röntgenpositiv als Aufhellung und eine helle Veränderung als Verschattung bezeichnet.

Aufhellung	– dunkel erscheinende Veränderung im Röntgennegativ
Verschattung	– hell erscheinende Veränderung im Röntgennegativ

Geometrische Grundlagen

Röntgenstrahlen breiten sich wie Lichtstrahlen von einer Strahlenquelle nach allen Seiten hin geradlinig aus. Es kommt somit zu einer **Vergrößerung** eines abzubildenden Objektes, wenn sich der Röntgenfilm nicht direkt dahinter befindet. Die Vergrößerung wird dabei um so stärker, je größer der Abstand zwischen Objekt und Film und je kleiner der Abstand zwischen Strahlenquelle und Objekt ist (Abb. 14.6).

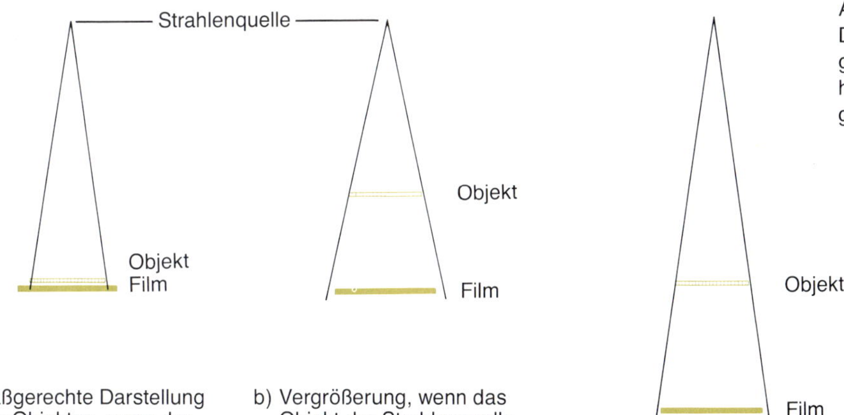

a) Maßgerechte Darstellung des Objektes, wenn der Film direkt anliegt.

b) Vergrößerung, wenn das Objekt der Strahlenquelle genähert wird, während der Film unverändert bleibt.

c) Vergrößerung, wenn der Film vom Objekt wegbewegt wird.

Abb. 14.6: Darstellung der geometrischen Verhältnisse bei Röntgenaufnahmen

Bei senkrechtem Strahleneinfall auf Objekt und Film wird das Objekt maßstabsgetreu abgebildet. Bei schrägem Strahleneinfall kommt es jedoch zu einer **Verzeichnung,** die eine spätere Auswertung erschwert. (Abb. 14.7).

Um ein Objekt auf einem Röntgenbild möglichst originalgetreu wiederzugeben, sollte der Abstand zwischen Film und Objekt möglichst gering und der Strahlengang zu Objekt und Film annähernd senkrecht sein.

Abb. 14.7: Verzeichnung eines Objektes bei schrägem Strahleneinfall.

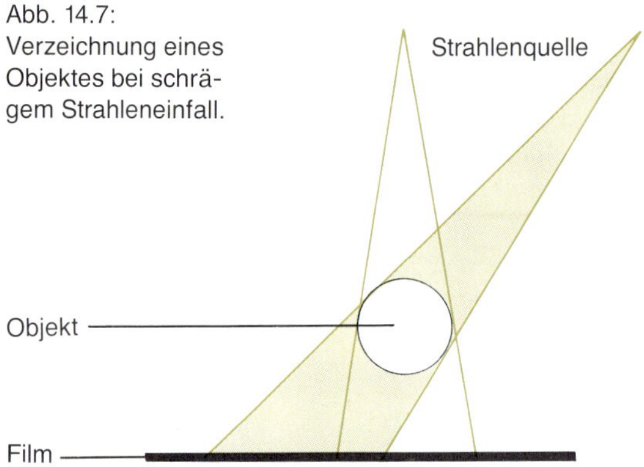

Abb. 14.8: Kopfhaltung bei intraoralen Röntgenaufnahmen

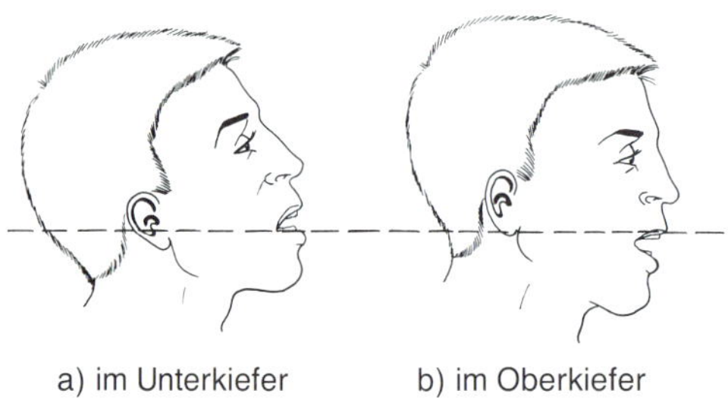

Abb. 14.9: Einstellung nach der Halbwinkeltechnik (Isometrieregel)

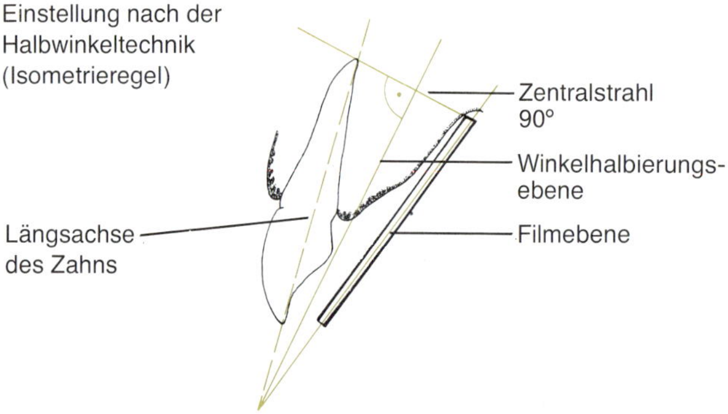

Zur praktischen Erleichterung hat man den Begriff **Zentralstrahl** eingeführt. Es handelt sich dabei um den im Zentrum eines Strahlenbündels verlaufenden Strahl. Röntgenröhre, Objekt und Film werden nach diesem Zentralstrahl eingestellt.

Intraorale Röntgenaufnahmen

Bei intraoralen Röntgenaufnahmen befindet sich der Film in der Mundhöhle, während die Röntgenröhre außerhalb ist. Man verwendet Zahnfilme der Größe 2 x 3 cm, 3 x 4 cm oder 4 x 5 cm.

Eine wesentliche Voraussetzung für gute Röntgenaufnahmen ist die richtige Kopfhaltung des Patienten. Der Kopf wird so eingestellt, daß sich der betreffende Kiefer bei der Röntgenaufnahme jeweils in der Horizontalen befindet.

Um eine möglichst maßgetreue Darstellung der Zähne und ihrer Umgebung zu erzielen, wurden verschiedene Aufnahmeverfahren entwickelt. Für die Praxis haben besondere Bedeutung:

– Halbwinkeltechnik
– Rechtwinkeltechnik
– Paralleltechnik

Halbwinkeltechnik Benutzt man keine Einstellungshilfen, so bilden Zahnachse und Filmebene aufgrund der anatomischen Verhältnisse einen Winkel. Der Zahn wird nun maßgetreu auf dem Film wiedergegeben, wenn der Zentralstrahl senkrecht auf die gedachte **Winkelhalbierungsebene** gerichtet wird, die den Winkel zwischen Zahnachse und Filmebene teilt. Der Zentralstrahl soll dabei durch den apikalen Bereich des Zahnes verlaufen (Abb. 14.9).

Wird der Zentralstrahl dagegen nicht senkrecht zur Winkelhalbierungsebene eingestellt, so entsteht eine verzerrte Aufnahme. Der Zahn erscheint dann verkürzt oder verlängert (Abb. 14.10).

Praktisches Vorgehen bei der Halbwinkeltechnik Der Patient wird zunächst gebeten, eventuell vorhandene Prothesen herauszunehmen. Falls er eine Brille trägt, sollte er diese ablegen.
Anschließend wird dem Patienten eine Strahlenschutzschürze (Bleigleichwert mindestens 0,4 mm) angelegt, wobei auf einen sicheren Abschluß am Hals geachtet wird. Es kann auch mit einem Strahlenschutzschild gearbeitet werden, das zweckmäßigerweise erst nach Einstellung der Röntgenröhre angelegt wird.
Darauf wird der Kopf des Patienten mit der Kopfstütze richtig gelagert, so daß sich der zu untersuchende Kieferabschnitt in der Horizontalen befindet. Bei Oberkieferaufnahmen muß der Kopf entsprechend aufrecht eingestellt werden, während er bei Unterkieferaufnahmen leicht nach hinten geneigt wird (Abb. 14.8).
Nun wird die Röntgenröhre zunächst in die ungefähre Lage für die Aufnahme gebracht. Dabei gelten für die einzelnen Zahngruppen jeweils verschiedene Neigungswinkel zur Horizontalebene.

Neigungswinkel des Röntgentubus zur Horizontalebene		
Oberkiefer	Frontzähne	+ 55 °
	Prämolaren	+ 45 °
	Molaren	+ 35 °
Unterkiefer	Frontzähne	− 20 °
	Prämolaren	− 10 °
	Molaren	− 5 °

Die Grobeinstellung der Röntgenröhre noch vor dem Einlegen des Films ist vor allem Ungeübten zu empfehlen, damit der Patient den Röntgenfilm nicht zu lange im Mund halten muß.
Man kann sich die Einstellung der Röntgenröhre erleichtern, wenn man den Tubus auf die in Abb. 14.11 angegebenen Punkte ausrichtet. Für den Oberkiefer liegen diese Punkte auf einer Linie, die vom Ohrläppchen zum Nasenwinkel führt. Im Unterkiefer liegen diese Punkte ca. 6 mm über dem Unterrand des Unterkiefers.

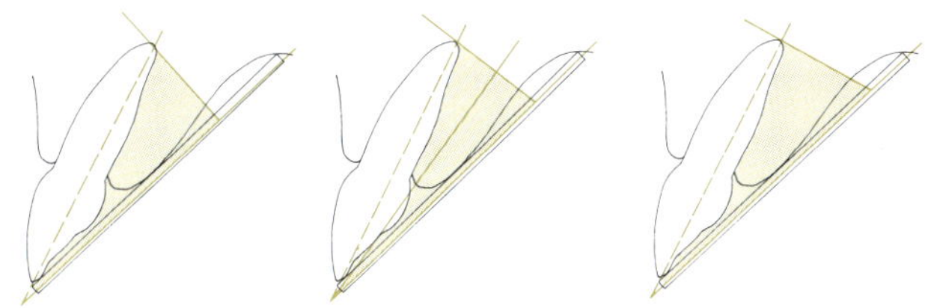

Abb. 14.10: Größenwiedergabe eines Zahns bei unterschiedlichem Strahlengang

a) verkürzte Darstellung des Zahns bei senkrecht zur Filmebene verlaufendem Zentralstrahl
b) korrekte Darstellung des Zahns bei Anwendung der Halbwinkeltechnik
c) verlängerte Darstellung des Zahns bei senkrecht zur Zahnachse verlaufendem Zentrahlstrahl

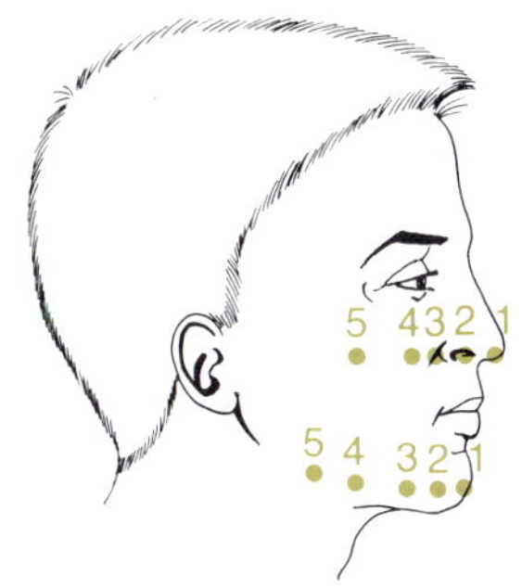

Abb. 14.11: Hilfspunkte für die Einstellung des Zentralstrahls auf die Wurzelspitzen bei der Halbwinkeltechnik

Oberkiefer
1 = mittlere Schneidezähne: Nasenspitze
2 = seitlicher Schneidezahn: Nasenflügel
3 = Eckzahn und 1. Prämolar: Nasenwinkel
4 = Prämolaren und 1. Molar: unterhalb der Pupille (seitliche Betrachtung bei geradeaus schauendem Patienten)
5 = 2. und 3. Molar: unterhalb des äußeren Augenwinkels und des Jochbeins

Unterkiefer
1 = mittlere und seitliche Schneidezähne beidseits
2 = mittlerer und seitlicher Schneidezahn einer Seite
3 = Eckzahn und 1. Prämolar
4 = Prämolaren und 1. Molar
5 = 2. und 3. Molar

Erst nachdem die Röntgenröhre in etwa richtig ausgerichtet ist, wird der Röntgenfilm eingelegt. Im Seitenzahnbereich wird in der Regel das **Querformat** und im Frontzahnbereich das **Hochformat** gewählt. Bei richtiger Lage überragt der Film die Kauflächen im Seitenzahnbereich um ca. 3–4 mm und im Frontzahnbereich um ca. 2 mm.

Der Patient wird nun gebeten, den Film mit dem Zeigefinger oder einer Klemme in dieser Position festzuhalten. Dazu sollte er stets die Hand der Gegenseite verwenden. Dabei ist darauf zu achten, daß der Zahnfilm nicht durchgebogen wird, da es sonst zu einer Verzerrung der darzustellenden Zähne kommt.

Nun erfolgt die Feineinstellung der Röntgenröhre, wobei der Zentralstrahl exakt zur Winkelhalbierenden eingestellt wird. Anschließend wird die Einschaltdauer bzw. das Aufnahmeobjekt am Röntgengerät eingestellt und die Röntgenaufnahme durchgeführt. Der Patient wird gebeten, den Kopf dabei ruhig zu halten.

Die Aufnahmen können bei der Halbwinkeltechnik mit einem Kurztubus oder mit einem Langtubus gemacht werden. Der Langtubus hat den Vorteil, daß die Strahlen an seinem Ende paralleler verlaufen als beim Kurztubus. Die Zähne werden daher bei Verwendung eines Langtubus auf dem Film weniger stark vergrößert abgebildet, als bei einem Kurztubus.

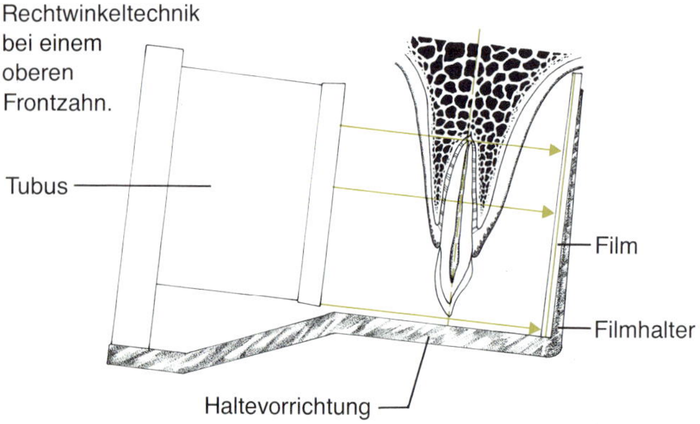

Abb. 14.12: Anwendung der Rechtwinkeltechnik bei einem oberen Frontzahn.

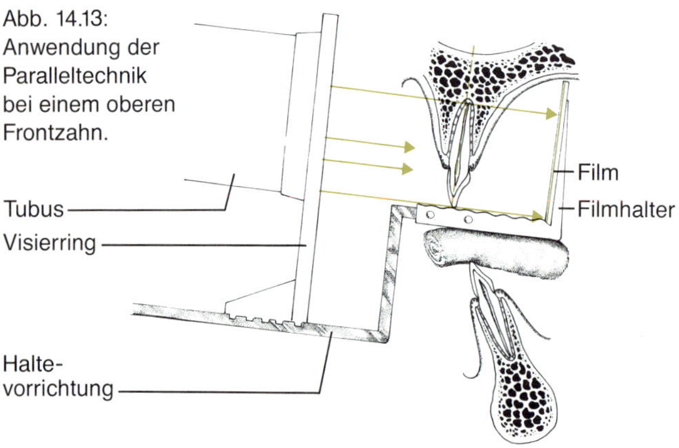

Abb. 14.13: Anwendung der Paralleltechnik bei einem oberen Frontzahn.

Rechtwinkel- und Paralleltechnik

Bei der Halbwinkeltechnik besteht stets die Schwierigkeit, die Winkelhalbierungsebene richtig abzuschätzen und den Zentralstrahl dazu senkrecht einzustellen. Die dabei auftretenden Ungenauigkeiten kann man mit der Rechtwinkel- und Paralleltechnik umgehen.

Bei der **Rechtwinkeltechnik** wird mit einem rechtwinkeligen, starr mit dem Röntgengerät verbundenen Filmhalter gearbeitet. (Abb. 14.12).

Bei der **Paralleltechnik** wird dagegen ein isolierter Filmhalter verwendet, mit dessen Hilfe die Filmebene parallel zur Zahnachse ausgerichtet wird. Der Zentralstrahl wird anschließend senkrecht zur Zahnachse und Filmebene eingestellt. Ein kleiner Visierring kann dabei zur Hilfe benutzt werden (Abb. 14.13).

Da der Film bei dieser Technik im allgemeinen eine größere Entfernung vom Objekt als bei der Halbwinkeltechnik hat, ist dazu auch der Abstand der Röntgenröhre zu vergrößern und entsprechend ein Langtubus zu verwenden. Es können dann mit diesem Verfahren sehr genaue Abbildungen der Zähne mit den umgebenden Knochenstrukturen angefertigt werden. In der Parodontologie wird die Rechtwinkel- bzw. Paralleltechnik deshalb z. B. zum exakten Ausmessen von Knochentaschen verwendet.

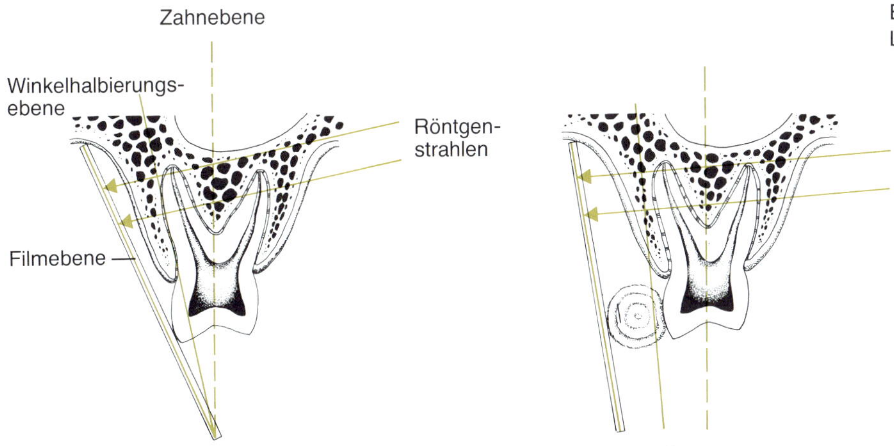

a) Überlagerung der Molarenwurzeln durch das Jochbein

b) verringerte Überlagerung der Molarenwurzeln bei eingelegter Watterolle

Abb. 14.14: Einstelltechnik nach Le Master

Einstelltechnik nach Le Master Wendet man die Halbwinkeltechnik an, so kommt es im Oberkieferbereich häufig zu Überlagerungen der Molarenwurzeln durch das Jochbein. Von Le Master stammt daher die Empfehlung, zwischen Zahnkrone und Film eine Watterolle zu legen, so daß Zahnachse und Film annähernd parallel liegen (Abb. 14.14). Dadurch wird der Einstellwinkel kleiner, und es treten keine Überlagerungen mehr durch das Jochbein auf.
Da der Film bei diesem Verfahren – wie bei der Paralleltechnik – eine größere Entfernung vom Objekt hat, ist auch hier stets ein Langtubus zu verwenden.

Bißflügelaufnahmen Zur Karies- und Parodontaldiagnostik können Bißflügelaufnahmen durchgeführt werden. Man verwendet dazu im allgemeinen Zahnfilme im Format 3 x 4 cm, die mit einem Bißflügel versehen sind. Der Patient beißt während der Aufnahme auf diesen Flügel und fixiert ihn somit in der vorgesehenen Position. Der Zentralstrahl wird senkrecht auf den Film gerichtet, so daß gleichzeitig die oberen und unteren Zahnkronen auf dem Film abgebildet werden (Abb. 14.15).

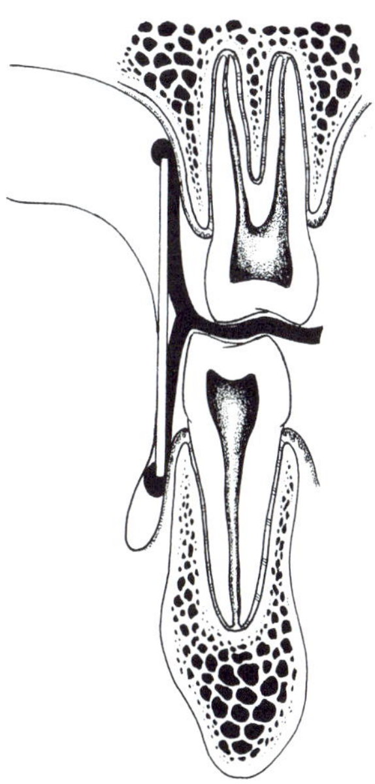

Abb. 14.15: Bißflügelaufnahme: Der Zahnfilm wird in diesem Fall mit einem speziellen Filmhalter fixiert.

Mit einer Bißflügelaufnahme kann insbesondere Approximalkaries gut festgestellt werden.

Abb. 14.16:
Tubuseinstellung für eine Aufbißaufnahme im Oberkiefer.

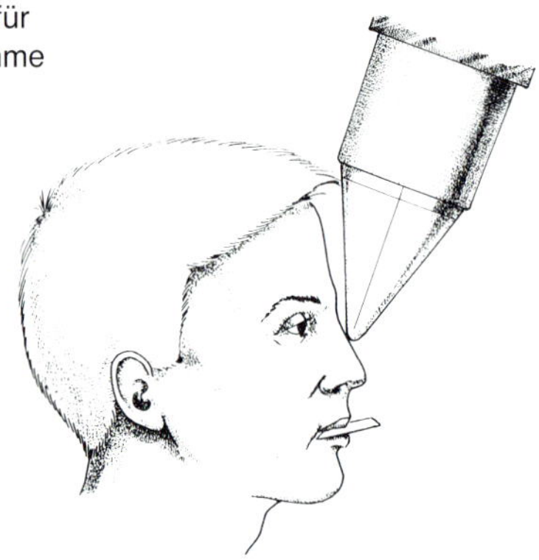

Abb. 14.17:
Aufbißaufnahme im Oberkiefer bei palatinal gelegener überzähliger Zahnanlage.

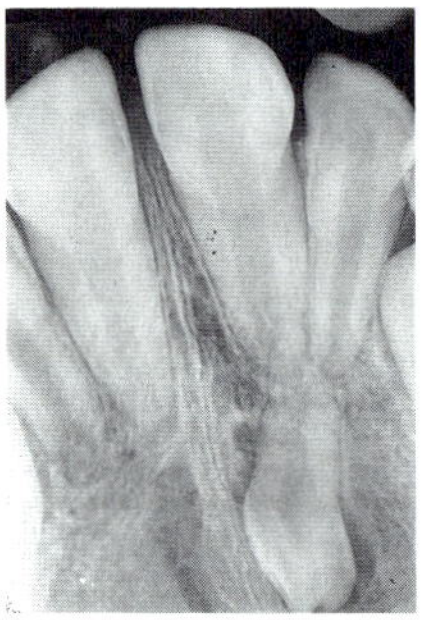

Abb. 14.18:
Unterschiedliche Einstellung des Zentralstrahls.

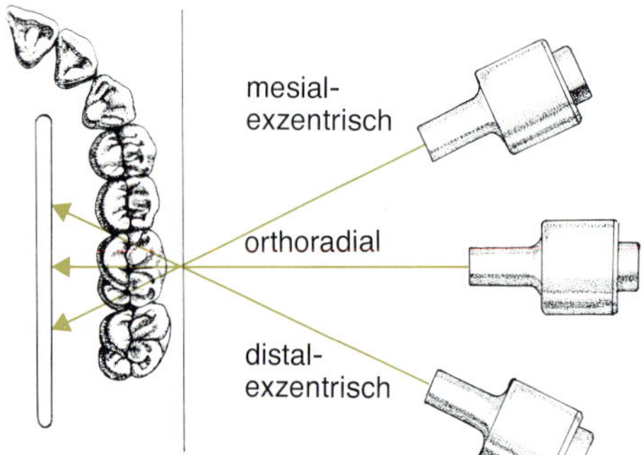

Aufbißaufnahmen Um eine Übersicht vom Gaumen oder Mundboden zu erhalten, kann man eine Aufbißaufnahme durchführen. Sie eignet sich insbesondere zur Lagediagnostik bei verlagerten Zähnen, großen Zysten oder Speichelsteinen im Mundboden. Dazu wird ein Film zwischen die Zahnreihen gelegt und vom Patienten durch leichten Zubiß fixiert (Abb. 14.16).

Lagebestimmung von Zähnen, Wurzeln und Fremdkörpern In den meisten Fällen kann die Lage eines Zahnes mit seinen Wurzeln durch eine einzelne Röntgenaufnahme mit ausreichender Genauigkeit festgestellt werden.

Filmnah gelegene Objekte werden schärfer abgebildet als filmfern gelegene.

Zur genaueren Diagnostik sind Aufnahmen in 2 Ebenen empfehlenswert. So kann z. B. die Lage eines oberen verlagerten Eckzahnes durch eine Röntgenaufnahme in üblicher Paralleltechnik und eine zusätzliche Aufbißaufnahme exakt festgestellt werden. Erst durch die Aufbißaufnahme wird erkennbar, ob der Eckzahn palatinal oder vestibulär liegt.
Eine andere Möglichkeit der Lagebestimmung besteht darin, Aufnahmen mit unterschiedlicher Richtung des Zentralstrahls bei gleicher Lage von Objekt und Film durchzuführen.
Man unterscheidet:
- **orthoradiale Einstellung:** Der Zentralstrahl trifft in der Horizontalebene senkrecht auf den Zahn.
- **mesialexzentrische Einstellung:** Die Röntgenröhre wird nach mesial verschoben.
- **distalexzentrische Einstellung:** Die Röntgenröhre wird nach distal verschoben.

Mit dieser Aufnahmetechnik können z. B. Wurzeln eines Zahns, die sich bei orthoradialer Einstellung überlagern, einzeln dargestellt werden (Abb. 14.19). Weiterhin

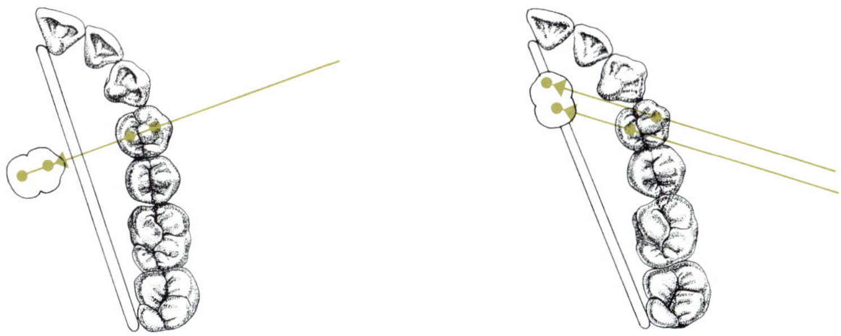

a) Überlagerung von hintereinanderliegenden Wurzeln bei orthoradialer Einstellung

b) Einzelne Darstellung der Wurzeln durch exzentrische Einstellung

Abb. 14.19: Exzentrische Darstellung von Wurzeln

dienen diese exzentrischen Aufnahmen zur Lagediagnostik bei verlagerten Zähnen oder Fremdkörpern.

Extraorale Röntgenaufnahmen

Bei extraoralen Röntgenaufnahmen befindet sich der Film außerhalb der Mundhöhle. Zur Verminderung der Strahlenbelastung des Patienten werden dazu stets Filmkassetten mit Verstärkerfolien verwendet.

Man unterscheidet:

- Panoramaaufnahmen
- extraorale Unterkieferaufnahmen
- Kiefergelenkaufnahmen
- Übersichtsaufnahmen des Schädels.

Bei den extraoralen Röntgenaufnahmen haben die Panorama-Schichtaufnahmen die größte Bedeutung für die Zahnarztpraxis. Es handelt sich dabei um Übersichtsaufnahmen des gesamten Kauorgans, die nach einem speziellen Schichtaufnahmeverfahren hergestellt werden. Röntgenröhre und Film werden dazu um den Kopf des Patienten gedreht (Abb. 14.20), wobei der Film abschnittsweise belichtet wird (Abb. 14.21).

In der kieferorthopädischen Diagnostik werden als Spezialaufnahmen häufig **F**ern**r**öntgen**s**eitenaufnahmen (FRS) und Röntgenaufnahmen der Hand durchgeführt.

Eine **Fernröntgenseitenaufnahme** ist eine standardisierte seitliche Schädelaufnahme, die mit einem Mindestabstand von 1,5 m durchgeführt wird. Der Kopf wird

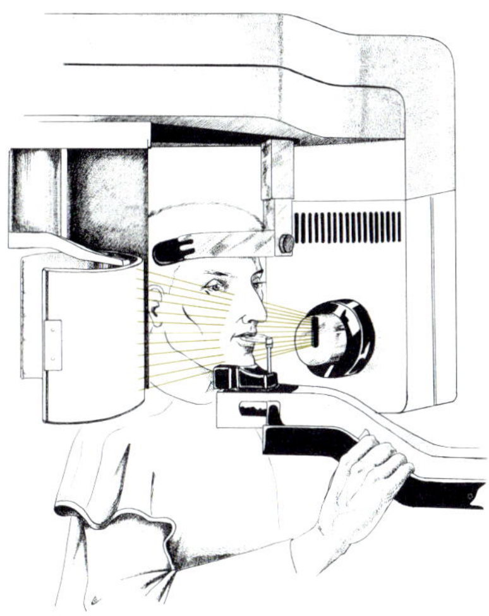

Abb. 14.20: Strahlengang bei Panorama-Schichtaufnahmen.

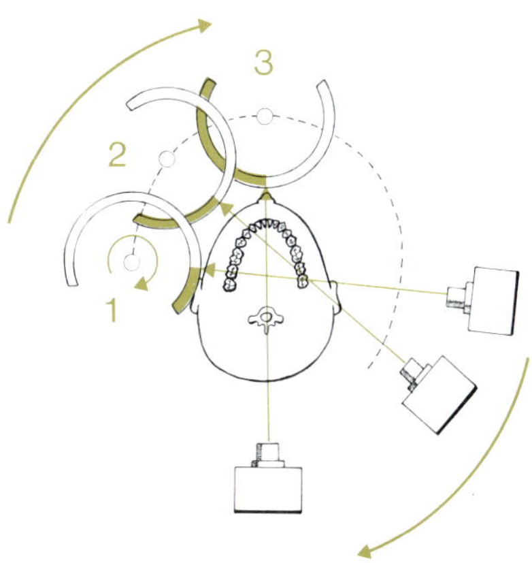

Abb. 14.21: Abschnittweise Belichtung des Films bei Panorama-Schichtaufnahmen.

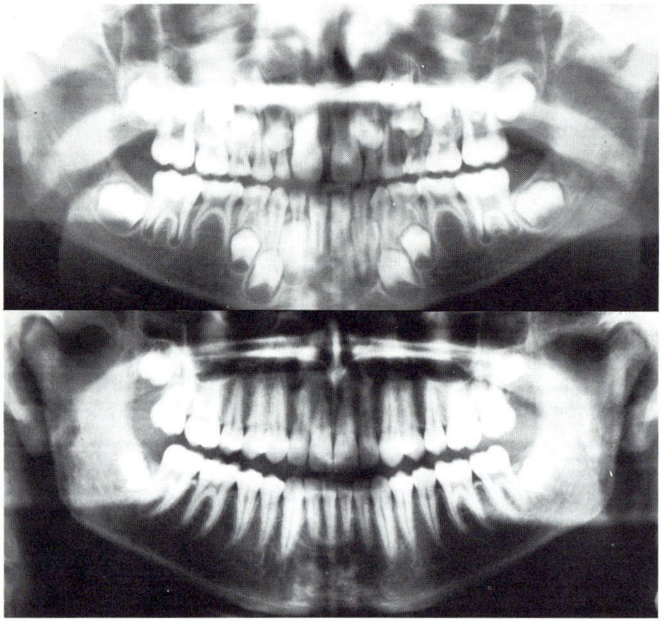

Abb. 14.22: Panorama-Schichtaufnahme (Orthopantomogramm = OPG) vom Wechselgebiß eines 7jährigen Kindes (oben) und vom bleibenden Gebiß eines 19jährigen (unten).

dazu mit einem speziellen Einstellgerät fixiert, so daß die Aufnahmen stets unter gleichen Bedingungen angefertigt werden.

Röntgenaufnahmen der Hand sind ein Hilfsmittel, um das Wachstumsalter eines Patienten festzustellen. Es können daraus Rückschlüsse auf die Kieferentwicklung gezogen werden.

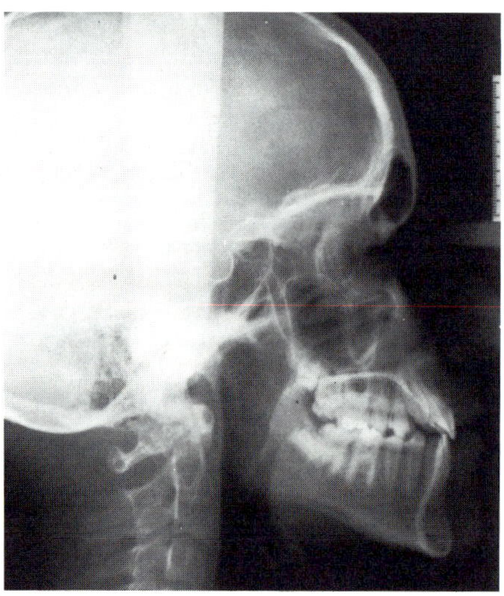

Abb. 14.23: Fernröntgenseitenaufnahme (FRS)

14.3 Entwicklung und Fixierung

Bei einer Röntgenaufnahme wird eine chemische Veränderung der belichteten Silberbromidteile des Röntgenfilms eingeleitet. Diese Veränderung bleibt jedoch ohne weitere chemische Bearbeitung unsichtbar.

Erst durch den **Entwicklungsvorgang** werden die belichteten Silberbromidteile in schwarzes metallisches Silber umgewandelt. Die nicht von Röntgenstrahlen getroffenen Silberbromidteile bleiben bei diesem Vorgang unverändert.

Durch den **Fixiervorgang** werden die unbelichteten Silberbromidteile anschließend herausgelöst. Dadurch wird verhindert, daß ein Röntgenbild durch Einwirkung der Lichtstrahlen nachbelichtet werden kann, da die Silberbromidschicht sowohl röntgen- als auch lichtempfindlich ist.

Durch den Entwicklungsvorgang wird das Röntgenbild sichtbar und durch den Fixiervorgang haltbar gemacht.

Beim praktischen Vorgehen unterscheidet man die Handentwicklung von der maschinellen Filmentwicklung. Das Prinzip ist dabei jeweils gleich.

Handentwicklung Die Handentwicklung erfolgt stets in einer Dunkelkammer, in der sich ein schwaches Rot- oder Gelblicht befindet.

Die Filmbearbeitung gliedert sich im wesentlichen in 4 Arbeitsschritte:

– Entwicklung
– Zwischenwässerung
– Fixierung
– Schlußwässerung.

Der zu entwickelnde Zahnfilm wird aus der Verpackung herausgenommen und mit Hilfe eines Metallrahmens oder Filmhalters zunächst in das **Entwicklerbad** gehängt. Dabei wird der Film am Anfang leicht hin- und herbewegt, damit sich keine Luftbläschen an der Filmoberfläche bilden. Im Bereich der Luftbläschen würde sonst keine Filmentwicklung erfolgen, so daß der Film in diesen Bereichen helle Flecken aufweisen würde. Die Entwicklungsdauer beträgt bei einer Temperatur von 18–20 °C 5 Minuten.

Nach dieser Zeit wird der Film aus dem Entwicklerbad herausgenommen und in ein **Zwischenwasserbad** getaucht, um am Film verbliebene Entwicklerlösung gründlich abzuspülen. Dadurch wird eine Verunreinigung des anschließenden Fixierbades durch die Entwicklerlösung vermieden.

Im **Fixierbad** wird der Film für mindestens 10 Minuten belassen. Hier werden die nicht belichteten Silberbromidteile herausgelöst, so daß der Film später nicht nachdunkeln kann. Der Film verliert während des Fixiervorgangs seine milchige Trübung. Die Schwärzungen werden deutlicher, während die unbelichteten Stellen durchsichtig werden.

Anschließend erfolgt eine gründliche **Schlußwässerung** unter fließendem Wasser für 20–30 Minuten, um alle Chemikalienreste von Film und Filmhalter gründlich zu entfernen. Zum Schluß läßt man den Film an der Luft trocknen.

Entwickler- und Fixierlösung lassen mit zunehmender Anwendungsdauer nach und müssen daher regelmäßig erneuert werden.

Maschinelle Filmentwicklung In der zahnärztlichen Praxis setzen sich mehr und mehr Entwicklungsautomaten durch. Bei der vollautomatischen Filmentwicklung müssen die Filme nur noch aus der Verpackung herausgenommen und in das Gerät gelegt werden. Im Gerät werden die Filme mit Hilfe von Transportrollen durch die einzelnen Bäder geleitet und abschließend mit Warmluft oder Infrarotlicht getrocknet. Eine Zwischenwässerung entfällt dabei, da die Entwicklerreste vor dem Fixierbad durch Quetschrollen ausgepreßt werden.

Fehleranalyse Bei Röntgenaufnahmen entstehen Fehler vor allem durch Mängel bei der Filmverarbeitung. Von der Röntgenröhre und ihrer Steuereinheit gehen dagegen nur selten Fehler aus.

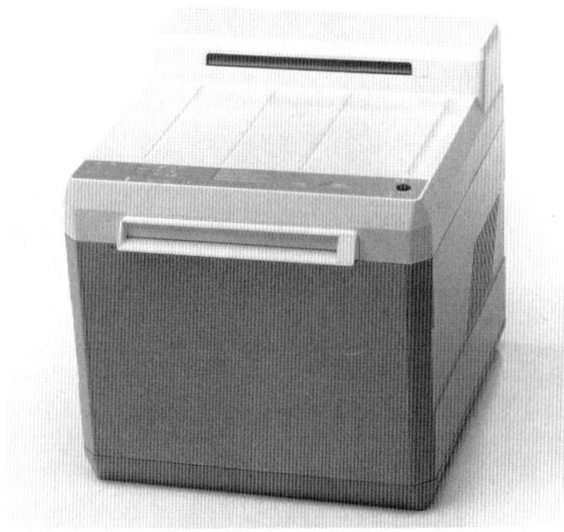

Abb. 14.24: Entwicklungsautomat

- **Fingerabdrücke:** Sie entstehen, wenn der Film auf der Schichtfläche berührt wird. Filme sollen daher nur mit trockenen, sauberen Fingern an den Kanten angefaßt werden.
- **Flecken:** Sie können durch aufgetropfte Chemikalien entstehen, wie z. B. Entwicklertropfen (schwarze Flecken) oder Fixierlösung (helle Flecken). Eine weitere Ursache können Luftbläschen auf der Filmoberfläche während der Filmverarbeitung sein. So verhindern Luftbläschen auf dem Film im Entwicklerbad eine Schwärzung an der betreffenden Stelle, so daß die Röntgenaufnahme in diesem Bereich später einen hellen Fleck aufweist.
- **Kratzer:** Mit Filmklammern, Pinzetten oder Fingernägeln kann insbesondere der nasse Film leicht verkratzt werden. Kratzer können auch entstehen, wenn mehrere Filme im Bad aneinander stoßen.
- **Druck- und Knickstellen:** Drückt man beim Beschriften einer Filmhülle stark auf, so kann die Schrift auch auf dem Film sichtbar werden. Knickstellen können z. B. Streifen auf dem Röntgenbild ergeben.
- **Farbschleier:** In allen Farben schillernde Schleier auf dem Röntgenbild können unter anderem durch eine Verunreinigung des Entwicklers mit Fixierlösung oder durch eine verbrauchte Fixierlösung entstehen.

Ursache	Röntgenaufnahme zu dunkel	Röntgenaufnahme zu hell
Entwickler	zu konzentriert	zu schwach, verbraucht
Temperatur des Entwicklers	zu hoch	zu niedrig
Entwicklungszeit	zu lang	zu kurz
Filmempfindlichkeit	zu hoch	zu niedrig
Film ist	durch Licht oder Röntgenstrahlen vorbelichtet (z. B. zu helle Dunkelkammerleuchte)	
Filmlagerung	zu lang oder falsch	
Belichtung	zu lang	zu kurz
Hochspannung oder Röntgenstrom	zu hoch	zu niedrig

Tab. 14.1: Mögliche Ursachen zu heller oder zu dunkler Röntgenaufnahmen

14.4 Röntgenverordnung

Strahlenbiologische Grundlagen

Röntgenstrahlen schädigen lebendes Gewebe. Gefahren, die sich durch Röntgenstrahlen für den Menschen ergeben, hängen von der Strahlenmenge (Dosis), dem bestrahlten Volumen (Ganzkörper- oder Teilkörperbelastung) und der Strahlenempfindlichkeit des Gewebes ab. Besonders strahlenempfindlich sind Zellen mit einer hohen Teilungsrate, wie Knochenmarkzellen, Fortpflanzungszellen, embryonale Zellen und schnell wachsende Tumorzellen.

Zur exakten Bestimmung einer Strahlendosis werden die Begriffe Energiedosis, Ionendosis und Äquivalentdosis verwendet. Unter der **Energiedosis** versteht man die pro kg Materie (hier: Körpergewebe) aufgenommene (absorbierte) Strahlenmenge. Ihre Maßeinheit ist Gray (Gy).

Mit der **Ionendosis** wird die ionisierende Wirkung von Strahlen gemessen. Man versteht darunter die Bildung von positiv und negativ geladenen Teilchen (sogenannten Ionen). Die Einheit der Ionendosis ist Coulomb/kg.

Die **Äquivalentdosis** ist die entscheidende Größe zur Beurteilung einer biologischen Strahlenwirkung. Erst durch diesen Begriff wird berücksichtigt, daß die verschiedenen Strahlenarten unterschiedliche biologische Wirkungen haben.

Man errechnet die Äquivalentdosis durch Multiplikation der Energiedosis mit einem Faktor, der die biologische Wirkung der Strahlenart bewertet. Dieser Faktor ist für Röntgenstrahlen 1, so daß die Energiedosis und Äquivalentdosis in diesem Fall gleich sind. Die Maßeinheit der Äquivalentdosis ist Sievert (Sv).

Jede einzelne, sachgerecht vorgenommene Röntgenaufnahme in der Zahnarztpraxis hat nur eine geringe schädigende Wirkung. Die im Laufe des Lebens auf den menschlichen Körper einwirkenden Röntgenstrahlen addieren sich jedoch zu immer höheren Dosen und können so zu krankhaften Veränderungen führen.

Leider kann man in der Zahnmedizin nicht auf die Anwendung von Röntgenstrahlen verzichten. Zum Schutz von Behandler und Patienten wurden daher umfangreiche Strahlenschutzbestimmungen eingeführt. Die „Verordnung über den Schutz vor Schäden durch Röntgenstrahlen (Röntgenverordnung – RöV)" v. 08. 01. 87 ist die gesetzliche Grundlage zum Betrieb von Röntgeneinrichtungen. Sie enthält exakte Vorschriften, die bei der Anwendung von Röntgenstrahlen beim Menschen stets strikt einzuhalten sind. Ein Abdruck der Röntgenverordnung muß in jeder Zahnarztpraxis mit einer Röntgeneinrichtung ausgelegt oder ausgehängt werden.

Anwendung von Röntgenstrahlen durch Zahnarzthelferinnen

Zahnarzthelferinnen dürfen nur unter ständiger Aufsicht und Verantwortung eines Zahnarztes (oder Arztes) Röntgenstrahlen anwenden, wenn sie über die erforderlichen Kenntnisse im Strahlenschutz verfügen. Diese Kenntnisse müssen seit dem 01. 01. 91 durch eine Bescheinigung nachgewiesen werden.

Anwendungsgrundsätze

Röntgenstrahlen dürfen beim Menschen nur nach ärztlicher oder zahnärztlicher

Anordnung angewendet werden. Die durch eine Röntgenuntersuchung bedingte Strahlenbelastung ist dabei möglichst gering zu halten.
Körperbereiche, die nicht geröntgt werden sollen, müssen daher so weit wie möglich vor den Röntgenstrahlen geschützt werden. Dazu werden in der Praxis Bleischürzen mit einem Bleigleichwert von mindestens 0,4 mm oder entsprechende Strahlenschutzschilde verwendet. Dabei ist jeweils auf einen sicheren Abschluß im Halsbereich zu achten, damit es nicht zu einer unbeabsichtigten Bestrahlung der Schilddrüse kommt.
Bei bestehender Schwangerschaft sind alle Möglichkeiten einer Herabsetzung der Strahlenbelastung für die Leibesfrucht auszuschöpfen.

Aufzeichnungen

Vor der Anwendung von Röntgenstrahlen sind aufzuzeichnen:

1. frühere Anwendungen von Strahlen, soweit sie für die vorgesehene Röntgenaufnahme von Bedeutung sind
2. bei Frauen im gebärfähigen Alter, Angaben über das Bestehen einer Schwangerschaft.

Für die Aufzeichnung über frühere Anwendungen von Röntgenstrahlen muß nach dem **Röntgennachweisheft (Röntgenpaß)** gefragt werden.
Bei jeder Anwendung von Röntgenstrahlen müssen Zeitpunkt, Art der Anwendung, untersuchter Körperbereich und technische Daten zur Ermittlung der Strahlendosis aufgezeichnet werden. Dem Patienten ist auf Wunsch eine Abschrift oder Ablichtung der Röntgenaufzeichnungen auszuhändigen. Wird ein Röntgennachweisheft (Röntgenpaß) vorgelegt, so müssen die dort vorgesehenen Eintragungen vorgenommen werden.
Röntgenaufnahmen und die zugehörigen Aufzeichnungen müssen 10 Jahre aufbewahrt werden. Um Doppeluntersuchungen zu vermeiden, sind Röntgenaufnahmen und Röntgenaufzeichnungen anderen Ärzten oder Zahnärzten auf ihr Verlangen vorübergehend zu überlassen.

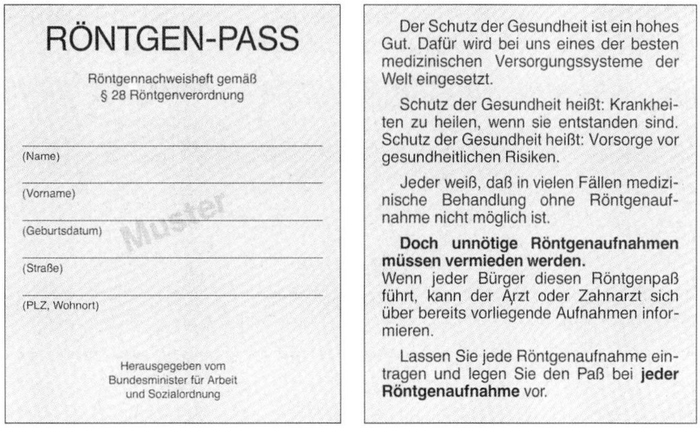

RÖNTGEN-PASS

Röntgennachweisheft gemäß
§ 28 Röntgenverordnung

(Name)

(Vorname)

(Geburtsdatum)

(Straße)

(PLZ, Wohnort)

Muster

Herausgegeben vom
Bundesminister für Arbeit
und Sozialordnung

Der Schutz der Gesundheit ist ein hohes Gut. Dafür wird bei uns eines der besten medizinischen Versorgungssysteme der Welt eingesetzt.

Schutz der Gesundheit heißt: Krankheiten zu heilen, wenn sie entstanden sind. Schutz der Gesundheit heißt: Vorsorge vor gesundheitlichen Risiken.

Jeder weiß, daß in vielen Fällen medizinische Behandlung ohne Röntgenaufnahme nicht möglich ist.

Doch unnötige Röntgenaufnahmen müssen vermieden werden.
Wenn jeder Bürger diesen Röntgenpaß führt, kann der Arzt oder Zahnarzt sich über bereits vorliegende Aufnahmen informieren.

Lassen Sie jede Röntgenaufnahme eintragen und legen Sie den Paß bei **jeder Röntgenaufnahme** vor.

Abb. 14.25: Röntgenpaß

Qualitätssicherung

Vor Inbetriebnahme und nach jeder Änderung, welche die Bildqualität beeinflußt, ist eine **Abnahmeprüfung** der Röntgeneinrichtung durch den Hersteller oder Lieferanten durchzuführen. Dabei werden Aufnahmen von Prüfkörpern angefertigt, die als Vergleichsfilme für spätere **Konstanzprüfungen** dienen. Im Protokoll der Abnahmeprüfung werden alle wichtigen technischen Daten wie Belichtungszeit, Spannungswert und verwendetes Filmmaterial vermerkt, damit die späteren Konstanzprüfungen unter gleichen Bedingungen gemacht werden können. Die Aufzeichnungen über das Ergebnis der Abnahmeprüfung sind mit den Aufnahmen der Prüfkörper 10 Jahre aufzubewahren.
In regelmäßigen Abständen, mindestens jedoch monatlich, ist durch eine Konstanzprüfung festzustellen, ob die Bildqualität noch den Angaben der Abnahmeprüfung entspricht. Die Aufzeichnungen über das Ergebnis der Konstanzprüfung sind mit den Aufnahmen der Prüfkörper 2 Jahre aufzubewahren. Wenn die erforderliche Bildqualität nicht mehr gegeben ist, muß die Ursache unverzüglich ermittelt und beseitigt werden. Die Konstanzprüfung ist somit ein einfaches Verfahren zur Qualitätssicherung. Die Aufzeichnungen sind der zuständigen zahnärztlichen Stelle (Zahnärztekammer) zugänglich zu machen.

Kontrollbereich und betrieblicher Überwachungsbereich

Bereiche, in denen Personen pro Jahr über einen bestimmten Grenzwert hinaus strahlenbelastet werden können, sind als **Kontrollbereiche** abzugrenzen. Sie müssen während der Einschaltzeit gekennzeichnet sein. Dabei müssen deutlich sichtbar die Worte „Kein Zutritt – Röntgen" zu lesen sein.

Neben dem Kontrollbereich unterscheidet man noch den **betrieblichen Überwachungsbereich** mit etwas geringerer Strahlenbelastung.

Im Kontrollbereich hat das Personal eine ausreichende Schutzkleidung zu tragen, soweit nicht bereits durch die Einrichtung ein ausreichender Schutz gewährleistet ist. Der Aufenthalt im Kontrollbereich ist dabei auf das unbedingt notwendige Maß zu beschränken.

Schwangere Frauen und Personen unter 18 Jahren darf der Zutritt zum Kontrollbereich nur erlaubt werden, wenn sie untersucht oder behandelt werden. Personen zwischen 16 und 18 Jahren dürfen sich jedoch mit entsprechender behördlicher Genehmigung zu Ausbildungszwecken unter ständiger Aufsicht im Kontrollbereich aufhalten, wenn dies zur Erreichung des Ausbildungsziels notwendig ist. Dies gilt nicht für schwangere Frauen.

Zur Überwachung der Strahlenbelastung muß das Personal im Kontrollbereich Strahlenmeßgeräte (sogenannte Dosimeter) tragen. In der Röntgenverordnung sind dazu **höchstzulässige Strahlendosen** festgelegt worden. Zusätzlich sind für das Personal im Kontrollbereich regelmäßige gesundheitliche Untersuchungen bei dazu ermächtigten Ärzten vorgeschrieben.

Nach umfangreichen Dosismessungen umfaßt der Kontrollbereich bei Dentalröntgengeräten eine Zone von 1,50 m um die Strahlenquelle. Das Röntgengerät soll daher aus einer Entfernung von mindestens 1,50 m ausgelöst werden, wobei man sich hinter dem Strahlenaustrittsfenster befinden soll. Ist dies aus räumlichen Gründen nicht möglich, so müssen geeignete zusätzliche Strahlenschutzschilde oder Strahlenschutzwände installiert werden, da sich der Zahnarzt oder sein Personal sonst während der Aufnahmen im Kontrollbereich mit allen oben genannten Konsequenzen befinden!

Der Zahnarzt und sein Personal haben sich generell nicht im Kontrollbereich aufzuhalten. Sonst müßten Schutzkleidungen sowie Strahlenmeßgeräte (Dosimeter) getragen werden.

Abb. 14.26: Kontrollbereich bei einem Dentalröntgengerät

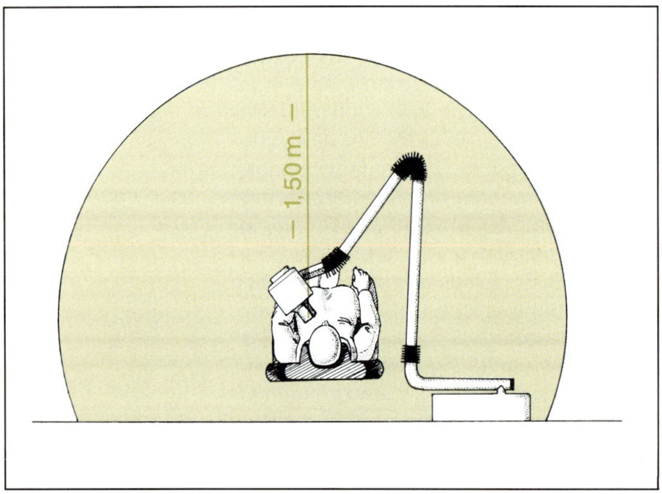

Belehrung

Personen, denen der Zutritt zum Kontrollbereich erlaubt ist, und Personen, die Röntgenstrahlen anwenden, sind vorher über die Arbeitsmethoden, die möglichen Gefahren, die anzuwendenden Schutzmaßnahmen, den für ihre Tätigkeit wesentlichen Inhalt der Röntgenverordnung und erteilte Genehmigungen zu belehren. Die Belehrung ist halbjährlich, auf Anordnung der zuständigen Behörde in kürzeren Zeiträumen, zu wiederholen.

Über den Inhalt und Zeitpunkt der Belehrung sind Aufzeichnungen zu führen, die von der belehrten Person zu unterzeichnen sind. Die Aufzeichnungen sind 5 Jahre aufzubewahren.

15.1 Grundlagen

Rolle der Zahnarzthelferin

Der Mensch ist ein soziales Wesen. Er kann nicht allein als einzelnes Individuum leben, sondern ist in ein **soziales Umfeld** eingebettet. Dazu gehören seine Familie, Nachbarn, Arbeitskollegen, Freunde und Bekannte.

In dieser Gemeinschaft hat jeder einzelne eine Reihe von unterschiedlichen **sozialen Positionen.** So hat eine Zahnarzthelferin z. B.:

- am Arbeitsplatz die Position der Assistentin des Zahnarztes
- in der Familie die Position der Tochter, Schwester, Ehefrau oder Mutter
- in der Freizeit z. B. die Position eines Mitglieds in einer Jugendgruppe oder einem Verein.

Mit jeder sozialen Position sind bestimmte **Verhaltenserwartungen** der Gemeinschaft verbunden. So wird von einer Zahnarzthelferin z. B. fachliches Können, Einsatzbereitschaft, verantwortungsvolles Handeln, freundlicher Umgang mit Patienten und gepflegtes Äußeres erwartet.

Alle Erwartungen, die an eine soziale Position gestellt werden, bestimmen die entsprechende **soziale Rolle.** Werden die Erwartungen erfüllt, so spielt man die seiner Position entsprechende Rolle.

Die an eine Zahnarzthelferin gestellten Erwartungen von Zahnarzt, Kolleginnen und Patienten können jedoch zum Teil sehr verschieden sein. So wird dem Zahnarzt vor allem fachliches Können, gewissenhafte Verrichtung der täglichen Arbeit, organisatorisches Geschick, freundlicher Umgang mit Patienten und Einordnung in das Praxisteam wichtig sein. Die Kolleginnen können demgegenüber z. B. besonderen Wert auf gegenseitige Hilfe, gemeinsame Interessen und geselligen Umgang legen. Die Patienten wiederum erwarten vielfach eine besondere Aufmerksamkeit für ihr persönliches Befinden und eine entsprechend individuelle Behandlung.

Aus diesen unterschiedlichen Rollenerwartungen an eine Zahnarzthelferin kann

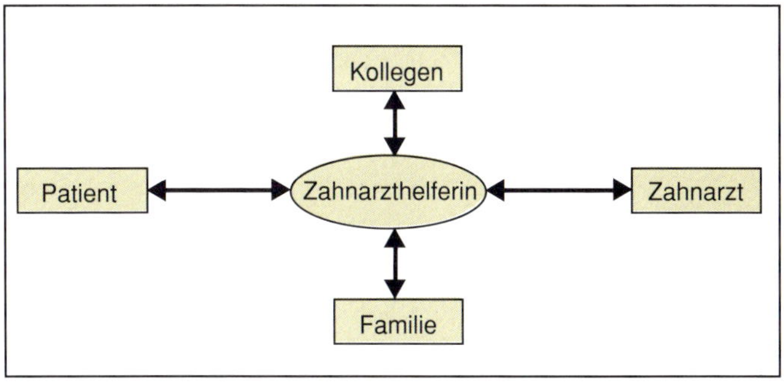

Abb. 15.1: Rolle der Zahnarzthelferin im sozialen Umfeld

sich ein **Rollenkonflikt** entwickeln. Ein derartiger Konflikt liegt z. B. vor, wenn man versucht, jedem Patienten eine intensive und umfassende, sorgsam auf seine persönlichen Wünsche ausgerichtete Behandlung zukommen zu lassen, man dazu aber unter dem Zeitdruck und der großen Anzahl von Patienten gar nicht in der Lage ist.

Hierbei handelt es sich um einen Konflikt innerhalb einer Rolle, nämlich der als Zahnarzthelferin. Es kann jedoch auch zu einem Konflikt zwischen zwei verschiedenen Rollen kommen, z. B. der Rolle als Zahnarzthelferin und ihrer Rolle als Familienmitglied. Auf der einen Seite stehen die beruflichen Anforderungen, auf der anderen die Interessen und Verpflichtungen gegenüber der Familie. Häufig entstehen dabei Konflikte, wenn regelmäßig viele Überstunden geleistet werden müssen und sich dann Familie und Freundeskreis vernachlässigt fühlen. Zur **Konfliktlösung** wird man sich dabei um einen Ausgleich zwischen den unterschiedlichen Erwartungen bemühen.

Kommunikation

Als Kommunikation bezeichnet man die Verständigung untereinander, wobei Gedanken oder Empfindungen mitgeteilt werden (communicatio lat. – Mitteilung). Die Kommunikation kann mündlich oder schriftlich mit Hilfe der Sprache, mit vereinbarten speziellen Zeichen oder durch Mimik, Gestik und Körperhaltung erfolgen.

Man unterscheidet grundsätzlich zwi-

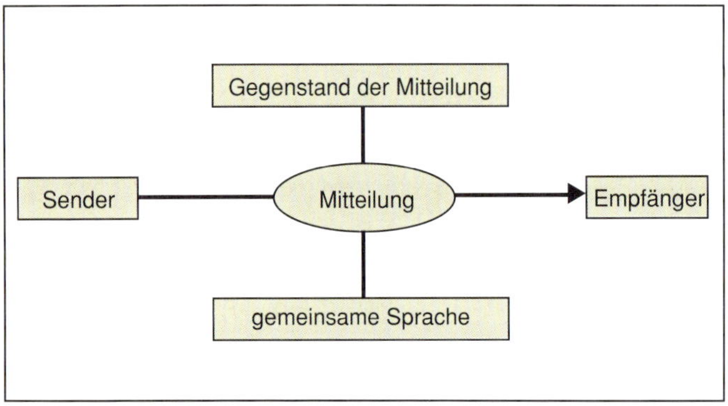

Abb. 15.2: Modell der sprachlichen Kommunikation

schen dem **Sender,** von dem die Mitteilung ausgeht, und dem **Empfänger,** der die Mitteilung entgegennimmt. Die Mitteilung kann dabei nur dann richtig übertragen werden, wenn Sender und Empfänger jeweils Sinn und Bedeutung der übermittelten Worte bzw. Zeichen in gleicher Weise verstehen.

Neben dem Inhalt der Mitteilung spielt auch die Art der Übertragung eine wichtige Rolle. So wird eine höflich ausgesprochene Bitte im allgemeinen leichter erfüllt, als eine unfreundlich ausgesprochene Forderung, auch wenn dabei das gleiche gewünscht wird. Man sagt dazu: „Der Ton macht die Musik".

Neben der **gesprochenen (verbalen) Kommunikation** unterscheidet man zusätzlich eine **non-verbale Kommunikation,** die – zum Teil unbewußt – durch unsere Mimik, Gestik, Kleidung und Körperhaltung erfolgt.

Auch die Zahnarzthelferin sendet nonverbale Botschaften aus. Trommelt sie z. B. an der Rezeption nervös mit den Fingern auf den Schreibtisch, während sie mit einem Patienten einen Termin vereinbart, so signalisiert sie ihm bewußt oder unbewußt, daß sie ungeduldig ist und die Terminabsprache möglichst schnell erledigt haben will. Eine Helferin, die sich einem Patienten zuwendet, ihn bei der Terminabsprache anschaut und dabei freundlich lächelt, signalisiert dem Patienten dagegen, daß er willkommen ist und kann ihm damit vielleicht den Weg zum Zahnarzt leichter machen.

15.2 Umgang mit Patienten

Umgangsformen

Die meisten Patienten befinden sich beim Gang zum Zahnarzt in einer psychisch angespannten Situation. Der Umgang mit Patienten muß daher mit einem besonderen Einfühlungsvermögen erfolgen. Dabei kommt es vor allem auf den ersten Eindruck an, den der Patient bereits an der Rezeption von der Zahnarztpraxis erhält. Der Umgang mit den Patienten an der Rezeption und im Wartezimmer stellt gewissermaßen die Visitenkarte der Praxis dar. Man verhalte sich gegenüber den Patienten stets so, wie man selbst als Patient behandelt werden möchte. Dazu gehören vor allem **Freundlichkeit** und **Höflichkeit.** Bereits Schopenhauer (Philosoph, 1788–1860) schrieb: „Höflichkeit ist wie ein Luftkissen, es mag wohl nichts drin sein, aber es mildert die Stöße des Lebens."

Es ist nicht einfach, immer höflich zu bleiben. Gerade in einer angespannten Situation erfordert Höflichkeit ein hohes Maß an **Selbstdisziplin.** Bringt man diese Selbstdisziplin nicht auf, so bedenke man stets, daß ein mühevoll aufgebautes Vertrauensverhältnis bereits durch einen einzigen Mißton wieder zerstört werden kann. Gerade der kranke Mensch reagiert besonders empfindlich auf Unfreundlichkeit und Unhöflichkeit.

Eine Zahnarzthelferin muß dabei auch gut zuhören können. Wenn sie sich die Wünsche und Sorgen der Patienten in Ruhe anhört, so kann sie bereits dadurch Vertrauen schaffen und die Angst vor der zahnärztlichen Behandlung mindern.

Viele Patienten sprechen sich gerne mit der Helferin aus, wenn sie Schmerzen oder Beschwerden haben. Die Helferin sollte dann dem Zahnarzt diese **Vorinformation** mitteilen, bevor der Patient das Behandlungszimmer betritt. So kann sich der Zahnarzt bereits vor Behandlungsbeginn ein ungefähres Bild von den Wünschen des Patienten machen und sich darauf einstellen.

Beim Umgang mit Patienten bedenke

man stets, daß die Zahnarzthelferin – wie der Zahnarzt – der **Schweigepflicht** unterliegt (§ 203 des Strafgesetzbuches). Sie hat die Pflicht, Verschwiegenheit über alles zu wahren, was ihr bei der Ausübung ihres Berufes bekannt wird. Diese Verschwiegenheit bzw. Diskretion ist die Grundlage für das Vertrauen zwischen Patient und Zahnarzt. Ein Patient sollte daher auch nicht im Beisein anderer Patienten nach seinen Beschwerden befragt werden. Wer möchte schon gerne, daß Fremde erfahren, was einem fehlt!

Sprachliche Ausdrucksweise

Beim Gespräch mit Patienten sollten nur fachlich richtige Begriffe der Zahnheilkunde verwendet werden. Dabei sollte man für die Patienten verständlich sprechen und möglichst wenige Fremdwörter benutzen. Die deutsche Sprache bietet genügend viele Möglichkeiten, sich verständlich und dabei fachlich korrekt auszudrücken!

Hier nun einige Ausdrücke, die man in der Praxis nicht mehr anwenden sollte:

- **plombieren:** In der Zahnheilkunde werden keine Zähne plombiert, sondern Füllungen gelegt. Plomben werden aus Blei hergestellt (plumbum lat. – Blei). In der Zahnheilkunde wird jedoch kein Blei für Füllungen verwendet (siehe Kap. 8.2).
- **Zahnnerv:** Den Begriff Zahnnerv verbindet der Patient häufig mit Schmerzen und unangenehmen Zahnbehandlungen. Dabei meint man in der Regel jedoch nicht den Zahnnerv alleine, sondern die Zahnpulpa in ihrer Gesamtheit als ernährendes Organ des Zahnes. Man sollte daher gegenüber Patienten nur von Zahnmark oder Pulpa sprechen.
- **Zahnziehen:** Zähne werden in der Regel nicht einfach gezogen, sondern durch hebelnde oder drehende Bewegungen entfernt. Darum sollte man nur von einer Zahnentfernung oder Zahnextraktion sprechen.

Grundregeln für den Umgang mit Patienten

- Grüßen Sie die Patienten stets freundlich und hören Sie sich ihre Wünsche in Ruhe an!
- Versuchen Sie, eine vertrauensvolle Atmosphäre zu schaffen, und reden Sie die Patienten dazu nach Möglichkeit mit ihren Namen an!
- Bleiben Sie auch in angespannten Situationen höflich und freundlich! Gebrauchen Sie dazu häufig die Worte „bitte" und „danke"!
- Nehmen Sie insbesondere auf ältere Menschen und Kinder Rücksicht! Bleiben Sie dabei geduldig, auch wenn die Behandlung mal etwas länger dauert!
- Bewahren Sie sich stets ein Lächeln und loben Sie die Patienten auch, wenn sie gut mitarbeiten!
- Sprechen Sie stets laut und deutlich! Überschütten Sie die Patienten dabei nicht mit Fachausdrücken!
- Achten Sie auf Ordnung und Sauberkeit am Arbeitsplatz!
- Seien Sie stets selbst gut gepflegt!
- Informieren Sie die Patienten eingehend über die Behandlungszeiten und den Praxisablauf!
- Achten Sie stets auf die in einer Zahnarztpraxis erforderliche Diskretion und Schweigepflicht!

- **Nervnadel:** Der Begriff Nervnadel hat für Patienten etwas Bedrohliches. Man sollte daher während der Behandlung nur den wissenschaftlich korrekten Begriff Exstirpationsnadel verwenden.

Eine korrekte Ausdrucksweise ist von großer Bedeutung für das Ansehen der Zahnheilkunde. Die Zeiten des „Zahnziehens" und „Plombierens" sollten daher endgültig vorbei sein.

Lösung von Konflikten

So sehr man sich auch bemüht, ein Konflikt kann leider nicht immer vermieden werden. Häufig lassen die Patienten dabei ihren Ärger bei der Helferin aus.

Zur **Konfliktlösung** muß man generell zwischen dem Grund der Beschwerde und der Art und Weise der Darstellung unterscheiden. Ist der Patient erregt, so versuche man zunächst, **eine sachliche Ebene** für ein Gespräch zu erreichen. Der Konflikt soll daher nicht durch eine unbedachte Äußerung gesteigert werden. Vielmehr bemühe man sich, den Patienten zu

beruhigen und die angespannte Situation zu entkrampfen. Dies erfolgt am besten, indem man **freundlich auf die Beschwerde des Patienten eingeht.** Dazu ist es oft sinnvoll, den Patienten in ein Nebenzimmer zu bitten, wo man in Ruhe ohne Zuhörer mit dem Patienten sprechen kann.
Wenn der Patient nun merkt, daß man sachlich auf sein Problem eingeht, so ist der erste Schritt zur Konfliktlösung bereits getan. Hat der Patient mit seinem Anliegen recht, so muß man sich für den Fehler entschuldigen. Ist das Problem anschließend gelöst und der Patient zufrieden, so sollte man wieder zur Tagesordnung übergehen und dem Patienten auch in Zukunft unvoreingenommen entgegentreten.

Umgang mit Kindern

Kinder lassen sich in ihrem Verhalten sehr von positiven oder negativen Gefühlen gegenüber Personen und Situationen beeinflussen. Man bemühe sich daher, für die Kinder ein **positives Umfeld** zu schaffen, das ihnen den Gang zum Zahnarzt erleichtert. Der natürliche Spiel- und Betätigungstrieb sowie die naturgemäße Neugierde der Kinder können dabei zur Gewöhnung an die ungewohnte Umgebung in der Zahnarztpraxis genutzt werden.
Kinder erfordern viel **Zeit und Zuspruch.** Sie benötigen unsere Zuneigung und Anerkennung. Dabei hüte man sich jedoch vor falschen Versprechungen, da nicht eingehaltene Zusagen zu einem tiefen Vertrauensbruch führen können. Man sage daher niemals, der Zahnarzt werde bestimmt nicht bohren und die Behandlung werde bestimmt nicht weh tun. Ist die Behandlung anschließend dann doch schmerzhaft, so stellt dies einen glatten Vertrauensbruch dar, den das Kind für lange Zeit nicht vergißt.
Nur ein **ehrlicher Umgang** bringt auf lange Sicht Erfolg bei der Behandlung von Kindern. Dabei muß man sich Zeit nehmen, um die Kinder an die Praxis zu gewöhnen. Es dauert lange, bis man das Vertrauen der Kinder hat, wobei es wichtig ist, den Kindern einzelne **Behandlungsschritte verständlich zu erklären.** Dabei muß man naturgemäß von der üblichen Fachsprache abweichen und kindgerechte Ausdrücke gebrauchen, wie z. B.:
- „das Schwarze wegmachen“ für Exkavieren einer Karies
- „Zahn füllen“ für Legen einer Füllung
- „Foto von einem Zahn machen“ für Röntgen eines Zahnes
- „einen kleinen Piekser machen“ für Durchführung einer Injektion.

Die Sprache muß jeweils dem Alter des Kindes angepaßt sein. Ältere Kinder können beleidigt reagieren, wenn sie noch wie kleine Kinder angesprochen werden. Man kann daher keine festen Altersangaben machen, wie man welches Kind in welchem Alter zu behandeln hat. Vielmehr kommt es auf das Fingerspitzengefühl des Zahnarztes und der Zahnarzthelferin an.
Frühzeitig sind die Kinder als **eigenständige Persönlichkeiten** zu akzeptieren. Sie haben ihren eigenen Willen, müssen jedoch auch lernen, daß die Zahnbehandlung wichtig für ihre Gesundheit ist. Dabei sollten sie stets auch auf die Notwendigkeit einer regelmäßigen, sorgfältigen Zahnpflege hingewiesen werden.

Verhalten am Telefon

Das Telefon ist ein wichtiges Hilfsmittel in einer gut organisierten Zahnarztpraxis. Beim Telefonieren repräsentiert die Zahnarzthelferin dabei die Praxis nach außen. Man muß daher am Telefon stets freundlich und höflich sein, auch wenn der Anruf vielleicht gerade zu einem ungünstigen Zeitpunkt kommt. Damit keine Informationen verlorengehen, trägt man telefonisch vereinbarte Termine und Bestellungen direkt in den Terminkalender bzw. das Bestellbuch ein.
Vorsichtig muß man sein, wenn am Telefon Auskünfte über einen Patienten gewünscht werden. Da man der **Schweigepflicht** unterliegt, dürfen keine Auskünfte

über Patienten an Unbefugte gegeben werden. Es darf sogar noch nicht einmal mitgeteilt werden, ob ein Patient überhaupt in der Praxis gewesen ist. In Zweifelsfällen sollte das Gespräch an den Zahnarzt weitergeleitet werden.

Regeln zum Verhalten am Telefon

- Lassen Sie das Telefon nicht länger klingeln als nötig.
- Melden Sie sich am Telefon mit dem Namen der Praxis und dem eigenen Namen (z. B.: „Praxis Dr. Schmitz –, Müller, Guten Tag")!
- Merken Sie sich den Namen des Gesprächspartners! Falls Sie den Namen nicht verstanden haben, so fragen Sie nach! Lassen Sie sich den Namen bei Unklarheiten buchstabieren!
- Sprechen Sie stets laut und deutlich! Geben Sie sich dabei besondere Mühe bei älteren und ausländischen Patienten!
- Bleiben Sie stets höflich und freundlich!
- Schreiben Sie sich wichtige Einzelheiten (z. B. Terminabsprachen, Bestellungen) sofort auf!
- Ist der Zahnarzt gerade nicht abkömmlich, so notieren Sie sich Namen und Telefonnummer des Anrufers, damit der Zahnarzt zurückrufen kann!
- Geben Sie am Telefon keine Auskünfte, die der Schweigepflicht unterliegen!
- Wollen Sie selbst ein Gespräch führen, so besorgen Sie sich vorher die dazu nötigen Unterlagen!

15.3 Möglichkeiten zur Förderung eines gesundheitsbewußten Verhaltens der Patienten

Je länger man zahnmedizinisch tätig ist, desto mehr wird man zu einem engagierten Vertreter der **präventiven Zahnheilkunde.** Karies und Parodontalerkrankungen sind vermeidbar! Man muß diese Zivilisationskrankheiten nicht bekommen, wenn man ihnen entsprechend vorbeugt! Bereits in Kap. 6 wurden die Grundlagen der präventiven Zahnheilkunde dargelegt. Es ist jedoch nicht einfach, die dort aufgezeigten Hinweise zur richtigen Ernährung, optimalen Mundhygiene und regelmäßigen Fluoridierung jedem Patienten verständlich zu erklären. Man muß individuell auf die unterschiedliche Auffassungsgabe der verschiedenen Patienten eingehen.

In der Zahnarztpraxis sollten die Patienten routinemäßig auf Möglichkeiten zur Vorbeugung von Karies und Parodontalerkrankungen hingewiesen werden. Es ist ihnen klarzumachen, daß sie es im wahrsten Sinn des Wortes selbst in der Hand haben, sich wirksam und dauerhaft vor Zahnschäden zu schützen. Zur Erläuterung dienen das **persönliche Gespräch, praktische Übungen, Demonstrationsmodelle, Schaubilder** und entsprechende **Merkblätter.**

Das persönliche Gespräch allein reicht nicht aus, um Patienten genügend zur Vorbeugung von Karies und Parodontalerkrankungen zu motivieren. Besser ist die Kombination des persönlichen Gesprächs mit entsprechenden praktischen Übungen, Schaubildern und Merkblättern. Dabei darf man nicht vergessen, daß man die meisten Informationen mehrmals wiederholen muß, bis sie der Patient verinnerlicht hat. Dabei ist ein ständiger Wechsel von Anleitungen, Fragen und Antworten sinnvoll. Die erreichte Verbesserung der Mundhygiene kann dem Patienten am besten anhand einer Verringerung anfärbbarer Zahnbeläge und dem Verschwinden von Zahnfleischbluten (Sulkus-Sondierung) verdeutlicht werden. Wenn der Patient erkennt, wie sich seine Mundhygiene spürbar verbessert, wird er um so motivierter seine Zähne weiter pflegen.

Für die zukunftorientierte Zahnarzthelferin stellt die präventive Zahnheilkunde ein besonders interessantes Aufgabengebiet dar. Wieviel sinnvoller ist es doch, Karies und Parodontalerkrankungen durch eine systematische Vorbeugung gar nicht erst entstehen zu lassen, als tagtäglich nur bereits entstandene Zahnschäden wieder zu beseitigen!

16 Arzneimittellehre

16.1 Arzneimittelbegriff

Arzneimittel sind Stoffe und Zubereitungen aus Stoffen, die dazu geeignet sind:
- Krankheiten zu heilen, zu lindern, zu verhüten oder zu erkennen bzw.
- die Beschaffenheit, den Zustand oder die Funktionen des Körpers oder seelische Zustände zu erkennen bzw. zu beeinflussen.

Als **Arzneistoffe** werden verwendet:
- chemische Elemente und Verbindungen
- Pflanzen und Pflanzenbestandteile (z. B. als Tee)
- tierische und menschliche Produkte (z. B. Hormone, Enzyme)
- Mikroorganismen und deren Stoffwechselprodukte (z. B. Penizillin).

Im praktischen Alltag setzt man heutzutage vor allem Fertigarzneimittel ein.
Die **Arzneimittellehre** wird auch als **Pharmakologie** bezeichnet. Der in diesem Ausdruck enthaltene griechische Begriff **Pharmakon** kann in der Übersetzung sowohl Heilmittel (Arznei) als auch Gift bedeuten. Damit wird darauf hingewiesen, daß jedes Arzneimittel nicht nur heilende Wirkungen, sondern auch schädliche Nebenwirkungen hat. Die Grenze zwischen Arzneimitteln und Giften ist dabei fließend. Bereits Paracelsus (Arzt und Naturforscher 1493–1541) bemerkte, daß jedes Arzneimittel zum Gift werden kann, wenn es nur hoch genug dosiert wird.

Abb. 16.1: Schicht- und Manteltablette im Vergleich

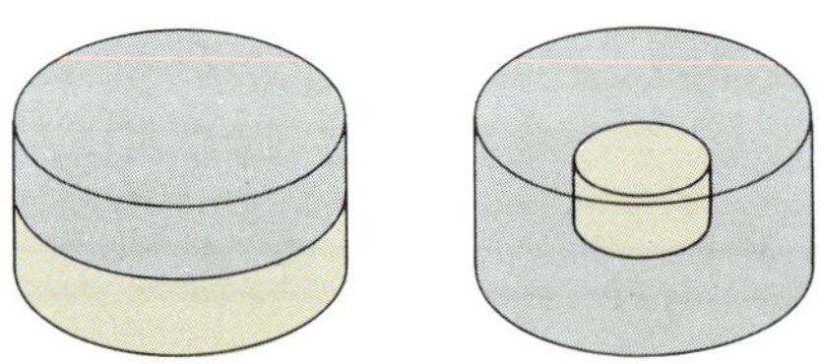

a) Schichttablette b) Manteltablette

Pharmakologie	–	Lehre von Art und Aufbau der Arzneimittel, ihren Wirkungen und Anwendungsgebieten
Toxikologie	–	Lehre von den Giften und ihren Wirkungen auf den Körper

16.2 Arzneimittelformen

Die Arzneistoffe können nur in seltenen Fällen ohne weitere Zubereitung angewendet werden. Zur leichteren Einnahme werden sie häufig z. B. mit anderen Stoffen vermischt oder in Flüssigkeiten gelöst.
Die **Zubereitungsform** hat großen Einfluß auf die Resorption (Aufnahme) der Wirkstoffe im Körper. So kann die Resorption z. B. durch bestimmte Arzneimittelformen verzögert werden, so daß die Wirkstoffe nur langsam vom Körper aufgenommen werden können.
Man unterscheidet feste, streichfähige, flüssige und gasförmige Arzneimittelformen. Sie sind im einzelnen auf Seite 345 aufgeführt.

Dosierung von wäßrigen Lösungen		
20 Tropfen	= ca.	1 ml
1 Teelöffel	= ca.	5 ml
1 Eßlöffel	= ca.	15–20 ml
1 Tasse	= ca.	100 ml
1 Glas	= ca.	200 ml

16.3 Arzneimittelapplikation

Als Arzneimittelapplikation (applicare lat. – anlegen, verwenden) bezeichnet man die Verabreichung bzw. Anwendung von Arzneimitteln. Man unterscheidet dabei:
- lokale und
- systemische Applikation.

Lokale Applikation

Bei der lokalen Applikation wird das Arzneimittel nur lokal (örtlich begrenzt) angewendet. Dadurch wird vor allem eine örtli-

Arzneimittelformen

Feste Arzneimittelformen

Tee	wird aus getrockneten Pflanzenbestandteilen hergestellt, die man mit kochendem Wasser übergießt.
Pulver	besteht aus fein zermahlenen, festen Arzneistoffen.
Granulat	(granulum lat. – Körnchen) enthält den Arzneistoff in Form von kleinen Körnchen, die zur Einnahme meistens in Wasser gelöst werden.
Kapseln	enthalten pulverförmige, granulierte oder flüssige Arzneistoffe in einer schützenden Hülle, die vom Körper aufgelöst oder verdaut werden kann. Durch die Hülle kann der Arzneistoff z. B. vor dem Magensaft geschützt werden. Weiterhin kann man mit der Hülle auch einen unangenehmen Geschmack oder Geruch des Arzneistoffes überdekken.
Tabletten	bestehen aus pulverförmigen Arzneistoffen, die zur einheitlichen Dosierung in haltbarer Form zusammengepreßt sind. Tabletten können mit einem Überzug versehen werden (siehe Dragées), um z. B. das Einnehmen zu erleichtern, Geruch oder Geschmack zu überdecken oder den Arzneistoff vor dem Magensaft zu schützen. Durch eine spezielle Zubereitung kann die Wirkstoffabgabe gesteuert werden. So gibt es z. B. **Schicht- oder Manteltabletten,** bei denen ein Teil rasch zerfällt und so die Anfangsdosis abgibt, während der zweite Teil langsam die Erhaltungsdosis freisetzt. **Retard-Tabletten** (retardare lat. – verzögern) setzen ihren Arzneistoff gleichmäßig verteilt über einen längeren Zeitraum frei.
Dragées	sind Tabletten mit einem Überzug. Dazu kann man z. B. Zucker, Stärke oder Gelatine verwenden. Durch Aufsprühen eines Lackfilms erhält man Film- oder Lackdragées.
Zäpfchen (Suppositorien)	(Einzahl: Suppositorium) Arzneiform zum Einführen in den Mastdarm oder (als Vaginalzäpfchen) in die Scheide. Sie sind bei Zimmertemperatur fest und schmelzen erst bei Körpertemperatur, wobei sie den Arzneistoff freigeben.

Streichfähige Arzneimittelformen

Salben	enthalten den Arzneistoff in einer fetthaltigen Grundsubstanz. Sie sind entweder wasserfrei oder haben nur einen geringen Wassergehalt.
Cremes	sind streichfähige Emulsionen, d. h. Mischungen aus Fett und Wasser.
Pasten	sind Salben mit einem hohen Pulveranteil.
Gele	haben eine fettfreie Grundmasse, die aus Quellstoffen und Wasser besteht. Oft haben sie einen zusätzlichen Kühleffekt.

Flüssige Arzneimittelformen

Lösungen	(solutio lat. – Lösung) enthalten den Arzneistoff in einem Lösungsmittel (z. B. Wasser, Alkohol).
Tinkturen	(tingere lat. – benetzen, färben) sind alkoholische Auszüge aus pflanzlichen oder tierischen Stoffen (Drogen).
Suspensionen	(suspendere lat. – schwebend halten) enthalten pulverförmige Arzneistoffe schwebend in einer Flüssigkeit verteilt. Als **Lotion (= Schüttelmixtur)** bezeichnet man eine Suspension, die nur äußerlich angewendet wird.
Emulsionen	(emulgere lat. – ausschöpfen) sind Mischungen von Fett oder fettähnlichen Stoffen und Wasser (Beispiel: Milch).
Mixturen	(mixtura lat. – Mischung) sind flüssige Mischungen mehrerer Arzneistoffe.

Gasförmige Arzneimittelformen

Gase	werden in der Medizin vor allem zur Narkose verwendet. Will man nur das Schmerzempfinden ausschalten, so kann man dies durch alleinige Anwendung von Lachgas (N_2O) erreichen (siehe S. 214).
Aerosole	sind Gase (insbesondere Luft), die in feinster Verteilung feste oder flüssige Stoffe enthalten. Sie werden vor allem bei der Behandlung von Atemwegserkrankungen angewendet.

che Wirkung erzielt, während der Gesamtorganismus weitgehend unbeeinflußt bleibt. Ein Teil des Arzneimittels kann dabei jedoch auch über die Blutgefäße aufgenommen werden und so auf den gesamten Organismus einwirken.
Zur lokalen Applikation eignen sich z. B. Salben, Pflaster, Umschläge, Spülungen sowie Nasen-, Augen- und Ohrentropfen. Will man tiefere Regionen erreichen, so kann das Arzneimittel auch örtlich eingespritzt werden.

Systemische Applikation

Oft ist eine lokale Applikation nicht möglich oder nicht ausreichend. Man verabreicht das Arzneimittel dann in einer Form, in der es vom Blut aufgenommen und anschließend über die Blutbahn verteilt werden kann. Man nennt dies eine systemische Applikation, da das Arzneimittel dann auf den gesamten Organismus einwirkt. Dabei unterscheidet man:
- enterale Verabreichung über den Verdauungstrakt (enteron gr. — Darm) und
- parenterale Verabreichung, wobei der Verdauungstrakt umgangen wird (para gr. — neben).

Enterale Applikation über den Verdauungstrakt

— oral, per os (= durch den Mund)
Bei der oralen Verabreichung wird das Arzneimittel über den Mund eingenommen und gelangt so in den Verdauungstrakt. Dort wird der Arzneistoff in der Regel über die Blutgefäße der Darmschleimhaut aufgenommen (resorbiert) und gelangt anschließend über die Pfortader zur Leber, dem zentralen Stoffwechselorgan. Die orale Einnahme eines Arzneimittels ist zwar einfach in der Anwendung, hat jedoch auch einige Nachteile. Dies sind:
- die Abhängigkeit vom Funktionszustand des Verdauungstraktes. So wird ein Arzneimittel gar nicht oder nur vermindert bei Durchfall aufgenommen.
- die Reizung der Magenschleimhaut durch einige Arzneimittel. Wird ein Arzneimittel schlecht auf nüchternen Magen vertragen, so sollte man es nach den Mahlzeiten einnehmen.
- die deutliche Abschwächung einiger Arzneimittel bereits kurz nach ihrer Resorption durch chemischen Umbau in der Leber.

— lingual (= über die Zungenschleimhaut)
Werden Arzneimittel bei der oralen Aufnahme sofort in der Leber abgebaut, so kann man sie auch unter der Zunge zergehen lassen. Der Arzneistoff wird dann über die Schleimhaut aufgenommen und gelangt so unter Umgehung der Leber direkt in die Blutbahn.

— rektal (= durch den Mastdarm)
Zur rektalen Verabreichung verwendet man im allgemeinen Zäpfchen (Suppositorien).
Damit kann nicht nur eine lokale Behandlung durchgeführt werden (z. B. bei Hämorrhoiden), sondern auch eine systemische Wirkung erzielt werden. Die Magenschleimhaut wird dabei zwar geschont, die Resorption ist bei der rektalen Verabreichung aber leider oft nur unvollständig.

Parenterale Applikation unter Umgehung des Verdauungstraktes

Arzneimittel können auch unter Umgehung des Verdauungstraktes verabreicht werden, wenn sie z. B. besonders schnell aufgenommen werden sollen oder durch die Verdauungssäfte unwirksam gemacht werden. Man unterscheidet dabei:
- **Injektion (Einspritzung)** z. B. in eine Vene, einen Muskel oder in die Haut. Bei einer Injektion in eine Vene hat man dabei einen besonders schnellen Wirkungseintritt des Arzneistoffes.
- **Inhalation (Einatmung)** von gasförmigen oder verdampften Arzneimitteln über die Lunge.
- **Perkutane Aufnahme** über die intakte Haut. Dazu können z. B. Salben oder Medikamentenpflaster verwendet werden.

Injektionsarten

intravenös (i.v.)	– in eine Vene
intramuskulär (i.m.)	– in einen Muskel
intrakutan (intracutan)	– in die Haut
subkutan (s.c.) (subcutan)	– unter die Haut
submukös	– unter die Schleimhaut
intraarteriell	– in eine Arterie
intraartikulär	– in ein Gelenk

16.4 Arzneimittelgruppen

Vom Bundesverband der Pharmazeutischen Industrie wird jährlich ein Arzneimittelverzeichnis herausgegeben, die sogenannte **Rote Liste.**

In diesem Verzeichnis sind alle Fertigarzneimittel der Mitgliedsfirmen dieses Verbandes alphabetisch nach **Arzneimittelgruppen** aufgezählt. Dies sind insgesamt über 8500 Fertigarzneimittel in ca. 11000 Darreichungsformen.

Im Rahmen dieses Buches können nicht alle Arzneimittelgruppen aufgeführt und beschrieben werden. Es folgt daher nur eine kurze Zusammenfassung der für die Zahnheilkunde wesentlichen Anwendungsgebiete von Arzneimitteln.

Schmerzbehandlung

Schmerzen sind ein wichtiges Symptom von vielen Krankheiten. Sie stellen ein

Wichtige Arzneimittelgruppen

Adstringentia	– zusammenziehende, die Schleimhaut gerbende Mittel, die entzündungshemmend, austrocknend und blutstillend wirken
Anästhetika	– Sammelbegriff für Lokalanästhetika und Narkotika
Analeptika	– Mittel mit anregender Wirkung auf das Zentralnervensystem (z. B. Koffein)
Analgetika	– Schmerzmittel
Antibiotika	– Sammelbezeichnung für natürliche Stoffwechselprodukte von Mikroorganismen (zum Teil heute auch synthetisch hergestellt) mit hemmender oder abtötender Wirkung auf Mikroorganismen (vor allem Bakterien)
Antihypertonika	– Mittel gegen erhöhten Blutdruck
Antikoagulantia	– Mittel zur Hemmung der Blutgerinnung
Antimykotika	– Mittel gegen Pilze
Antiphlogistika	– Mittel gegen Entzündungen
Antipyretika	– fiebersenkende Mittel
Antirheumatika	– Mittel zur Behandlung von Rheuma
Antiseptika	– keimhemmende Mittel gegen Wundinfektionen
Chemotherapeutika	– Sammelbezeichnung für Mittel gegen Krankheitserreger oder Tumorzellen (dazu gehören z. B. die Antibiotika, Sulfonamide und Zytostatika)
Hämostyptika	– Mittel zur Blutstillung
Hypnotika	– Schlafmittel
Kortikoide	– Mittel, die sich von den natürlichen Hormonen der Nebennierenrinde ableiten
Lokalanästhetika	– örtliche Betäubungsmittel
Narkotika	– Mittel, die das Bewußtsein und Schmerzempfinden ausschalten
Psychopharmaka	– Mittel zur Beeinflussung der menschlichen Psyche
Sedativa	– Beruhigungsmittel
Sulfonamide	– schwefelhaltige Verbindungen, die das Bakterienwachstum hemmen
Tranquilizer	– beruhigende Mittel mit angstlösender, schlaffördernder und muskelentspannender Wirkung
Vasokonstringentia	– gefäßverengende Mittel
Zytostatika	– Mittel, mit hemmender Wirkung auf die Zellteilung. Man verwendet sie zur Behandlung bösartiger Tumoren.

In dieser Übersicht werden alle Arzneimittelgruppen in der Mehrzahl genannt. Will man die Einzahl bilden, so muß man bei Begriffen mit der Endung „–a" statt dessen die Endung „–um" benutzen.

Beispiel: Adstringentia – zusammenziehende Mittel
Adstringentium – zusammenziehendes Mittel

wertvolles Warnsystem des Körpers dar, das stets sorgfältig beachtet werden sollte. Es ist daher völlig falsch, Schmerzen allein mit Medikamenten zu behandeln, ohne nach der Ursache zu forschen.
Schmerzen entstehen, wenn physikalische oder chemische Reize zu einer Schädigung im Gewebe führen und dabei körpereigene **Schmerzstoffe** freisetzen. Diese Schmerzstoffe erregen **Schmerzempfänger** im Gewebe, von denen entsprechende Nervenerregungen zum Gehirn geleitet werden. Dort kommt der Schmerz anschließend zum **Bewußtsein.**
Wie stark ein Schmerz empfunden wird, hängt von der Stärke des auslösenden Reizes, der Empfindlichkeit des Gewebes, dem Allgemeinbefinden des Patienten und seiner Bewertung des Schmerzes ab. Die **Schmerzschwelle** kann dabei z. B. durch Erschöpfungszustände oder Übermüdung (schlaflose Nacht) herabgesetzt werden.
Die **Schmerzbehandlung** kann am Ort der Schmerzentstehung im Gewebe, im Bereich der Erregungsleitung durch die Nerven und durch Beeinflussung der Schmerzzentren im Gehirn erfolgen, also durch:
- Hemmung der Bildung von Schmerzstoffen durch peripher (im Gewebe) wirkende Schmerzmittel (Analgetika)
- Unterbrechung der Nervenleitung durch örtliche Betäubungsmittel (Lokalanästhetika)
- Beeinflussung von Schmerzzentren im Gehirn durch zentral wirkende Schmerzmittel (Analgetika) und Narkosemittel
- Beeinflussung der Schmerzbewertung durch Psychopharmaka.

Für die zahnärztliche Praxis haben vor allem die Lokalanästhetika und peripher wirkenden Analgetika Bedeutung.
Die **Lokalanästhetika** können angewendet werden zur:
- Oberflächenanästhesie
- Infiltrationsanästhesie
- intraligamentären Anästhesie
- Leitungsanästhesie.

Bereits in Kap. 7.3 wurden die entsprechenden Einzelheiten zur Lokalanästhesie beschrieben (siehe S. 212). Als Zusatz enthalten die Lokalanästhetika häufig gefäßverengende Mittel **(Vasokonstringentia),** wie z. B. Adrenalin oder Noradrenalin (siehe auch S. 144). Dadurch wird erreicht, daß die Lokalanästhetika nicht so schnell vom Blutstrom abtransportiert werden können und somit länger im gewünschten Bereich verbleiben. Nachteilig ist jedoch, daß die gefäßverengenden Zusätze eine Mehrbelastung für Herz und Kreislauf bedeuten.
Die **peripher wirkenden Analgetika** hemmen die Bildung von Schmerzstoffen am Ort der Schädigung im Gewebe. Zusätzlich sind sie entzündungshemmend und fiebersenkend.
Periphere Analgetika wirken somit:
analgetisch — schmerzstillend
antiphlogistisch — entzündungshemmend
antipyretisch — fiebersenkend.
Die **zentral wirkenden Analgetika** sind in der Regel nur bei schwersten Schmerzzuständen erforderlich. Entsprechend werden sie nur sehr selten in der zahnärztlichen Praxis benötigt. In der Mehrzahl unterliegen sie der Betäubungsmittel-Verschreibungsverordnung (BtMVV). Dadurch wird einem Mißbrauch dieser Arzneimittel vorgebeugt, die zu einer Abhängigkeit führen können.

Behandlung von Entzündungen

Eine **Entzündung** ist eine Abwehrreaktion des Körpers auf verschiedenartige schädigende Reize (siehe Kap. 5.2.2, S. 149).
Antiphlogistika sind entzündungshemmende Mittel, die gegen das Entstehen von Entzündungen und vor allem gegen die dabei auftretenden Schwellungen (Ödeme) eingesetzt werden. Eine entzündungshemmende Wirkung haben unter anderem:
- **Kortikoide:** Diese Medikamente leiten sich von den natürlichen Hormonen der Nebennierenrinde ab (siehe S. 144). Sie werden in der Zahnheilkunde vor-

wiegend zur lokalen Behandlung in Form von Salben und Pasten verwendet.
- **peripher wirkende Analgetika**
- **pflanzliche Stoffe** (z. B. Kamillenauszüge).

Behandlung von Infektionen

Für die zahnärztliche Praxis ist vor allem die Behandlung von Infektionen durch Bakterien wichtig. Dazu stehen **antibakteriell wirkende Chemotherapeutika** zur Verfügung, die unterteilt werden in:

- **Antibiotika:** Dies sind Mittel, die von Mikroorganismen gebildet werden und eine hemmende (bakteriostatische) oder abtötende (bakterizide) Wirkung auf Bakterien haben. Zum Teil werden Antibiotika heute auch synthetisch hergestellt.
  Aus der Gruppe der Antibiotika haben die **Penizilline** besonders große Bedeutung für die Zahnheilkunde. Sie wurden erstmals 1928 von Alexander Fleming aus dem Schimmelpilz Penicillium notatum gewonnen.
- **synthetische Chemotherapeutika:** Dazu gehören z. B. die Sulfonamide, die in der Zahnheilkunde allerdings nicht mehr häufig eingesetzt werden.

Neben den antibakteriell wirkenden Chemotherapeutika gibt es auch Mittel gegen Viren bzw. Pilze. Die entsprechenden Arzneimittelgruppen heißen:

Virostatika – Mittel gegen Viren
Antimykotika – Mittel gegen Pilze

Zur Wundbehandlung steht weiterhin noch die Gruppe der **Antiseptika** zur Verfügung. Dies sind chemische Mittel mit einer keimhemmenden Wirkung zur Behandlung von Wundinfektionen. Als Antiseptika verwendet man z. B.:

- Chlorhexidin-Lösung zur Mundspülung
- verdünnte Wasserstoffperoxid-Lösung (3 %ige H_2O_2) zur Wundbehandlung.

Behandlung von Angst- und Erregungszuständen

Arzneimittel, die Angst- und Erregungszustände herabsetzen, werden in der zahnärztlichen Praxis vor allem zur medikamentösen Vorbereitung **(Prämedikation)** von zahnärztlichen Eingriffen eingesetzt. Die zur Prämedikation anwendbaren Arzneimittel lassen sich in 2 Gruppen einteilen:

1. Sedativa und Hypnotika
2. Psychopharmaka.

Sedativa sind Beruhigungsmittel, die eine dämpfende Wirkung auf das Zentralnervensystem haben (sedativus lat. – beruhigend). Klassische Beispiele für Sedativa sind Baldrian und Hopfenpräparate. Die Wirkung dieser Beruhigungsmittel ist jedoch begrenzt, weshalb statt dessen heutzutage vor allem Hypnotika in geringen Dosen oder Psychopharmaka zur Behandlung von Angst- und Erregungszuständen benutzt werden.
Hypnotika sind Schlafmittel (hypnos gr. – Schlaf). In geringer Dosierung wirken sie rein sedativ (beruhigend) und können so zur Prämedikation benutzt werden.

Psychopharmaka sind Arzneimittel, die auf die menschliche Psyche einwirken. Unter den verschiedenen Psychopharmaka haben für die Prämedikation vor allem die **Tranquilizer** Bedeutung (to tranquilize engl. – beruhigen). Sie wirken beruhigend und angstlösend, wobei sie gleichzeitig für eine Muskelentspannung sorgen. Typische Beispiele für Tranquilizer sind Valium®, Librium® und Adumbran®. Werden Psychopharmaka über längere Zeit eingenommen, so können sie die Persönlichkeit deutlich verändern und zu einer allgemeinen Antriebsverminderung und Gleichgültigkeit führen.

16.5 Unerwünschte Arzneimittelwirkungen

Bei jeder Medikamenteneinnahme sind sorgfältig Nutzen und Schaden der Anwendung gegeneinander abzuwägen, da die Arzneimittel neben der erwünschten Hauptwirkung in der Regel auch unerwünschte Nebenwirkungen haben. Dazu können gehören:

- Überempfindlichkeitsreaktionen (Allergien)
- Herz-Kreislauf-Störungen
- Störungen der Blutbildung und Blutgerinnung
- Fruchtschädigung in der Schwangerschaft bzw. Schädigung des Kindes in der Stillzeit
- Magen-Darm-Störungen
- Funktionsstörungen bzw. Schäden der Leber
- Funktionsstörungen bzw. Schäden der Nieren
- Störungen des Nervensystems
- psychische Störungen.

Vor der Medikamenteneinnahme sind daher die beiliegenden **Gebrauchsinformationen** sorgfältig durchzulesen. Sie enthalten unter anderem folgende Angaben:
- Zusammensetzung des Arzneimittels
- Anwendungsgebiete
- Gegenanzeigen (Kontraindikationen) und Anwendungsbeschränkungen
- Nebenwirkungen
- Wechselwirkungen mit anderen Mitteln
- Dosierungsanleitung und Hinweise zur Anwendung
- Warnhinweise (z. B. Arzneimittel für Kinder unzulänglich aufzubewahren).

Typische **Gegenanzeigen (Kontraindikationen)** für die Einnahme eines Arzneimittels sind z. B.:
- Überempfindlichkeit (Allergie) gegen den Arzneistoff.
- Erkrankungen des Patienten, die durch das Medikament verstärkt werden würden.
- Schwangerschaft und Stillzeit, wenn durch das Medikament die Gefahr einer Fruchtschädigung besteht.

Während der Schwangerschaft sollen Arzneimittel grundsätzlich nur bei strenger Indikationsstellung unter Berücksichtigung des Risikos für Mutter und Kind angewendet werden!

16.6 Arzneimittelumgang

Arzneimittelabgabe

Gesetzliche Grundlage für den Umgang mit Arzneimitteln sind das **Arzneimittelgesetz (AMG),** das **Betäubungsmittelgesetz (BtMG)** und die **Betäubungsmittel-Verschreibungsverordnung (BtMVV).**
Man unterscheidet:
- **freiverkäufliche Arzneimittel:** Dazu gehören z. B. natürliche Mineral-, Heil- und Meerwässer, Heilerde, Bademoore, Pflaster und Brandbinden, Desinfektionsmittel zum äußeren Gebrauch sowie Mund- und Rachendesinfektionsmittel. Sie dürfen auch außerhalb von Apotheken verkauft werden.
- **apothekenpflichtige Arzneimittel:** Dies sind z. B. leichte Schmerzmittel und Beruhigungsmittel. Sie dürfen nur von Apotheken abgegeben werden, sind jedoch rezeptfrei.
- **verschreibungspflichtige Arzneimittel:** Sie dürfen nur auf ärztliche Verordnung (Rezept) hin von Apotheken an Patienten abgegeben werden.
- **Betäubungsmittel:** Für Betäubungsmittel (z. B. Kokain, Morphium, Opium) gelten besonders strenge Bestimmungen. Sie sollen nur verschrieben werden, wenn mit anderen Arzneimitteln keine ausreichende Wirkung zu erzielen ist. Das Betäubungsmittelgesetz legt dabei fest, welche Betäubungsmittel verschrieben werden dürfen. In der Betäubungsmittel-Verschreibungsverordnung ist die Art und Weise der Verschreibung mit den dabei zu beachtenden Höchstmengen festgelegt.

Arzneimittelaufbewahrung

Arzneimittel werden getrennt von übrigen Materialien und Geräten aufbewahrt. Dazu benutzt man abschließbare Schränke, die für Unbefugte unzugänglich sind. Innen müssen diese Schränke übersichtlich aufgebaut und leicht zu reinigen sein.
Zur **Einordnung der Arzneimittel** empfiehlt sich eine alphabetische Ordnung nach den Handelsnamen, ohne die Appli-

kationsform (z. B. Tabletten oder Kapseln) zu berücksichtigen. Man kann jedoch auch spezielle Applikationsformen (z. B. Salben) getrennt im Schrank aufbewahren.

Betäubungsmittel müssen in einem gesonderten Schrank verschlossen aufbewahrt werden. In einer Zahnarztpraxis werden jedoch üblicherweise keine Betäubungsmittel vorrätig gehalten.

Falls einzelne Arzneimittel kühl gelagert werden müssen, so muß dafür ein eigener Arzneimittelkühlschrank vorhanden sein.

Im übrigen ist darauf zu achten, daß lichtempfindliche Arzneimittel lichtgeschützt und feuergefährliche Stoffe stets verschlossen in sicherer Entfernung von Wärmequellen aufbewahrt werden.

In regelmäßigen Abständen sind die **Verfallsdaten** der Arzneimittel im Schrank zu kontrollieren. Verfallene Arzneimittel müssen dabei rechtzeitig aussortiert werden. Damit möglichst wenige Präparate verfallen, sollte man neue Packungen stets nach hinten stellen, um zunächst die älteren Arzneimittel zu verbrauchen.

Verfallene Arzneimittel müssen gewissenhaft entsorgt werden, damit sie keine Gefahr für die Umwelt und insbesondere für Kinder darstellen. In der Praxis empfiehlt es sich, die verfallenen Arzneimittel an die beliefernde Apotheke zur Vernichtung zurückzugeben.

16.7 Arzneimittelverschreibung

Zahnärztliches Rezept

Verschreibungspflichtige Arzneimittel dürfen nur von einem approbierten Zahnarzt oder Arzt verschrieben werden. Die Arzneimittelverschreibung erfolgt dabei in Form eines **Rezeptes** (recipere lat. – annehmen). Dies ist eine schriftliche Anweisung an einen Apotheker, ein bestimmtes Arzneimittel in einer bestimmten Menge für einen bestimmten Patienten abzugeben.

Rechtlich ist das Rezept eine **Urkunde,** die leserlich und dokumentenecht geschrieben werden muß. Erst mit der Unterschrift des Zahnarztes bzw. Arztes erhält das Rezept seine Gültigkeit.

In Gesetzen und Verordnungen wird das Rezept als **Verschreibung** bezeichnet. Es muß folgende Angaben enthalten:

- Name, Anschrift, Telefon-Nr. des verschreibenden Zahnarztes bzw. Arztes, Datum und die Berufsbezeichnung Zahnarzt bzw. Arzt.
- Bezeichnung des verschriebenen Arzneimittels mit Form und Abgabemenge
- Name und Anschrift des Patienten, für den das Arzneimittel bestimmt ist
- Eigenhändige Unterschrift des verschreibenden Zahnarztes bzw. Arztes.

Ergänzend kann für den Patienten eine Anweisung zur Einnahme des Medikamentes auf dem Rezept eingetragen werden. Man nennt dies eine **Signatur (S.).** Eine Signatur ist jedoch nur dann erforderlich, wenn die Verabreichung von der üblichen Anwendung abweicht oder ein Arzneimittel speziell für den Patienten angefertigt werden muß.

Bei Fertigarzneimitteln wurden **3 Normpackungen** für orale, feste Darreichungsformen vereinbart:

N 1 Zum Test der Verträglichkeit oder zur Behandlung einer Krankheit mit kurzer Dauer

N 2 Zur Behandlung von Krankheiten mit mittlerer Verlaufsdauer

N 3 Für die Dauertherapie.

Ein Rezept ist für 6 Monate gültig, wenn es nicht zeitlich befristet wurde. Betäubungsmittelrezepte sind nur 7 Tage gültig.

Kassenzahnärztliches Rezept

Während für Privatrezepte keine speziellen Formulare vorgeschrieben sind, müssen für kassenzahnärztliche Rezepte vorgedruckte **Arzneiverordnungsblätter** benutzt werden.

Dabei müssen folgende Angaben gemacht werden:

- Bezeichnung und Ort der Krankenkasse
- Name, Vorname, Geburtsdatum und Arbeitgeber des Versicherten

Häufige Abkürzungen und Anweisungen auf Rezepten

aa, ana	ana partes aequales	zu gleichen Teilen
ad man. med.	ad manus medici	zu Händen des Arztes
ad us. propr.	ad usum proprium	zum eigenen Gebrauch
aq. dest.	aqua destillata	destilliertes Wasser
AP.		Anstaltspackung
cito		schnell, eilig
D., d.	da, detur	Gib!
dil.	dilutus	verdünnt
I. E.		Internationale Einheiten
noctu		nachts
Nr.	numerus	Anzahl
OP.		Originalpackung
pro infant.	pro infantibus	für Kinder
RP.	recipe	Nimm!
S.	signa, signatur	Beschrifte!
sol.	solutio, solutus	Lösung, gelöst
supp.	suppositoria	Zäpfchen
Tabl.	tabulettae	Tabletten
tct., Tinct.	tinctura	Tinktur
ugt., ungt.	unguentum	Salbe

- Name, Vorname, Geburtsdatum und Anschrift des Patienten
- Ausstellungsdatum des Rezeptes
- Bezeichnung, Darreichungsform und Menge des Arzneimittels
- Stempel des Kassenzahnarztes mit der Zulassungsnummer
- Eigenhändige Unterschrift des verschreibenden Zahnarztes.

Ergänzend sind auf dem Formular noch Vermerke anzukreuzen, ob der Patient z. B. gebührenpflichtig oder -frei als Mitglied, Familienangehöriger oder Rentner ist.

Betäubungsmittelrezept

Betäubungsmittel (z. B. Kokain, Morphium, Opium) sollen nur verschrieben werden, wenn mit anderen Arzneimitteln keine ausreichende Wirkung zu erzielen ist. Dies kommt in der Zahnarztpraxis jedoch nur äußerst selten vor.

Beim Umgang mit Betäubungsmitteln sind das **Betäubungsmittelgesetz (BtMG)** und die **Betäubungsmittel-Verschreibungsverordnung (BtMVV)** zu beachten. Die Verschreibung von Betäubungsmitteln darf nur auf dreiteiligen amtlichen Formblättern erfolgen, die beim Bundesgesundheitsamt (Bundesopiumstelle, Genthiner Straße 38, 1000 Berlin 30) zu erhalten sind. Diese Formblätter entsprechen in ihrem Grundaufbau den kassenzahnärztlichen Rezepten. Sie haben jedoch zusätzlich noch eine Nummer des Bundesgesundheitsamtes (BGA-Nr.) und eine fortlaufende Rezeptnummer.

Beim Ausstellen der Betäubungsmittelrezepte sind besondere Vorschriften zu beachten. Um einen Mißbrauch mit diesen Rezepten zu vermeiden, müssen sie diebstahlsicher aufbewahrt werden.

Sprechstundenbedarf

Die Kassenzahnärztliche Bundesvereinigung hat mit dem Verband der Arbeiterkrankenkassen und dem Verband der Angestellten-Krankenkassen vereinbart, daß einige Arzneimittel und Materialien als Sprechstundenbedarf zu Lasten dieser Kassen verschrieben werden dürfen. Dies gilt jedoch nur für einige ausgewählte Arzneimittelgruppen. Der Umfang des verordneten Sprechstundenbedarfs muß dabei selbstverständlich in einem angemessenen Verhältnis zu den Behandlungsfällen der Kassen stehen. Bei der Verordnung müssen folgende Angaben gemacht werden:

- Krankenkasse (Vereinbarungsgemäß wird für Ersatzkassen immer die Barmer Ersatzkasse angegeben)
- Bezeichnung „Sprechstundenbedarf" oder „pro communitate (p. c.)"
- Angabe des Kalendervierteljahres
- Ausstellungsdatum des Rezeptes
- Bezeichnung, Darreichungsform und Menge der Arzneimittel
- Stempel des Kassenzahnarztes mit der Zulassungsnummer
- Eigenhändige Unterschrift des verschreibenden Zahnarztes.

Zusätzlich ist der Kreis Nr. 9 für Sprechstundenbedarf anzukreuzen.

Zahnmedizinische Fachsprache

Die zahnmedizinische Fachsprache dient der präzisen, sachlich korrekten Verständigung im zahnmedizinischen Fachbereich.
Die einzelnen Fachausdrücke stammen zum großen Teil aus der lateinischen oder griechischen Sprache. Sie enthalten dabei jeweils einen **Wortstamm,** der durch bestimmte **Vor- bzw. Nachsilben** ergänzt werden kann. Die einzelnen Begriffe sind also häufig — wie bei einem Baukasten — aus Vorsilbe, Wortstamm und Nachsilbe zusammengesetzt. Die nachfolgende Aufstellung enthält die wichtigsten Vor- und Nachsilben der zahnmedizinischen Fachsprache.

Vorsilbe	Wortstamm	Nachsilbe
Im- Ein-	**plantation** pflanzung	
para- neben-	**pulpär** der Pulpa	
supra- über	**gingival** dem Zahnfleisch	
	Patho Krankheits	**-logie** -lehre
	Zyst Zysten	**-ektomie** -entfernung

Vorsilben

Vorsilbe	Bedeutung	Beispiele	
a-, an-	un-, -los (Verneinung)	anaerob	— ohne Sauerstoff lebend (Verneinung von aerob)
		Anästhesie	— Unempfindlichkeit (Verneinung von Empfindlichkeit)
a-, ab-	ab, weg	Anomalie	— Abweichung von der Norm
		Abrasion	— Abschabung, Abschliff
ad-	an, heran, hinzu	Adhäsion	— Anhaften
		Adstringentium	— zusammenziehendes Mittel
anti-	gegen	Antibiotikum	— gegen Mikroorganismen wirkendes Mittel
auto-	selbst, eigen	Autopolymerisation	— selbständig ablaufende Polymerisation
bi-	zwei	Bifurkation	— Gabelung in zwei Teile (z. B. in zwei Zahnwurzeln)
con-, com-, ko-	zusammen	Komposit	— zusammengesetztes Material
		Kontraktion	— Zusammenziehung (z. B. eines Muskels)
contra-, kontra-	gegen	Kontraindikation	— Gegenanzeige; Grund, der ein Verfahren oder Mittel ausschließt
de-	von ... weg, ent-	Deformation	— Verformung
		Demineralisation	— Entkalkung
dys-	Fehl-, Miß-	Dysfunktion	— gestörte Funktion
		Dysgnathie	— Gebißfehlentwicklung
e-, ek-, ex-	aus, heraus	Exzision	— Herausschneiden
		exogen	— von außen stammend

Vorsilbe	Bedeutung	Beispiele	
en-, endo-	innen, innerhalb	endogen	– im Körper selbst entstanden, von innen stammend
epi-	auf-, über, darauf	Epidermis	– Oberhaut
eu-	gut, regelrecht	Eugnathie	– regelrechtes Gebiß
extra-	außerhalb	extraoral	– außerhalb des Mundes
hetero-	verschieden	heterogen	– verschiedenartig
homo-	gleich	homogen	– gleichartig
hyper-	über, hinaus	Hypertonie	– Bluthochdruck
hypo-	unter, unterhalb	Hypotonie	– zu niedriger Blutdruck
im-, in-	1. in, hinein	Implantation Inlay	– Einpflanzung – Einlagefüllung
	2. Verneinung	inaktiv	– untätig
inter-	zwischen	interdental	– zwischen den Zähnen
intra-	innerhalb, in... hinein	intraoral intramuskulär	– innerhalb der Mundhöhle – im Muskel, in einen Muskel hinein
makro-	groß	Makrophagen	– große Freßzellen (z. B. Monozyten)
mikro-	klein	Mikrophagen	– kleine Freßzellen (Granulozyten)
ost-, osteo-	Knochen	Ostitis	– Knochenentzündung
par-, para-	neben, bei, hin, hinzu	parapulpär	– neben der Pulpa
per-	durch, hindurch	Perforation	– Durchbohrung
peri-	um... herum	periapikal	– um die Wurzelspitze herum
post-	nach	postoperativ	– nach einer Operation
prä-	vor	Präkanzerose präoperativ	– Krebsvorstufe – vor einer Operation
pro-	vor, für	Prognose	– Vorhersage
re-	wieder, zurück	Reimplantation Retention	– Wiedereinpflanzung – Zurückhalten
sub-	unter, unterhalb	subgingival	– unter dem Zahnfleisch
super-	über, oberhalb	superfizial	– oberflächlich
supra-	oberhalb	supragingival	– über dem Zahnfleisch
syn-	zusammen	Synthese	– Zusammensetzung
trans-	hinüber, hindurch	Transplantation	– Übertragung von Zellen, Geweben oder Organen
tri-	drei	Trifurkation	– Gabelung in drei Teile (z. B. in drei Zahnwurzeln)
ultra-	jenseits von, über... hinaus	Ultraschall	– Schallwellen jenseits der menschlichen Hörgrenze
zyt-, zyto-	Zelle	Zytologie	– Zellehre

Nachsilben

Nachsilbe	Bedeutung	Beispiele	
-algesie	Schmerz	Analgesie	– Aufhebung des Schmerzempfindens
-algie		Neuralgie	– Nervenschmerz
-blasten	bildende Zellen	Odontoblasten	– dentinbildende Zellen
-ektomie	Herausschneiden, Entfernen	Zystektomie	– Entfernung einer Zyste
-gen	ausgehend von, bewirken	dentogen pathogen	– von den Zähnen ausgehend – krankheitserregend
-gramm	Aufzeichnung	Orthopantomogramm	– Schichtaufnahme des Kiefers
-graphie	Aufzeichnungsverfahren	Orthopantomographie	– Schichtaufnahmeverfahren zur Darstellung des Kiefers
-itis	Entzündung (Mehrzahl: -itiden)	Gingivitis	– Zahnfleischentzündung
-klasten	abbauende Zellen	Osteoklasten	– knochenabbauende Zellen
-logie	Lehre	Pathologie	– Krankheitslehre
-meter	Meßgerät	Thermometer	– Temperaturmeßgerät
-om	Tumor	Fibrom Karzinom	– Bindegewebstumor – Krebs
-ose	degenerative, nicht entzündliche Krankheit	Parodontose	– nicht entzündlicher Zahnhalteapparatschwund
-pathie	Erkrankung	Parodontopathie	– Zahnhalteapparat-erkrankung
-phil	Neigung zu etwas	hydrophil	– wasseranziehend, wasseraufnehmend
-phob	Abneigung gegen etwas	hydrophob	– wasserabstoßend
-plasie	Bildung	Hyperplasie	– Mehrbildung
-plastik	operative Wiederherstellung bzw. Ausformung	Gingivoplastik	– Wiederherstellung einer normal geformten Gingiva
-zid	tötend, vernichtend	bakterizid	– bakterientötend
-zyten	Zellen	Erythrozyten	– rote Blutkörperchen

Physikalische Einheiten

Im Meßwesen wird ein international verbindliches Einheitensystem verwendet, das **Système International d'Unités (SI).** Es besteht aus sieben SI-Basiseinheiten, von denen alle übrigen Einheiten innerhalb des Systems abgeleitet werden können.

SI-Basiseinheiten

Meßgröße	SI-Einheit	Zeichen	andere Einheiten	Umrechnung
Länge	Meter	m	Millimeter	1 mm = 0,001 m
Masse	Kilogramm	kg	Gramm	1 g = 0,001 kg
Zeit	Sekunde	s	Tag	1 d = 24 h
			Stunde	1 h = 60 min
			Minute	1 min = 60 s
elektrische Stromstärke	Ampere	A	Milliampere	1 mA = 0,001 A
Temperatur	Kelvin	K	Grad Celsius	1 °C = 1 K + 273,15
Lichtstärke	Candela	cd		
Stoffmenge	Mol	mol	Millimol	1 mmol = 0,001 mol

Wichtige abgeleitete SI-Einheiten

Meßgröße	SI-Einheit	Zeichen	andere Einheiten	Umrechnung
Fläche	Quadratmeter	m^2	Quadratzentimeter	1 cm^2 = 0,0001 m^2
Volumen	Kubikmeter	m^3	Kubikzentimeter	1 cm^3 = 0,000001 m^3
Geschwindigkeit	Meter/Sekunde	m/s	Kilometer/Stunde	1 m/s = 3,6 km/h
Frequenz	Hertz	Hz		1 Hz = 1/s
Kraft	Newton	N	(Kilopond	1 kp = 9,81 N)*
Druck	Pascal	Pa	Hektopascal	1 hPa = 100 Pa
			Bar	1 bar = 1000 hPa
			Millibar	1 mbar = 1 hPa
Arbeit, Energie	Joule	J	Kilojoule	1 kJ = 1000 J
			(Kalorie	1 cal = 4,187 J)*
			(Kilokalorie	1 kcal = 4,187 kJ)*
Leistung	Watt	W	Kilowatt	1 kW = 1000 W
elektrische Spannung	Volt	V	Kilovolt	1 kV = 1000 V
elektrischer Widerstand	Ohm	Ω	Kiloohm	1 kΩ = 1000 Ω
Energiedosis von ionisierenden Strahlen**	Gray	Gy	(Rad	1 rd = 0,01 Gy)*
Ionendosis von ionisierenden Strahlen**	Coulomb/kg	C/kg	(Röntgen R	)*
Äquivalentdosis von ionisierenden Strahlen**	Sievert	Sv	(Rem	1 rem = 0,01 Sv)*

* gesetzlich nicht mehr zugelassene Einheit

** Ionisierende Strahlen sind so energiereich, daß sie beim Durchstrahlen von Materie positiv oder negativ geladene Teilchen (sogenannte Ionen) bilden. Zur Gruppe der ionisierenden Strahlen gehören z.B. die Röntgenstrahlen (siehe S. 324, 336). Diese Begriffe sind also für die Röntgenkunde und den Strahlenschutz wichtig!

Stichwortverzeichnis

A

B

C

D

L

M

N

O

P

Q

R

S

T

U

V

Bildquellenverzeichnis

Einzelpersonen

Dr. Dr. Kristian Bieniek, Aachen: Abb. 5.29, 5.44, 5.48, 5.50, 9.35, 11.18–11.22

Prof. Dr. Dr. H. G. Bull, Krefeld: Abb. 5.1–5.3, 5.5–5.9, 5.11, 5.12, 5.14, 5.34, 5.35, 5.45–5.47, 5.49, 6.2, 9.25, 12.9, 14.17, 14.23

Dr. Thomas Carus, Düsseldorf/Wuppertal: Abb. 4.6–4.10, 4.12, 4.15–4.18, 4.20, 4.21, 4.50–4.67, 4.75, 4.76, 4.79, 4.83, 4.85, 4.86, 4.90–4.96, 4.98, 4.101, 4.106

Andrea Heinemann, Duisburg: Abb. 13.2–13.13

Karl Joliet, Duisburg: Abb. 2.1–2.10, 3.3, 3.10, 3.16, 4.97, 4.104, 5.17, 5.18 (Grafik), 6.1, 6.16 (Grafik), 8.4, 14.9, 14.10, 16.1

Ira Krausen, Düsseldorf: Abb. 1.3, 2.13, 3.4–3.7, 3.9, 4.1–4.4, 4.11, 4.13, 4.14, 4.19, 4.22–4.24, 4.26–4.49, 4.68–4.70, 4.72–4.74, 4.77, 4.78, 4.80–4.82, 4.84, 4.88, 4.89, 4.97, 4.99, 4.100, 4.103, 4.105, 5.4, 5.10, 5.13, 5.15, 5.16, 5.18 (Zähne), 5.19, 5.22–5.26, 5.28, 5.30–5.33, 5.40–5.43, 5.51, S. 187–191, Abb. 5.52, 5.53, 6.3, 6.4, 6.8, 6.16 (Zähne), 6.17–6.25, 7.2, 7.4, 7.5, 7.8, 7.9, 7.17, 7.27, 7.28, 7.36–7.47, 8.3, 8.6–8.9 (Zeichnungen), 8.11 (Zeichnung), 8.13 (Zeichnung), 8.17–8.24, 8.28, 11.5–11.17, 11.23, 11.24, 12.1–12.8, 12.10–12.12, 14.1–14.16, 14.18–14.21, 14.26

Dr. Dr. Karlpeter Müller, Göttingen: Abb. 9.15–9.17, 9.19–9.22, 9.24, 9.26–9.34, 10.6, 10.8, 10.10, 10.11

Dr. Fred Schubert, Duisburg: Abb. 3.1, 3.2, 4.5, 4.25, 4.71, 4.87, 4.102, 5.20, 5.21, 5.27, 5.36–5.39, 7.1, 9.18, 9.23, 13.1, 15.1, 15.2

Firmen

Aesculap AG, Tuttlingen: Abb. 2.18-2.20, 2.23, 7.3, 7.6, 8.2, 8.9 (Instrumente), 8.10, 8.11 (Instrumente), 8.13 (Fotos), 8.14, 9.1–9.12, 9.13 (bis auf Fräser), 10.1, 10.2, 10.7, 10.9 (bis auf Elektroschlingen), 11.1, 11.3, 11.4

Alfred Becht GmbH, Offenburg: Abb. 2.21, 2.22

Blendax-GmbH, Mainz: Abb. 6.15

Gebr. Brassler GmbH & Co. KG (Komet), Lemgo: S. 219 unten, Abb. 7.15, 7.16, 7.18–7.23, 7.26, 7.29–7.35, 8.12, 8.15, S. 249–250, Abb. 8.16, 8.27, 9.13 (Fräser)

Braun AG, Kronberg im Taunus: Abb. 6.6, 6.7, 6.14

Degussa AG, Frankfurt: Abb. 8.1

Drendel + Zweiling GmbH & Co. KG, Berlin: Abb. 7.24, 7.25

Dürr Dental GmbH & Co. KG, Bietigheim-Bissingen: Abb. 2.17, 14.24

Espe GmbH & Co. KG, Seefeld/Oberbay.: Abb. 8.5

Henkel KGaA, Düsseldorf: Abb. 3.8, 3.12, 3.13

Hoechst AG, Frankfurt am Main: Abb. 7.7

Julabo Labortechnik GmbH, Seelbach: Abb. 11.2

Kaltenbach & Voigt GmbH & Co., Biberach/Riß: Abb. 2.16, 7.10–7.14

Gebr. Martin, Tuttlingen: Abb. 9.14, 10.9 (Elektroschlingen)

Melagapparate GmbH & Co. KG, Berlin: Abb. 3.14, 3.15

Miele & Cie. GmbH & Co., Gütersloh: Abb. 3.11

Oral-B Laboratories GmbH, Frankfurt: Abb. 6.9– 6.13

Siemens AG, Erlangen: Abb. 2.11, 2.12, 2.14, 2.15, 14.22

VDW Vereinigte Dentalwerke, München: Abb. 8.25, 8.26, 8.30

Wybert GmbH, Lörrach: Abb. 6.5